労働災害防止	職業病予防	生活習慣病	要介護と認知症防止	リハビリ
職場定期健康診断	特殊健康診断	循環器疾患対策 （高血圧, 脳卒中）	在宅医療介護連携推進事業 （地域包括ケアシステム）	
	メンタルヘルス	がん対策 　がん医療の均てん化 　がんの予防 　がん検診, がん登録	入院医療/在宅医療	
作業関連疾患	交通事故防止		訪問介護/訪問看護/介護予防	
		C型肝炎検査	ホームヘルプサービス	
エイズ, 結核予防		メタボリックシンドローム対策 　特定健康診査 　特定保健指導	ショートステイ	
	喫煙対策		デイサービス	
	自殺予防		認知症老人グループホーム	
		8020運動		

思春期/青年期	成人/成熟期	老年期	終末期医療	死亡
2歳　15歳　18歳	22歳　30歳　40歳　50歳	65歳	80歳	90歳

| 学校保健 | 産業保健 | 成人保健 | 高齢者保健 |

全法　　労働安全衛生法　　　　高齢者医療確保法　　　医療法・医療介護総合確保推進法・介護保険法
　食育基本法　　　　　　　　　　　　　　　　　　　医療計画・地域医療構想

　　　　　　　　　　　　　　健康日本21　　　　　認知症施策推進総合戦略（新オレンジプラン）
　　　　　　　　　　　　　　働き方改革関連法　　　老人福祉法
　　　　障害者総合支援法　　　がん対策基本法　　　自殺対策基本法
健福祉法　　　健康増進法　　　健康保険法　　　　　地域保健法

　　　　　　　　　　　　　　死体検案書　　　　　　死亡診断書
　　　　　　　　　　　　　　→死亡届　　　　　　　→死亡届

［鈴木庄亮（監修），辻一郎・小山洋（編）：シンプル衛生公衆衛生学 2019，南江堂，2019］

健康・栄養科学シリーズ

社会・環境と健康

改訂第6版

監修　国立研究開発法人　医薬基盤・健康・栄養研究所
編集　辻　一郎 / 吉池信男

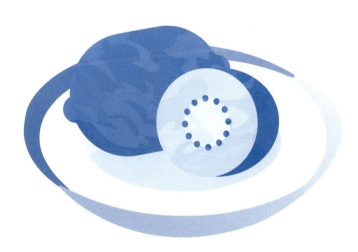

南江堂

■編　集

| 辻　　一郎 | つじ　いちろう | 東北大学大学院医学系研究科公衆衛生学教授 |
| 吉池信男 | よしいけ　のぶお | 青森県立保健大学健康科学部栄養学科教授 |

■執筆者一覧（執筆順）

辻　　一郎	つじ　いちろう	東北大学大学院医学系研究科公衆衛生学教授
吉池信男	よしいけ　のぶお	青森県立保健大学健康科学部栄養学科教授
水嶋春朔	みずしま　しゅんさく	横浜市立大学医学部公衆衛生学教授
小山　洋	こやま　ひろし	群馬大学大学院医学系研究科公衆衛生学分野教授
有薗幸司	ありぞの　こうじ	熊本県立大学環境共生学部教授
松田秀人	まつだ　ひでと	愛知学院大学歯学部
内田あや	うちだ　あや	名古屋文理大学短期大学部食物栄養学科
永田耕司	ながた　こうじ	活水女子大学健康生活学部教授
寳澤　篤	ほうざわ　あつし	東北大学東北メディカル・メガバンク機構教授
遠又靖丈	とおまた　やすたけ	東北大学大学院医学系研究科講師
中村好一	なかむら　よしかず	自治医科大学公衆衛生学教授
渡邉　至	わたなべ　まこと	国立循環器病研究センター予防健診部医長
山口直人	やまぐち　なおひと	済生会保健・医療・福祉総合研究所
祖父江友孝	そぶえ　ともたか	大阪大学大学院医学系研究科環境医学教授
濱島ちさと	はましま　ちさと	帝京大学医療技術学部看護学科教授
中山健夫	なかやま　たけお	京都大学大学院医学研究科健康情報学教授
栗木清典	くりき　よしのり	静岡県立大学食品栄養科学部教授
高橋東生	たかはし　とうせい	東洋大学食環境科学部教授
稲山貴代	いなやま　たかよ	長野県立大学健康発達学部教授
金森雅夫	かなもり　まさお	立命館大学スポーツ健康科学部教授
川上憲人	かわかみ　のりと	東京大学大学院医学系研究科精神保健学教授
安藤雄一	あんどう　ゆういち	国立保健医療科学院生涯健康研究部主任研究官
坂田清美	さかた　きよみ	岩手医科大学医学部衛生学公衆衛生学教授
田中　明	たなか　あきら	女子栄養大学栄養学部実践栄養学科教授
甲田道子	こうだ　みちこ	中部大学応用生物学部食品栄養科学科准教授
吉田英樹	よしだ　ひでき	大阪市保健所長
尾島俊之	おじま　としゆき	浜松医科大学医学部健康社会医学教授
奥村二郎	おくむら　じろう	近畿大学医学部環境医学・行動科学教授
谷原真一	たにはら　しんいち	久留米大学医学部公衆衛生学講座教授
村田隆史	むらた　たかふみ	青森県立保健大学健康科学部講師
鈴木寿則	すずき　よしのり	仙台白百合女子大学人間学部准教授
吉田穂波	よしだ　ほなみ	神奈川県立保健福祉大学大学院ヘルスイノベーション研究科教授
瀧本秀美	たきもと　ひでみ	国立研究開発法人医薬基盤・健康・栄養研究所栄養疫学・食育研究部部長
安西将也	あんざい　まさや	龍谷大学社会学部現代福祉学科教授
車谷典男	くるまたに　のりお	奈良県立医科大学副学長
小林正子	こばやし　まさこ	女子栄養大学栄養学部保健栄養学科教授
湯浅資之	ゆあさ　もとゆき	順天堂大学国際教養学部グローバルヘルスサービス領域教授
三好美紀	みよし　みき	青森県立保健大学大学院健康科学研究科国際地域栄養研究室准教授

"健康・栄養科学シリーズ" 監修のことば

　世界ではじめて国立の栄養研究所が創設された4年後の1924(大正13)年に栄養学校が創設され，その第一期生が卒業した1926(大正15)年が日本における栄養士の始まりとなる．どちらも日本の「栄養学の父」と称される佐伯矩博士の功績である．その後，栄養士は1947(昭和22)年の栄養士法の制定をもって正式に法的根拠のあるものになった．さらに，傷病者，健康の保持増進のための栄養指導，病院・学校等における給食管理などの高度な栄養指導を担う管理栄養士の制度が1962(昭和37)年に設けられた．そして，2000(平成12)年4月の栄養士法改正で管理栄養士は医療専門職の国家免許資格として定められた．

　栄養士が最初に取り組んだのは，当時の国民病であった脚気を代表とする栄養失調の克服を目指した栄養指導であった．一方，近年，中高年を中心としたメタボリックシンドロームだけでなく，高齢者のフレイルティやサルコペニア，そして若年女性のやせと低体重新生児の問題など，多様な栄養課題が混在し，栄養リテラシーの重要性が叫ばれている．また，インスタント食品やファストフードの蔓延などは，過食や運動不足に起因する疾病の増加と同様に喫緊の課題となっている．これに立ち向かうべくなされている，管理栄養士による，エビデンスに基づいた健康弁当，健康レシピの開発などの取り組みは，今後さらに重要な役割を果たすものと期待される．栄養学，医学，保健科学の専門的知識と技術を備えた管理栄養士の活躍なくして，栄養リテラシーに関する社会的課題を解決することは不可能であろう．

　国家免許資格となった管理栄養士の資質を確保するために，2002(平成14)年8月に管理栄養士国家試験出題基準が大幅に改定され，2005(平成17)年度の第20回管理栄養士国家試験から適用された．本"健康・栄養科学シリーズ"は，このような背景に沿い，国立健康・栄養研究所の監修として，元理事長　田中平三先生のもとに立ち上げられた．そして国家試験出題基準準拠の教科書として，管理栄養士養成教育に大きな役割を果たし，好評と信頼に応え改訂を重ねてきた．

　管理栄養士国家試験出題基準は2019(平成31)年3月，学術の進歩やこの間の法・制度の改正と導入に対応し，「管理栄養士としての第一歩を踏み出し，その職務を果たすのに必要な基本的知識及び技能」を問うものとして内容を精査した改定がなされた．そこで本シリーズもこれまでの改訂に重ねて改定国家試験出題基準準拠を継続するかたちで順次改訂しているところである．各科目の重要事項をおさえた教科書，国家試験受験対策書，さらに免許取得後の座右の書として最良の図書であると確信し，推奨する．なお，本シリーズの特徴である，①出題基準の大項目，中項目，小項目のすべてを網羅する，②最適の編集者と執筆者を厳選する，③出題基準項目のうち重要事項は充実させる，④最新情報に即応する，という従来の編集方針は，引き続き踏襲した．

　管理栄養士を目指す学生諸君が，本シリーズを精読して管理栄養士国家資格を取得し，多岐にわたる実践現場において患者ならびに健常者の求めに応え，保健・医療専門職として活躍し，国民のQOL(生活の質，人生の質)の保持増進に貢献することを祈念する．

2019年6月

国立研究開発法人 医薬基盤・健康・栄養研究所
理事　阿部　圭一

改訂第6版の序

　本書は管理栄養士国家試験出題基準に準拠した“健康・栄養科学シリーズ”の1冊として，2004(平成16)年4月に初版が刊行された．本書で学ぶ科目「社会・環境と健康」は，医学・健康科学の領域では一般に「公衆衛生学」と呼ばれる内容を網羅している．

　個人の健康増進と疾病予防は，その個人が生活する社会・環境によって大きく左右される．そのため，健康増進や疾病予防においては健康事象やその関連要因をヒト集団における現象としてとらえ，その実践活動は生活の場としての地域，職場あるいは学校などにおいて行われる．生活環境の変化や医療の進歩は疾病構造の変化をもたらし，これに対応して国・自治体の健康施策も変化してきた．

　本書は初版刊行より15年間で4回の改訂がなされたが，各改訂時には改定出題基準への準拠あるいは新たな健康施策への対応を行うことで，読者が最新情報を学べるように工夫してきた．今改訂では，管理栄養士として地域集団の状況やニーズの把握・分析(地域診断)に必要な基本的な事項に加えて，社会的公正(格差の是正)や地球レベルでの持続可能な開発目標(SDGs)といった今日的な課題への理解を深めることができるよう，構成を一部変更し，丁寧な記述を行った．管理栄養士が担うさまざまな場での栄養業務は，まさに「誰1人取り残さない」活動であるべきである．

　管理栄養士を目指す学生にとって，また，それぞれの職場で管理栄養士として活躍している者にとっても，本書は健康増進と疾病予防を図る実践科学を学習するまたとない機会を提供するものである．本書を教科書としてだけでなく，卒後も座右の書として活用していただけることを祈念する．

　2020年2月

編集者一同

初版序文

　平成17年度　第20回管理栄養士国家試験から適用されることになっている出題基準（ガイドライン）によると，"公衆衛生学"は，"社会・環境と健康"に衣替えされた．単なる名称の変更ではない．管理栄養士が地域，職域，学校などで公衆栄養実践活動を営むための基礎科学を，社会が重視するようになってきたからである．別の言い方をすると，科学的根拠に基づいた公衆栄養活動（evidence-based nutrition，EBN）の，正に"科学"が，この科目である．もうひとつの理由は，専門家，教育者ではなく，学生あるいは受験生にとっては，"社会・環境と健康"のほうが"公衆衛生学"よりも，教科内容を即座に理解できるということである．

　南江堂"健康・栄養科学シリーズ"「社会・環境と健康」は，ガイドラインの全項目だけでなく，大，中項目に含まれている内容のうちで，専門家が管理栄養士にとって重要であると考えた項目もたくさん採用し，執筆した．旧シリーズの「公衆衛生学」では，ガイドラインに記載されていない内容についても先取りして，国家試験をリードしようという意気込みで執筆した．このことが高く評価され，事実，これら先取り項目も出題されたし，出題の出典となった．今回も，この考えを導入した．したがって，この本に書かれていない内容からは出題されないと自負している．

　「社会・環境と健康」では，"健康状態・疾病の測定""生活習慣（ライフスタイル）の現状と対策""主要疾患の疫学と予防"が管理栄養士にとって重要であり，国家試験に出題される確率も高い．保健統計，制度，関連法規は，知識として要求されるし，改正がよく行われるので，この本に沿って，要領よく勉強しよう．

　管理栄養士国家試験合格のためには，60%以上の正解が要求されている．合格率は20%以下である．この教科書こそが，難関突破のバイブルである．

平成16年3月

編集者を代表して
田中　平三

目 次

第1章 社会と健康 …… 1

A 健康の概念 …………………… 辻 一郎 1
1 健康の定義 …………………………………… 1
2 健康づくりと健康管理 …………………… 4

B 公衆衛生の概念 …………… 吉池信男 7
1 公衆衛生の定義と目標 …………………… 7
2 公衆衛生と予防医学 ……………………… 8
3 プライマリヘルスケア …………………… 10
4 ヘルスプロモーション …………………… 11

C 公衆衛生活動の進め方 ………………… 12
1 公衆衛生活動とは ………………………… 12
2 公衆衛生活動の過程・方法 …………… 13
3 ハイリスクアプローチとポピュレーションアプローチ ………………… 水嶋春朔 16

D 社会的公正と健康格差の是正 …… 辻 一郎 18
1 社会的公正の概念 ………………………… 18
2 健康の社会的決定要因，健康格差 …… 19

E 公衆衛生・予防医学の歴史 …………… 22
1 外国における歴史 ………………………… 22
2 日本における歴史 ………………………… 24

● 練習問題 ………………………………………… 27

第2章 環境と健康 …… 29

A 生態系と人々の生活 …………… 小山 洋 29
1 生態系と環境の保全 ……………………… 29
2 地球規模の環境 …………………………… 31

B 環境汚染と健康影響 …………………… 33
1 環境汚染 …………………………………… 33
2 公 害 ……………………………………… 37

C 環境衛生 ………………………………… 38
1 気候，季節 …………………………… 有薗幸司 38
2 空 気 ……………………………………… 40
3 温熱，低温 ………………………………… 41
4 上水道と下水道 ……………… 松田秀人・内田あや 43
5 廃棄物処理 ………………………………… 47
6 電離放射線と非電離放射線 …………… 49
7 建築物衛生 ………………………………… 51

● 練習問題 ………………………………………… 54

第3章 健康，疾病，行動にかかわる統計資料 …… 57

A 保健統計の概要 ……………… 永田耕司 57
1 保健（衛生）統計 ………………………… 57

B 人口静態統計 …………………………… 58
1 人口静態統計と国勢調査 ……………… 58
2 世界の人口 ………………………………… 64

C 人口動態統計 ………………… 寶澤 篤 65
1 人口動態統計と各指標の届け出制度 …… 65
2 出 生 ……………………………………… 66
3 死 亡 ……………………………………… 67
4 婚姻と離婚 ………………………………… 73

D 生命表 ………………………… 遠又靖丈 73
1 生命表の種類 ……………………………… 73
2 平均寿命と平均余命の推移 …………… 74
3 健康寿命 …………………………………… 76

E 傷病統計　　　中村好一・渡邉　至　77

1 患者調査　77
2 国民生活基礎調査　79
3 食中毒統計　80

F その他の保健統計　82

1 国民健康・栄養調査　　　吉池信男　82
2 都道府県民健康・栄養調査　84
3 家計調査　　　遠又靖丈　85

● 練習問題　88

第4章 健康状態・疾病の測定と評価　91

A 疫学の概念　　　實澤　篤　91

1 疫学の定義　91
2 疫学の対象と領域　92

B 疫学指標　92

1 疾病頻度　92
2 曝露効果の測定　94

C 疫学の方法　　　山口直人　96

1 疫学的方法の全体像　96
2 記述疫学　98
3 分析疫学的方法　100
4 介入研究　106

D バイアスの制御と疫学的因果関係　107

1 分析疫学研究の妥当性　107
2 バイアス（選択バイアス，情報バイアス）　108
3 交絡と標準化　109
4 疫学研究の総合評価と因果関係のとらえ方　110

E スクリーニング　　　祖父江友孝・濱島ちさと　112

1 スクリーニングの目的と適用条件　112
2 スクリーニングの精度　112
3 スクリーニングの評価　114

F 根拠（エビデンス）に基づいた医療および保健対策　116

1 根拠の質のレベル　　　水嶋春朔　116
2 系統的レビューとメタアナリシス　118
3 効能，効果，効率の評価　119
4 主な疾患管理ガイドライン　　　中山健夫　120

G リスクのとらえ方と安全性の確保　　　栗木清典　122

1 リスクアナリシス（リスク分析）　122
2 危害分析重要管理点（HACCP）　124
3 コーデックス委員会　124
4 食品の安全性確保の現状　124

H 疫学研究と倫理　　　中山健夫　125

1 人を対象とした研究調査における倫理的配慮　125
2 インフォームド・コンセント　127
3 利益相反　128

● 練習問題　129

第5章 生活習慣（ライフスタイル）の現状と対策　131

A 健康に関する行動と社会　131

1 健康の生物心理社会モデル　　　高橋東生　131
2 生活習慣病，NCD の概念　　　辻　一郎　132
3 健康日本 21　　　吉池信男　134

B 身体活動，運動　　　稲山貴代　139

1 身体活動・運動の現状　139
2 身体活動・運動の健康影響　141
3 健康づくりのための身体活動基準および指針　142

C 喫煙行動　　　金森雅夫　146

1 喫煙の現状　146
2 喫煙の健康影響と社会的問題　147
3 禁煙サポートと喫煙防止　150
4 受動喫煙防止　151
5 その他のたばこ対策　152

D 飲酒行動 153
1 飲酒の現状 153
2 飲酒の健康影響と社会的問題 154
3 アルコール対策と適性飲酒 157

E 睡眠・休養, ストレス ......川上憲人 158
1 睡眠と生活リズム 158
2 睡眠障害と睡眠不足の現状, 睡眠指針 159
3 休養の概念と休養指針 160
4 ストレスの概念 162
5 ストレスマネジメント 163

F 歯科保健行動と歯科疾患 ——安藤雄一 164
1 歯の健康と食生活 164
2 歯科保健行動 165
3 歯科疾患 165
4 歯科保健対策 167

●練習問題 170

第**6**章 **主要疾患の疫学と予防対策**
.... 173

A が　ん ....祖父江友孝 173
1 がん統計 173
2 がん対策 175
3 がん検診 177

B 循環器疾患 ....坂田清美 178
1 高 血 圧 178
2 脳血管疾患 179
3 心 疾 患 182

C 代謝疾患 ....田中　明 184
1 肥　満 184
2 メタボリックシンドローム 185
3 糖 尿 病 187
4 脂質異常症 189

D 骨・関節疾患 ....甲田道子 190
1 骨粗鬆症・骨折 190
2 変形性関節症 193

3 ロコモティブシンドローム（運動器症候群）
.... 195

E 感　染　症 ....吉田英樹 196
1 感染症法 196
2 主要感染症 198
3 予防接種（ワクチン） 201
4 検　疫 203

F 精神疾患 ....尾島俊之 205
1 主要な精神疾患 205
2 精神保健対策 207

G その他の疾患 208
1 腎臓疾患 208
2 呼吸器疾患 210
3 消化器疾患 210
4 アレルギー疾患 213
5 難病法と難病対策 214

H 外因（自殺, 不慮の事故, 虐待・暴力）
.... 214
1 自　殺 215
2 不慮の事故 216
3 虐待・暴力 217

●練習問題 219

第**7**章 **保健・医療・福祉の制度**
.... 221

A 社会保障の概念 ....辻　一郎 221
1 社会保障の定義と歴史 221
2 公衆衛生と社会保障 222

B 保健・医療・福祉における行政の仕組み
....................................奥村二郎 222
1 国の役割と法律 222
2 衛生法規の定義とその内容 223
3 地方自治の仕組み 224
4 都道府県の役割 224
5 市町村の役割 225

| 6 | 多職種の役割と連携 | 226 |

C 医療制度　　　　　　　　　谷原真一　226
1	医療保険制度	226
2	医療法と医療提供施設，医療計画	227
3	医療従事者	229
4	医療費	229

D 福祉制度　　　　　　　　　村田隆史　231
1	社会福祉	231
2	社会福祉施設	235
3	障害者福祉	236
4	障害者支援施設	239
5	在宅ケア，訪問看護	240

●練習問題　241

第8章　地域保健
鈴木寿則　243

A 地域保健活動の概要　243
1	地域保健とは	243
2	戦後の地域保健活動の変遷	244
3	地域保健活動の組織	246
4	地域保健従事者	248

B 地域における資源と連携　249

C 地域における健康危機管理　250

●練習問題　252

第9章　母子保健
吉田穂波・瀧本秀美　253

A 母子保健法　254

B 母子保健事業　255
| 1 | 母子健康手帳 | 255 |
| 2 | 乳幼児健康診査 | 257 |

| 3 | 先天性代謝異常等検査（新生児マススクリーニング） | 257 |

C 母子保健施策　258
1	健やか親子21	258
2	少子化対策，子ども・子育て支援新制度	261
3	児童虐待防止法	263

●練習問題　265

第10章　成人保健
吉池信男　267

A 生活習慣病の発症予防と重症化予防　267

B 特定健康診査・特定保健指導　268
1	特定健康診査・特定保健指導制度が導入された背景	268
2	特定健康診査・特定保健指導制度の概要	269
3	特定健康診査・特定保健指導事業の評価	276

●練習問題　280

第11章　高齢者保健・介護
安西将也　281

A 高齢者保健・介護の概要　281

B 介護保険法　282

C 介護予防　283
| 1 | 介護予防サービス | 283 |
| 2 | 地域支援事業 | 284 |

D 要介護認定とケアマネジメント　286
1	要介護認定	286
2	ケアマネジメント	287
3	給付サービスの種類	288

E 地域包括支援センター　288

F	**介護施設，老人保健施設**	289	
1	介護施設	289	

G	**地域包括ケアシステム**	291	
1	地域包括ケアシステムの定義	291	
2	地域ケア会議	291	

●練習問題　293

第12章　産業保健
　　　　　　　　　　車谷典男　295

A　産業保健の目的と制度　295
1　目　的　295
2　労働（作業条件・作業環境）と健康　295
3　法的枠組み　296
4　行政組織と関連組織　296

B　産業保健の現状と対策　297
1　労働災害の発生件数　297
2　業務上疾病の認定件数　297
3　産業保健従事者の職種　298
4　労働安全衛生対策　299

C　職業と健康障害　302
1　産業疲労　302
2　作業関連疾患と職業病　303
3　代表的な作業関連疾患　304
4　代表的な職業病　306

●練習問題　309

第13章　学校保健
　　　　　　　　　　小林正子　311

A　学校保健の概要　311
1　目　的　311
2　制　度　312

B　学校保健の現状と対策　313
1　概　要　313

2	学校保健従事者	314	
3	学校保健統計	315	
4	児童・生徒の健康	316	
5	学校保健安全対策	319	
6	学校感染症	323	

●練習問題　324

第14章　国際保健
　　　　　　　　　　325

A　地球規模の健康問題と国際協力
　　　　　　　　　　湯浅資之　325
1　開発途上国の概況　325
2　開発途上国の健康問題　326
3　国際保健の目的と開発目標　328
4　国際協力　330

B　国際機関・組織の役割　三好美紀　331
1　国際協力の仕組み　331
2　世界保健機関（WHO）　333
3　国際連合食糧農業機関（FAO）　334
4　国際連合児童基金（UNICEF）　334
5　国際協力機構（JICA）　335

●練習問題　337

付録1　保健・医療・福祉の制度
　　　　（関連法規）　奥村二郎　339

A　栄養関連法規　339
1　憲　法　339
2　栄養士法　339
3　健康増進法　339
4　地域保健法　339
5　食品衛生法　339
6　食品安全基本法　339
7　食育基本法　340
8　調理師法　341
9　学校給食法　341
10　母子保健法　341

xiv　目　次

B	**一般衛生法規**	342
1	公衆衛生法規	342
2	医務衛生法規	343
3	薬務衛生法規	343
4	介護，福祉関連法規	344

付録2　情報化社会における
　　　　コミュニケーション
高橋東生　345

A	**情報収集の方法**	345
1	データベース	345
2	データベース・ソフト	346

3	データベースの種類	346
4	データベースの利用	348
5	情報の批判的吟味	349
B	**情報マネジメント**	349
1	健康情報管理	349
2	個人情報保護	350

参考図書 　352

練習問題解答 　355

索　　引 　361

コラム

温室効果	有薗幸司	40
ヒートショック		43
骨・関節疾患のリスク要因	甲田道子	195
乳幼児突然死症候群(SIDS)	吉田穂波・瀧本秀美	260

日本にみられる出生体重の減少		260
介護予防における栄養の役割	安西将也	285
身体発育の4つの型	小林正子	317
ビッグデータ	高橋東生	348

1 社会と健康

学習目標

1. 健康の概念と規定要因について説明できる.
2. ライフステージごとの健康課題と健康管理について説明できる.
3. 公衆衛生の目的と公衆衛生活動の進め方を説明できる.
4. 一次予防, 二次予防, 三次予防について説明できる.
5. プライマリヘルスケアの目的と基本的な考え方を説明できる.
6. ヘルスプロモーションの理論とプロセスについて説明できる.
7. 社会的公正という概念について, 健康とも関連付けて説明できる.
8. 社会経済格差と健康格差との関係について説明できる.
9. 外国と日本における公衆衛生・予防医学の歴史を説明できる.

A 健康の概念

1 健康の定義

> 健康とは, 身体的・精神的・社会的に良好な状態のことである

　人々をより健康にすることが, 私たちの使命である. では健康とは何であろうか?

a WHO の定義, 病気・障害と健康

　世界保健機関(WHO)は「健康とは, 身体的, 精神的, 社会的に完全に良好な状態(well-being)であり, 単に病気や虚弱でないことではない」と定義した. この定義は以下の2点で画期的なものと考えられている.

● well-being

　第1に, 健康には身体・精神・社会という3つの側面があることを明記した点である. 従来, 健康といえば身体面や精神面の疾患・症状について関心が向けられがちであった. それに対して, WHOの健康観は社会的な面にも注目したところに特徴があった.

　第2に, 完全に良好な状態(well-being)という概念を打ち出した点である.「病気や虚弱がないから健康」といった消極的な意味合いではなく, 理想的な状態(目指すべき姿)を積極的に示したことに意味がある. しかし, その具体像を示すことができないという問題もある.

　WHOの定義を契機に, 健康観に関する理解はさらに深まり, 健康の各側面として以下のような要素が考えられている.

- 身体的側面：身体症状，体力，抵抗力，適応力，検査値など
- 精神的側面：精神症状，知能，情緒・感情，幸福感・生活満足，生きがいなど
- 社会的側面：社会的役割，社会参加，人間関係，就労，経済状態など

　一方，「病気や虚弱がないから健康」という考えに対して，最近は「病気や虚弱があっても健康」という考えも生じてきた．現在のような高齢社会では，多くの人たちが慢性疾患で治療を受けながら社会生活を営んでいる．たとえば高血圧で治療中の者の大多数は，とくに自覚症状がなく，日常生活や社会生活にも支障がない．したがって，病気はあっても健康という人たちは少なくない．むしろ現代社会では，病気を持ちつつも（病気とうまく付き合い，重度化を予防して）いかに「健康」に暮らすかということが重要になってきた．同様に，障害があるからといって「不健康」とはいえないことも，障害者の社会参加や障害者スポーツが盛んになった現代社会では常識である．病気や障害があっても健康な人というのは，実に多いのである．一方，とくに病気や障害がなくても「不健康」な人もいる．つまり，病気や障害と健康とは別次元の問題と考えるべきであろう．

b 健康という権利，国の責務

　WHO 憲章は「到達しうる最高水準の健康を享有することは，人種，宗教，政治的信念又は経済的若しくは社会的条件の差別なしに万人の有する基本的権利の一つである」として健康を基本的人権の1つに位置付けている．そのうえで「すべての人民の健康は，平和と安全を達成する基礎であり，個人と国家の完全な協力に依存する」として国の責務を明らかにしている．

● WHO 憲章

　日本国憲法第25条において「すべて国民は，健康で文化的な最低限度の生活を営む権利を有する」として国民の権利を認め，そのうえで「国は，すべての生活部面について，社会福祉，社会保障及び公衆衛生の向上及び増進に努めなければならない」として国の責務を明記している．

c 健康の規定要因

　健康や病気にかかわる要因は主体要因と環境要因に分けられる（表1-1）．
　主体要因は，以下の3つで構成される．
- 遺伝的要因：遺伝疾患，体質・素因（遺伝子多型），家族歴など
- 身体的要因：年齢，性，人種，体格・体型，既往疾患など
- 精神的要因：性格・気質，知能，情緒など
　環境要因は，以下の5つで構成される（なお，物理・化学・生物の各要因

表 1-1　健康の規定要因

主体要因：本人にかかわる要因 　　　　　遺伝的要因，身体的要因，精神的要因により構成される
環境要因：本人以外の要因 　　　　　物理・化学的要因，生物学的要因（感染微生物），社会的決定要因，生活習慣，医療・ 　　　　　公衆衛生の水準により構成される

を合わせて，**三大環境要因**と呼ぶ)．

- 物理・化学的要因：大気や水，土壌などの自然環境にかかわるものである．物理的要因には，騒音，振動，気候(温度・湿度など)，土地の高低(酸素濃度など)，電離放射線や電磁波などが含まれる．化学的要因には，金属(鉛，水銀など)や有機溶剤(ベンゼンなど)，窒素酸化物や硫化酸化物などの曝露がある．自然環境の有害要因を除去するため，法による規制などが行われている．環境基本法は，公害による大気汚染，水質汚濁，土壌の汚染，騒音・振動・悪臭，地盤沈下を規制の対象としている．
- 生物学的要因：細菌やウイルスなどの病原体の感染により，さまざまな疾病が発生する．エイズや重症急性呼吸器症候群(SARS)などの新興感染症，麻疹の集団感染，高齢者の肺炎の増加など，感染症の脅威は続いている．
- **社会的決定要因**：社会経済または政治的な要因にかかわるものである．具体的には，社会階層や就労・所得，教育レベル，ソーシャルサポートなどである(☞本章 D-2)．　　●社会的決定要因
- **生活習慣**：喫煙，飲酒，運動，食習慣などである．これらが発症・進行に関与する疾患，すなわち「生活習慣病」には，肥満，高血圧，脂質異常症，循環器疾患，がん，アルコール性肝疾患，慢性閉塞性肺疾患(COPD)，歯周病などが含まれる．現在，生活習慣病は，日本の医療費の約3割，死亡者数の約6割を占めている．

　日本における死亡について，死因(疾病や事故など)の要因となるリスク

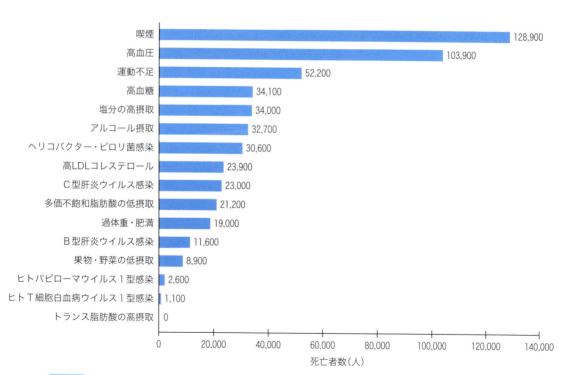

図 1-1 2007年の日本における危険因子に関する非感染性疾患と外因による死亡者数(男女計)

[Ikeda N et al：PLoS Med 9(1)：e1001160, 2012 を参考に著者作成]

因子(生活習慣や基礎的病態)という観点から検討した結果を図1-1に示す．2007(平成19)年の死亡者総数110.8万人のうち，12.9万人(11.6%)が喫煙によるものであった．食習慣の問題(塩分やアルコールの高摂取，多価不飽和脂肪酸や果物・野菜の低摂取)による死亡者は9.7万人(8.7%)であった．

- 医療・公衆衛生の水準：医療の進歩が人々の健康に不可欠であることはいうまでもないが，すべての人々が等しく医療を受けられる社会制度(医療保険の整備，医療従事者の適正配置など)を構築することも重要である．公衆衛生は，環境衛生(公害規制，上下水道の整備など)や予防活動を通じて，人々の疾病予防と健康増進に貢献する．

2 健康づくりと健康管理

ライフステージごとの健康課題に対応した健康管理が行われている

a 健康課題の変遷

1950(昭和25)年以降の主要死因別死亡率の推移を図1-2に示す．1950(昭和25)年の死因トップは結核であり，感染症の影響が大きい時代であった．それ以降，結核による死亡が急激に減少する一方で悪性新生物や循環器疾患による死亡が増加し，日本の死因構造が**感染症** communicable disease から**非感染性疾患** non-communicable disease(**NCD**)に変化したことがわかる．脳血管疾患死亡率は1970(昭和45)年まで増加したが，それ以降は減少し続け，2018(平成30)年の死亡率(人口10万対87.1)はピーク時の約2分の1である．一方，悪性新生物と心疾患の死亡率は増え続けている．また，人口の高齢化を反映して，肺炎死亡率が増加し，2018(平成30)年では第5位となっている．

●感染症
●非感染性疾患(NCD)

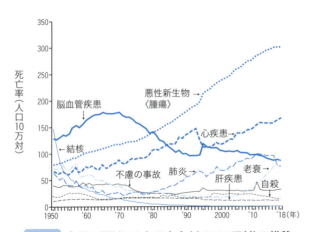

図1-2 主要死因別にみた死亡率(人口10万対)の推移
注 死因分類はICD-10(2013年版)準拠[2017(平成29)年運用]による．なお，1994(平成6)年まではICD-9による．
[厚生労働省：人口動態統計を参考に著者作成]

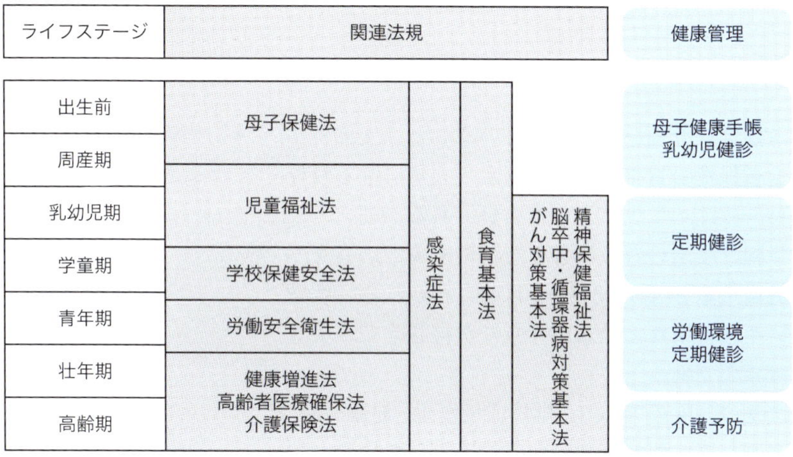

ライフステージ	関連法規			健康管理
出生前	母子保健法	感染症法	食育基本法	精神保健福祉法／脳卒中・循環器病対策基本法／がん対策基本法	母子健康手帳 乳幼児健診
周産期				
乳幼児期	児童福祉法			
学童期	学校保健安全法			定期健診
青年期	労働安全衛生法			労働環境 定期健診
壮年期	健康増進法 高齢者医療確保法 介護保険法			介護予防
高齢期				

図 1-3 ライフステージごとの健康管理と関連法規

要介護高齢者の増加，家庭の介護力の低下などを背景に，**介護保険**が2000(平成12)年に創設された．要介護・要支援の認定者数は，2000(平成12)年4月末の218万人から2018(平成30)年4月末の644万人へと，約3倍になった．その結果，介護保険に係る総費用も，2000(平成12)年度の3.6兆円から2016(平成28)年度には10.0兆円へ，2.8倍になった．厚生労働省「平成28年国民生活基礎調査」によると，要介護の原因疾患は認知症(18.7%)が最も多く，脳血管疾患(15.1%)，高齢による衰弱(13.8%)，骨折・転倒(13.8%)，関節疾患(10.2%)となっている．厚生労働省研究班の推計によると，2012(平成24)年の**認知症高齢者**数は462万人(65歳以上高齢者の約15%)であり，今後も増加することが見込まれている．認知症の有効な治療法は確立されていないが，認知症の予防に関しては，生活習慣病の予防・治療や適切な食事パターン(地中海食や日本食など)，活発な身体活動(とくに有酸素運動)，知的活動や社会参加などの有効性が明らかになっており，認知症予防の可能性が高まっている．

ライフステージごとの健康管理と関連法規について，その概要を**図1-3**に示す．

◉介護保険

◉認知症

b 母子保健

乳児死亡率(出生1,000対の1歳未満の死亡数)は，その国や地域の衛生レベルなどを反映する指標の1つである．日本の乳児死亡率は，1950(昭和25)年に60.1と先進国では最も高かったが，1960(昭和35)年に30.7，1975(昭和50)年に10.0と急速に改善し，2018(平成30)年は1.9で世界最低である．妊産婦死亡率[出産(出生＋死産)10万対]も，1955(昭和30)年の161.7から著しく減少し，1988(昭和63)年には1桁となった．2018(平成30)年は3.3で，世界的にも低い国の1つである．

母子健康手帳は，妊娠期から児が6歳になるまでの健康管理を一体化したものである．妊婦健診や乳幼児健診などの母子保健事業は，**母子保健法**に基

◉乳児死亡率

◉母子健康手帳

◉母子保健法

6　1. 社会と健康

づいて行われる.

c　学校保健

　学校保健とは「学校における保健教育及び保健管理をいう」と，文部科学省設置法に定められている．学校保健の対象は，幼稚園から大学に至る教育機関と，そこに学ぶ幼児，児童，生徒，学生および教職員である．

　保健教育は「健康，安全で幸福な生活のために必要な習慣を養い，心身の調和的発達を図ること」(学校教育法第21条第8項)を目的に行われる．感染症の予防や安全管理，望ましい生活習慣などを若いうちに習得させて，生涯にわたる健康保持を図ることは重要である．

　保健管理は学校保健安全法に基づくものであり，学校環境衛生，健康診断，健康相談，感染症予防などが含まれる．保健管理に関係する主な職員は，校長，保健主事，養護教諭，栄養教諭，学校医，学校歯科医，学校薬剤師である．

　学校給食は学校給食法に基づくものであり，児童生徒の栄養改善を目的に始められたが，近年は食育の推進にも貢献している．

●学校保健

d　生活習慣病対策

　生活習慣病という言葉は，1996(平成8)年12月の厚生省公衆衛生審議会意見具申で「食習慣，運動習慣，休養，飲酒等の生活習慣が，その発症・進行に関与する疾患群」として定義された．生活習慣病対策を初めて体系化したものが「21世紀における国民健康づくり運動(健康日本21)」である．これは，壮年期死亡の減少，健康寿命の延伸および生活の質の向上を目指して，2000(平成12)年度から2012(平成24)年度まで実施された．さらに，2013(平成25)年度からは健康日本21(第二次)が進められており，健康寿命の延伸と健康格差の縮小を目指している．

　これらの健康づくり運動を円滑に進めるために，健康増進法が2003(平成15)年に施行された．この法律は，国民の健康の増進の推進に関する基本的な方向を定めており，国民健康・栄養調査を規定するとともに，受動喫煙防止に関する事項も定めている．

　生活習慣病対策を強化するために，メタボリックシンドロームに着目した特定健康診査・特定保健指導の実施が，高齢者医療確保法により，医療保険者に義務付けられた．がん検診は，健康増進法に基づいて実施されている．

　職場での健康管理は労働安全衛生法により実施される．

●生活習慣病

●健康寿命

●メタボリックシンドローム

e　高齢者保健

　高齢者にとっての健康課題では，主要死因(がん，心疾患，脳血管疾患，肺炎)の予防に加えて，要介護と認知症，さらにサルコペニア(加齢に伴って生じる骨格筋量と骨格筋力の低下)とフレイル(虚弱状態．健常と要介護との中間段階)がある．

　介護保険法により，日常生活を介護するサービスと介護予防(要介護の発

生または重度化を予防または遅らせる)サービスが行われる.

　高齢者が, 尊厳の保持と自立生活の支援のもとで, 可能な限り住み慣れた地域で, 自分らしい暮らしを人生の最期まで続けることができるよう, 医療・介護・予防・生活支援を提供する地域包括ケアシステムが推進されている.

●地域包括ケアシステム

　また, 75歳以上の者は全員, 高齢者医療確保法により, 後期高齢者医療制度という医療保険の被保険者となる.

B 公衆衛生の概念

　WHO憲章では「到達可能な最高水準の健康を享受すること」(「健康権」と呼ばれる)をすべての人々にとっての基本的人権としている. それでは, この実現に向けて具体的にどのような戦略や行動が必要なのだろうか. 個人, 家族, 地域, 地方および国の行政機関, 国際機関とともに, さまざまな組織・団体などのかかわりが不可欠であるが, 国としての制度・政策が体系的・組織的な基盤となっている. たとえば, 日本国憲法第25条は, 「国は, すべての生活部面について, 社会福祉, 社会保障及び公衆衛生の向上及び増進に努めなければならない」とし, さまざまな制度や施策の法的根拠となっている.

1 公衆衛生の定義と目標

　　公衆衛生は, 組織化された地域社会の努力により, 疾病予防, 寿命延伸, 身体的・精神的健康と効率の増進を目的とした科学と技術である

　公衆衛生 public health の定義としては, 米国のウィンスロー Charles-Edward A. Winslow の下記の定義(1920年)が広く知られている.

　"The science and art of preventing disease, prolonging life, and promoting physical and mental health and efficiency through organized community efforts for the sanitation of the environment, the control of community infections, the education of the individual in principles of personal hygiene, the organization of medical and nursing service for the early diagnosis and preventive treatment of disease, and the development of the social machinery which will ensure to every individual in the community a standard of living adequate for the maintenance of health."

　「公衆衛生とは, 組織化された地域社会の努力によって, 疾病を予防し, 寿命を延伸し, 身体的・精神的健康と効率を増進するための科学と技術である. その努力の内容には, 環境衛生, 感染症対策, 個人の衛生教育, 疾病の早期診断と予防的治療のための医療・看護サービスの組織化, すべての人が地域で健康を維持するのに十分な生活水準を確保できる社会制度の開発がある.」

　ここで着目したい点としては, 「組織化された地域社会の努力」という, 公衆衛生活動の根本となる事柄である. すなわち, バラバラではなく, 組織

8　1. 社会と健康

的かつ系統的にさまざまな努力がされなくてはならない．その基盤は，前述したように国家の制度・政策であり，それを人々により近い場で実行するのは地方自治体，各種保健・医療・福祉の組織や施設などである．これらは国の法律に基づく制度的あるいは公的な存在であるが，非公的組織（例：NGOやボランティア団体，民間団体など）も重要な実施主体といえる．第5章で解説する「健康日本21（第二次）」においても，国が健康増進にかかわる「基本方針」を示し，都道府県や市町村がそれぞれの「健康増進計画」を策定し，さまざまな活動を行っている．その際には，非公的組織も含めて，互いに連携・協力しながら，まさに「組織化された地域社会の努力」として活動が進められている．

　また，「組織化された地域社会の努力」の内容としては，今から100年前となる1920年とは社会情勢や疾病構造も大きく変わったが，現在の公衆衛生活動にも適用可能である．当時は，疾病対策としては感染症対策がより重要であったが，現在では非感染性疾患 non-communicable disease（NCD）対策が大きなウェイトを占めるようになっている．また「地域で健康を維持するのに十分な生活水準を確保できる社会制度」については，社会環境への積極的な働きかけという意味で，近年重視されている事柄である．

　公衆衛生の目的としては，疾病の予防，寿命の延伸，身体的・精神的健康の増進，効率の増進が掲げられている．健康の増進は，個人や集団としての生産性を高め，豊かで持続可能な社会を形成するうえでの基礎となる．このような効率性の観点は，限られた資源（人，資金，モノ）を公衆衛生活動に投入する際には重要な判断材料となる．さらに，ウィンスローの定義には含まれてはいないが，「健康格差の是正」（☞本章D）は，公衆衛生の目的として重要さを増してきている．許容しがたいほどの大きな格差を縮小するために，社会資源の再分配（例：先進国から開発途上国への援助，国内における社会保障制度など）を含めた対策がなされるべきである．現在，国際協調のもとに進められている「持続可能な開発目標（SDGs）」では，「誰1人取り残さない社会」の実現を目指しており，その中では公衆衛生活動も重要な目標項目となっている．

●持続可能な開発目標（SDGs）

2 公衆衛生と予防医学

> **公衆衛生では，疾病の進展の段階に合わせた予防対策（一次・二次・三次予防）を行っていく**

　「予防医学 preventive medicine」は，「臨床医学 clinical medicine」と対をなす概念である．臨床医学では，目の前の疾病を有する患者の診断・治療が主な関心事であるが，予防医学では，疾病が発症し進行する過程において，それらを未然に防ぐ，あるいは進行を遅らせることが主な関心事となる．公衆衛生では，健康な人々や疾病が顕在化していない人々を含む集団（地域，職域，学校など）において，疾病やそのリスク状態を発見し，早期に適切な

●予防医学

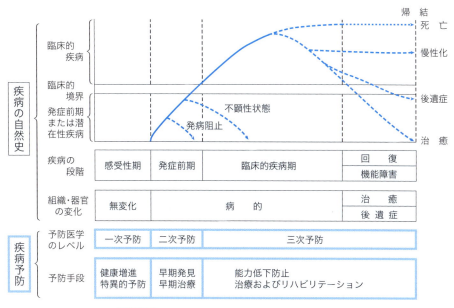

図 1-4 疾病の自然史と予防手段の適用段階
[Mausner JS et al：Epidemiology—An Introductory Text, 2nd Ed, Saunders, 1985 を参考に著者作成]

表 1-2 一次予防・二次予防・三次予防の例

	基本的な概念	取り組みの例
一次予防	健康な段階で行う予防	【健康増進】 健康教育，食育・栄養教育，運動・身体活動の推奨，禁煙教育，生活環境の改善 【特異的予防】 予防接種，感染経路対策，病原物質の除去，個人的な衛生対策
二次予防	疾病の早期発見・早期治療	がん検診，循環器検診，特定健康診査・特定保健指導，各種スクリーニング
三次予防	疾病の悪化および後遺症の防止，社会復帰	疾病の悪化防止のための管理，機能回復訓練（リハビリテーション），腎不全患者の人工透析，社会復帰対策

●特異的予防

介入（教育・指導，診断と治療）を行うことにより，疾病やその進展の予防を図ることが重要である．さらに，特定の疾病の有無にかかわらず，個人・集団・社会環境などへの介入を行い，心身の健康状態を高め，その障害を予防する活動も重要である．

疾病予防については，各疾患の「自然史」（図 1-4）を理解し，疾病の進展の段階に合わせた予防対策を考えていくことが必要である．この各段階の予防対策は，「一次予防 primary prevention」，「二次予防 secondary prevention」，「三次予防 tertiary prevention」に区分される（表 1-2）．

●一次予防
●二次予防
●三次予防

疾病の発症を未然に防ぐ「一次予防」は最も根本的で重要なことと考えられるが，疾病発症のリスク因子が判明し，それを除去（曝露からの回避）する手段がないと行うことができない．単一の病原体Xによって引き起こされる感染症では，病原体Xへの曝露を回避することが有効である．あるいは，病原体Xの曝露（感染）を受けても発症しないように，予防接種を行うことも考えられる．一方，運動不足が疾患A発症の確率を高める（すなわち「リスク

因子」である)のであれば，運動不足を回避することが有効な予防手段となる．また，予防接種は特定の感染症などへの対策(＝特異的な予防対策)であるのに対して，健康教育，食育，運動の推奨などは，特定の疾患に限定されず，幅広く健康増進につながるものである．

「二次予防」は，特定の疾病を有している人(無自覚・無症状の人を含む)をできるだけ早期に発見し，適切な診断と治療により，その進行を中断ないし遅らせることを目的としている．その例として，がんに対する集団検診がある．がん検診は罹患そのものを予防することはできないが，前がん状態あるいは早期がんを検査により検出し，早期の診断・治療によってさらに進行することを阻止することを目的としている．そのためには，適切な検出手段(すなわちスクリーニング)と有効な早期治療法が必要となる．また，2008(平成20)年から制度化された特定健康診査・特定保健指導(☞第10章)は，メタボリックシンドローム(内臓脂肪蓄積)が糖尿病，心臓病，脳卒中などへの進展につながるので，メタボリックシンドローム(あるいはその「予備群」)を見つけ出し，リスクの程度に応じて生活習慣指導を行うものである．

「三次予防」は，特定の疾病が発症し，進行によって病状が悪化し，さらに後遺症が起こりつつある，あるいはすでに後遺症が起こってしまった時期における対策である．その手段としては，重症化を防ぐための疾病管理，治療後の再発防止，後遺症の予防，機能回復訓練(リハビリテーション)，社会復帰などである．腎不全によってすでに腎機能が失われている患者では，腎機能そのものの回復は不可能であるが，人工透析という手段により腎機能を代替し，生命を維持するとともに，社会復帰も可能となる．

3 プライマリヘルスケア

> プライマリヘルスケアは，すべての人々が享受できることが重要であり，適正技術，自己決定，住民参加，地域資源の活用，地域における包括的システムが特徴である

1978年，旧ソ連のアルマ・アタ Alma Ata(現在はアルマトイと呼ばれている)でWHOとUNICEFの合同会議が開催され，世界134ヵ国と67の国際機関の代表が，「アルマ・アタ宣言」を採択した．そして，"Health for All by the Year 2000" を目標として掲げ，その達成に向けてプライマリヘルスケア primary health care(PHC)の理念が打ち出された．そこでは，PHCを「実践的で，科学的に有効で，社会に受容されうる手段と技術に基づいた，欠くことのできない保健サービスである．これは，自助と自決の精神に則り，地域社会または国家が開発の程度に応じて負担可能な費用の範囲で，地域社会のすべての個人や家族の全面的な参加によって初めて，広く享受できうるものとなる」と説明している．さらに，保健分野に限定せず，他の分野との共同による包括的なアプローチであることが述べられている．

すなわちPHCは，適正技術，自己決定，住民参加，地域資源の活用，地

●アルマ・アタ宣言

●プライマリヘルスケア

域における包括的システムが特徴となっている．具体的な活動としては以下の8項目があげられている．

①健康問題とその予防・治療に関する教育
②食料の供給と適正な栄養の推進
③安全な水の十分な供給と基本的な衛生措置
④家族計画を含む母子保健
⑤主要な感染症に対する予防接種
⑥風土病の予防と対策
⑦日常的な疾患と傷害に対する適切な処置
⑧必須医薬品の供給

さらにその後の新たな課題として，リプロダクティブヘルス，障害者の健康，精神保健，歯科保健，麻薬対策，HIV/AIDS対策，交通事故対策などが，活動項目として追加されている．

4 ヘルスプロモーション

> ヘルスプロモーションは，人々が自らの健康をよりよくコントロールし，改善できるようにしていくプロセスであり，環境的な支援が重要となる

　ヘルスプロモーション health promotion の概念が世界に広まることになったのは，1986年にWHOがカナダのオタワ市で開催した第1回ヘルスプロモーション国際会議での「**オタワ憲章**」による．この中でヘルスプロモーションは，「人々が，自らの健康をよりよくコントロールし，改善できるようにしていくプロセスである the process of enabling people to increase control over, and to improve their health」と定義された．ここで注目すべきことは，個々人の健康行動そのものではなく，人々がよりよい行動ができるように支援するプロセスを述べている点である．

●ヘルスプロモーション

●オタワ憲章

　1974年にカナダで刊行されたラロンド報告以来，疾病や傷害の原因としてライフスタイルが重視されるようになり，その改善が課題となった．それに対するアプローチとしては，健康にとって好ましくないライフスタイル（例：喫煙，飲酒，アンバランスな食生活，運動不足）は個人が自ら選択して行っていることなので，「自己責任」として行動変容すべきであるという考え方である．その場合，具体的な方法としては，「タバコをやめなさい」「減塩しなさい」といった健康教育を，直接個人や集団に対して行うことが中心となる．しかし，それだけではなかなか実際の行動変容には結びつかない．そこで，行動変容をうながすための環境的支援によるアプローチの重要性が唱えられるようになった．たとえば喫煙については，分煙の徹底，たばこ税を上げる，たばこ広告の禁止，未成年者へのたばこ販売禁止の厳格化などの法規制が効果的であるといわれている．また食生活では，流通・販売されている食品の低塩化により，人々にとっては無意識のうちに減塩が実現できるかもしれない．このように，個別的な健康教育に加えて，環境的支援を組み

合わせることがヘルスプロモーションの特徴である.

オタワ宣言では，ヘルスプロモーションの5つの戦略が示された.

①健康的な公共政策づくり

②健康を支援する環境づくり

③地域活動の強化

④個人スキルの開発

⑤ヘルスサービスの方向転換

また，2005年にはタイのバンコクで第6回世界ヘルスプロモーション会議が開催され，ヘルスプロモーションの定義に"determinants of health"(健康の決定要因)という言葉が加えられるとともに，活動を成功させるプロセスとして以下の5項目があげられている.

①アドボカシー(唱道)：人権と連帯意識に基づいた健康を唱え，実現に結びつける

②投資：健康の決定要因に対する持続的な政策や活動，社会的基盤に投資する

③能力形成：政策開発，リーダーシップ，ヘルスプロモーション実践，研究，ヘルスリテラシーのための能力を形成する

④規制や法の制定：有害事象から人々を守り，平等な機会を保障するための規制と法律を制定する

⑤パートナー：持続的な活動のために，公的組織，民間組織，非政府組織，市民社会による同盟を作る

C 公衆衛生活動の進め方

1 公衆衛生活動とは

> 公衆衛生活動は，人々が生活するさまざまな場で，すべてのライフステージに対し，さまざまな主体が社会的・組織的な活動実践を行うものである

公衆衛生に関するウィンスローの定義にもみられるように，公衆衛生活動では，特定集団への働きかけ，社会的・組織的な活動としての実践，健康増進・疾病予防に力点をおいた実践がなされる.

公衆衛生活動の場で分類すると，地域保健(☞第8章)，産業保健(☞第12章)，学校保健(☞第13章)などに分類される. また，対象者別では，ライフステージとしては，母子保健(☞第9章)，成人保健(☞第10章)，高齢者保健(☞第11章)に分類される.「場」と「対象者」はおおよそ対応する場合(例：学校保健における学童)もあるが，地域保健では当然すべてのライフステージが対象となる.

公衆衛生活動を行う主体としては，公的組織(例：国，地方公共団体や関連する組織)，民間組織(例：食品企業，健康関連企業)と，中間的な組織(例：職能団体，ボランティア団体)などがある. さらに，住民1人ひとりが主体

表 1-3 公衆衛生活動において人々の行動を変容させるためのアプローチ
（食生活を例として）

アプローチ	介入の類型	介入や政策の例
規制	選択を完全に排除する	モノやサービスを禁止する 　例：有害物質を含む食品の製造・販売を禁止する
	選択を制限する	個人がとりうる選択肢を制限する 　例：学校におけるソフトドリンク自動販売機をなくす
金銭的対策	逆インセンティブ	当該の行動について，金銭的負担を大きくする 　例：高脂肪・砂糖を多く含んだ食品の消費税率を高める
	インセンティブ	当該の行動について，金銭的に得にさせる 　例：果物・野菜を買うと，買い物ポイントが貯まるようにする
非金銭的対策	インセンティブと逆インセンティブ	行動への報酬あるいはペナルティーを科す 　例：禁煙を継続できた場合に会社で表彰する
	説得する	個人を説得する 　例：減塩についての個人指導や地域でのキャンペーンを行う
選択の仕組みづくり（「ナッジ」を含む）	物理的環境を変える	環境を変える 　例：スーパーのレジ近くのお菓子の陳列をやめる
	「デフォルト」を変える	デフォルト（初期設定）を変える 　例：定食メニューすべてにサラダをつける
	社会的規範や大勢の動向を意識させる	ほかの人が行っていることの情報を伝える 　例：ほかの人と比較して歩数がどの程度かの情報を提供する
	情報を提供する	情報を提供する 　例：食品やメニューの栄養表示，リーフレットの配布
何もしない		何もしないでモニタリングのみを行う

注）ナッジ：人々に対して，選択を禁止することなく，金銭的インセンティブを大きく変えることなく，人々の行動を変容させるための「選択の仕組み」へのアプローチ
［Buttriss J et al: Public Health Nutrition, 2nd Ed, Wiley, 2018 を参考に著者作成］

となって公衆衛生活動を行うことも大事なことである．

さらに，公衆衛生活動における「介入の強さ」によっても区分することができる．たとえば，有害物質を含む食品の製造・販売については，当然法律で厳しく規制する必要がある．一方，個人の選択に完全にゆだねるのであれば「何もしない」こともありうる．情報提供は最も緩やかな介入といえる．一方，食品の税率のコントロールは，国レベルの政策としてかなり強力な介入になりうる．個人への「説得」は，栄養教育として最も多く行われる形態であろう．それらに加えて「選択の仕組みづくり」をさまざまな手法を使って行うことも重要と考えられる（**表 1-3**）．

2 公衆衛生活動の過程・方法

公衆衛生活動の課程においては，地域などの現状把握と分析を十分に行い，計画（Plan），実施し（Do），評価（Check），改善（Act）のサイクルでマネジメントすることが重要となる

公衆衛生活動に限らず，ある目的をもって組織的に行う活動では，**マネジメントサイクル**（**図 1-5**）によって状況を把握・分析しながら，計画の策定・実行・見直しを行い，より効果的・効率的に活動を行うことが求められる．このようなサイクルが機能せず，たとえばA県B市において，自分たちの市

●マネジメントサイクル

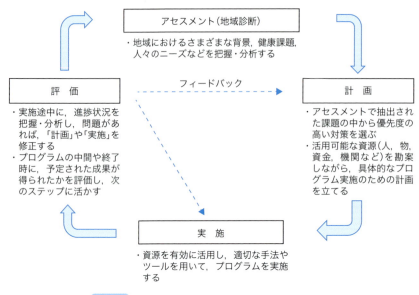

図 1-5 地域保健におけるマネジメントサイクル

の「アセスメント(地域診断)」を行わずにA県全体の健康増進計画をそのまま用いてしまうと，実態(地域の健康課題や人々のニーズなど)に合わない活動となるかもしれない．また，事後的に評価のための調査や分析を行わないと，いわゆる"やりっぱなし"の状態となり，計画やそれに基づく活動がうまくいったのかどうかわからないまま，漫然と活動が継続されることになってしまう．

このようなマネジメントサイクルとして，さまざまな分野で用いられているのが，**PDCAサイクル**である．すなわち，計画を立て(Plan)，それを実施し(Do)，その経過(プロセス)や成果(アウトカム)を評価し(Check)，評価結果などをもとに活動の改善を行い(Act)，次の活動につなげていくものである．なお，計画を立てるためには，事前の情報としてアセスメントが必要であることにも留意してほしい．

● PDCA サイクル

また，地域や国などにおいて人々の健康やQOLの向上を目指した活動を行う際には，ヘルスプロモーションの項(☞本章B-4)で説明したように「環境的支援」が重要となる．これには法律や制度の構築も含まれ，それらが最終的に人々の健康状態やQOLにどのように影響を及ぼすかを，中間的なプロセスを含めて整理し，アセスメントし，公衆衛生活動の計画に反映させていくことが望まれる．そのための理論モデルとして，**プリシード・プロシード** PRECEDE-PROCEED **モデル**(図1-6)が有用である．このモデルはグリーン Green LW らによって提唱されたもので，さまざまな保健プログラム(「計画的かつ組織化された一連の活動であり，一定の時間をかけ，具体的なゴールと目的を達成するために実践されるもの」)に適用することができる．「PRECEDE」とは「先行する」，「PROCEED」とは「先に進む」ことを意味し，図1-6の第1~4段階，すなわち事前のニーズアセスメント(診断と

●プリシード・プロシードモデル

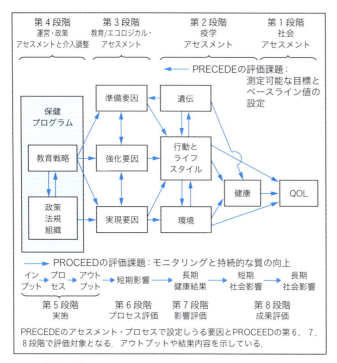

図 1-6 プリシード・プロシードモデルと課題評価

[Green LW et al: Health Program Planning, 4th Ed, McGraw-Hill, 2005 を参考に著者作成]

表 1-4 プリシード・プロシードモデルにおける各段階における課題評価や実施の流れ

		段階	内容
PRECEDE 計画の策定	1	社会アセスメント	対象集団を明確にし，対象集団にとって最終的な目標である QOL の向上とは何かを，対象集団の価値観に基づいてアセスメントする．
	2	疫学アセスメント	第 1 段階で設定された QOL に影響を及ぼしている健康問題を把握し，健康指標を設定する．多くの健康問題が抽出された場合は，優先順位が高いものを選定する．
	3	教育・エコロジカルアセスメント	第 2 段階で設定された行動・環境要因に影響を及ぼす要因を，「準備要因」「強化要因」「実現要因」の 3 つのグループに分けて検討する． ・「準備要因」：主に行動への動機づけに関する要因（知識，態度，信念，価値，認識など） ・「強化要因」：行動変容を実践し，継続するのを支援する状況や条件 ・「実現要因」：行動変容や環境改善を可能にする技術や資源のすべて
	4	運営・政策アセスメントと介入調整	・運営面でのアセスメント：必要な資源（人，資金，モノ等）と，現在利用可能な資源を調べ，実施の障害となる要因を確認する．それをもとに，必要な資源の確保と障害を取り除く． ・政策面でのアセスメント：教育的・環境的取り組みを進めて行く上で，それを促進するあるいは障害となる現行の政策・法規・組織上の要因は何かを検討する．さらに，障害を克服するための政治的関係を分析する．それをもとに，政策・組織方針の変更を行う．また，現行の関連計画との調整，各種制度による保健プログラムとの調整，既存公衆栄養プログラムとの調整を行う．
PROCEED 実施と評価	5	実施	専門職や関係機関・団体，住民がそれぞれの役割を果たす．成功の鍵は，より良い計画，適切な予算，組織的支援，スタッフの育成と監督，実施状況の把握などである．
	6	プロセス（経過）評価	取組の実施状況・利用状況，利用者や関係者，スタッフの反応をもとに，事業の進め方を評価し，問題があれば改善する．
	7	影響評価	第 2 段階で設定した目標となる行動や，それらに対応する準備・強化・実現要因が達成されたかを評価する．
	8	成果（結果）評価	第 1，2 段階で目標として設定した健康や QOL に関する目標が達成されたかを評価する．

[吉池信男（編）：公衆栄養学―栄養政策，地域栄養活動の理論と展開，第 2 版，第一出版，2019 より許諾を得て転載]

評価)と計画策定が「PRECEDE」に，第5〜8段階の計画実施と事後評価が「PROCEED」に該当する．すなわち，PDCAサイクルの「P」と「D」と「C」のプロセスを含んでいる．

第1〜8段階における内容を表1-4にまとめた．

3 ハイリスクアプローチとポピュレーションアプローチ

予防医学にはハイリスクアプローチとポピュレーションアプローチがある

a 予防医学のアプローチ

根拠に基づく医療や保健対策の展開の際には，どれだけ多くの人や集団が利益を得るのかの評価も重要な観点である．つまり対象とする疾病の死亡率，有病率，罹患率などから，まず予防の必要性があるかどうかを押さえ，さらにどのような対策によって対象とする疾病の死亡率，有病率，罹患率がどれだけ低下するのか(予防の有効性)を確認することが大切である．

対象疾患が広く認められ，有病率や関連疾患による死亡率が高い場合(高血圧，脂質異常症，糖尿病，骨粗鬆症など)には，相対リスクの高い"ハイリスク"に属する個人のみを対象とするのではなく，境界域や正常高値のカテゴリーに多数いる相対リスクが比較的高くない個人も対象とすることは，患者実数の軽減の点から集団に多大な影響を与える．なぜなら，"ハイリスク"に属する者では，1人当たりのリスクは確かに大きいがその実数は多くないため，罹患数や死亡数はさほど多くなく，1人当たりのリスクがやや低くなる境界域や正常高値に属する者の実数がはるかに大きいため，罹患数や死亡数は"ハイリスク"に属する者より多くなる(図1-7)．この現象をローズRoseは**予防医学のパラドックス**と呼んで，小さなリスクを背負った多数の集団から発生する患者数は，大きなリスクを背負った少数のハイリスク集団からの患者数よりも多いと説明している．

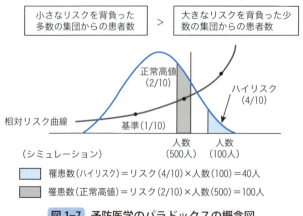

図1-7 予防医学のパラドックスの概念図

[水嶋春朔：地域診断のすすめ方―根拠に基づく生活習慣病対策と評価，第2版，医学書院，p76，2006 より許諾を得て改変し転載]

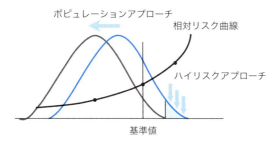

図 1-8 ハイリスクアプローチと
ポピュレーションアプローチ

　ローズは，予防医学のアプローチ（戦略 strategy）として，ハイリスクアプローチ（ハイリスク戦略 high risk strategy）とポピュレーションアプローチ（ポピュレーション戦略 population strategy）を対比し，罹患率，死亡率の減少に大きく貢献するポピュレーションアプローチの考え方を強調している．2 つの予防医学のアプローチの特徴を理解して，客観的な集団の把握（地域診断）を踏まえて，有効な健康政策を総合的に選択あるいは組み合わせていくことが重要である．この考え方は，英国や米国における新しい健康増進政策の根幹に影響を与え，日本の「健康日本 21」においても重要な基本理念の一翼を担っている．

　分布の右端だけに働きかけるハイリスクアプローチに対して，ポピュレーションアプローチは，分布全体に働きかけて適切な方向に移動，シフトすることを目指す．その場合，ハイリスクのみならず，境界域や正常高値に含まれる多くの人もそれぞれのリスクを減らすので，全体としてのリスクの減少は大変大きなものになる（図 1-8）．

b ハイリスクアプローチとポピュレーションアプローチの利点と欠点

　通常の予防医学の考え方は二次予防中心で，相対リスクを重視し，健診結果で対象者を振り分け，リスクの高い個人を対象に保健指導や医療を行っている．このハイリスクアプローチの利点は，リスクを持った個人に対する働きかけとしては，働きかけるほうにも働きかけられるほうにも受容しやすいという点である．

　しかし，ハイリスク者全員の把握は困難で，実際に働きかけが可能なハイリスク者は，実はごくわずかである．また 1 人のハイリスク者のリスクが軽減できても，生活習慣は個人の力では改善がむずかしく，喫煙率の高い職場で 1 人だけ禁煙することは困難であるように，効果は部分的・一時的である．

　ポピュレーションアプローチは，一次予防や健康増進を主体とした考え方で，個人への働きかけよりも集団全体への働きかけに重点をおく．利点は，うまく分布を動かすことができれば，集団全体としての効果，たとえば罹患率の低下，死亡率の低下，健康寿命の延伸などは顕著に現れる．また，集団全体で生活習慣の改善がなされるので，疎外感を感じることなく健全な生活

● ハイリスクアプローチ
● ポピュレーションアプローチ

18　1. 社会と健康

表1-5　ポピュレーションアプローチの例

1. 参加率の高い既存の事業を活用して，広く介入
　　（例：母子保健事業参加者への働きかけ）
2. 義務教育などと連携
　　（例：小・中学校の学童・生徒や親への働きかけ）
3. 環境整備
　　（例：飲食施設でのヘルシーメニュー，禁煙・完全分煙）
4. 税・経済的誘導 / インセンティブ・企業の取り組み
　　（例：たばこ税の値上げ，健康保険の保険料の差別化，非喫煙者用保険商品，
　　禁煙補助製品の販売）
5. 法令による社会通念の形成
　　［例：シートベルト着用，未成年者の禁煙・禁酒，自販機撤去条例，生活環境
　　条例（千代田区），公共的施設における受動喫煙防止条例（神奈川県），健康増
　　進法，食育基本法］

習慣の獲得が促進される．欠点としては，個人個人への恩恵は目にみえにくいという点がある．そのため個人を対象とした場合には，働きかけるほうも働きかけられるほうも動機付けが得にくいかもしれない．

　ポピュレーションアプローチが奏効した例には，日本における 1960 〜 1970 年代の脳卒中対策としての地域ぐるみの食生活改善運動，「シートベルト着用」の法制化による自動車事故での死亡者数の減少，「うつぶせ寝防止キャンペーン」による乳幼児突然死症候群による死亡数の減少などをあげることができる．**表1-5** にポピュレーションアプローチの例を整理した．

D　社会的公正と健康格差の是正 —·—·—·—·—·—

1　社会的公正の概念

社会的公正は，人の健康にも大きな影響を及ぼしている

　1948（昭和 23）年の第 3 回国際連合総会で採択された世界人権宣言の第 1条は「すべての人間は，生まれながらにして自由であり，かつ，尊厳と権利とについて平等である．人間は，理性と良心とを授けられており，互いに同胞の精神をもって行動しなければならない」とうたっている．そのような社会を実現することが社会的公正である．

　一方，何をもって社会的公正とするかをめぐって，さまざまな議論が行われている．貧困を例に考えてみよう．貧しいのは，きちんと働かなかったからだという自己責任（だから貧富の差は不公正ではない）という考えもあれば，たまたま運が悪かったり，頑張っても報われない境遇もあったりする（成功できなかったのは本人の責任ではないので，公共により支えるべき）という考えもある．私たちの思想や国家の政策は，この両極端の中で，社会経済情勢の影響も受けながら，揺れ動いているといえるであろう．

●社会的公正

　社会的公正をめぐる議論では，米国の哲学者**ロールズ** Rawls が 1971 年に

刊行した『正義論』が現代社会と思想に最も大きな影響を及ぼしている．彼は，社会的公正が満たすべき2つの原理を示している．第1に，平等の原理である．すなわち，基本的自由（政治・言論の自由，身体の自由など）を全員に平等に配分すること．第2に，機会均等の原理と格差原理である．前者は，すべての人に機会が平等に提供されること（性別や人種，家柄などにかかわらず，特定の地位に就くチャンスがあること）．後者は，不平等な措置が許されるのは最も貧しい人に最大に便益をもたらすときだけである（例：所得税の累進課税）ということ．

社会的公正または不公正は，人の健康にも大きな影響を及ぼしている．後で述べるように，社会経済格差は健康格差に連動している．そこで，「生活習慣病は自己責任か？」という点をめぐっても，さまざまな議論がある．

2 健康の社会的決定要因，健康格差

個々人の健康を支え守るためには，社会的環境を整備することが重要である

社会的・経済的・文化的な環境は，人々の考えや行動に大きな影響を及ぼす．その結果，人々の健康もその影響を受ける．WHOヨーロッパ地域事務局は，『健康にかかわる確かな事実（The Solid Facts）』という報告書を1998年に発表して，健康の社会的決定要因の重要性を強調した．その要点を表1-6に示す．

●社会的決定要因

a 社会経済格差と健康格差

『健康にかかわる確かな事実（The Solid Facts）』（表1-6）では，「どのような社会でも，社会の下層になるほど，平均寿命は短く，病気も増える」と報

表1-6 『健康にかかわる確かな事実（The Solid Facts）』の要点

社会格差	どのような社会でも，社会の下層になるほど，平均寿命は短く，病気も増える．健康対策は健康の社会的・経済的決定要因に取り組むべきである．
ストレス	ストレスのある環境は，人々を怒りと不安に駆り立て，ストレス対処をむずかしくする．その結果，健康を害し，早世（早死に）をもたらす．
幼少期	人生のよいスタートには，母子双方への支援が必要である．幼少期の生活が健康に及ぼすインパクトは一生続く．
社会的排除	生活の質が低いと，寿命も短くなる．貧困・社会的排除・差別は，苦痛や憤慨を生むことにより，生命を犠牲にする．
労　働	職場でのストレスは，病気のリスクを高める．自分の仕事を管理できる人ほど，健康レベルも良好である．
失　業	雇用の確保は，健康と幸福度（well-being），そして仕事満足感を高める．失業率が上がれば，病気も早世も増えていく．
社会的サポート	友情，良好な社会関係，そしてサポート・ネットワークがあることは，家庭や職場，地域での健康レベルを上げる．
薬物依存	人々は，アルコールや薬物，たばこに走り，健康を害する．しかし，薬物依存に走るかどうかは社会的状況による．
食　品	世界経済が食品供給を支配しているので，健康的な食事をとれるかどうかは政治的課題である．
交　通	健康的な交通環境とは，自動車運転が少なく，ウォーキングやサイクリングの多い環境のことであり，それは公共交通機関の拡充により作られる．

表1-7 所得と生活習慣等に関する状況（20歳以上）

※世帯の所得額を当該世帯員に当てはめて解析
※★は600万円以上の世帯の世帯員と比較して，群間の有意差のあった項目

		世帯所得 200万円未満		世帯所得 200万円以上～600万円未満		世帯所得 600万円以上		200万円未満**	200万円以上～600万円未満**
		人数	割合または平均*	人数	割合または平均*	人数	割合または平均*		
1. 食生活	穀類摂取量（男性）	423	535.1 g	1,623	520.9 g	758	494.1 g	★	★
	（女性）	620	372.5 g	1,776	359.4 g	842	352.8 g	★	
	野菜摂取量（男性）	423	253.6 g	1,623	288.5 g	758	322.3 g	★	★
	（女性）	620	271.8 g	1,776	284.8 g	842	313.6 g	★	★
	肉類摂取量（男性）	423	101.7 g	1,623	111.0 g	758	122.0 g	★	★
	（女性）	620	74.1 g	1,776	78.0 g	842	83.9 g	★	★
2. 運動	運動習慣のない者の割合（男性）	267	70.9%	973	68.0%	393	68.2%		
	（女性）	417	78.0%	1,146	74.4%	546	74.8%		
	歩数の平均値（男性）	384	6,263	1,537	7,606	743	7,592	★	
	（女性）	570	6,120	1,675	6,447	814	6,662	★	
3. たばこ	現在習慣的に喫煙している者の割合（男性）	499	35.4%	1,853	33.4%	867	29.2%	★	★
	（女性）	705	15.3%	1,996	9.2%	935	5.6%	★	★
4. 飲酒	生活習慣病のリスクを高める量を飲酒している者の割合 （男性）	502	11.5%	1,853	17.0%	867	15.0%	★	
	（女性）	705	9.7%	1,996	8.8%	936	9.2%		
5. 睡眠	睡眠による休養が充分とれていない者の割合 （男性）	502	18.0%	1,855	20.0%	867	18.8%		
	（女性）	705	21.4%	1,997	19.5%	937	18.5%		
6. 健診	未受診者の割合（男性）	501	42.9%	1,854	27.2%	867	16.1%	★	★
	（女性）	703	40.8%	1,998	36.4%	937	30.7%	★	
7. 体型	肥満者の割合（男性）	383	38.8%	1,457	27.7%	659	25.6%	★	
	（女性）	576	26.9%	1,565	20.4%	750	22.3%	★	
8. 歯の本数	20歯未満の者の割合（男性）	500	33.9%	1,844	27.5%	865	20.3%	★	★
	（女性）	702	31.2%	1,991	26.5%	936	25.8%	★	★

*年齢（20～29歳，30～39歳，40～49歳，50～59歳，60～69歳，70歳以上の6区分）と世帯人数（1人，2人，3人以上世帯の3区分）での調整値．
　割合に関する項目は直接法，平均値に関する項目は共分散分析を用いて算出．
**多変量解析（世帯の所得額を当該世帯員に当てはめて，割合に関する項目はロジスティック回帰分析，平均値に関する項目は共分散分析）を用いて
　600万円以上を基準とした他の2群との群間比較を実施．
※「運動習慣のない者の割合」とは，「運動習慣のある者（1回30分以上の運動を週2回以上実施し，1年以上継続している者）」に該当しない者．
※「生活習慣病のリスクを高める量を飲酒している者」とは，1日当たりの純アルコール摂取量が男性で40 g以上，女性20 g以上の者とし，以下の
　方法で算出．
　①男性：「毎日×2合以上」＋「週5～6日×2合以上」＋「週3～4日×3合以上」＋「週1～2日×5合以上」＋「月1～3日×5合以上」
　②女性：「毎日×1合以上」＋「週5～6日×1合以上」＋「週3～4日×1合以上」＋「週1～2日×3合以上」＋「月1～3日×5合以上」
※「睡眠で休養が充分とれていない者」とは，睡眠で休養が「あまりとれていない」又は「まったくとれていない」と回答した者．
〔厚生労働省：平成26年国民健康・栄養調査より引用〕

告されている．実際に，社会階層が下がるにつれて死亡率が上がることは，世界各国で報告されている．その一因として，生活習慣の格差がある．

　厚生労働省「平成26年国民健康・栄養調査」では，世帯の所得別（200万円未満，200万円以上～600万円未満，600万円以上）に生活習慣などの状況が比較されている．その結果を表1-7に示す．要約すると，世帯所得の低い者ほど穀類摂取量が多く，野菜や肉類の摂取量が少なく，歩数が少なく，喫煙している者や肥満者，検診未受診者の割合が高く，歯の本数も少ないという結果であった．

　このように，低所得層のほうが生活習慣リスクを多く抱えている．その状態が続けば，低所得層ほど生活習慣病に罹患しやすくなる．それによる医療費の負担や失職のリスクを考えると，貧困と疾病の悪循環という構図がみえ

てくる.

　そこで前節に示した疑問, すなわち「生活習慣病は自己責任か?」という問題について考えてみたい. まず第1に, 肥満や高血圧, 糖尿病などの発生に遺伝要因が関与しているので, 本人の自助努力だけで予防できるものではない. 第2に, なぜ低所得層ほど生活習慣リスクを多く抱えているのかについて考えてみよう. 1つは, 経済的余裕の格差である. 野菜や肉を食べたくても, 検診を受診したくても, それだけの経済的余裕がないために実践できない可能性がある. もう1つは, ヘルスリテラシーの格差である. 健康に関するさまざまな情報にアクセスし, 正しい情報を選択して, それを実践する能力(ヘルスリテラシー)も, 学歴や所得により異なることはいうまでもない. 以上より, 「生活習慣病は自己責任である」とは必ずしもいいがたい現実がある.

●ヘルスリテラシー

　したがって, 健康づくりのあり方も変わらざるをえない. たとえば従来の健康教育は, 喫煙などの不良な生活習慣を実践し続けることで疾病(がん, 動脈硬化性疾患など)リスクがどれくらい増えるかを示すことによって, 本人の自覚をうながし, 行動変容を奨励するというものであった. その根底には「個人の生活習慣は, 自分自身の努力により変えられる」という期待があったわけであるが, そのメッセージの受け止め方は人や階層により異なるであろう. そこで従来通りの健康教育を続けていけば, 健康格差がさらに広がることも懸念される. 今や, 新しい健康づくり戦略が求められている. それが個々人の健康づくりを支える社会環境の整備というものである.

●健康格差

　社会環境は, 人々の生活習慣に大きな影響を及ぼしている. たとえば, 公共交通の整備されているところに居住する人は(公共交通が限られていて, 自家用車に頼らざるをえないところに居住する人に比べて)歩数が多い. また, 厚生労働省「国民健康・栄養調査」によると, 日本の成人男性の喫煙率は, 1990(平成2)年の53.1%から2017(平成29)年には27.8%まで低下した. その背景として, 公共の場や公共交通機関での禁煙・分煙の拡大, たばこ価格の値上げなどがかかわっていると考えられている.

　そこで, 社会環境を整備することにより人々の生活習慣を変えて, 健康増進と疾病予防をうながそうとする考え・運動が世界中で広がっており, それをヘルスプロモーションという. これは1986年にWHOが発表したオタワ憲章により初めて体系化された. 同憲章は, ヘルスプロモーションを「人々が自らの健康をさらにうまくコントロールし, 改善していけるようになるプロセス」と定義している. そして「ヘルスプロモーションの活動は, 現状の健康格差を減らし, すべての人々が健康面での潜在能力を十分発揮できるようになるための機会や資源を等しく確保することを目指している」として健康格差の是正について述べ, さらに社会を構成するすべての組織全体で健康づくりを推進する必要性を強調している. ヘルスプロモーション活動の意図するものとして, 健康的公共政策の確立, 支援的環境の創造, コミュニティ活動の強化, 個人的スキルの開発, 保健医療サービスの見直しという5点をあげている.

●ヘルスプロモーション

22　1. 社会と健康

　健康日本 21(第二次)は, 「健康格差の縮小」と「健康を支え, 守るための
社会環境の整備」を基本的な方向に含めているが, これはヘルスプロモーショ
ン理論に基づくものである.

◉健康日本 21(第二次)

E 公衆衛生・予防医学の歴史

1 外国における歴史

> 🔖 感染症対策から非感染症対策へ, 疾病像の変化につれて公衆衛生も発展して
> きた

　ギリシャ神話によると, 太陽神アポロン Apollon の子アスクレピオス
Aesculapius は名医で知られ, 死者を蘇らせるほどであったという. 欧米で
は「アスクレピオスの杖(1 匹の蛇が巻きついた杖)」が医学のシンボルとさ
れている. 彼の娘ヘギエイア Hygieia(英語名ハイジア)は健康や衛生を司る
女神であり, もう 1 人の娘パナケイア Panakeia は癒しを司る女神である.
前者は衛生(hygiene)の語源, 後者は万能薬(panacea)の語源とされている.
このことからわかるように, 衛生と治療が人々の健康には欠かせないという
認識が 2 千年以上も前からあった.

　古代ギリシャの**ヒポクラテス** Hippocrates(BC 460 ~ 377 年)は医学の祖と
呼ばれる. 彼は, 迷信や呪術から脱却して, 臨床と観察を重んじる経験科学
へと医学を発展させた. また, 病気は 4 種類の体液の不均衡により生じると
いう説を唱えた. また「ヒポクラテスの誓い」をまとめ, 医師の職業倫理を
確立させた. ヒポクラテスの医学は, ローマ帝国時代のガレノス Galenus に
引き継がれ, 西洋古代の医学が確立した.

◉ヒポクラテス

　中世のヨーロッパは暗黒時代と呼ばれ, 科学や文化は停滞していた. この
時期に特筆すべきは, ペストの大流行である. 14 世紀半ばには 2,500 万人も
死亡した(当時のヨーロッパ人口の約 4 分の 1)という. この後, 患者の隔離,
患者の家財焼却, 交通の遮断, 船舶の検疫といった防疫対策が行われるよう
になった.

　ルネッサンス期になって, 近代医学や公衆衛生も進歩がみられた. 16 世
紀のイタリアの医師フラカストロ Fracastoro は, 微生物が多くの病気の発
生に関与しているという説を唱えた. 産業医学の父とも呼ばれるラマツィー
ニ Ramazzini は 16 世紀中頃から 17 世紀前半のイタリアの医師であり, 職
業病と産業保健に関する著書『働く人の病』を発表し, さまざまな職業と関
係する疾病(例:有機塵と気管支喘息との関連)について記述した.

　英国の医師**ジェンナー** Jenner は, 1796 年に牛痘による天然痘の予防に成
功した. これが予防接種の始まりである.

　18 世紀中頃に英国で始まった産業革命により, 農業中心から商工業中心
へと社会構造が変わり, 農村から都市への人口集中が加速した. 都市の労働
者は狭い家屋に群居し, 衛生環境や栄養状態も劣悪であり, 健康を害する者

も多かった．そこで英国人弁護士チャドウィック Chadwick は救貧法改正（1834 年）に貢献し，1842 年に『イギリスの労働者の栄養状態』という著書を発表したが，その中で貧困が疾病の原因であり，疾病は生活環境の改善により予防できると主張した．それが 1848 年の公衆衛生法の施行につながり，労働者の生活は大幅に改善された．

　1848 年にロンドンでコレラが流行したとき，医師の**スノウ** Snow が流行地を歩き回って発生状況を地図に記した．その結果，ある共同井戸の水を飲んでいる人たちや，複数あった水道会社のうち 1 つの会社から水を受けている家庭で，コレラが多発していることを突き止めた．そして，その井戸と水道会社の閉鎖を命じたところ，コレラの流行は終息した．これはコレラ菌が発見されるより 30 年以上も前のことであり，生物学的要因が不明であっても疫学的手法により疾病をコントロールできることを実証した点で大きな意義がある．

　19 世紀後半は細菌学の時代であった．ドイツの**コッホ** Koch が，1876 年に炭疽菌，1882 年に結核菌，1883 年にコレラ菌を発見した．彼の弟子の**北里柴三郎**は，1894 年にペスト菌を発見し，1890 年に破傷風毒素に対する血清療法を開発した．フランスの**パスツール** Pasteur は，1862 年に牛乳などの低温殺菌法を開発し，1885 年には狂犬病ワクチンを開発した．また，英国は 1853 年にワクチン接種法を制定して，すべての新生児に天然痘ワクチンの接種を義務付けた．

　さらに，英国の**フレミング** Fleming が 1928 年にペニシリンを発見した．この抗生物質は第 2 次世界大戦中に大量生産が可能となった．これ以降，抗生物質や抗結核薬などの開発・普及が進み，疾病構造の主体も，感染性疾患から，がん・脳血管疾患・心臓病などの非感染性疾患 non-communicable disease（NCD）へ変わっていった．これを「疾病（健康）転換」と呼ぶ．

　20 世紀に入って，公衆衛生の国際化が始まった．1907 年にパリで国際公衆衛生事務局が設立された．加盟国は当初 12 ヵ国であったが，1914 年（第 1 次世界大戦が勃発）には 60 ヵ国に増えた．第 1 次世界大戦後の 1920 年に設立された国際連盟の中に保健局が置かれ，国際公衆衛生事務局と協力して，国際保健に係る取り組みが行われた．

　第 2 次世界大戦の終わった 1945 年，国際連合が設立された．1948 年の総会で「世界人権宣言」が採択された．同じ年に，「すべての人々が可能な最高の健康水準に到達すること」を目的に，国際連合の専門組織として**世界保健機関（WHO）**が設立された．日本は 1951 年に加盟し，2019 年 4 月時点で 194 ヵ国が加盟している．WHO は，情報の収集公開や国際基準の設定［国際疾病分類（ICD）の作成など］，多国間協力の推進，感染症対策などにより，世界の健康問題の解決に貢献している．WHO の功績として特筆すべきは，天然痘の撲滅である．WHO の主導により開発途上国で対策がとられ，1977 年にソマリアで発見された患者を最後に天然痘の報告はなく，1980 年に WHO は「天然痘撲滅宣言」を出した．また，ポリオ撲滅計画が進行中である．

　感染症から NCD へ「疾病（健康）転換」が進む中で，NCD の原因や自然

史を解明することを目的として，健康な集団を長期追跡して NCD の発症から予後までを把握するコホート研究が始まった．米国のフラミンガム研究は1948 年に始まり，虚血性心疾患の危険因子（喫煙，高血圧，心電図異常，糖尿病，脂質異常症など）を解明し，虚血性心疾患の予防に貢献した．また英国のドール Doll は，1950 年に症例対照研究により喫煙が肺がんリスクを高めることを世界で初めて報告した．このように NCD の多くが生活習慣から生じることが理解されるようになり，生活習慣の改善による発病の予防，基礎的病態（高血圧・糖尿病など）のコントロールによる合併症（脳血管疾患・虚血性心疾患・腎不全など）の予防，早期発見と早期治療（循環器疾患の健診，がん検診など）が積極的に行われるようになった．

カナダの厚生大臣ラロンド Lalonde が 1974 年に発表した『カナダ国民の健康に関する新しい展望』（ラロンド報告）では，健康を決定する要因は生物学的要因に加えて，環境要因，ライフスタイル，保健医療サービスが含まれると指摘した．そこで，人々の健康を改善するには，医療費だけでなく，環境やライフスタイルの改善に向けた投資も必要であると論じた．この考えは，WHO が 1978 年に発表したプライマリヘルスケアに関する**アルマ・アタ宣言**［すべての人々の健康（Health for All）を実現することが目標］や WHO が1986 年に発表したヘルスプロモーションに関する**オタワ憲章**にも大きな影響を与えている．同憲章では，健康づくりには欠かせない 8 つの前提条件（平和，住居，教育，食糧，収入，安定した環境，持続可能な資源，社会的公正と公平）が明示された．ヘルスプロモーション理論は，日本の国民健康づくり運動「健康日本 21」の基礎となっている． ◉アルマ・アタ宣言

◉オタワ憲章

人類の健康に影響を及ぼす要因として，環境問題に対する関心が高まっている．地球温暖化では，モントリオール（1987 年），京都（1997 年），パリ（2015年）で，対策目標が立てられてきた．

また，2015 年の国連サミットで，**持続可能な開発目標（SDGs）**が採択された（☞第 14 章 A-**3**）．これは「誰 1 人取り残さない」持続可能で多様性と包摂性のある社会を実現するため，2030 年を年限とする 17 の国際目標を定めたものである．その中には「3. すべての人に健康と福祉を」，「6. 安全な水とトイレを世界中に」，「13. 気候変動に具体的な対策を」といったものも含まれている． ◉持続可能な開発目標（SDGs）

2 日本における歴史

◢ 第 2 次世界大戦前の「衛生警察」から戦後の公衆衛生・社会保障制度へと，大きな変革を遂げた

1869（明治 2）年，日本政府は西洋医学を採用することになった．そして衛生行政は，1872（明治 5）年に文部省に設置された医務課が担当した．これは3 年後に内務省に移管され，衛生局となった．また 1874（明治 7）年に近代的な医事衛生法規である「医制」が発布され，これが近代的な衛生行政の第一

歩とされる.

　開国により海外との交流が盛んになると，これまで経験したことのない感染症も持ち込まれ，脅威をもたらした．たとえば，1879(明治 12)年と 1886(明治 19)年には，全国でコレラが大流行し，それぞれ 10 万人以上が死亡した．そこで伝染病予防法が 1897(明治 30)年に制定され，防疫・検疫が強化された．その実施機関は警察であり，社会防衛(伝染病予防)のために取り締まり活動を行う，いわゆる「衛生警察」が衛生行政の基調をなしていた．

　1937(昭和 12)年の日中戦争の勃発から，日本は戦時体制に突入した．この時期の衛生行政は，健康な兵力・労働力をできるだけ多く供給することが最大の目的とされた(「健兵健民」政策)．1937(昭和 12)年に保健所法が制定され，保健所が設置された．この法律では「国民の体位向上」が保健所の役割の 1 つと規定されている．1938(昭和 13)年には「国民の体力向上」や「国民福祉の増進」などを目的に，内務省から分離する形で厚生省が誕生した．さらに 1940(昭和 15)年には，未成年者の体力向上と結核予防を目的とする「国民体力法」が制定され，満 17 歳から同 19 歳までの男子に体力検査(身体計測，ツベルクリン反応検査など)が行われた．

●保健所

　第 2 次世界大戦の終戦直後は，社会情勢の悪化や海外からの引き揚げなどにより，低栄養と感染症が大きな問題であった．そこで連合国最高司令官総司令部(GHQ)の指示により，1946(昭和 21)年から 1947(昭和 22)年にかけて腸チフス・パラチフスの予防接種が広く行われ，患者発生件数は激減した．この経験を踏まえて予防接種の制度化が進み，1948(昭和 23)年に予防接種法が制定され 12 疾病(天然痘，百日咳，腸チフスなど)の予防接種が義務付けられた．

　1947(昭和 22)年に施行された日本国憲法では，第 25 条第 1 項「すべて国民は，健康で文化的な最低限度の生活を営む権利を有する」として生存権が基本的人権の 1 つに盛り込まれた．そして第 2 項では「国は，すべての生活部面について，社会福祉，社会保障及び公衆衛生の向上及び増進に努めなければならない」として国の責務が明記されている．これに基づいて，さまざまな法律や制度が作られ，今日に至っている．

　GHQ は 1947(昭和 22)年に覚書「保健所機構の拡充強化に関する件」を発した．これを受けて，同年 9 月に保健所法が全面改正され，翌年に施行された．これにより，それまで警察署が担当していた衛生警察業務(食品衛生，感染症対策など)が保健所に移管された．すなわち，保健所は地域における公衆衛生業務の第一線機関となったのである．

　1948(昭和 23)年に社会保障審議会が設置され，社会保障制度の根幹が作られた．1951(昭和 26)年には WHO と国際労働機関(ILO)に加盟し，国際社会への復帰が始まった．

　戦後の著しい経済成長は，公害による健康被害を引き起こした．1957(昭和 32)年頃より熊本県で(有機水銀による)水俣病が，1960 年代には(大気汚染による)四日市ぜんそくが，1965(昭和 40)年には新潟で第二水俣病が，1970 年代には各地で光化学スモッグが発生するなど，深刻な状況となった．

26 1. 社会と健康

そこで 1967(昭和 42)年に公害対策基本法が制定され，さらに 1971(昭和 46)
年には環境庁が設置されて公害行政が一本化された．

　国民が医療を受ける際の医療費負担を軽減するために，健康保険法が
1922(大正 11)年に施行され，企業に勤める者を対象とする健康保険が始まっ
た．そして，1961(昭和 36)年の国民健康保険法改正により，すべての国民
が何らかの医療保険に加入する国民皆保険制度が達成された．これにより「誰
もが安心して医療を受けることができる医療制度」が確立した．同じ年に国
民皆年金も始まり，日本の社会保障制度の根幹が整備された．

　労働者の健康を守るため，1947(昭和 22)年に労働基準法，1972(昭和 47)
年に労働安全衛生法が制定されて，産業保健の根幹が定まった．

　経済成長とともに平均寿命が伸びて高齢者人口が増えてきた．合わせて出
生率の低下も進み，国民における 65 歳以上の割合(高齢化率)も上昇していっ
た．国際連合は，高齢化率が 7 %を超えると「高齢化社会」，14 %を超える
と「高齢社会」と定義しているが，日本は 1970(昭和 45)年に 7 %を超え，
1994(平成 6)年に 14 %を超えた．この期間(倍加年数と呼ばれる)が 24 年間
というのは，国際的に最も短く，日本社会の高齢化は世界に類をみないスピー
ドで進行したのであった．1973(昭和 48)年に 70 歳以上を対象とする医療費
の無料化が始まったが，1983(昭和 58)年の老人保健法の施行とともに同制
度は廃止された．1990(平成 2)年に高齢者保健福祉推進 10 ヵ年戦略が始まっ
た．1997(平成 9)年に介護保険法が成立し，2000(平成 12)年に施行された．
また，2008(平成 20)年に老人保健法が全面改正されて高齢者医療確保法が
制定され，後期高齢者医療制度が創設された．

◉公害対策基本法

◉国民皆保険制度

◉介護保険法

練習問題

1-A
健康の概念・健康管理について，正しいものに○，誤っているものに×をつけよ．
(1) 健康の規定要因を主体要因と環境要因の2つに分ける場合，本人の生活習慣は主体要因に含まれる．
(2) 健康の社会的決定要因として，具体的には，社会階層や就労・所得，教育レベル，ソーシャルサポートなどが含まれる．
(3) 母子健康手帳は，妊娠期から児が12歳になるまでの健康管理を一体化したものである．
(4) がん検診の実施は，高齢者医療確保法により，医療保険者に義務付けられている．
(5) 75歳以上の者は全員，高齢者医療確保法により，後期高齢者医療制度という医療保険の被保険者となる．

1-B, C

1. 公衆衛生の目的と公衆衛生活動の進め方について，正しいものに○，誤っているものに×をつけよ．
(1) 公衆衛生は，疾病の治療よりも予防を重視する．
(2) 公衆衛生は，組織化された地域社会の努力を通して実践される．
(3) 公衆衛生活動においては，マネジメントサイクルが重要である．
(4) PDCAサイクルの"A（act）"は，計画（P）の実施を意味する．
(5) プリシード・プロシードモデルでは，「健康」を最終目標とする．

2. プライマリヘルスケアおよびヘルスプロモーションについて，正しいものに○，誤っているものに×をつけよ．
(1) 「プライマリヘルスケア」と「ヘルスプロモーション」では，共通して「住民参加」を重視する．
(2) プライマリヘルスケアでは，高度専門医療サービスが重視される．
(3) プリシード・プロシードモデルは，「プライマリヘルスケア」の重要点を図式化したものである．
(4) ヘルスプロモーション活動には，個人個人の能力開発は含まれない．
(5) ヘルスプロモーション活動には，「政策提言」が含まれる．

3. 予防医学のアプローチについて，正しいものに○，誤っているものに×をつけよ．
(1) ローズは，「小さなリスクを背負った多数の集団から発生する患者数は，大きなリスクを背負った少数のハイリスク集団からの患者数よりも多い」ことを予防医学のパラドックスと説明している．
(2) 生活習慣病の予防においては，ハイリスクの者に対するアプローチをしっかり展開すればよく，集団全体に対する保健予防対策をする必要はない．

1-D 　社会的公正と健康格差について，正しいものに○，誤っているものに×をつけよ．
(1) 厚生労働省「国民健康・栄養調査」によると，世帯所得と世帯員の生活習慣(喫煙率)などとの間には，統計学的な関連がまったくなかった．
(2) ヘルスプロモーション理論は，WHO のオタワ憲章により初めて体系化された．
(3) 日本人の喫煙率が近年低下していることの最大の原因は，禁煙指導(健康教育)が全国に普及したことである．
(4) ヘルスプロモーション活動の意図するものは，健康的公共政策の確立，支援的環境の創造，コミュニティ活動の強化，個人的スキルの開発，保健医療サービスの見直しである．

1-E 　公衆衛生・予防医学の歴史について，正しいものに○，誤っているものに×をつけよ．
(1) スノウによるコレラ制圧は，コッホがコレラ菌を発見する前に行われた．
(2) 米国のフラミンガム研究は，主に感染症の発生要因に関する疫学研究である．
(3) 世界保健機関(WHO)は，第 1 次世界大戦終了を契機に設立された．
(4) 明治初期に「医制」が発布され，西洋医学が採用された．
(5) 厚生省が設置されたのは，第 2 次世界大戦後である．
(6) 国民皆保険制度は，第 2 次世界大戦前に始まった．

2 環境と健康

学習目標

1. 環境汚染（大気汚染，水質汚濁，土壌汚染，廃棄物など）と健康影響について説明できる．
2. 地球規模の気候変動による健康影響について説明できる．
3. 温熱と低温による健康影響について説明できる．

A 生態系と人々の生活

1 生態系と環境の保全

人間は生態系の一員：生態系が維持されることで人間の生存も可能となる

a 生態系の中の人間

地球上の動植物は，生物群集として生産者-消費者-分解者という相互関係の中で生存している．生物群集とそれを取り巻く環境を含めて**生態系 ecosystem** という．太陽光が生態系のエネルギー源であり，生産者の光合成による有機物が**食物連鎖**を通じて生態系の中を移動しつつ消費される．食物連鎖に沿ってさまざまな物質が循環する．

●生態系

人間は，こうした閉鎖系の中で資源や化石燃料の大量消費と大量廃棄を行い，さらに新規化学物質を作り出して環境中に放出している．人間の存在を生態系の中でとらえるとき，人間もこの系の一員であり，系全体が維持されることによって初めて人間の生存も可能となることが理解できる（図2-1）．

b 主体-環境系

環境とは**主体 host** を取り巻いているもの，その総体として定義される．主体（＝人間）を取り巻いている環境要因は，大きく4つに分類される（**表2-1**）．

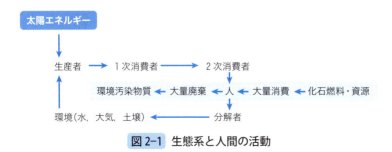

図2-1 生態系と人間の活動

表 2-1 環境要因の分類

環境要因	例
物理的要因	温度，湿度，電磁波
化学的要因	農薬，有機溶剤，重金属
生物学的要因	ウイルス，細菌，真菌，媒介昆虫
社会文化的要因	社会制度，法律，規範，生活習慣

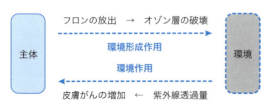

図 2-2 主体−環境系 host−environmental system

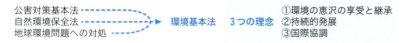

図 2-3 環境基本法（1993年）の成り立ちとポイント

主体としての人間の活動（たとえばフロンの生産）は，環境の変化（すなわちオゾン層破壊や紫外線の地表への透過量の増加）を引き起こす（**環境形成作用**）．紫外線などの環境は人間に対し，ビタミン D の活性化や DNA の損傷などの作用を及ぼす（**環境作用**）．

こうした主体と環境との相互作用の系を，**主体-環境系 host-environmental system** と呼ぶ．主体-環境系を認識することによって，人の健康を保つために環境を管理していくことの重要性が理解される（**図 2-2**）．

c 環境基本法

日本の環境行政は，昭和 30 年代に顕在化した公害への対策から出発した．1967（昭和 42）年に公害対策基本法が制定され，その後，自然環境保全法や地球環境問題への取り組みなどを合わせて**環境基本法**が 1993（平成 5）年に制定された．

●環境基本法

環境基本法は 3 つの基本理念（**図 2-3**）を掲げ，環境基本計画の立案，環境影響評価や環境保全活動の推進，地球環境問題に関する国際協力などを目指している．

d 環境基本計画

環境基本法に基づく環境基本計画は，21 世紀初頭における環境政策の基本的な方向を示すものである．第 1 次環境基本計画では，現代社会の大量生産-大量消費-大量廃棄という社会基盤のあり方を変え，①循環，②共生，③参加，④国際協調の 4 つの長期目標を掲げた．

●環境基本計画

計画は 6 年ごとに見直され，2018（平成 30）年に策定された第 5 次環境基

本計画では，2015（平成27）年の持続可能な開発のための2030アジェンダ（SDGs）やCOP21パリ協定などの国際的な動きを踏まえたうえで，6つの重点戦略（経済，国土，地域，暮らし，技術，国際）を設定した．これら重点戦略を支える政策として，環境保全の取り組みや東日本大震災からの復興を着実に推進していくこととしている．

2 地球規模の環境

▲ 地球環境問題の解決にはグローバル社会の協力・協調が不可欠である

1972年，ストックホルムにおいて国連人間環境会議が開催され，地球規模での環境保護の重要性が認識された．翌1973年，環境の保護活動の支援や各国間の活動の調整促進などを目的に**国際連合環境計画 United Nations Environment Program**（UNEP）が発足した．**表2-2**に示す種々の地球環境問題の解決には国際的な協力が必要であり，UNEPは地球環境問題に関する国際条約の事務局としての機能も担っている．

国際的な取り組みとしては，1992年にリオデジャネイロで環境と開発に関する国連会議（地球サミット）が開催され，地球環境保全のための行動原則であるリオ宣言と行動計画アジェンダ21が採択された．地球サミットから20年後の2012年には国連持続可能な開発会議（リオ＋20）が開催され，①循環，②共生，③参加，④国際協調の4つの長期目標を掲げた．

地球環境保全と持続可能な開発との両立を目指して国際的な議論が進められてきた．2015年には国連サミットが開催され，17の「持続可能な開発目標 Sustainable Development Goals」（SDGs）を中核とする「持続可能な開発のための2030アジェンダ」が採択された．17のSDGsは，①貧困，②飢餓，③健康な生活，④教育，⑤ジェンダー平等，⑥水，⑦エネルギー，⑧雇用，

表2-2 地球環境問題

地球環境問題	概　要	国際・国内対策
地球温暖化	温室効果ガスの排出増大による全地球的な気温の上昇 温室効果ガス：化石燃料の消費，畜産業（メタンガス）	京都議定書（1997） 地球温暖化対策推進法（1998） パリ協定（2015）
オゾン層の破壊	大気中に放出されたフロンによる成層圏オゾン層の破壊 フロン＝冷媒，スプレー，カークーラー	モントリオール議定書（1987） オゾン層保護法（1988） フロン回収破壊法（2001）
酸性雨（pH < 5.6）	建造物（石灰質）の溶解，植物の枯死，生態系の破壊 化石燃料の燃焼による硫黄酸化物，窒素酸化物	東アジア酸性雨モニタリング ネットワーク（2001）
熱帯林の減少	森林伐採，薪材の調達，熱帯林の急激な減少 生活必需品としての薪材の消費	国際熱帯木材協定（1994）
砂漠化	乾燥化や土壌の浸食や塩性化，土地の劣化 家畜の過放牧，過度の耕作，木材の過剰採取	砂漠化対処条約（1996）
野生生物種の減少	生物種の絶滅，生物資源の減少 生息場所の開墾	ワシントン条約・ラムサール条約（1975） 生物多様性に関する条約（1993）
海洋汚染	タンカーからの油の流出，廃棄物の海洋投棄 プラスチックの漂流，化学物質汚染	油汚染に関する条約（1990） 有害物質に関する条約（2000）
有害廃棄物の越境	有害廃棄物の国境を越えての拡散・環境汚染	バーゼル条約（1992）

32　2. 環境と健康

⑨インフラ，⑩不平等の是正，⑪安全な都市，⑫持続可能な生産・消費，⑬気候変動，⑭海洋，⑮生態系・森林，⑯法の支配，⑰パートナーシップであり，地球環境保全に関する多くの課題が目標として盛り込まれている．

a 地球温暖化対策

　気候変動枠組条約が地球サミットで採択され，条約の締約国による会議 Conference of Parties（COP）が組織された（1995年）．その第3回会議（COP3）が1997年に京都で開催され，温室効果ガス排出量の削減目標を定めた京都議定書が採択された．国内では，1998（平成10）年に地球温暖化対策推進大綱およびその推進のための地球温暖化対策推進法が公布された．

◉温室効果ガス
◉京都議定書

　京都議定書は，2004年のロシアの批准により2005年に発効した．日本では2008〜2012年の期間において基準年（1990年）の温室効果ガス総排出量（12億7,000万トン）の6％減が目標とされた．この期間の平均温室効果ガス総排出量は基準年比で1.4％増加したものの，森林等吸収量3.9％および国外での温室効果ガス削減事業などの京都メカニズムによるクレジット5.9％を差し引くことによって8.4％減を達成することができた．

　気候変動に関する政府間パネル（IPCC）が2013〜2014年に公表した第5次評価報告書では，2081〜2100年における世界平均地上気温の上昇は1986〜2005年平均に比べ0.3〜4.8℃，世界平均海水面は26〜82cmの上昇が予想されている．今後は，先進国だけではなくすべての国が参加する地球温暖化対策が必須であり，2015年12月にパリで開催されたCOP21において合意されたパリ協定では，各締約国が新たな貢献内容（温室効果ガスの削減目標・行動計画）を作成・提出・維持すること，先進締約国が開発途上締約国を支援しつつ温室効果ガスの排出削減に努め，経済全般にわたる削減努力を高めることなどが盛り込まれた．

◉パリ協定

　国内では，パリ協定を踏まえて温室効果ガスのさらなる排出削減を目指すため，2016（平成28）年に地球温暖化対策計画が閣議決定され，2017（平成29）年に長期低炭素ビジョンがとりまとめられた．

b オゾン層の保護対策

　フロンガスなどによるオゾン層の破壊に対する保護の必要性については，地球サミット（1992年）以前から認識されており，1985年にはオゾン層保護のためのウィーン条約が締結され，1987年にはモントリオール議定書が採択されている．国内では1988（昭和63）年にオゾン層保護法が制定され，特定フロンなどの生産・使用はすでに全廃されており，2001（平成13）年に公布されたフロン回収・破壊法による冷凍空調機器やカーエアコンからの使用済みフロンの回収を着実に進めていくこととされた．さらに，2013（平成25）年にはフロン排出抑制法に改正され，ノンフロン化の推進やフロン類の漏洩防止などフロン類の製造から廃棄までのライフサイクル全体にわたる包括的な対策がとられることとなった．

◉オゾン層
◉モントリオール議定書
◉フロン

B. 環境汚染と健康影響　33

c 酸性雨対策

　酸性雨による被害はまずヨーロッパや北米において，森林への影響や湖沼の酸性化による魚類の生息への影響，歴史的建造物への被害として顕在化した．このため 1979 年には，酸性雨などの越境大気汚染の防止対策を義務付ける長距離越境大気汚染条約が締結された．その後，硫黄酸化物質排出の削減など補足・強化されてきている．日本では 1983（昭和 58）年から酸性雨モニタリングが実施され，全国で酸性雨が観測されている．また，東アジア地域での協力体制を確立しつつ酸性雨のモニタリングを行う東アジア酸性雨モニタリングネットワーク Acid Deposition Monitoring Network in East Asia（EANET）が 2001 年から稼働している．2019 年現在，EANET 参加国は 13 ヵ国で，PM2.5 およびオゾンのモニタリングも推進されている．

●酸性雨

●硫黄酸化物

d 地球環境問題の周辺

　世界人口の増大が地球環境問題の規模を拡大させており，世界人口の抑制も重要な課題である．また，国際協力を阻む要因として民族・宗教対立や先進国と開発途上国との対立があり，これらの恒久的な解決が強く望まれる．

B　環境汚染と健康影響

1 環境汚染

> 環境汚染には大気汚染，水質汚濁，土壌汚染の 3 つがある

a 大気汚染

　1968（昭和 43）年に施行された大気汚染防止法では，主に工場などにおける事業活動に伴って発生する有害物質の排出規制が定められている．大都市地域では自動車からの排ガスが大気汚染の主な原因である．とくに**窒素酸化物（NO_x）**については環境基準の達成が困難な状況にあるため，1992（平成 4）年自動車 NO_x 法が施行された．さらに 2001（平成 13）年，自動車からの粒子状物質（PM）の削減対策を加え，自動車 NO_x・PM 法として改正された．NO_x は燃焼により燃料の窒素分および空気中の窒素が酸素と結合して発生し，自動車（とくにディーゼルエンジン車）の排気ガスや工場の排煙などに含まれ，人体に悪い影響を与えるほか，酸性雨や光化学オキシダントの原因物質の 1 つとされている．

●窒素酸化物

●光化学オキシダント

　大気中の汚染成分については，1969 〜 1973（昭和 44 〜 48）年にかけて 5 項目について環境基準が設けられ，2009（平成 21）年に微小粒子状物質に係る環境基準が加わった（**表 2-3**）．揮発性有機化合物として 4 項目（**表 2-4**）が追加され，**ダイオキシン類対策特別措置法**による**ダイオキシン類**の環境基準も加わり（☞**表 2-6**），現在，大気成分の環境基準は全 11 項目となっている．ダイオキシン類の主な発生源はごみ焼却による燃焼で，その他に製鋼用電気炉，たばこの煙，自動車排出ガスなどがあげられる．

●ダイオキシン

表 2-3 大気汚染に係る環境基準

項　目	基準値の概要	現　状
二酸化硫黄	1 時間値の 1 日平均値が 0.04 ppm 以下であり, かつ 1 時間値が 0.1 ppm 以下であること	1980 年代には良好な状態 ほぼ 100％環境基準達成
一酸化炭素	1 時間値の 1 日平均値が 10 ppm 以下であり, かつ 1 時間値の 8 時間平均値が 20 ppm 以下であること	大部分は自動車排ガス→排ガス規制により 100％環境基準達成
浮遊粒子状物質	1 時間値の 1 日平均値が 0.10 mg/m³ 以下であり, かつ 1 時間値が 0.20 mg/m³ 以下であること	環境基準達成率 100％ (平成 29 年自動車排出ガス測定局)
微小粒子状物質 (PM2.5)	1 年平均値が 15 μg/m³ 以下であり, かつ, 1 日平均値が 35 μg/m³ 以下であること	改善 環境基準達成率 86.2％ (平成 29 年自動車排出ガス測定局)
二酸化窒素	1 時間値の 1 日平均値が 0.04 ppm から 0.06 ppm までのゾーン内またはそれ以下であること (1978 年にそれまでの 0.02 ppm から緩和)	改善 環境基準達成率 99.7％ (平成 29 年自動車排出ガス測定局)
光化学オキシダント	1 時間値が 0.06 ppm 以下であること	改善傾向みられず 環境基準達成率 0％(平成 29 年)

表 2-4 揮発性有機化合物に係る環境基準(1997 年以降)

項　目	設定年	基準値の概要
トリクロロエチレン	1997	1 年平均値　0.13 mg/m³ 以下
テトラクロロエチレン	1997	1 年平均値　0.2 mg/m³ 以下
ベンゼン	1997	1 年平均値　0.003 mg/m³ 以下
ジクロロメタン	2001	1 年平均値　0.15 mg/m³ 以下

　二酸化硫黄は, 硫黄を含む化石燃料の燃焼により大気中に放出される. 吸入すると気道の粘膜を刺激し喘息などの原因となる. また, 酸性雨の原因になる.

　一酸化炭素は不完全燃焼時に発生する無色無臭の気体で, 吸入すると赤血球のヘモグロビンと強く結合し酸素の運搬能が損なわれる. 現在, 環境基準は完全にクリアされている.

　浮遊粒子状物質とは大気中に浮遊している微小な粒子で, とくにディーゼル車から排出される微粒子 diesel exhaust particles(DEP)は多くの有害物質を含むため, 健康影響が問題となっている. また, 粒径が 2.5 μm 以下の微小な粒子は肺胞まで達しやすく健康影響が大きいため, 2009(平成 21)年に**微小粒子状物質*(PM2.5)**の環境基準が新たに設けられた.

　二酸化窒素は, 燃焼時に大気中の窒素が酸化されることによって生ずる. 水に難溶性で気道の奥にまで達し, 慢性閉塞性肺疾患の原因となる.

　光化学オキシダントは, 太陽光によって二酸化窒素や炭化水素などの大気成分が酸化力の強い 2 次汚染物質に変化したものである. 夏の日ざしの強い日などに発生しやすく, 目やのどに粘膜刺激症状がみられる.

　トリクロロエチレンと**テトラクロロエチレン**は, 金属部品やドライクリーニング用の洗浄剤で, 中枢神経障害, 肝臓・腎臓障害などが認められている. 工場などの周辺環境(土壌, 地下水)では環境基準を超えるところがある.

　ベンゼンは発がん物質で白血病の原因となるほか, 再生不良性貧血などもみられる. ガソリンにも含まれ小型バイクの排ガスから多く排出されている. 一般大気環境中でも環境基準値を超えるところがある.

＊**微小粒子状物質**　浮遊粒子状物質の中で粒径が 2.5 μm 以下の微粒子のことで, PM2.5 ともいう. 化石燃料の燃焼による排気ガスに含まれる微粒子や土壌粒子(黄砂などでは農薬などが付着)で, 微小のため気道を通り肺胞にまで達するため有害性が高く, 呼吸器疾患や心疾患への影響が強い. 世界的には中国などで問題となっているが, 日本でも環境基準が 100％達成されているわけではない.

B. 環境汚染と健康影響　35

表2-5 環境水域における水質基準（2014年11月）―人の健康の保護に関する環境基準27項目

カドミウム	0.003 mg/l 以下	PCB	検出されないこと	ベンゼン	0.01 mg/l 以下
全シアン	検出されないこと	ジクロロメタン	0.02 mg/l 以下	チウラム	0.006 mg/l 以下
鉛	0.01 mg/l 以下	四塩化炭素	0.002 mg/l 以下	シマジン	0.003 mg/l 以下
六価クロム	0.05 mg/l 以下	1,2-ジクロロエタン	0.004 mg/l 以下	チオベンカルブ	0.02 mg/l 以下
ヒ素	0.01 mg/l 以下	1,1-ジクロロエチレン	0.1 mg/l 以下	硝酸性窒素および	10 mg/l 以下
総水銀	0.0005 mg/l	シス-1,2-ジクロロエチレン	0.04 mg/l 以下	亜硝酸性窒素	
アルキル水銀	検出されないこと	1,1,1-トリクロロエタン	1 mg/l 以下	1,4-ジオキサン	0.05 mg/l 以下
セレン	0.01 mg/l 以下	1,1,2-トリクロロエタン	0.006 mg/l 以下		
フッ素	0.8 mg/l 以下	トリクロロエチレン	0.01 mg/l 以下		
ホウ素	1 mg/l 以下	テトラクロロエチレン	0.01 mg/l 以下		
		1,3-ジクロロプロペン	0.002 mg/l 以下		

ジクロロメタンは揮発性の有機溶剤で，主な用途はプリント基板洗浄剤などである．麻酔作用があり中毒による死亡例も報告されている．使用時の揮発による大気汚染や土壌への浸透による地下水汚染を起こす．

b 水質汚濁

飲用水は河川などの環境水を浄化して給水されるが，有機溶剤や農薬などの汚染物質は通常の浄水方法で取り除くことができない．また，環境水域の富栄養化はアオコや赤潮の原因となり，人間の生活妨害となる．

環境水域汚染の主原因は人為的な事業活動である．有機溶剤などの不法投棄や，ゴルフ場や水田由来の農薬や肥料（窒素やリン）によって，河川や地下水が汚染される．

環境水域への汚染防止のため1970（昭和45）年に水質汚濁防止法が設けられており，排水中の有害物質の濃度についての24項目の排水基準［1993（平成5）年改正］が定められ，その後，適宜改定され現在は27項目について基準が設定されている．

環境水域における水質の環境基準は，人の健康の保護に関する環境基準（表2-5）と生活環境の保全に関する環境基準の2つに大きく分けられる．

人の健康の保護に関する環境基準の達成率はほぼ100%［2018（平成30）年度］となっている．

生活環境の保全に関する環境基準は，人間が不快を感じない限度として設定されている．水素イオン濃度（pH）は酸性アルカリ性の指標で，飲用あるいは工業用用途の適否評価に用いる．浮遊物質 suspended solid（SS）は，水中に含まれる有機・無機物質の重量で示される．

有機物による汚染の程度の指標として，生物化学的酸素要求量 biochemical oxygen demand（BOD）と化学的酸素要求量 chemical oxygen demand（COD）がある．有機物の分解のために必要な酸素の量で，有機物が多い場合は，BODやCODは高い値を示す．BODは水中の有機物の量について，それが微生物によって酸化分解される際に必要とされる酸素量を表し，CODは水中の有機物を酸化剤で化学的に分解した際に消費される酸素の量を表している．溶存酸素 dissolved oxygen（DO）は水中に溶解している酸素の量で自浄能力の指標となる．

●生物化学的酸素要求量（BOD）

●化学的酸素要求量（COD）

36　2. 環境と健康

表 2-6 ダイオキシン類対策特別措置法［2000（平成 12）年］のポイント

1. ダイオキシン類の範囲
   1) ポリ塩化ジベンゾフラン
   2) ポリ塩化ジベンゾ-パラ-ジオキシン
   3) コプラナーポリ塩化ビフェニル

2. 耐容 1 日摂取量
   人の体重 1 kg 当たり，4 pg 以下

3. 環境基準の設定
   1) 大気汚染に関する環境基準　0.6 pg-TEQ*/m³ 以下（年平均値）
   2) 水質汚濁に関する環境基準　1 pg-TEQ/l 以下（年平均値）
   3) 土壌汚染に関する環境基準　1,000 pg-TEQ/g 以下

4. 排出ガスおよび排出水に関する規制

*TEQ：toxic equivalents（毒性等量）．ダイオキシン類の量を，急性毒性の最も強い 2,3,7,8-TCDD に換算し合計した量．毒性等量（TEQ）として表す．

　大腸菌群は，し尿の混入の指標として測定される．窒素およびリンは肥料や家庭雑排水に含まれ，富栄養化の指標である．
　生活環境の保全に関する環境基準の達成率は，河川の BOD で 94.6%，湖沼の COD で 54.3%，窒素およびリンは 48.8%［2018（平成 30）年］となっている．

c　土壌汚染

　土壌の汚染については，重金属，有機溶剤，農薬など 27 項目について土壌の汚染に係る環境基準が定められ，土壌汚染対策法や農薬取締法によって汚染の防止が図られている．これまでにカドミウムなどで汚染された土地の改良事業が行われた．

d　ダイオキシン類による汚染

　ダイオキシン類など，生物の内分泌機能に何らかの影響を与えるおそれがある化学物質を内分泌攪乱化学物質（環境ホルモン）という．67 物質があげられ，極微量であっても重大な健康影響を与えるおそれがあるため，1998（平成 10）年に環境ホルモン戦略計画（SPEED98）が立てられ，実態調査などが進められてきた．　　　　　　　　　　　　　　　　　　●内分泌攪乱化学物質
　ダイオキシン類については，人に対して内分泌攪乱作用，発がん作用など重大な健康影響を与えるおそれがあり，また，塩素系プラスチックなどの燃焼により大量のダイオキシン類が生成放出されていたため，2000（平成 12）年にダイオキシン類対策特別措置法（ダイオキシン法）が作られ，大気汚染，水質汚濁，土壌汚染に関する環境基準（**表 2-6**）が設定された．国全体でダイオキシン類による環境の汚染防止およびその除去に取り組んでおり，大幅な改善がみられている．

e　東日本大震災（放射性物質による汚染）

　2011（平成 23）年 3 月 11 日に発生した東北地方太平洋沖地震に伴う原子力

発電所の事故により放射性物質が放出され，放射性物質による大気の汚染，水質の汚濁および土壌の汚染が引き起こされた．放射性物質による環境汚染への対処のため放射性物質汚染対処特措法が定められ，放射線に係る一般住民の健康管理対策として福島県における県民健康調査や甲状腺検査が行われている．

●放射性物質

2 公　　害

⚠ **公害とは，人の活動に伴って生じる相当範囲の人の健康や生活環境の被害である**

公害にはさまざまな定義があるが，行政上，公害対策基本法[1967(昭和42)年]によって定義され，現在，**環境基本法**に受け継がれている．その要点は，以下の3点である．
①人の活動に伴うもの(man-made)
②7種類：大気汚染，水質汚濁，土壌汚染，騒音，悪臭，振動，地盤沈下
③相当範囲の(人の健康／生活環境の)被害

●環境基本法

a イタイイタイ病

1955(昭和30)年，富山県神通川流域における激痛を伴う奇病を，萩野昇医師が学会発表した．神通川上流の神岡鉱山由来のカドミウムが農業用水を介して水田を汚染したため，米を通じてカドミウムが摂取され，カドミウム中毒による腎および骨障害が引き起こされた．2018(平成30)年までに200人の患者が認定されている．現在，米中カドミウム濃度のモニタリングが継続して行われており，カドミウムに汚染された農用地については，汚染を除去するための客土(非汚染土による盛り土)などの事業が行われている．

●イタイイタイ病

●カドミウム

b 水俣病(熊本，新潟)

1956(昭和31)年，新日本窒素肥料(チッソ)水俣工場附属病院(細川一院長)から保健所へ，求心性視野狭窄，構音障害，運動失調を主症状とする神経障害患者の発生が届けられた．チッソ水俣工場(新潟では昭和電工)から出された工場排水中のメチル水銀が，水生生物の食物連鎖により魚介類に生物濃縮され，それを摂取したために起きたメチル水銀中毒である．さらにメチル水銀は胎盤通過性があるため，知能発育不全を主症状とする胎児性水俣病も引き起こされた．

●水俣病

●メチル水銀

c 四日市喘息

四日市をはじめ多くの工業地帯の周辺で，喘息や慢性気管支炎などの患者が多発した．大気汚染(硫黄酸化物)が主な原因であり，こうした大気汚染地域が指定(第1種地域)を受け，地域内の住民について公害患者としての認定が行われてきた．大気中二酸化硫黄は，昭和40年代後半から急速に低下し

環境基準を満たすようになり，1988(昭和63)年には大気汚染地域の指定が解除された．現在，大気浄化植樹などの環境対策や認定患者に対する喘息キャンプなどの機能訓練などが行われている．

d 慢性ヒ素中毒（島根，宮崎）

宮崎県土呂久鉱山[1971(昭和46)年]および島根県笹ヶ谷地区[1973(昭和48)年]において，亜ヒ酸製造に伴う近隣地域へのヒ素汚染および健康障害が明らかにされた．脱力感などの不定愁訴や皮膚の色素沈着，また，末梢神経障害(しびれ感)，皮膚がん，肺がんの発生も報告されている．2018(平成30)年現在，両地区合計で226人が認定されている．

e 石綿（アスベスト）による健康被害

石綿は鉱物性の繊維で，断熱材や大型自動車のブレーキなどに使われてきた．吸引後長期間を経て肺の線維化(石綿肺)，胸膜肥厚，悪性中皮腫や肺がんを生じる．これまで健康被害は作業者に限られ，労災保険の対象とされてきたが，2005(平成17)年，石綿工場周辺への環境汚染による一般住民への健康被害が明らかとなり，2006(平成18)年，石綿健康被害救済法が制定された．現在，石綿含有製品の製造，輸入，譲渡，提供，使用は全面的に禁止されており，建材としてすでに使用されている石綿の管理や除去について石綿障害予防規則[2005(平成17)年]が制定されている．また，大気汚染防止法によっても建物解体作業などにおける石綿の大気への飛散防止対策が講じられている．

●石綿

f 現在の公害

重大な公害がなくなった現在，公害は住民からの苦情として把握されている．苦情件数はこれまで年間約8万件前後で推移してきたが，2018(平成30)年における苦情総数は66,803件であり，やや減少傾向にある．うち典型7公害についての苦情件数は47,656件であり，騒音が15,665件(32.9%)と最も多く，次いで大気汚染が14,481件(30.4%)，悪臭が9,543件(20.0%)となっている．典型7公害以外の苦情件数は19,147件で，廃棄物投棄が8,602件(44.9%)を占めている．

C 環境衛生

1 気候，季節

> 地球温暖化などの気候変動は，生態系やヒトの健康にも影響を及ぼす

a 気候とは

地域局所的，瞬間的な大気の状態を「気象」と呼び，長期間(約30年間)の平均的大気状態を「気候」と呼ぶ．気温，風，降水量は気候の特徴を示す

気候の 3 要素と呼ばれ，緯度，標高，地形，海流，臨海度，植生などさまざまな要因は気候要素に影響を及ぼす．数週間から数ヵ月の大気状態を「天候」，1 日から数日の大気状態を「天気」と区別している．さらに気候区分として，熱帯や温帯を気候帯，さらに気候帯は気候区として細分化され，熱帯（熱帯雨林気候，サバナ気候），温帯（温暖湿潤気候，地中海性気候）などに分類される．

b 気候変動

　ある地点や地域の気候が変わることを気候変動と呼ぶ．ある時間規模からみて一方向に変化すること，気候が長期的に変化することを「気候変化」，気候の可逆な変化を「気候変動」として区別することもある．地球温暖化などの気候変動は，洪水，干ばつ自然災害，感染症の拡大を引き起こし，生態系のみならずヒトの健康にも影響を及ぼしている．さらに大気汚染物質の移動や化学変化，浮遊粒子状物質，黄砂などにも影響する．

　気候変動の要因として，温熱条件や気圧，光などの気象条件変化をもたらす自然要因と人為的要因がある．自然要因には火山の噴火，太陽活動の変化，大気循環の変動などがある．また，海流や海面水温などの変動も含まれる．一方，人為的要因には人間活動に伴うさまざまな発生源からの二酸化炭素などの温室効果ガスや，農耕地，土地開発による森林破壊などがある．二酸化炭素などの温室効果ガスや大気浮遊物の増加は地上気温を上昇させ，森林破壊では二酸化炭素の吸収源減少，水の循環や生物多様性にも影響を及ぼす．近年，大量の石油や石炭などの化石燃料の消費に伴う大気中の二酸化炭素濃度の増加による気候変動（地球温暖化）に関心が高まっている．

c 異常気象

　一般に，過去に経験した現象から大きくはずれた気象現象を異常気象という．大雨や強風などの激しい数時間の現象から数ヵ月も続く干ばつや長雨，極端な冷夏・暖冬なども含まれる．また，気象災害も異常気象に含む場合がある．30 年間の平均値（平年値）を平年の気候とし，その値から著しく変化した天候（平均値からの偏りが標準偏差のおよそ 2 倍以上）を異常気象としている．

d 季　節

　年ごとに反復する天候推移をいくつかの期間に区分したものを季節といい，日本においては四季（冬は 12 〜 2 月，春は 3 〜 5 月，夏は 6 〜 8 月，秋は 9 〜 11 月）に区分されている．また，熱帯地方では雨季，乾季がある．気候，季節は健康にも影響を及ぼし，気象病*などに加え，春は花粉症・アレルギー，夏は日本脳炎など蚊を媒介とした感染症，細菌性食中毒，熱中症，秋には天然物食中毒，冬ではインフルエンザ，ノロウイルスの感染症，肺炎，高血圧などが悪化する傾向がある．

*気象病　季節の変わり目，前線通過時の気温や湿度，気圧などの変化が大きいと悪化しやすいとされる症状（不定愁訴，気管支炎，喘息発作，偏頭痛，リウマチ様関節炎，心筋梗塞）．

コラム 温室効果

　地球の大気にわずかに存在する二酸化炭素などの気体は赤外線を吸収し，再び放出する性質がある．そのため，太陽からの光で暖められた地球の表面から熱放射として放出された赤外線の多くが大気に吸収され，再び射出された赤外線がこれらの気体（温室効果ガス）に吸収され地球の表面に滞り，地表面および地表面付近の大気が暖められる現象を温室効果と呼ぶ．大気中の温室効果ガスが増えると温室効果が強まり，地球の表面の気温が高くなる．代表的な温室効果ガスには，二酸化炭素，メタン，一酸化二窒素などがある．

2 空　気

空気中の二酸化炭素の増加は地球温暖化や気候変動の要因となる

a 空気の組成

　地上30 km内の空気には，窒素78.1％，酸素20.9％，アルゴン0.93％，二酸化炭素0.04％が存在しており，さらにppmレベルのネオン，ヘリウム，メタン，クリプトンさらにppbレベルの水素，一酸化二窒素，一酸化炭素，オゾンなどが含有されている（**表2-7**）．1800年代に280 ppmであった二酸化炭素の割合は，近年化石燃料の燃焼や人為的生産活動により増加し，地球温暖化や気候変動の要因とされている．また，同様に化石燃料の燃焼により発生する窒素および硫黄酸化物は酸性雨（pH 5.6以下）の原因となっている．

b 空気の要因

1）空気の物理的因子：温熱因子（気温，気湿，気流，輻射熱），気圧，音（騒

表2-7　地球の地表付近の大気組成

成　分	体積混合比（％）
窒素	78.1
酸素	20.9
アルゴン	0.93
二酸化炭素*	0.037
一酸化炭素*	1×10^{-5}
ネオン	1.8×10^{-3}
ヘリウム	5.2×10^{-4}
メタン	1.7×10^{-4}
クリプトン	1×10^{-4}
一酸化二窒素	4×10^{-5}
水素	5×10^{-5}
オゾン*	2×10^{-5}
水蒸気*	$0.0 \sim 3.0$

*季節，地域的変動が大きい．

音），振動，輻射線（放射線），光（照度）
2) 空気の化学的要因：酸素，窒素，二酸化炭素，一酸化炭素，浮遊粒子状
物質
3) 空気の生物学的要因：病原微生物，衛生動物（ダニ，シラミ，蚊，ゴキブ
リ，ハエ，ネズミ）

3 温熱，低温

◢ 人体の温熱感覚は，気温，気湿，気流，輻射熱，着衣量，活動（代謝）量で決
定される

a 温熱環境と体温調節

体温は体内で生産される熱量（産熱）と放散される熱量（放熱）が等しければ
一定に保たれる．恒温動物では体温が一定に保たれており，これによって生
命維持のための生体内反応が制御されている．ヒトが暑さ・寒さを感じるの
は，体温調節に影響する温熱因子としての気温，気湿，気流，輻射熱などの
刺激が皮膚や粘膜の感覚器を通して中枢神経に伝えられるからである．暑く
なれば血管が拡張して皮膚温が上がり，発汗して体温を下げ，寒く感じれば
血管が収縮し，皮膚温が下がり体内の熱が逃げないように骨格筋が収縮し，
ふるえが起き，熱を産生する．

b 快適な温熱環境

食物と酸素からのエネルギーを源として，新陳代謝と筋肉運動により体内
での産熱が行われる．体外への放熱は体表面からの伝導，輻射および呼吸に
よる蒸発により行われ，相対的に輻射によるものが半分近くとなる．産熱と
放熱が等しいときは生理的に快適であり，このバランスが崩れ産熱より放熱
が大きくなれば寒いと感じ，逆に放熱が抑制されると暑いと感じる．人体の
産熱と放熱による温熱感覚は温熱環境の要素によって影響を受ける．一般に，
人体の温熱感覚は，環境側の4要素（気温，気湿，気流，輻射熱）に人体側の
2要素［着衣量，活動（代謝）量］が加わった6要素の総合効果で決定される．

c 温熱感覚の指標

1) 感覚温度：気温に湿度と気動を加味した体感温度の尺度．試料空気と同
じ温度感覚を与える無風状態で湿度100％の空気温度．実効温度あるい
は有効温度と同意語．
2) 不快指数：冷房環境の適切さを知る目的で米国で考案された指標．夏の
暑さの不快の程度を示す指標としても汎用されている．高温，高湿度を
主な要因とするため不快感については人種差があり，不快指数80で日本
人は93％が不快と感じる一方で，米国人はすべての者が不快と感じると
される．
3) 湿球黒球温度 wet bulb globe temperature（WBGT）：WBGT は，高温条

●湿球黒球温度（WBGT）

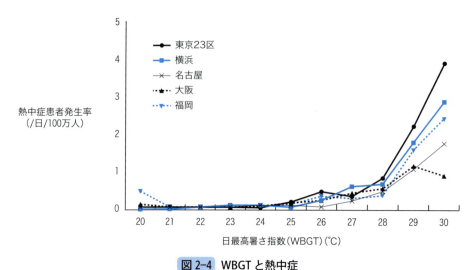

図 2-4 WBGT と熱中症

[環境省：熱中症予防情報サイト(https://www.wbgt.env.go.jp/wbgt.php)より引用(最終確認：2020年1月8日)]

件下で作業時や運動時の熱中症を予防することを目的として提案された指標で，暑さ指数とも表現される．単位は気温と同じ摂氏度(℃)で表す(値は気温とは異なる)．WBGT は人体と外気との熱のやりとり(熱収支)に着目した指標で，人体の熱収支に与える影響の大きい①湿度，②日射・輻射など周辺の熱環境，③気温の3つを取り入れた指標である．WBGT が 28℃(厳重警戒)を超えると熱中症患者が著しく増加する(図 2-4)．暑熱による直接的な健康影響として熱中症による死亡者数は増加傾向にあり，気候変動との相関も強いと考えられている．

4) カタ冷却力：湿カタ温度計の球部表面からの熱損失を示し，汗をかいていないときの体表面からの熱損失の近似値を表しているとされる．発汗状態の熱損失は湿カタ温度計で測定される．

5) 標準新有効温度(SET*)：「温熱感覚および放熱量が実在環境におけるものと同等になるような相対湿度 50% の標準環境の気温」と定義された温熱指標であり，湿度 50%，0.1～0.15 m/秒の気流，ワイシャツ姿の軽装 (0.6 clo*) で，軽作業(1～1.2 MET*)を基準にした仮想環境の温熱感と等しくなるときの気温として，温度が定義されている．米国空調学会(ASHRAE)では，快適域として SET = 22.2～25.6℃ と規定している．また，温熱環境の快適評価手法として予想平均冷温感申告 predicted mean vote(PMV)* も用いられている．

d 温熱による健康障害

高温多湿や過度の運動環境で発症する**熱中症**は，手足のしびれ，めまい，発汗などの熱けいれん症状(熱中症Ⅰ度)から，頭痛，嘔吐，意識障害，全身脱力，血圧低下が生じる熱疲労症状(熱中症Ⅱ度)，意識消失に至る熱射病症状(熱中症Ⅲ度)に分類される．熱中症予防として涼しい服装，日傘，帽子の着用，日陰の利用，水分・塩分補給に努め，室内でも適度な冷房や通風環境

---

*標準新有効温度(SET) 環境側の気温・湿度，放射，気流と人体側の活動量，着衣量の6つの要素を加味した温熱環境指標．広範囲の環境に適用できるとされている．

*着衣量(clo or Clo) 気温 21℃，湿度 50%，気流 0.1 m/秒以下で 1 Met の人が快適と感じるときの着衣量を 1 clo とし，裸体は 0 clo．衣服の断熱性を表している．

*代謝量(MET) 静かに横になっている状態の基礎代謝量を 1 MET とし，一般事務程度の作業を 1.2 MET，時速 4 km で歩く場合 2.4 MET の代謝量となる．

*予想平均冷温感申告(PMV) 1994 年 ISO7730 で規定されたオフィスづくりの温熱指標の国際標準．快適さを「＋3」～「－3」の7段階に数値化している．

●熱中症

を保つ工夫が必要である．

e 低温環境の健康障害

着衣時の快適環境温度は冬場18〜22℃とされている．10℃の着衣環境では室内でも脳卒中のリスクが高くなる．気温の変化によって血圧が上下し，心臓や血管の疾患が起こるヒートショックが，冬場に暖房の効いたリビングから脱衣所に移動し，浴槽に入るときなどに起きている．高齢者のみならず高血圧，糖尿病，肥満や睡眠時無呼吸症候群，不整脈などの自覚がある場合，血圧が乱高下しないよう生活環境の温度差に気をつける必要がある．冬山登山時の長時間にわたる低温環境下では，意識が混濁し，凍死に至る．高齢者，障害者の居住環境，部屋の用途や季節に配慮した温度管理，作業環境に配慮した防寒衣服などには個々に配慮が望まれる．

  コラム　ヒートショック

冬場に暖房の効いたリビングから，入浴のための脱衣時や，同様にトイレへの移動時に，気温の変化によって血圧が上下し，心臓や血管の疾患が起こり，脳内出血や大動脈解離，心筋梗塞，脳梗塞などの病気が起きやすい．これらの体調変化をヒートショックと呼んでいる．とくに10℃以上の温度差がある場所は危険とされている．

4 上水道と下水道

上水道と下水道の整備はわれわれの健康と密接に関連している

a 水の重要性

水はヒトの体重の60〜70%を占め，その10%を失うと脱水状態を起こし，20%を失うと死亡する．生命維持に1日2〜3l必要で，生活用水（料理，洗濯，浴用，清掃），産業用水，農業用水，消火用水やレクリエーションにも使われ，文化水準が高くなるほど水の需要は増す．

b 飲料水の水質

飲料水を介する疾病には，細菌性の消化器系感染症（赤痢，コレラ，腸チフスなど），アメーバ赤痢，ワイル病，ウイルス性肝炎（A型），ポリオ，寄生虫症がある．これらは水系感染症といわれ，予防には水の浄化が必要である．飲料水のろ過により水系感染症発症率が減少する（図2-5）だけでなく，乳幼児死亡率も減少する（図2-6）．これをミルズ・ラインケの現象という．

水を汚染する有害物質（有機水銀，PCB，カドミウム）のために，急性・慢性中毒が発生している．衛生的で安全な水を供給するために，水質基準が設

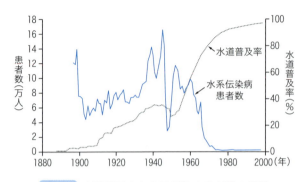

図 2-5 水道普及率と水系伝染病患者数の推移
[厚生労働省：医薬・生活衛生局水道課調べを参考に著者作成]

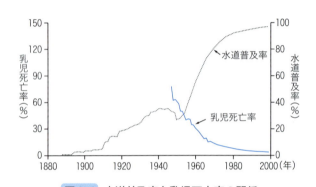

図 2-6 水道普及率と乳児死亡率の関係
[厚生労働省：医薬・生活衛生局水道課調べを参考に著者作成]

けられている．

C 上水道

　水道水は水道法第4条の規定に基づき，水質基準項目の51項目が定められ，水道規模に関係なくすべての水道が遵守する義務がある．水質基準項目には水道水の安全性と利便性を考慮した基準値が設定され，「健康に関連する項目」31項目（生涯にわたって連続的に水道水を摂取しても人の健康に影響が生じない）と，「水道水が有すべき性状に関連する項目」20項目［生活利用上の支障（色，濁度，臭気など），水道施設管理上の障害（腐食性など）が生ずるおそれのない］とに分類され，「衛生上必要な措置」として残留塩素の保持が規定されている．

●水道法

　上水道普及率（給水人口/総人口）は98.0％［2017（平成29）年度］で，100％に近い英国，スイス，オランダに次いでいる．

1）水源

　水源には天水（雨水や雪を主とする自然水），地表水，地下水，伏流水がある．地下水はろ過作用を受けるので細菌などは少なく清浄であるが，トリクロロエチレンやテトラクロロエチレンなどの産業排水による地下水汚染が問

C. 環境衛生　45

題となっている.

2) 浄水法

ⅰ)沈殿

薬品を使わない普通沈殿法と，凝集剤として硫酸アルミニウムを加える薬品沈殿法がある.

ⅱ)処理方法

急速ろ過，緩速ろ過，膜ろ過に分類され，水道水源の水質悪化などから，おいしい水確保のために，膜ろ過などの高度浄水処理方法が採用されている.これは，通常の浄水処理では十分に対応できない臭い，**トリハロメタン**などを，活性炭，オゾン処理などにより除去する方式である.

●トリハロメタン

ⅲ)消毒

ろ過により99％の細菌が除去されるが，完全に消毒した安全な水の供給と配水中の再汚染防止のため，塩素を用いて消毒する.加えられた塩素は有機物により消費されるため，塩素注入量は給水栓末端で遊離残留塩素が0.1 ppm以上を保つように水道法で規定されている.水道法に基づく水質基準を表2-8に示す.**クリプトスポリジウム**は糞便で汚染された水道水を介してヒトに感染するが，通常の塩素消毒では死滅しないため，耐塩素性病原生物対策に紫外線処理が追加された.

●クリプトスポリジウム

最近，フミン質などの有機着色物質存在下で塩素が添加されると，トリハロメタンが生成し，その発がん性が問題となっている.

d 下水道

下水道法で，**下水**とは「生活もしくは事業活動により生じた廃水と雨水」と定義され，**汚水**とは「下水のうち雨水以外のもの」と定義されている.汚水処理人口普及率は91.4％[2018(平成30)年度]である.**公共下水道**とは，市街地における下水を排除・処理する目的で地方公共団体が管理する終末処理場を有する下水道で，**流域下水道**とは，複数の市町村の下水を処理・排出するために地方公共団体が管理する終末処理場を有する下水道である.したがって，事業場から公共用水域などに排水される場合には水質汚濁防止法が適用され，公共下水道に排水される場合には下水道法が適用される.

排水方式には，①合流式(汚水と雨水を同じ下水管に流し，ともに終末処理場へ送る)，②分流式(汚水だけを終末処理場へ送る)，③混合式(分流式に一部雨水を入れる)がある.雨水氾濫防止のため合流式が多いが，水質汚濁の点からは分流式が望ましく，新たに事業に着手する都市ではほとんどが分流式である.

1) 下水処理

下水処理には，物理的，生物学的，化学的処理方法がある.

ⅰ)一次処理(物理的処理)

沈砂池で比重の大きいものを除去し，最後に沈殿池で自然沈殿または薬品沈殿させる.固形物の80〜90％が除去される.

46 2. 環境と健康

表 2-8 水道水の水質基準［2015（平成 27）年 4 月 1 日施行］

項 目 名	基 準 値	項 目 名	基 準 値
一般細菌	1 m*l* の検水で形成される集落数が100 以下	トリクロロ酢酸	0.03 mg/*l* 以下
		ブロモジクロロメタン	0.03 mg/*l* 以下
大腸菌	検出されない	ブロモホルム	0.09 mg/*l* 以下
カドミウム及びその化合物	カドミウムの量に関して，0.003 mg/*l* 以下	ホルムアルデヒド	0.08 mg/*l* 以下
		亜鉛及びその化合物	亜鉛の量に関して，1.0 mg/*l* 以下
水銀及びその化合物	水銀の量に関して，0.0005 mg/*l* 以下	アルミニウム及びその化合物	アルミニウムの量に関して，0.2 mg/*l* 以下
セレン及びその化合物	セレンの量に関して，0.01 mg/*l* 以下	鉄及びその化合物	鉄の量に関して，0.3 mg/*l* 以下
		銅及びその化合物	銅の量に関して，1.0 mg/*l* 以下
鉛及びその化合物	鉛の量に関して，0.01 mg/*l* 以下	ナトリウム及びその化合物	ナトリウムの量に関して，200 mg/*l* 以下
ヒ素及びその化合物	ヒ素の量に関して，0.01 mg/*l* 以下	マンガン及びその化合物	マンガンの量に関して，0.05 mg/*l* 以下
六価クロム化合物	六価クロムの量に関して，0.05 mg/*l* 以下	塩化物イオン	200 mg/*l* 以下
亜硝酸態窒素	0.04 mg/*l* 以下	カルシウム，マグネシウム等（硬度）	300 mg/*l* 以下
シアン化物イオン及び塩化シアン	シアンの量に関して，0.01 mg/*l* 以下	蒸発残留物	500 mg/*l* 以下
硝酸態窒素及び亜硝酸態窒素	10 mg/*l* 以下	陰イオン界面活性剤	0.2 mg/*l* 以下
フッ素及びその化合物	フッ素の量に関して，0.8 mg/*l* 以下	(4S,4aS,8aR)-オクタヒドロ-4,8a-ジメチルナフタレン-4a(2H)-オール(別名ジェオスミン)	0.00001 mg/*l* 以下
ホウ素及びその化合物	ホウ素の量に関して，1.0 mg/*l* 以下	1,2,7,7-テトラメチルビシクロ[2,2,1]ヘプタン-2-オール(別名 2-メチルイソボルネオール)	0.00001 mg/*l* 以下
四塩化炭素	0.002 mg/*l* 以下		
1,4-ジオキサン	0.05 mg/*l* 以下		
シス-1,2-ジクロロエチレン及びトランス-1,2-ジクロロエチレン		非イオン界面活性剤	0.02 mg/*l* 以下
ジクロロメタン	0.02 mg/*l* 以下	フェノール類	フェノールの量に換算して，0.005 mg/*l* 以下
テトラクロロエチレン	0.01 mg/*l* 以下		
トリクロロエチレン	0.01 mg/*l* 以下	有機物(全有機炭素の量)	3 mg/*l* 以下
ベンゼン	0.01 mg/*l* 以下	pH 値	5.8 以上 8.6 以下
塩素酸	0.6 mg/*l* 以下	味	異常でない
クロロ酢酸	0.02 mg/*l* 以下	臭気	異常でない
クロロホルム	0.06 mg/*l* 以下	色度	5 度以下
ジクロロ酢酸	0.03 mg/*l* 以下	濁度	2 度以下
ジブロモクロロメタン	0.1 mg/*l* 以下		
臭素酸	0.01 mg/*l* 以下		
総トリハロメタン(クロロホルム，ジブロモクロロメタン，ブロモジクロロメタン及びブロモホルムのそれぞれの濃度の総和)	0.1 mg/*l* 以下		

［厚生労働省：水質基準項目と基準値(51 項目)より引用］

ⅱ）二次処理（生物学的処理）

①嫌気的処理：嫌気性微生物を利用して有機物を分解する処理方法

②好気的処理：好気性微生物を利用して有機物を分解する処理方法で，活性汚泥法と散水ろ床法がある．活性汚泥法とは，活性汚泥（好気性菌を多数含む汚泥状の塊）を下水に加えて曝気させ，有機物を分解する．浄化率は，BOD（biochemical oxygen demand）で 85 〜 95 %，浮遊物で 80 〜 90%である．

●活性汚泥法

ⅲ）三次処理（化学的処理）

内海や湖沼などの富栄養化防止，下水処理水再利用のために，さらに高度

C. 環境衛生　47

表 2-9　主な下水試験の指標と内容

指　標	内　容
透視度	水の透明の程度，透視計により測定
水素イオン濃度(pH)	下水道への流入基準は 5〜9，著しい変動は特殊な産業排水の混入を疑う
生物化学的酸素要求量 (biochemical oxygen demand：BOD)	水中の有機物が好気性微生物により最終酸化物まで酸化分解される際に消費される酸素量．汚染度が高いほど BOD 値は上昇する 通常 20℃ 5 日間の消費酸素量を ppm，mg/l で表す
化学的酸素要求量(chemical oxygen demand：COD)	水中の還元性物質が過マンガン酸カリウムなどの化学的酸化剤により最終酸化物まで分解されるのに必要な酸素量．汚染の程度を示す 汚水中に多量の化学物質を含むと微生物の働きがにぶくなり，好気性微生物による酸化分解が阻害される ppm，mg/l で表す
浮遊物質 (suspended solid：SS)	水に懸濁している粒径 2 mm 以下の不溶性の固形物総量 SS が増加すると光の透過性が低下し，藻類の同化作用を阻害し生物に影響を与える．また，有機物の沈下によりヘドロが形成される
溶存酸素 (dissolved oxygen：DO)	水中に溶解している酸素量 汚染された水は有機物あるいは還元性物質が多いため BOD 値あるいは COD 値が大きく，有機物あるいは還元性物質により酸素が消費されるので DO 値は低い ppm，mg/l で表す
アンモニア性窒素	し尿，工場排水などの混入により生ずるアンモニウム塩をその窒素量で表したもの ppm，mg/l で表す
大腸菌群	し尿汚染の程度を示す

●大腸菌

な化学的処理を行い，主にリンと窒素を除去する．

2）下水検査

　主な下水検査の指標と内容を**表 2-9** に示した．

3）し尿処理

　し尿は放置されると悪臭を放ち消化器系感染症の感染源となるので，衛生的に処理されるべきで，日本の水洗化率（水洗トイレのある住宅の割合）は 94.8%［2017（平成 29）年度］である．トイレの水洗化には，し尿を下水道へ導く方法と浄化槽処理方法がある．浄化槽処理とは，下水道のない地域で各戸もしくは集合住宅単位で浄化槽を設置し，汚水を浄化して放流する方法である．放流水の水質検査が公共地域の水質保全面からも必要で，浄化槽から発生する汚泥の海洋投棄が全面禁止されている．

5 廃棄物処理

◢ 循環型社会の形成を目指して，廃棄物量の減少が求められている

　廃棄物は**一般廃棄物**と**産業廃棄物**に分類される（**図 2-7**）．地球温暖化対策のための温室効果ガスの大幅な削減，最終処分場のひっ迫，天然資源の消費抑制，経済低迷などのために，**循環型社会**の形成が求められている．循環型社会におけるライフスタイル，ビジネススタイルとして，リデュース（Reduce：発生抑制），リユース（Reuse：再使用），リサイクル（Recycle：再

●産業廃棄物

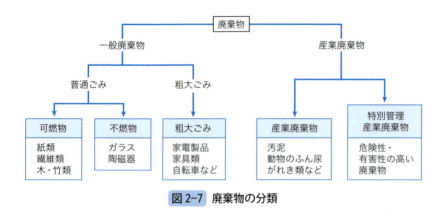

図 2-7 廃棄物の分類

生利用)の 3 つの R を推進する **3R** が提唱されている.

a 一般廃棄物

ごみ処理はできるだけ資源化・再利用化を図り,残りを焼却・埋立てなどで衛生的に処理する.2017(平成 29)年度のごみ総排出量は 4,289 万トンで,対前年比 0.6 % 減であった.1 人 1 日当たりの排出量は 920 g で,前年比 0.5 % 減であった.ごみ処理の内訳を図 2-8 に示した.資源化(リサイクル)量(アルミなどを回収・資源化した量)は 868 万トンで,リサイクル率は 20.2 % であった.

b 産業廃棄物

事業活動に伴って排出される燃えがら,汚泥,廃油などの廃棄物を産業廃棄物といい,爆発性(原油),人の健康や生活環境に被害を及ぼすおそれがあるもの(廃酸,廃アルカリなど)を特別管理産業廃棄物,廃ポリ塩化ビフェニル,廃石綿,ばい塵などを特定有害産業廃棄物と定めている.家庭などから排出される一般廃棄物は市町村の責任で処理されるが,産業廃棄物は排出業者の責任で処理される.

産業廃棄物管理票(マニフェスト)制度とは,産業廃棄物の不法投棄を防止する目的で,産業廃棄物の排出事業者が有害廃棄物の処理や処分場までのプロセスをチェックするシステムのことで,産業廃棄物処理を他人に委託する事業者は,委託業者(収集運搬業者,処理業者)に引き渡す際に,すべての産業廃棄物にマニフェストを交付しなければならない.2016(平成 28)年度総排出量は約 3 億 8,703 万トンで,前年度に比べ,約 415 万トン(約 1.1 %)の減少であった.種類ごとの割合は,汚泥が 43.2 %,動物のふん尿が 20.8 %,がれき類が 16.4 % であった.

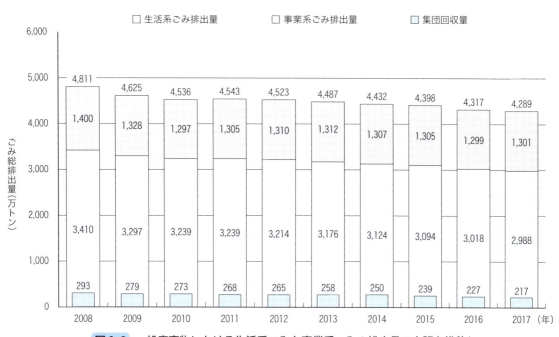

図 2-8 一般廃棄物における生活系ごみと事業系ごみの排出量の内訳と推移*

*生活系ごみの数値：家庭のごみ．ただし，推計による場合は，市町村収集と委託業者の収集の合計．
　事業系ごみの数値：事業所のごみ．ただし，推計による場合は，許可業者収集と直接搬入の合計．
〔環境省：一般廃棄物の排出及び処理状況等（平成 29 年度）についてより引用〕

6 電離放射線と非電離放射線

人体に有用な非電離放射線と有害な電離放射線がある

放射線は，移動する過程で物質を陽イオンと陰イオンに分ける電離放射線と，分けない非電離放射線に分類できる（**表 2-10**）．

a 非電離放射線

1) 紫外線

紫外線は波長 10～380 nm の電磁波で，大気圏でほとんど散乱もしくは吸収される．紫外線は波長帯域により近紫外線（UVA：315～380 nm），中紫外線（UVB：280～315 nm），遠紫外線（UVC：100～280 nm），極遠紫外線（UVC：10～100 nm）に区分される．近紫外線は皮膚の奥深くまで届き，肌の弾力を保つ組織を壊す性質があるので，紅斑作用（日焼け）や皮膚がんを誘発するといわれている．波長 290～310 nm の紫外線は新陳代謝の亢進作用があり，ドルノ線（健康線）と呼ばれる．また，7-デヒドロコレステロールをビタミン D に変える作用がある．波長 260 nm 付近は強力な殺菌作用がある．遠紫外線は，上空のオゾン層が遮ってくれるので，ほとんど地上には届かない．

2) 可視光線

波長 380～780 nm の電磁波で，網膜を刺激して紫～赤色の色感を起こす．

50　2. 環境と健康

表2-10　放射線の種類

分　類		種　類	内　容
非電離放射線			電波，赤外線，紫外線，可視光線など
電離放射線	電磁放射線	X線	電子が高速で金属衝突時に発生
		γ線	電気を帯びていない
		宇宙線	宇宙からの波長の長い電磁波
	粒子放射線	α線	プラスの電荷を帯びている
		β線	マイナスの電荷を帯びている
		中性子線	素粒子，核分裂で生じる

3)　赤外線

　波長780 nm以上の電磁波で組織透過性が高く，数cmの深さまで透過する．生理作用は熱作用で，皮膚から吸収され末梢血管拡張作用がある．強度の場合，火傷になる．溶接工，冶金工，ガラス工のように，高温の物体を長い間みつめていると白内障を起こすことがある．

b　電離放射線

　電離放射線には高エネルギーの電磁放射線と粒子放射線があり，がん治療などに利用されている．電離放射線が大量照射されると，感受性の高い造血組織，生殖腺などが障害され，少量・長期間の場合，皮膚がん，再生不良性貧血，白内障，寿命の短縮などの影響が生じる．

●電磁放射線

c　放射能

　放射能とは放射線を放出する能力を表し，ベクレル（Bq：1個の原子核が壊れるときの1秒間の放射能を1ベクレルとする）で表す．放射能が最初の量の半分になるまでの時間を半減期といい，半減期は各放射性物質により異なる．

●ベクレル（Bq）

　人体への影響では，吸収線量を表す単位がグレイ（Gy），放射線による人体への影響を表す単位がシーベルト（Sv）である．放射性物質にはさまざまな種類があり，放射性物質から放出される放射線の種類やエネルギー量が異なるため，人体への影響は異なる．したがって人体に及ぼす影響は，放射性物質の放射能量（ベクレル）で比較するのではなく，放射線の種類やエネルギー，放射線を受ける身体の部位などを考慮した数値（シーベルト）で比較する．

●グレイ（Gy）
●シーベルト（Sv）

　われわれの生活環境には，自然から受ける自然放射線と医療や工業，農業などさまざまな用途への利用のために作られる人工放射線がある．これらの放射線を受けることを被曝といい，自然放射線によりわれわれは自然環境から1年間に1.5ミリシーベルト（mSv）（日本平均）の放射線を受けている．

　放射性物質による被曝には外部被曝と内部被曝の2種類があり，外部被曝は放射性物質が身体の外にある場合（例：胸部X線検査）で，内部被曝は経口，経気道曝露により放射性物質が体内に取り込まれた場合に起こる．体内に入った放射性物質は，その化学的性質により体内の特定の組織に結合するこ

●外部被曝
●内部被曝

とがある．たとえば，放射性のヨウ素131（電離作用が強いβ線の放出が多い）が甲状腺に取り込まれる場合である．内部被曝による影響は，放射性物質の量，種類，放射線に対する組織の感受性により異なるが，甲状腺への影響が最速で，とくに若年層への影響が懸念される．内部被曝では，体内に取り込まれた放射性物質が体外に排出されるまで局所的・継続的に放射線を浴びるため，たとえ低線量でも危険性が高く，臓器のがん発生リスクが高まる．東京電力福島第一原子力発電所の事故後，厚生労働省は，放射性物質を含む食品からの被曝線量の上限を年間5 mSvから1 mSvに引き下げ，これをもとに放射性セシウムの基準値を設定した．基準値を超える食品が市場に流通しないように出荷制限などの措置をとっている．

　放射線の人体への影響には**確定的影響**と**確率的影響**がある．確定的影響とは，一定量（しきい値）以上の放射線を浴びると必ず影響が現れる現象で，放射線量が多くなるほど影響度も大きく，脱毛や白内障などの障害が発生する．確率的影響とは，一定量の放射線を浴びても必ずしも影響が出るわけではなく，放射線を受ける量が多くなるほど健康障害が発生する確率が高くなる．しきい値がないと仮定する影響で，がんや白血病などの障害が出る．しかし放射線の量が多くなったからといって，症状が重くなるわけではない．

7　建築物衛生

室内環境および室内空気環境は，われわれの健康と密接に関連している

　室内環境とは，人が日常生活または作業を行うために利用する屋内環境のことをいう．

a　室内環境の評価指標
　室内環境を評価するための指標には，騒音，照度，室内空気がある．
1）　騒音
　騒音には環境基準が設定されている．騒音は，指示騒音計で測定でき，単位はdB（デシベル）である．
2）　照度
　照度とは，ある光源に照らされた面の明るさのことをいう．学校，工場，事務所などについては照度の環境基準が設定されている．照度は，照度計で測定でき，単位はlx（ルクス）である．
3）　気温，室内空気環境
　建築物環境衛生管理基準には，空気環境の指標として，浮遊粉じん，一酸化炭素，二酸化炭素，温度，相対湿度，気流，ホルムアルデヒドの基準値が定められている．
ⅰ）浮遊粉じん
　粉じんとは，空気中に浮遊する微細な粒子であり，建築物環境衛生管理基準では相対沈降径10 μm以下の粒子で，0.15 mg/m³以下という基準が定め

られている．室内の浮遊粉じんには，①屋外大気から入ってくるもの[PM2.5（後述）など]，②衣類や建材から発生するもの（ダニなど），③調理，暖房，喫煙などにより発生するもの（主流煙・副流煙など）があり，細菌やカビなどの微生物も含まれる．

ⅱ）気温，気湿，気動

気温について建築物衛生法では，17〜23℃が望ましいとされている．**気湿**（湿度）とは，その温度における飽和水蒸気圧に対する相対湿度（%）で表され，**アスマン通風乾湿計**で測定した乾球温度計と湿球温度計との差を用いて算出できる．

気動（気流）とは，室内の空気の動きのことで，**カタ温度計**で測定できる．カタ冷却力とは，ヒトの体表面のモデルとして，カタ温度計を用いてヒトの体温（36.5℃）に等しい温度計（カタ）がその周囲の空気によりどれだけ冷却されるかを冷却力として表したものである．気動が1m/秒増えると体感温度がおよそ3℃下がる．

体感温度は，気温のみでなく気湿や気動によっても大きく変化し，アスマン通風乾湿計とカタ温度計で測定できる．

●アスマン通風乾湿計

●カタ温度計

ⅲ）室内空気環境

室内空気の保全には換気が必要である．換気量は，1時間あたりに置換される空気量（m³/時）で示される．建築物基準法では，シックハウス症候群対策として，住宅，学校，オフィス，病院などの居室には換気回数0.5回/時以上の換気設備の設置が義務付けられている．

b 室内環境と健康

1）騒音と健康

騒音は，作業能率の低下や睡眠妨害，呼吸・脈拍数の増加，自律神経・内分泌系に変化をもたらすなど生理的な影響を及ぼす．

2）照度と健康

環境の明るさは日常生活や作業の能率，精神衛生に大きく影響する．照度が適切でないと作業効率の低下，疲労，近視，職業病，災害に至る可能性がある．

3）室内空気環境と健康

ⅰ）浮遊粉じんと健康

吸入された粉じんは粒子径が大きいと上気道に沈着し粘液とともに排出されるが，粒子径が10μm以下であると肺胞に達するため有害である．大気中の浮遊物質のうち粒子径が2.5μm以下の粒子を微小粒子状物質（PM2.5）といい，さらに有害であるとされている．

室内の浮遊粉じんには，カビやダニなどのアレルゲンが含まれており，喘息や皮膚炎などのアレルギー疾患の原因となる．

ⅱ）室内を浮遊する微生物と健康

代表例としては，レジオネラ菌が空調設備を通して室内に拡散し感染が広がった**レジオネラ症**（在郷軍人病）がある．

iii）シックハウス症候群

シックハウス症候群とは，建材や調度品から発生する化学物質や，カビ・ダニによる室内空気の汚染による健康障害の総称である．主な原因物質は，ホルムアルデヒドや，トルエンをはじめとする揮発性有機化合物 volatile organic compound（VOC）である．

C 特定建築物

近年，建築物の大型化・高層化が進み，密閉型の建築物が増え，建築物内の環境は人工的に調節されることが多くなったことから，建築物の衛生的管理の必要性が高まった．

1） 特定建築物

特定建築物とは，その用途が興行場，百貨店，集会場，図書館，博物館，美術館，遊技場，店舗，事務所，学校，旅館であって，延べ面積が 3,000 m²以上（学校などは 8,000 m² 以上）の建築物のことをいう．

2） 建築物環境衛生制度

建築物衛生法に基づく建築物環境衛生制度では，一定の要件に該当する特定建築物の所有者に対し，都道府県知事への届出や，建築物環境衛生管理技術者の選任，建築物環境衛生管理基準の順守が義務付けられている．

建築物環境衛生管理基準では，室内空気の調整，給水と排水の管理，清掃およびネズミ，昆虫などの防除について規定している．建物ごとに選任された建築物環境衛生管理技術者は，建築物環境衛生管理基準に従って維持管理を行うことができるようにビルの所有者に意見を述べることができ，建物の所有者などはその意見を尊重しなければならないとされている．さらに，特定建築物に対し，都道府県知事は必要に応じて環境衛生監視員に立ち入り検査などを行わせ，その衛生的環境の状況により，改善命令や使用停止などの処分を行うことができるとされている．

練習問題

2-A 生態系の中の人間について，正しいものに○，誤っているものに×をつけよ．
(1) 主体−環境系とは，主体が環境に影響を及ぼしている環境形成作用のことを指す．
(2) 紫外線は，発がんの危険因子でもあるが，人間の健康を支えてもいる．
(3) 生態系の中で，人間は生産者として位置付けられる．
(4) 環境基本法は，公害対策基本法をもとに公害対策を強化するために1993（平成5）年に制定されたもので，地球環境問題への取り組みは含まれていない．

2-B 地球環境の変化と健康影響について，正しいものに○，誤っているものに×をつけよ．
(1) 環境水域における水質の環境基準のうち，人の健康の保護に関する環境基準の達成率はほぼ100%である．
(2) 二酸化窒素は，呼吸器系の病気を引き起こすので，環境基準が定められている．
(3) 1955（昭和30）年，富山県神通川流域で起こったイタイイタイ病とは，ヒ素に汚染された米の摂取によって引き起こされた腎および骨障害を指す．
(4) パリ協定は，COP21で採択された温室効果ガス削減のための多国間協定である．

2-C
1．気候変動や温熱・低温による健康影響について，正しいものに○，誤っているものに×をつけよ．
(1) 一酸化炭素の増加は地上気温を上昇させ，地球温暖化などの気候変動の原因となる．
(2) 大気中の窒素および硫黄酸化物が増加すると，干ばつや長雨などの異常気象を引き起こす．
(3) 季節の変わり目，前線通過時には，花粉症などの気象病が悪化する．
(4) 人体の温熱感覚は，環境側の要素と人体側の要素の総合効果で決定される．
(5) ヒートショックとは高温多湿や過度の運動環境で発症する症状である．

2．水道水に関する記述について，正しいものに○，誤っているものに×をつけよ．
(1) 水道水質基準で，大腸菌は「検出されないこと」と定められている．
(2) 水道水質基準で，一般細菌は「検出されないこと」と定められている．
(3) 水道水中のトリハロメタンは，オゾン処理により生じる．
(4) クリプトスポリジウムは，通常の塩素消毒で死滅する．
(5) クリプトスポリジウムは煮沸しても死滅しない．

3．上下水道に関する記述について，正しいものに○，誤っているものに×をつけよ．
(1) 水道法の水質基準には農薬に関する項目が含まれている．
(2) 地下水は地表水に比べて一般に有機物を多く含む．
(3) 浄化槽は下水道法で規定されている．

(4) 遊離残留塩素は水道法で規定されている.

(5) 汚染度の高い水では, BOD の値は上昇するが, COD の値は低下する.

4. 廃棄物に関する記述について, 正しいものに○, 誤っているものに×をつけよ.

(1) 一般廃棄物の収集・運搬は市町村が行うが, 処理は県が行う.

(2) 産業廃棄物の処理は市町村が行う.

(3) 一般廃棄物の処理では焼却処分が多かったが, 大気汚染の関係で, 最近では埋め立て処理が最も多い.

(4) 産業廃棄物で最も多いのは, がれき類である.

(5) すべての産業廃棄物にはマニフェスト制度が導入されている.

5. 放射線障害に関する記述について, 正しいものに○, 誤っているものに×をつけよ.

(1) 血球減少などの検査異常や脱毛などの身体症状として確認される, しきい線量を有する人体への影響を, 確定的影響という.

(2) がんや遺伝的影響は, しきい線量を有する確率的影響である.

(3) 放射線被曝には, 人体の外からの外部被曝と汚染された食品摂取などによる内部被曝があるが, 内部被曝物質は便とともに排出されるので問題は少ない.

(4) 内部・外部被曝線量を表す単位はベクレル(Bq)である.

(5) 国際放射線防護委員会は, 放射線診断・治療などの医療放射線の使用制限を勧告している.

6. 室内環境に関する記述について, 正しいものに○, 誤っているものに×をつけよ.

(1) レジオネラ症の主症状は, 激しい下痢である.

(2) ホルムアルデヒドは, シックハウス症候群の原因となる.

(3) 体感温度は, 気湿や気動に左右されることはなく気温にのみ左右される.

(4) 気湿の測定には, カタ温度計を用いる.

(5) 騒音には環境基準が設定されていない.

3 健康，疾病，行動にかかわる統計資料

学習目標

1. 保健統計の概要を理解できる．
2. 人口静態統計，国勢調査を説明できる．
3. 人口ピラミッド，世帯構成，日本や世界の人口の現状と将来推計を説明できる．
4. 人口動態統計で扱われている情報とその動向が理解できる．
5. 平均余命，平均寿命，健康寿命の内容・現状について説明できる．
6. 公的統計から国民の傷病や生活の状況を把握する方法について説明できる．
7. 家計調査の内容・現状について説明できる．

A 保健統計の概要

1 保健（衛生）統計

● 保健（衛生）統計

> 保健統計は，国民の健康状況や健康を保つための重要な指標である

　辞書で「統計」という言葉を調べてみると，「集団における個々の要素の分布を調べ，その集団の傾向・性質などを数量的に統一的に明らかにすること．また，その結果として得られた数値」とある［『広辞苑（第7版）』より］．

　得られた統計データは，法律によって厳格に個人情報が保護されているが，統計として集計された結果については，広く公開されている．日本でも，統計法において統計の「理念（第3条）」として，「公的統計は，広く国民が容易に入手し，効果的に利用できるものとして提供されなければならない」（第3項）および「公的統計の作成に用いられた個人又は法人その他の団体に関する秘密は，保護されなければならない」（第4項）と規定されている．

　統計データは，国，都道府県など経済・生活・健康などの指標を客観的にデータ化して，今後の施策に反映させるための基盤となるものである．そのため，統計データは国や自治体，民間などを評価するための，非常に重要な資料となる．現在，統計資料の信頼性が揺らいでいるが，国の根幹を揺るがしかねない重要な問題である．正確な統計データのために，できるだけ全数調査が望ましいが，むずかしい場合には標本調査となる．母集団の特性から偏り（バイアス）がないようにしなければならない．

● 全数調査
● 標本調査

　その中で，保健統計というのは，国民の健康状況や健康を保つための指標である．出生・死亡・婚姻・離婚の統計である人口動態統計（毎年実施）がある．またそれ以外の人口や世帯などの人口静態統計（国勢調査，5年に1回

● 人口静態統計
● 国勢調査

実施)がある．その他，傷病統計として**患者調査**(受療状況など医療機関が回答，3年に1回実施)，国民生活の実態を調べる**国民生活基礎調査**(自覚症状や収入など住民が回答，3年に1回大規模調査)，食中毒統計(毎年実施)などがある．さらに，国民の栄養など健康状況を調べる**国民健康・栄養調査**(毎年実施，保健所実施)，家計調査，がん統計調査，**学校保健統計調査**などがある．ここでは，それらの主な保健統計について解説する．人口静態統計は一時点における**断面調査**である．

B 人口静態統計 ————————————————

1 人口静態統計と国勢調査

▲ 人口静態統計によると，日本の高齢化や少子化は急速に進行している

人口静態統計とは，ある**特定時点**の瞬間的断面における人口の統計である．日本における人口静態統計は5年ごとに行われる国勢調査(センサス)によって得られる．

国勢調査とは，ある時点における人口および，その性別や年齢，配偶の関係，世帯の構成，就業の状態といった，人口および世帯に関する各種属性のデータを調べる「全数調査」である．日本の国勢調査は，1920(大正9)年に第1回が実施され，以後，終戦の年の1945(昭和20)年を除いて西暦の末尾が「0」または「5」の年の10月1日現在で施行されている．「0」の年の調査は「**大規模調査**」，「5」の年の調査は「**簡易調査**」と呼ばれている．「簡易調査」は，「大規模調査」の一部を省略して実施されている．

a 国勢調査の概要

1) 調査項目

国勢調査は，西暦の末尾が0の年(大規模調査，20項目)，および西暦の末尾が5の年(簡易調査)に行われる．2020(令和2)年は西暦の末尾が0の年なので，大規模調査(20項目)となる．**表3-1**に調査項目を示した．2020(令和2)年の国勢調査は，1920(大正9)年から始まり開始100年目となる．

国勢調査は，この100年の間，日本の国や地域の人口，およびその構造や世帯の現状を明確化し，多くの統計データを提供している．調査の結果は最も早い「人口速報集計」を翌年2月に公表し，その後，年齢別人口・世帯の状況などを集計した「人口等基本集計」を同年9月までに公表することになっている．公表した調査結果については，総務省統計局のホームページのほか，都道府県立図書館などで誰もが閲覧できる．

2) 国勢調査員

国勢調査は，その調査を国勢調査員が行う．国勢調査員は，調査業務に理解と熱意を持って携わる原則20歳以上の成人を広く募集する．国勢調査員の身分は，総務大臣に任命される非常勤の国家公務員となる．2015(平成

表 3-1 国勢調査の調査項目

調査項目	西暦の末尾が0の年（大規模調査） 20項目	西暦の末尾が5の年（簡易調査） 17項目
世帯員に関する事項	ア　氏名 イ　男女の別 ウ　出生の年月 エ　世帯主の続き柄 オ　配偶の関係 カ　国籍 キ　現在の住居における居住期間 ク　5年前の住居の所在地 ケ　在学，卒業等教育の状況 コ　就業状態 サ　所属の事業所の名称及び事業の内容 シ　仕事の種類 ス　従業上の地位 セ　従業地又は通学地 ソ　従業地又は通学地までの利用交通手段	ア　氏名 イ　男女の別 ウ　出生の年月 エ　世帯主の続き柄 オ　配偶の関係 カ　国籍 キ　現在の住居における居住期間 ク　5年前の住居の所在地 ― ケ　就業状態 コ　所属の事業所の名称及び事業の内容 サ　仕事の種類 シ　従業上の地位 ス　従業地又は通学地 ―
世帯に関する事項	ア　世帯の種類 イ　世帯員の数 ウ　住居の種類 エ　住宅の床面積 オ　住宅の建て方	ア　世帯の種類 イ　世帯員の数 ウ　住居の種類 ― エ　住宅の建て方

〔総務省統計局：国勢調査の基本に関するQ & A（回答）を参考に著者作成〕

27）年国勢調査では，全国で約70万人の国勢調査員が任命され，また国勢調査員の指導には，全国で約10万人の国勢調査指導員があたった．

国勢調査員は，調査についての説明を受け，担当している地域の確認を行う．その後担当地域の世帯を訪問して，調査書類の配布，回答確認リーフレットの配布と調査票の回収を行う．その後調査票の整理と提出を行う．業務期間は8月下旬〜10月となる．調査日は10月1日の時点となる．10月1日現在，日本国内に普段住んでいるすべての人（外国人を含む）および世帯が対象となる．

3）インターネット回答方式

2015（平成27）年国勢調査では，世帯ができるだけ回答しやすく提出しやすい調査とするため，全国でインターネット回答方式の導入を行った．これにあたっては，より多くの世帯の方がインターネット回答を利用しやすくするため，『オンライン調査先行方式』で調査を行った．オンライン調査の流れは，まず調査員などが担当する地域（調査区）内の全世帯を訪問・面接し，世帯ごとに居住確認を行うとともに，「インターネット回答の利用案内」（インターネット回答用ID）を配布する．世帯では，9月10〜20日の間にオンライン調査システムにアクセスし，回答を行う．次に9月21日以降，調査員などはインターネットで回答のなかった世帯を訪問・面接し，（紙の）調査票を配布する．世帯は，10月1日以降，調査員などに直接提出するか，場合によっては郵送により提出が行える．

b 人口の推移

現在，日本の総人口は1億2,600万人である．人口増減率は−0.21％〔2018

3. 健康, 疾病, 行動にかかわる統計資料

表 3-2 日本の年齢 3 区分別人口と諸指標の推移

	年齢3区分別人口構成割合(%)			指標			
	年少人口 (0〜14歳)	生産年齢 人口(15〜 64歳)	老年人口 (65歳 以上)	年少人口 指数	老年人口 指数	従属人口 指数	老年化 指数
1950(昭和25)	35.4	59.7	4.9	59.3	8.3	67.5	14.0
1960(昭和35)	30.0	64.2	5.7	46.8	8.9	55.7	19.1
1970(昭和45)	23.9	69.0	7.1	34.7	10.2	44.9	29.5
1980(昭和55)	23.5	67.4	9.1	34.9	13.5	48.4	38.7
1990(平成 2)	18.2	69.7	12.1	26.2	17.3	43.5	66.2
2000(平成12)	14.6	58.1	17.4	21.4	25.5	46.9	119.1
2005(平成17)	13.8	66.1	20.2	20.8	30.5	51.4	146.5
2010(平成22)	13.2	63.8	23.0	20.7	36.1	56.8	174.0
2015(平成27)	12.6	60.7	26.6	20.8	43.8	64.7	210.6
2018(平成30)	12.2	59.7	28.1	20.4	47.2	67.6	230.8

年少人口指数＝年少人口/生産年齢人口×100
老年人口指数＝老年人口/生産年齢人口×100
従属人口指数＝(年少人口＋老年人口)/生産年齢人口×100
老年化指数＝老年人口/年少人口×100
[厚生労働統計協会(編)：国民衛生の動向 2019/2020, 2019 を参考に著者作成]

(平成30)年]で毎年40万人近くの人口が減少している. 出生の男女比でいうと, 男児がやや多く出生しているが, **平均寿命**が男性81年, 女性87年であるために, 全体の人口性比は女性100に対して, 男性95と女性のほうが多い.

●平均寿命

現在, 14歳以下の**年少人口**の割合は12%と低率である. 65歳以上の**老年人口**の割合は, 1950(昭和25)年には総人口の5%に満たなかったが, 1970(昭和45)年に7%を超え, さらに, 2000(平成12)年には17%を超えた. その**老年人口割合**はその後も上昇を続け, 2018(平成30)年10月1日現在, 28.1%に達している. この40年近くで3倍と急増している. この老年人口割合が20%を超えているのはイタリア, ドイツなど10ヵ国である. 一方で, 15〜64歳の**生産年齢人口**は, 60%前後を推移している.

●年少人口
●老年人口
●生産年齢人口

年少人口, 生産年齢人口, 老年人口を使った指標があるが, 人口指数とつくと, 分母は生産年齢人口となる. 年少人口あたりの老年人口である**老年化指数**が最も急増している(**表 3-2**).

c 人口ピラミッド

人口構造をわかりやすく示すものとして, **人口ピラミッド**がある(**図 3-1**). 1947〜1949(昭和22〜24)年の「**第1次ベビーブーム**」で生まれた, いわゆる「**団塊の世代**」は年間250万人出生して, 合計特殊出生率が4〜5で, 平均してきょうだいが4〜5人いる時代であった. 団塊の世代の子どもが出生する1971〜1974(昭和46〜49)年を**第2次ベビーブーム**と呼び, 年間200万人近く出生していた. それ以後は出生数が減少していき, 現在は年間100万人を切っている. 現在の世界人口や戦後の日本は**ピラミッド型**(人口増加型)であったが, 次第に**つり鐘型**(人口静止型), **つぼ型**(人口減少型)になっている. 日本はベビーブームがあるので, 厳密には**逆ひょうたん型**とい

●人口ピラミッド

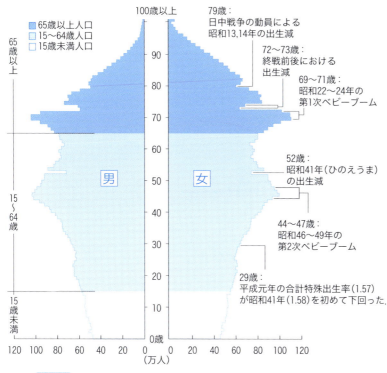

図 3-1 日本の人口ピラミッド［2018（平成 30）年 10 月 1 日現在］
［総務省統計局：人口推計（平成 30 年 10 月 1 日現在）を参考に著者作成］

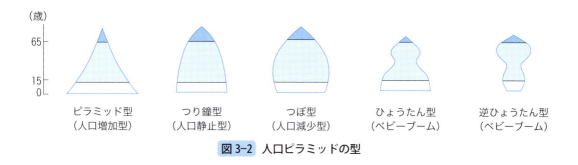

図 3-2 人口ピラミッドの型

うこともできる（図 3-2）．

d 人口の将来推計

日本の総人口は，長期の人口減少過程に入っており，2029 年に人口 1 億 2,000 万人，2067 年には 1 億人を割り，2077 年には 8,800 万人になると推計されている．

一方で，高齢化率は上昇を続け，2036 年に 33.3％で 3 人に 1 人となると推計されている（図 3-3）．

さらに 1947 〜 1949（昭和 22 〜 24）年の「第 1 次ベビーブーム」で生まれた「団塊の世代」約 700 万人は，現在 65 歳を超えている．その団塊の世代

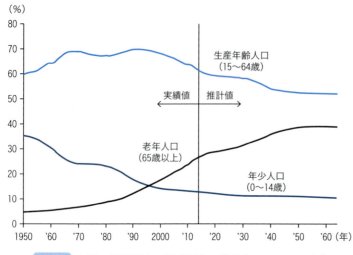

図 3-3 年齢3区分別人口構成割合の推移（1950〜2065年）

［総務省統計局：国勢調査報告，国立社会保障・人口問題研究所：日本の将来推計人口を参考に著者作成］

が75歳以上となる2025年頃の日本でさまざまな問題（**2025年問題**）が起こるといわれている．2025年以降，75歳以上の人口が全人口の18%を超える2,100万人となり，日本人の5人に1人近くが75歳以上という**超高齢社会**が到来する．とくに大都市部で高齢者が急増する．これまで国を支えてきた団塊の世代が，医療や介護，福祉サービスを受ける側に回る．一方で，支える側の生産年齢人口（15〜64歳）は減少し，75歳以上1人に対し2010（平成22）年は5.8人で支えていたのが，2025年には3.3人，2060年には1.9人と推定されている．このため，医療や介護などの負担と給付の割合が大きく変わり，国や自治体の**社会保障財政**の運営に影響が出るとみられている．

● 2025年問題

e 配偶の関係および世帯構造

●世帯構造

未婚化，晩婚化が急速に進んでいる．30〜34歳で男性は半数近く，女性は3人に1人が未婚である．また現在50歳以上の男性の未婚率は5人に1人と上昇している．また女性は70歳を超えると23%，80歳を超えると56%が夫と死別している．一方，男性は70歳を超えると6%，80歳を超えると15%が妻と死別している（図3-4）．

世帯構造は，**単独世帯**および**夫婦のみの世帯**が増えて，合わせて全世帯の半数を超えている．家族での介護がますますむずかしくなっていることが示唆される．一方で，**夫婦と未婚の子のみの世帯**，および**3世代世帯**が減少している．とくに3世代世帯が急激に減少して，現在は5%台である（図3-5）．**平均世帯**は2.4人である．

f 就業の状態

現在，**有効求人倍率**［有効求人数／有効求職者数，2018（平成30）年平均］では1.61と人手不足の状態が続いている．このため，国は外国人労働者の

B. 人口静態統計   63

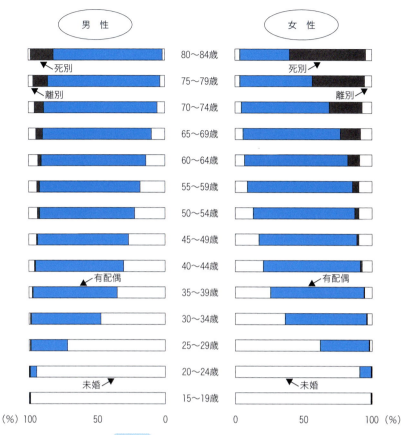

図 3-4 性別年齢別配偶関係別割合
[総務省統計局：平成27年度国勢調査より引用]

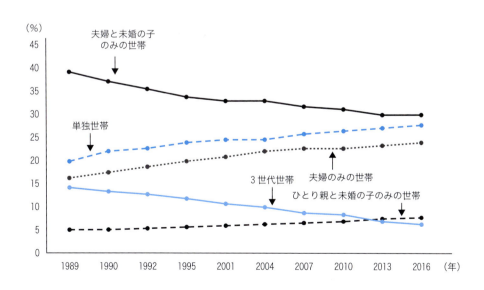

図 3-5 世帯構造別にみた世帯数の構成割合の推移
[厚生労働省：国民生活基礎調査（大規模調査年）を参考に著者作成]

就労条件を緩和して，外国人の雇用の増大を目指している．また，雇用者に占める**非正規職員・従業員**の割合は1993(平成5)年で2割であったのが，2018(平成30)年には38%と，全雇用者のうち非正規が3分の1を超えている．その影響で，年間所得200万円未満の世帯が全世帯の2割近くになっている．

●非正規職員

2 世界の人口

世界人口は現在75億人と，この70年間で3倍に増えている

国連の推定では19世紀末の1900年におよそ16億人であった**世界の人口**は，20世紀半ばの1950年におよそ25億人となった．20世紀末の1998年にはおよそ60億人にまで急増し，現在では75億人程度と推計されている．この70年間で，世界の人口は3倍に膨れ上がったということである．これは**開発途上**地域の人口の爆発的増加によるものである．一方で，**先進地域**の人口はわずかな上昇にとどまっている(図3-6)．2050年には，世界人口は90億人を超えてくると推計されており，このままでは全世界的に食糧危機・エネルギー危機が訪れるといわれている．

●世界の人口

現在，人口1億人以上の国は13ヵ国で，日本は11番目である．中国・インドがそれぞれ13億人を超えており，2国合わせると，世界人口の3人に1人(36%)を占めている．

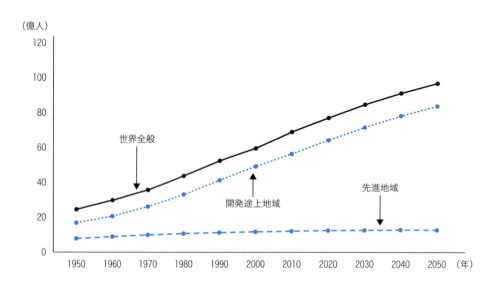

図 3-6 世界人口の推移と将来推計

先進地域：ヨーロッパ，北部アメリカ(米国，カナダ)，日本，オーストラリア，ニュージーランド
[The United Nations：2018 Revision of World Urbanization Prospects を参考に著者作成]

C 人口動態統計

1 人口動態統計と各指標の届け出制度

●人口動態統計

人口動態統計では出生・死亡・死産・婚姻・離婚の全数を対象としている

　人口動態調査は日本の人口動態事象を把握し，人口および厚生労働行政施策の基礎資料を得ることを目的とするものであり，厚生労働省のホームページにその概要が示されている．1898（明治31）年「戸籍法」が制定され登録制度が法体系的にも整備されたのを機会に，1899（明治32）年から人口動態調査票は1件につき1枚の個別票を作成し，中央集計をする近代的な人口動態統計制度が確立した．その後，1947（昭和22）年6月に「統計法」に基づき「指定統計第5号」として指定され，その事務の所管は同年9月1日に総理庁から厚生省に移管された．さらに，2009（平成21）年4月からは，新「統計法」（平成19年法律第53号）に基づく基幹統計調査となった．調査の対象は「戸籍法」および「死産の届出に関する規程」により届け出られた出生，

表3-3　人口動態調査票の概要

調査の対象及び客体
「戸籍法」及び「死産の届出に関する規程」により届け出られた出生，死亡，婚姻，離婚及び死産の全数を対象としている．
調査事項
　(1)出生票：出生の年月日，場所，体重，父母の氏名及び年齢等出生届に基づく事項
　(2)死亡票：死亡者の生年月日，住所，死亡の年月日等死亡届に基づく事項
　(3)死産票：死産の年月日，場所，父母の年齢等死産届に基づく事項
　(4)婚姻票：夫妻の生年月，夫の住所，初婚・再婚の別等婚姻届に基づく事項
　(5)離婚票：夫妻の生年月，住所，離婚の種類等離婚届に基づく事項

［厚生労働省：人口動態調査 調査の概要より引用］

表3-4　2018年人口動態総覧

	件　　数			率		
	2018	2017	対前年増減	2018	2017	率の単位
出生	918,400	946,146	−27,746	7.4	7.6	人口1,000対
男	470,851	484,478	−13,627	7.8	8.0	人口1,000対
女	447,549	461,668	−14,119	7.0	7.2	人口1,000対
死亡	1,362,470	1,340,567	21,903	11.0	10.8	人口1,000対
男	699,138	690,770	8,368	11.6	11.4	人口1,000対
女	663,332	649,797	13,535	10.4	10.2	人口1,000対
（再掲）　乳児死亡	1,748	1,762	−14	1.9	1.9	出生1,000対
新生児死亡	801	833	−32	0.9	0.9	出生1,000対
自然増減数	−444,070	−394,421	−49,649	−3.6	−3.2	
死産	19,614	20,364	−750	20.9	21.1	出産1,000対
自然死産	9,252	9,740	−488	9.9	10.1	出産1,000対
人工死産	10,362	10,624	−262	11.0	11.0	出産1,000対
周産期死亡数	2,999	3,309	−310	3.3	3.5	出産1,000対
満22週以後の死産	2,385	2,683	−298	2.6	2.8	出産1,000対
早期新生児死亡	614	626	−12	0.7	0.7	出産1,000対
婚姻	586,481	606,952	−20,471	4.7	4.9	人口1,000対
離婚	208,333	212,296	−3,963	1.68	1.70	人口1,000対

［厚生労働省：平成30年（2018）人口動態統計（確定数）の概況より引用］

死亡，婚姻，離婚および死産の全数である．調査の期間は調査該当年の1月1日〜12月31日である．

人口動態調査票は，出生票，死亡票，死産票，婚姻票，離婚票の5種であり，市区町村長が届け出に基づき作成する．その概要を表3-3に示す．

市区町村により作成された人口動態調査票は，保健所，都道府県知事などを介して厚生労働省に送付され，厚生労働省政策統括官（統計・情報政策担当）において集計が行われる．2018（平成30）年の人口動態総覧（表3-4）によると，出生数は91万8千人強と2017（平成29）年と比べ27,746人の減，死亡数は約136万人で，約44万2千人の自然減である．死産はやや減少している．婚姻・離婚双方とも減少している．

2 出　　生

◢ 2018（平成30）年の合計特殊出生率は1.42である

出生の統計に用いられる指標は，出生数，出生率，合計特殊出生率である．出生率は年間出生数をその年の10月1日現在の日本人人口で割ったものであり，それに1,000をかけて示す．

●合計特殊出生率

合計特殊出生率は，年間の母の年齢別出生数を10月1日現在の年齢別女性の人口で割り，15〜49歳の数値を加えたものになる．すなわち，合計特殊出生率は「15〜49歳の女性の年齢別出生率を合計したもの」で，1人の女性がその年齢別出生率で一生の間に生むとしたときの子どもの数に相当する．なお，算出に用いた出生数の15歳および49歳にはそれぞれ14歳以下，50歳以上を含んでいる．合計特殊出生率は粗再生産率ともいわれる．それに対し，出生数のうち女児の出生を用いた合計特殊出生率を総再生産率という．また，生き残って次の世代に母となるべき女児の数（該当年齢までの女児が生存する確率を考慮）を計算する純再生産率も指標として用いられる．

●総再生産率

●純再生産率

出生数は，1899（明治32）年以降の数値が報告されており，合計特殊出生率は1947（昭和22）年以降の統計が報告されている（図3-7）．第2次世界大戦直後の5年間［1947〜1952（昭和22〜27）年］に年間200万人以上の出生がみられた．その後，1971〜1974（昭和46〜49）年に再度年間200万人の出生がみられたが，ほぼ単調に減少を続け，2016（平成28）年には100万人を割っている．2018（平成30）年の出生数は918,400人となっている．出生率は1947年の34.3（人口千対）から推移し，2018（平成30）年では7.4となっている．合計特殊出生率は1947（昭和22）年の4.54から緩やかに減少を続け2005（平成17）年には1.26となった．その後やや増加し，2012（平成24）年以降は1.4以上を続けている．2018（平成30）年の合計特殊出生率は1.42，総再生産率，純再生産率は2017（平成29）年で0.70と0.69となっている．なお，目を引くのが1966（昭和41）年の出生数，合計特殊出生率の激減であるが，これはこの年が丙午（ひのえうま）＊にあたっていたことと関係がある．

＊丙午　干支の1つ．60年に1度おとずれる丙午生まれの女性に関する迷信があり，出産時期が丙午になるのを避けていた影響が出たものと考えられている．

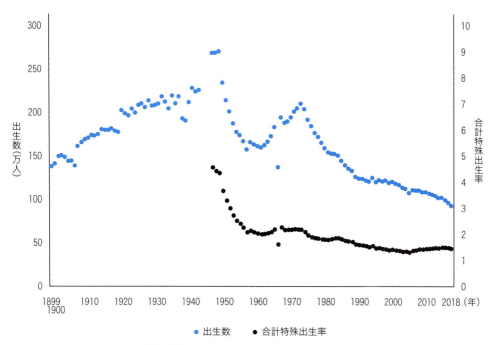

図 3-7　出生数と合計特殊出生率の推移
[厚生労働省：人口動態統計より引用]

3 死　亡

粗死亡率は高齢化に伴い上昇，死因の1位は悪性新生物である

　死亡数は1947(昭和22)年には1,138,238人と年間100万人を超えていたが，その後減少していた．高齢化に伴い2003(平成15)年より再び100万人を超え，2018(平成30)年では1,362,470人となっている．死亡率(人口千対)は1947(昭和22)年の14.6から1980(昭和55)年前後の6.0を底に上昇をはじめ，2012(平成24)年以降10以上となっている．2018(平成30)年の自然増減数(出生数－死亡数)は444,070人の減となっている．死亡数のうち，乳児死亡(生後1年未満の死亡)，新生児死亡(生後4週未満の死亡)はいずれも減少を続けており，1947(昭和22)年にはそれぞれ205,360人，84,204人であったが，2018(平成30)年ではそれぞれ1,748人，801人と大きく減少している．これらの数字を率にすると，出生千対で乳児死亡率が76.7から1.9，新生児死亡率が31.4から0.9と激減しているのがわかる(**図3-8**)．死産数は2018(平成30)年では19,614胎となっている．その内訳は自然死産が9,252胎，人工死産が10,362となっている．死産数は減少を続けている．一方，死産率［死産／(出生＋死産)，出産千対］も低い数値を推移している［2018(平成30)年21.1］が，2016(平成28)年の21.0と比べるとわずかに上昇している．

　原死因については死亡診断(検案)書の記載をもとに決定される．2018(平成30)年の死亡数および死因の分類名は，「疾病及び関連保健問題の国際統

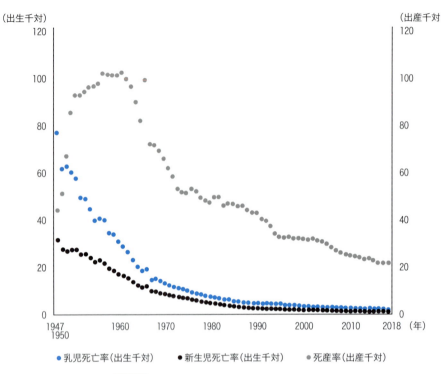

図 3-8 乳児死亡率・新生児死亡率・死産率
[厚生労働省：人口動態統計より引用]

表 3-5 死因順位別死亡数・死亡率（人口 10 万対）・構成割合

死因	平成30年 死因順位	死亡数(人)	死亡率	死亡総数に占める割合(%)	平成29年 死因順位	死亡数(人)	死亡率	死亡総数に占める割合(%)	対前年増減 死亡数(人)	死亡率
全死因		1,362,470	1,096.8	100.0		1,340,567	1,075.5	100.0	21,903	21.3
悪性新生物〈腫瘍〉	(1)	373,584	300.7	27.4	(1)	373,365	299.5	27.9	219	1.2
心疾患	(2)	208,221	167.6	15.3	(2)	204,868	164.4	15.3	3,353	3.2
老衰	(3)	109,605	88.2	8.0	(4)	101,411	81.4	7.6	8,194	6.8
脳血管疾患	(4)	108,186	87.1	7.9	(3)	109,896	88.2	8.2	△ 1,710	△ 1.1
肺炎	(5)	94,661	76.2	6.9	(5)	96,859	77.7	7.2	△ 2,198	△ 1.5
不慮の事故	(6)	41,238	33.2	3.0	(6)	40,332	32.4	3.0	906	0.8
誤嚥性肺炎	(7)	38,460	31.0	2.8	(7)	35,791	28.7	2.7	2,669	2.3
腎不全	(8)	26,081	21.0	1.9	(8)	25,135	20.2	1.9	946	0.8
血管性等の認知症	(9)	20,521	16.5	1.5	(10)	19,551	15.7	1.5	970	0.8
自殺	(10)	20,031	16.1	1.5	(9)	20,468	16.4	1.5	△ 437	△ 0.3

[厚生労働省：平成30年(2018)人口動態統計(確定数)の概況より引用]

計分類第10回改訂［ICD-10(2013年版)］」に準拠して設定される「疾病，傷害及び死因の統計分類(平成27年2月13日総務省告示第35号)」によるものである．とくに異なる国や地域から異なる時点で集計された死因や疾病のデータの体系的な記録，分析，解釈および比較を行うためには，国際的に

● ICD-10

統一された分類である必要があり，そのために「疾病及び関連保健問題の国際統計分類 International Statistical Classification of Diseases and Related Health Problems(ICD)」が設けられている．1900年にICD-1が導入されて以来，医学の進歩や社会の変化に伴い，ほぼ10年ごとに改訂が行われている．

死因順位(表3-5)は，全体で悪性新生物，心疾患，老衰の順である．

2016(平成28)年で3位だった肺炎が5位になったのは「ICD-10(2013年版)」[2017(平成29)年適用]による原死因選択ルールの明確化によるものと考えられる．このようなルールの変更による死亡順位の変動の例としては，1995(平成7)年に新しい死亡診断書(死体検案書)[1995(平成7)年1月施行]における「死亡の原因欄には，疾患の終末期の状態としての心不全，呼吸不全等は書かないでください」という注意書きの，事前周知の影響によるものと考えられる心疾患の減少などがある．大きな死因の変動が統計上みられた際は解釈に注意が必要である．

しかし，大まかな傾向として戦後すぐに肺炎死亡を脳血管疾患死亡が上回

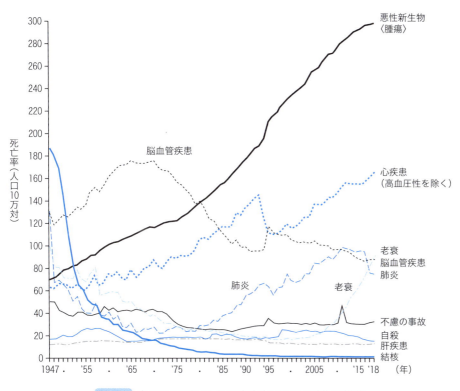

図3-9 主要死因別にみた死亡率(人口10万対)の推移

注：1) 1994(平成6)年までの「心疾患(高血圧症を除く)」は，「心疾患」である．
　　2) 1994, 95(平成6・7)年の「心疾患(高血圧性を除く)」の低下は，死亡診断書(死体検案書)[1995(平成7)年1月施行]において「死亡の原因欄には，疾患の終末期の状態としての心不全，呼吸不全等は書かないでください」という注意書きの施行前からの周知の影響によるものと考えられる．
　　3) 1995(平成7)年の「脳血管疾患」の上昇の主な要因は，ICD-10(2003年版)[1995(平成7)年1月適用]による原死因選択ルールの明確化によるものと考えられる．
　　4) 2017(平成29)年の「肺炎」の低下の主な要因は，ICD-10(2013年版)[2017(平成29)年1月適用]による原死因選択ルールの明確化によるものと考えられる．

[厚生労働省：人口動態統計より引用]

り，さらに1980（昭和55）年以降に悪性新生物が脳血管疾患を上回ったという状況であることは，これら統計を確認することで明らかとなる（**図3-9**）.

一方，粗死亡率だけの比較だと，その疾病リスクの増減が問題になっているのか，高齢化率の上昇が死亡率を増加させているのかを区別することが困難である．そのため年齢調整を行ってしばしば指標を比較する．年齢調整には直接法と間接法がある．直接法は観察集団の各年齢階級別の死亡率を算出し，その死亡率を基準集団の年齢構成にあてて計算する．間接法は基準集団の年齢階級別死亡率を比較集団の人数割合にかけ合わせて期待死亡数を算出し，実際に観察された死亡数と比較を行うものである．間接法では標準化死亡比を算出し比較集団を相互に比較する．年齢調整死亡率は，人口の年齢分布が大きく異なる国際諸国との死亡率を比較するのにも使われる．基準人口として，国内では通例1985（昭和60）年モデル人口が用いられ，国際比較などでは世界人口が用いられる．

●年齢調整

年齢調整について年齢構成の異なるA町とB町にたとえて説明する（**表3-6**）.粗死亡率でみると，A町：600/130,000（1,000人当たり約4.6）とB町：930/110,000（1,000人当たり約8.7）でB町がA町の2倍弱となっている．

a 直接法

直接法は，観察集団の年齢構成が基準集団と同一であった場合，基準集団

●直接法

表3-6 年齢構成の異なる2町の例

	A町			B町		
	人口	死亡数	死亡率 人口千対	人口	死亡数	死亡率 人口千対
0～14歳	20,000	20	1	10,000	10	1
15～64歳	90,000	180	2	60,000	120	2
65歳～	20,000	400	20	40,000	800	20
合計	130,000	600	4.6	110,000	930	8.7

表3-7 直接法を用いた2町の年齢調整死亡率の比較

A町	観察集団			基準集団	
	人口	死亡数	死亡率 人口千対	人口	期待死亡数
0～15歳	20,000	20	1	2,000	2
16～64歳	90,000	180	2	2,000	4
65歳～	20,000	400	20	2,000	40
合計	130,000	600	4.6	6,000	46

B町	観察集団			基準集団	
	人口	死亡数	死亡率 人口千対	人口	期待死亡数
0～15歳	10,000	10	1	2,000	2
16～64歳	60,000	120	2	2,000	4
65歳～	40,000	800	20	2,000	40
合計	110,000	930	8.5	6,000	46

C. 人口動態統計　71

表 3-8　間接法を用いた 2 町の年齢調整死亡率の比較

A 町	観察集団		基準人口死亡率人口千対	期待死亡数
	人口	死亡数		
0 〜 15 歳	20,000		1	20
16 〜 64 歳	90,000		2	180
65 歳〜	20,000		10	200
合計	130,000	600		400

B 町	観察集団		基準人口死亡率人口千対	期待死亡数
	人口	死亡数		
0 〜 15 歳	10,000		1	10
16 〜 64 歳	60,000		2	120
65 歳〜	40,000		10	400
合計	110,000	930		530

でどれだけ死亡が発生したかで計算する．上記のように人口構成の違う A 町と B 町では観察される粗死亡率に 2 倍弱の大きな差があるが，年齢階級別の基準集団人口と観察集団死亡率のかけ合わせの和は 46/6,000 で 1,000 人当たり 7.7 と一致していることがわかる（**表 3-7**）．

b　間接法

　一方，間接法は観察集団の年齢階級別死亡率が不明または著しく人数が少ない年齢階級がある場合に用いられる．使用するのは観察集団の年齢階級別人口，総死亡数，基準集団の年齢階級別死亡率である．観察集団の人口に基準集団の年齢階級別死亡率をかけその総和で期待死亡数（基準集団と同じ死亡率であれば何人死亡するか）を計算し，その数値に対する観察死亡数の比［標準化死亡比 Standardized Mortality Ratio（SMR）］を計算する．

● 間接法

● 標準化死亡比（SMR）

　基準集団の死亡率を 0 〜 15 歳で人口千対 1，16 〜 64 歳で人口千対 2，65 歳以上は人口千対 10（直接法で用いた死亡率の 2 分の 1）であると仮定して計算してみよう．この場合 A 町の予測死亡数は 20 + 180 + 200 の 400 となり，SMR は 600/400 で 150％となる．一方，B 町での予測死亡数は 10 + 120 + 400 = 530 となり SMR は 175％となる（**表 3-8**）．

　このように年齢階級別死亡率が等しい（直接法では死亡率同等）場合でも間接法では差が出てくる可能性があることに注意が必要である．直接法では観察死亡数が少ない年齢階級があると比較が困難になるため，一般に観察集団が大きい場合は直接法，小さい場合は間接法が用いられる．

　このように年齢調整を行うことで，時代間の各疾病による死亡率の変化を観察することもできる．粗死亡率では悪性新生物の死亡率は上昇を続けているが，年齢調整死亡率では減少を続けている．さらに 1960 年頃と比較して脳血管疾患死亡率が激減していることも明らかとなる（**図 3-10, 11**）．

72　3. 健康, 疾病, 行動にかかわる統計資料

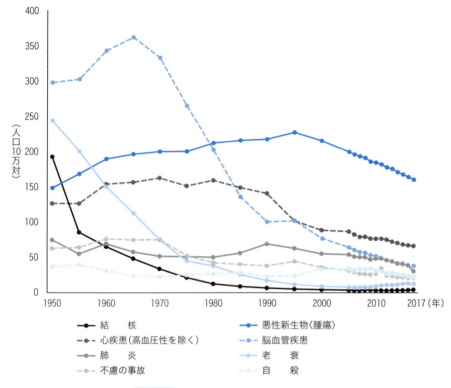

図 3-10　年齢調整死亡率の推移（男性）
[厚生労働省：人口動態統計より引用]

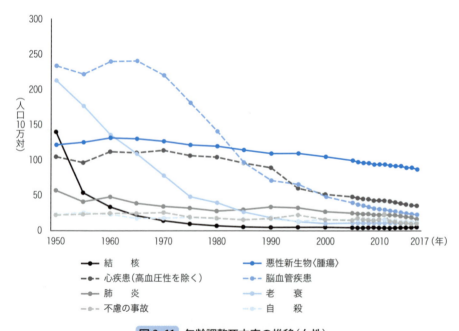

図 3-11　年齢調整死亡率の推移（女性）
[厚生労働省：人口動態統計より引用]

4 婚姻と離婚

婚姻率は減少を続けている

婚姻率と離婚率はそれぞれ人口千対で求められる．2017(平成29)年と比べ2018(平成30)年では婚姻数(率)は606,952(4.9)から586,481(4.7)に，離婚率は212,296(1.70)から208,333(1.68)にそれぞれ減少している．婚姻は1973(昭和48)年頃をピークに減少，離婚率は2002(平成14)年頃まで上昇を続けたが，その後横ばい状態が続いている．

D 生命表

生命表は，対象となる人口集団の生存・死亡の状況を余命として示すための方式である．

●生命表

平均余命とは，各年齢の生存者における平均期待生存年数と定義される．そのうち0歳の平均余命のことを平均寿命と呼んでおり，0歳以降に生存すると期待される年数の平均のことを指す(それゆえ平均寿命・平均余命の単位は"歳"ではなく"年"で公表されている)．平均寿命は死亡状況を集約したものであり，その集団の健康水準を示す総合的指標として広く活用されている．

●平均寿命

1 生命表の種類

日本人の平均余命を示す「完全生命表」と「簡易生命表」

生命表は，世代生命表(コホート生命表)と現状生命表に大別される．

世代生命表とは，ある時点に出生した集団(出生コホート)を追跡し，各個人の生存年数を最後まで計上した情報をもとに算出される．つまり出生コホート中の最大生存年数(最も長生きだった人が死亡するとき)まで継続した追跡が必要となるので，健康指標として定期的に現状を把握するには適していない．

現状生命表は，ある特定の期間における年齢別死亡率の情報をもとに算出される[1]．日本の平均余命として，厚生労働省が定期的に公表しているのは，この現状生命表の結果である．

現状生命表は，「ある特定の期間に観察された年齢別死亡率がその後も不変である」という仮定に基づいて作成される．つまり，ある期間に観察された年齢別死亡の状況が将来も変わらずに当てはまるだろうと仮定した場合の期待値として余命が算出される．たとえば，日本人の2015(平成27)年の平均寿命は，男80.75年，女86.99年と報告されているが，これは2015(平成27)年における1年間の年齢別死亡の状況が今後も続くだろうと仮定した場

[1] ある特定の期間に死亡した人々の死亡時年齢について平均値を求めたものではない．

合の期待値である.

日本の生命表として，厚生労働省では完全生命表と簡易生命表の2種類を作成・公表している.完全生命表は，国勢調査による人口(確定数)と人口動態統計(確定数)による死亡数に基づいて作成されている.完全生命表は，5年に1度の作成であるが，生命表の確定版とされている.簡易生命表は，推計人口と人口動態統計(概数)に基づいて毎年作成されている.

2 平均寿命と平均余命の推移

◢ 近年の日本の平均寿命は世界で高い水準

日本の初めての生命表は，明治時代の1891〜1898(明治24〜31)年の死亡統計に基づく第1回生命表とされているが，そのときの日本人の平均寿命は男性42.8年，女性44.3年であった.第2次世界大戦終了直後の1947(昭和22)年では，男性50.06年，女性53.96年と，この半世紀で8〜9年延びた.戦後，日本人の平均寿命は急速に延び，平均寿命が60年を超えたのは，女性で1950(昭和25)年，男性で1951(昭和26)年であった.また平均寿命が65年を超えたのは，女性で1953(昭和28)年，男性で1959(昭和34)年であった.女性の平均寿命が80年を超えたのは1984(昭和59)年であり，1986(昭和61)年には男性の平均寿命が75年を超えた.代表的な年齢における平均余命の推移を表3-9に示す.1965〜2015(昭和40〜平成27)年の50年間で，0歳の平均寿命は，男性で13.01年，女性で14.07年延びた.いずれの年齢でも，平均余命が延びた年数は男性より女性で大きかった.

日本および諸外国の平均寿命の推移を図3-12に示す.現代の日本の平均寿命は，世界の先進国でも高い水準にあり，OECD加盟国の中では，男性で第2位，女性で第1位，男女計で第1位であった(2016年)[2].

表3-9 平均余命の年次推移

(単位：年)

年次		男						女					
西暦	和暦	0歳	20歳	40歳	65歳	75歳	90歳	0歳	20歳	40歳	65歳	75歳	90歳
1960	昭和35	65.32	49.08	31.02	11.62	6.60	2.69	70.19	53.39	34.90	14.10	8.01	2.99
1965	40	67.74	50.18	31.73	11.88	6.63	2.56	72.92	54.85	35.91	14.56	8.11	2.96
1970	45	69.31	51.26	32.68	12.50	7.14	2.75	74.66	56.11	37.01	15.34	8.70	3.26
1975	50	71.73	53.27	34.41	13.72	7.85	3.05	76.89	58.04	38.76	16.56	9.47	3.39
1980	55	73.35	54.56	35.52	14.56	8.34	3.17	78.76	59.66	40.23	17.68	10.24	3.55
1985	60	74.78	55.74	36.63	15.52	8.93	3.28	80.48	61.20	41.72	18.94	11.19	3.82
1990	平成2	75.92	56.77	37.58	16.22	9.50	3.51	81.90	62.54	43.00	20.03	12.06	4.18
1995	7	76.38	57.16	37.96	16.48	9.81	3.58	82.85	63.46	43.91	20.94	12.88	4.64
2000	12	77.72	58.33	39.13	17.54	10.75	4.10	84.60	65.08	45.52	22.42	14.19	5.29
2005	17	78.56	59.08	39.86	18.13	11.07	4.15	85.52	65.93	46.38	23.19	14.83	5.53
2010	22	79.55	59.99	40.73	18.74	11.45	4.19	86.30	66.67	47.08	23.80	15.27	5.53
2015	27	80.75	61.13	41.77	19.41	12.03	4.27	86.99	67.31	47.67	24.24	15.64	5.56

[厚生労働省：第22回完全生命表より引用]

---

[2] OECD (2019), Life expectancy at birth (indicator). doi: 10.1787/27e0fc9d-en (最終確認：2019年11月26日)

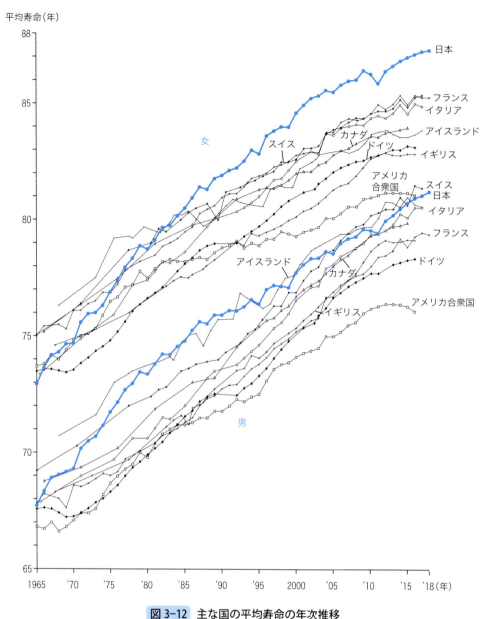

図 3-12 主な国の平均寿命の年次推移
注：1）1971年以前の日本は，沖縄県を除く数値である．
　　2）1990年以前のドイツは，旧西ドイツの数値である．
［厚生労働省：平成30年簡易生命表の概況より引用］

　では日本人の平均寿命は，今後どれくらい延びる余地があるのだろうか．1つの考え方として，特定死因を除去した場合の平均寿命の延びが厚生労働省によって計算されている．これは，ある死因が克服されたとして，その死因で死亡していた者が死亡年齢以降に他の死因で死亡した場合を仮定したもので，死亡時期の相違に基づいて集団全体の平均寿命の延びが推定される．これにより各死因について平均寿命に及ぼす影響の大きさが比較できる．2015（平成27）年についてみると，男女とも悪性新生物（男性3.75年，女性2.90

年)の影響が最も大きく，次いで心疾患(男性1.41年，女性1.35年)，脳血管疾患(男性0.78年，女性0.76年)の順であった．

3 健康寿命

健康で過ごせる期間の長さ「健康寿命」

近年，寿命の延長により高齢者人口も増加し，それに伴って認知症や要介護状態の高齢者数も増加している．それゆえ，寿命の長さだけでなく，健康で過ごせる期間の長さ"健康寿命"も問われるようになった．健康寿命とは，あるレベル以上の健康状態で生きられる期間のことであり，厚生労働省によれば「健康上の問題で日常生活が制限されることなく生活できる期間」と定義されている．健康寿命の計算方法は，疾病や障害の状態をどう取り扱うかで2つに分けられる．1つは疾病・障害について，ある一定の基準のもとに「あり」「なし」に分けて，疾病・障害が「なし」の状態の平均余命を計算するものであり，米国の「Healthy People 2020」や日本の「健康日本21(第二次)」は，この方法を採用している．もう1つは，疾病・障害による負担の大きさを考慮した平均余命であり，世界保健機関(WHO)も"障害調整生存年数 disability-adjusted life year(DALY)"＊として，この方法を採用している．

健康寿命を延ばすことが，世界各国で共通の健康目標とされている．先述の「健康日本21(第二次)」においても，「平均寿命の延びを上回る，健康寿命の延び」が主要目標にあげられている．

WHOは，加盟国の健康寿命を定期的に公表している．2016年の値(Healthy

●健康寿命

＊障害調整生存年数(DALY)　障害の程度による重み付けとして，0(健康上の損失なし)～1(死亡と同等の損失)の係数が加味される．たとえば，脊髄損傷は難聴よりも障害の程度が重いとカウントされており，難聴で1年過ごした場合は1年×0.215，脊髄損傷で1年過ごした場合は1年×0.296のように，係数の値を変えて計算している(例にあげた係数はGlobal Burden of Disease Study 2013に基づく)．

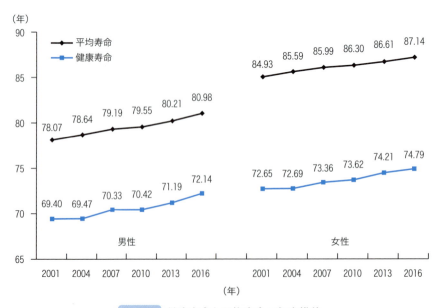

図3-13　健康寿命と平均寿命の年次推移
[内閣府：令和元年版高齢社会白書より引用]

life expectancy)によると[3]，日本は，男性 72.6 年，女性 76.9 年で，男女ともシンガポールに次いで第 2 位と世界でも高い水準にある．

厚生労働省の健康寿命（日常生活に制限のない期間）の公表結果について，**図 3-13** に示す．2016（平成 28）年の値は，男性では平均寿命 80.98 年に対して健康寿命が 72.14 年であった．女性では，それぞれ 87.14 年と 74.79 年であった．これら平均寿命と健康寿命との差は「日常生活に制限のある期間」と解釈することができ，その期間は男性で 8.84 年，女性で 12.35 年となっていた．

E 傷病統計

1 患者調査

医療施設ベースで国民の傷病を明らかにする

a 調査の目的

患者調査の目的は，病院や診療所を利用する患者の傷病の状況などを明らかにし，医療行政における基礎資料を得ることである．1984（昭和 59）年以降，3 年に 1 回実施されている．

●患者調査

b 調査の対象と方法

日本全国の医療施設から層化無作為抽出された医療施設で実施される．ここでの「層化無作為抽出」とは日本にある全医療施設を対象にするのではなく，都道府県ごと，二次医療圏ごとの医療施設リストなどから一定の割合でランダムに調査対象の医療施設を選ぶことである．2017（平成 29）年の場合，全国で病院は 6,427 施設，一般診療所は 5,887 施設，歯科診療所は 1,280 施設を対象に行われている．調査票の記入は各医療施設の管理者が記入し，入院患者，外来患者については調査実施年の 10 月の指定された 1 日，退院患者については 9 月中の退院患者に関して調査が行われる．

調査票は 2017（平成 29）年の場合，一般診療所票，一般診療所退院票，歯科診療所票，病院票，病院外来票，病院入院票，病院退院票からなる．主な調査項目としては各患者の性，出生年月日，住所，受療の状況（傷病名など），診療費等支払方法（自費・医療保険・公費負担医療，介護保険など），受診時の紹介の有無，受診時の救急の状況，初診・再来の区分（外来の場合）などである．入院患者に関しては入院年月日，病床の種別（精神病床，結核病床，療養病床，一般病床など），入院時の状況（生命の危険の有無等）などに関する質問が加わる．また，退院患者に関しては入退院年月日，手術の有無，入院前の場所，転帰（治癒，軽快，不変，悪化，死亡など），退院後の行き先などの質問が加わる．各調査票の詳細は厚生労働省のホームページで閲覧可能である．

---

[3] WHO: Global Health Observatory data repository (http://apps.who.int/gho/data/node.main. HALE)（最終確認：2019 年 11 月 26 日）

78 　3. 健康, 疾病, 行動にかかわる統計資料

表 3-10　2017(平成 29)年患者調査の結果の抜粋

推計患者数(千人)	入院　男 599, 女 713 外来　男 3,054, 女 4,137
総患者数(千人)	男　高血圧性疾患 4,313, 糖尿病 1,848, 脳血管疾患 556, 　　心疾患 963, 悪性新生物 970 女　高血圧性疾患 5,643, 糖尿病 1,442, 脳血管疾患 558, 　　心疾患 775, 悪性新生物 812
受療率(人 /10 万人当たり)	入院　男 972, 女 1,096 外来　男 4,953, 女 6,360 入院　男　精神及び行動の障害 197, 脳血管疾患 106, 新生物 130 入院　女　精神及び行動の障害 201, 脳血管疾患 124, 新生物 95 外来　男　高血圧性疾患 439, 糖尿病 203, 　　　　　筋骨格系及び結合組織の疾患 522 外来　女　高血圧性疾患 578, 糖尿病 152, 　　　　　筋骨格系及び結合組織の疾患 853
平均在院日数(日)	<u>傷病分類別</u>(病院の退院患者平均在院日数) 精神及び行動の障害 282, 脳血管疾患 82, 結核 54 <u>都道府県別</u>(病院の退院患者平均在院日数) 全国 30.6, 高知 56.2, 佐賀 48.1, 長崎 44.9, 徳島 44.9

〔厚生労働省：平成 29 年 (2017) 患者調査の概況より引用〕

c 調査の結果

　厚生労働省が推計患者数(入院・外来), 総患者数, 受療率(入院・外来)などを推計し, 性別, 年齢階級別, 二次医療圏別, 都道府県別, 疾病分類別, 主要傷病別, 病院・一般診療所別などの項目別に集計する. 調査結果は厚生労働統計協会から出版されており, また, 調査の概要および結果の一部は厚生労働省のホームページで閲覧可能である. 調査結果の一部を表 3-10 に示した. なお, 推計患者数, 総患者数, 受療率の概念については次のとおりである.

1) 推計患者数

　推計患者数は, 1 日患者数ともいわれ, 調査日に調査を実施した施設以外の患者も含めて, 1 日に医療機関を受診したすべての患者数を推計したもので, この調査の基本となる数値である. 推計患者数は推計入院患者数と推計外来患者数に分けられ, 推計外来患者数はさらに推計初診外来患者数と推計再来外来患者数に分けられる.

2) 総患者数

　総患者数は 1993(平成 5)年の調査以降推計されているもので, 調査日には医療施設を外来受診していないが継続的に医療機関を受診している患者数を推計し, 前述の推計患者数に加えた数である.

　総患者数を式で表すと以下のようになる.

　　　　　総患者数＝推計入院患者数＋推計初診外来患者数

　　　　　　　　　　＋推計再来外来患者数×平均診療期間×調整係数(6/7)

　調整係数 6/7 は, 最近は週休 2 日の病院も多いが, 1 週間 7 日のうち 6 日間医療施設が外来診療しているという意味である.

3) 受療率

　受療率とは調査日の人口 10 万人当たりの推計入院患者数または推計外来

患者数である.

d 結果を解釈するときの注意点

調査票に記入する主傷病名は1つであり，推計される患者数は真の患者数より少ない可能性がある．また，患者調査で推計される患者数は，医療機関を受診した集団からの推計であり，罹患していても受診しない人が多いような疾患では真の患者数より少なく見積もられる可能性がある．患者調査において，ある疾患の総患者数が経年的に増加傾向にあるような場合，その原因として真の患者数が増加していること以外に，その疾患に罹患している人が以前に比べ医療機関を受診することが多くなっている可能性なども考えられ，注意する必要がある．ほかに，2011(平成23)年患者調査では，東日本大震災の影響により，宮城県の一部地域，および福島県の医療施設の調査は実施されなかったため，これらの地域が含まれない数値となっている．

2 国民生活基礎調査

国民の健康や所得などの生活状況を明らかにする

a 調査の目的

●国民生活基礎調査

国民生活基礎調査の目的は，国民の保健，医療，年金，福祉，所得などの状況を明らかにし，厚生労働行政の企画および運営に必要な基礎資料を得ることである．1986(昭和61)年に厚生行政基礎調査，国民健康調査，国民生活実態調査，保健衛生基礎調査の4つの調査が統合して国民生活基礎調査となり，以後，毎年行われている．3年ごとに大規模な調査が行われ，その間は基本事項のみの小規模な調査が行われる．健康に関する調査は大規模調査の際に実施される．

b 調査の対象と方法

2016(平成28)年の大規模調査の場合，調査票は世帯票，健康票，介護票，所得票，貯蓄票からなり，世帯票および健康票の実施対象は，2010(平成22)年国勢調査区から層化無作為抽出した5,410地区内すべての世帯および世帯員，介護票の対象は上記の5,410地区から無作為抽出した2,446地区内の要介護者および要支援者，所得票および貯蓄票の対象は上記の5,410地区内に設定された単位区から無作為に抽出した1,963単位区のすべての世帯，および世帯員としている．世帯票，健康票，介護票，貯蓄票に関しては，調査員があらかじめ配布した調査票に世帯員が自ら記入し，後日，調査員が回収した．2016(平成28)年の各調査票の主な内容としては下記のようなものがある．

①世帯票：性，出生年月，配偶者の有無，医療保険加入状況，公的年金受給状況，就業状況，乳幼児の保育状況など

②健康票：自覚症状や通院の状況，日常生活への影響の状況，悩みやスト

80　3. 健康, 疾病, 行動にかかわる統計資料

表 3-11　2016（平成 28）年国民生活基礎調査の結果の抜粋

自覚症状のある人の割合	有訴者率（1 千人当たり） 男 271.9, 女 337.3, 65 歳以上男 417.5, 65 歳以上女 468.9 男　腰痛 91.8, 肩こり 57.0, せきやたんがでる 50.5, 鼻がつまる・鼻汁が出る 49.5 女　肩こり 117.5, 腰痛 115.5, 手足の関節が痛む 70.2, 体がだるい 53.9
通院している人の割合	通院者率（1 千人当たり） 男 372.5, 女 406.6, 65 歳以上男 681.7, 65 歳以上女 690.6 男　高血圧 120.0, 糖尿病 58.1, 歯の病気 47.4, 眼の病気 42.4, 腰痛症 41.4 女　高血圧 116.1, 眼の病気 59.5, 歯の病気 57.3, 腰痛症 56.6, 脂質異常症 56.3
過去 1 年間にがん検診を受診した者の割合（%）（40～69 歳, 子宮がんは 20～69 歳）	胃がん検診　男 46.4　女 35.6 肺がん検診　男 51.0　女 41.7 乳がん検診　36.9, 子宮がん検診　33.7 大腸がん検診　男 44.5　女 38.5

［厚生労働省：平成 28 年国民生活基礎調査の概況より引用］

　レスの状況, 健康診断などの受診状況など
③介護票：介護が必要な者の性別と出生年月, 要介護度の状況, 介護が必
　要となった原因, 居宅サービスの利用状況, 主に介護する者の介護時間
　など
④所得票：所得の種類別金額, 所得税の額, 現在の暮らしの状況など
⑤貯蓄票：貯蓄額, 借入金額など

c　調査の結果

　厚生労働省が集計し, 調査結果は厚生労働統計協会から出版されている.
調査の概要および結果の一部は厚生労働省のホームページで閲覧可能であ
る. 国民生活基礎調査の結果の一部を**表 3-11** に示した.

d　結果を解釈するときの注意点

　国民生活基礎調査は国民が調査票に直接回答するので, 「対象者が正しく
答えているかどうかは不明である」という限界があることに注意すべきであ
る. たとえば, 健康票で傷病名を答えるが, その病名が正しいかどうかは不
明であり, また, 答えたくないような病気は回答しない可能性もある.

　ほかに, 経年的に調査結果を比較したい場合に, 実施年次により質問内容
が一部異なっているので, 2016（平成 28）年にある項目であっても, それ以
前になく, 比較できないこともあるのでよく確認する必要がある.

3　食中毒統計

食中毒の発生状況を把握する

a　調査の目的

　食中毒統計の目的は食中毒患者ならびに食中毒による死者の発生状況を的
確に把握し, 複雑な発生状況を解明するために調査を行い, とくに食品衛生
対策のための基礎的資料を得ることである.

●食中毒統計

b 　調査の対象と方法

　調査の対象は食品衛生法により医師から届けられたすべての食中毒患者，もしくはその疑いのある者，死者で，その年の1〜12月に発生し，次の年の3月31日までに厚生労働省に報告された者が集計される．食品衛生法により医師が食中毒として保健所に届出をすると，保健所はその患者の食中毒調査票を作成する．さらに食中毒患者や原因施設などの調査結果を含めて総合的に考察し，食中毒事件票を作成する．都道府県はこの事件票をとりまとめて厚生労働省に報告し，集計される．

　医師からの届出票には，病名，発病日時，診断日時，診断方法，患者等氏名・住所，生年月日（年齢），医師住所・氏名などが記載される．

　食中毒調査票では誰が，いつ，どこで，何を，どのような方法で食べ，症状はどうであったかなど，原因追究に必要な情報が収集される．たとえば，患者氏名・所在地，性別，職業，生年月（年齢），発病日時・場所，原因食品名，原因食品の摂取日時・場所，症状と発症順位，事件前の食事の献立内容，原因施設などの名称・所在地・状況（調理場の清潔不潔，ハエやネズミの有無，便所・下水・排水の状況等）などの情報が収集される．

　食中毒事件票には，原因施設の名称・所在地，初発患者発病年月日，原因食品名と確実度，病因物質名，性年齢別の患者分布など，その食中毒事件の概要が記載される．

c 　調査の結果

　2018（平成30）年の食中毒統計によると，食中毒発生件数は1,330件，患者数17,282人，死者数3人であった．また，原因としては，原因物質判明の1,306件のうち，細菌が事件数の約36％，ウイルスが約20％，残りが自然毒や化学物質，寄生虫などであった．細菌による食中毒事件の原因では，カンピロバクターとブドウ球菌，サルモネラ菌で78％を占め，ウイルスではノロウイルスが約97％を占めている．最近20年間，食中毒患者数は，15,000〜45,000人前後で推移しており，一定の傾向は認めない．1995（平成7）年以降の食中毒死亡者は，腸管出血性大腸菌による集団発生事件などが起こった年に多くなる傾向があるが［1996（平成8）年15人，2002（平成14）年18人，2011（平成23）年11人，2012（平成24）年11人，2016（平成28）年14人］，それ以外の年では10人未満で推移している．

　厚生労働省に集積された食中毒の発生状況などは，随時厚生労働省のホームページで公表されており閲覧可能である．

d 　結果を解釈するときの注意点

　1955（昭和30）年の粉ミルクにヒ素が混入した事件（森永ヒ素ミルク事件），1996（平成8）年の大阪府堺市における腸管出血性大腸菌O157による事件など，大規模な事件が起こった年で患者数や死亡者数などが前後の年と比べて多い年があるので，注意する必要がある．

82 3. 健康, 疾病, 行動にかかわる統計資料

F その他の保健統計

1 国民健康・栄養調査

▲ 健康増進法に基づき, 健康日本21や生活習慣病対策の評価に重要な役割を
果たしている

a 目的と背景

　国民健康・栄養調査は, 健康増進法第10条に基づき, 厚生労働省が行う
調査(一般統計調査)である. その目的は, 「国民の身体の状況, 栄養素摂取
量および生活習慣の状況を明らかにし, 国民の健康の増進の総合的な推進を
図るための基礎資料を得る」ことである. 「健康日本21」などの健康増進や
生活習慣病対策において, 計画の策定・実施・評価などの際に重要な役割を
果たしている. 健康増進法が施行された2003(平成15)年に, それまで栄養
改善法に基づき実施されていた「国民栄養調査」の内容が拡大され, 「国民
健康・栄養調査」となった.

●国民健康・栄養調査

b 内容

　本調査の最大の特徴は, 日本人全体を「母集団」とした標本調査というこ
とである. 具体的には, 国民生活基礎調査において設定された単位区から全
国300の地区[ただし, 2012(平成24)年および2016(平成28)年の調査につ
いては, 都道府県比較を行うために, 1都道府県あたり10地区(東京都のみ
は15地区)の計475地区を対象として, 通常の300地区から拡大して調査が
行われた]を毎年無作為に選び出す. そして, その地区に居住する1歳以上(約
6,000世帯, 18,000人)を対象として, それらの地区を所管する保健所が11
月に調査を実施する. 調査内容は, ①身体の状況に関する事項, ②栄養素な
どの摂取状況に関する事項, ③生活習慣などに関する事項から構成される(図
3-14).

　①身体状況調査：身長・体重〈1歳以上〉, 腹囲〈20歳以上〉, 血圧(2回
　　測定)〈20歳以上〉, 血液検査〈20歳以上〉(血糖, HbA1c, 総コレステロー
　　ル, HDLコレステロール, LDLコレステロール, トリグリセリド, ア
　　ルブミン, 血色素など)が行われる. また, 高血圧, 不整脈, 糖尿病,
　　脂質代謝異常などに対する服薬状況や運動習慣に関して問診〈20歳以
　　上〉が行われる.

　②栄養摂取状況調査〈1歳以上〉：世帯ごとに, ある1日(日曜日, 祝日は
　　除く)に摂取した食品を秤量記録する(世帯の個々人の摂取量を推定する
　　ために, 世帯全体の量を「比例案分」する). 食事状況〈欠食・外食など〉
　　を併せて調べる. また, 身体活動量を調べるために1日の歩数〈20歳
　　以上〉が測定される.

　③生活習慣調査〈20歳以上　※ただし調査年により異なる〉：自記式質問
　　紙(アンケート方式)により, 毎年繰り返し把握される項目(喫煙, 飲酒

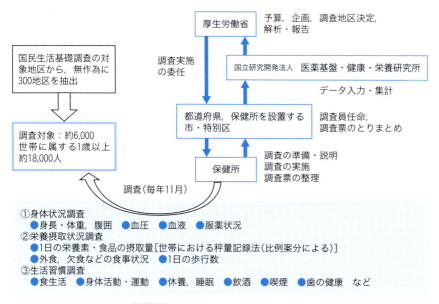

図 3-14 国民健康・栄養調査の概要

などの基本的な項目）と，重点的な領域について周期的に把握される項目とが組み合わされて行われる．

c 調査の実施体制とデータ収集・解析（図 3-14）

　厚生労働省が予算措置や調査の企画立案，調査地区の決定を行い，都道府県（ないしは保健所を設置する市や特別区）に調査を委任する．調査地区を所轄する保健所は，医師，管理栄養士，保健師，臨床（衛生）検査技師，事務担当者などから調査チーム（国民健康・栄養調査班）を組織し，実際の調査（データ収集）を行う．

　身体状況調査では，調査対象者が集合しやすい場所に調査会場を設置し，身体計測，血圧測定，採血，問診などを行う．栄養摂取状況調査では，調査員が調査票を各世帯に配布し，秤量の仕方や記入方法などを説明するとともに，記入後にはその内容を確認し回収する．生活習慣調査は，留め置き法による自記式質問紙調査とし，栄養摂取状況調査と同時に行う．

　保健所によって収集された調査票は，都道府県（ないしは保健所を設置する市や特別区）がとりまとめを行い，厚生労働省に提出される．調査票の入力・集計・作表は，国立研究開発法人医薬基盤・健康・栄養研究所が行い，それをもとに厚生労働省が調査報告書の作成と公表を行う．

d 調査データの活用

　このように大規模で，国全体をカバーする健康・栄養に関する調査が毎年実施されている例は，世界的にも類がない．国民の生活習慣や食事，生活習慣病リスク因子の状況は，感染症の発生状況などと違って，毎年毎年大きく変動するものではない．しかし，5 年，10 年に一度といった間隔ではなく，

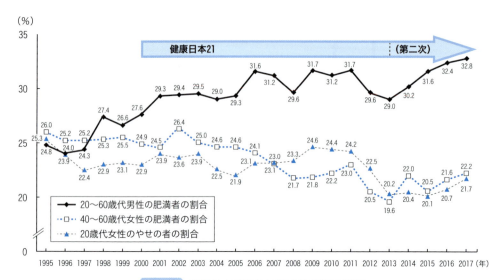

図 3-15 肥満およびやせに関する指標の推移
※ 3年分の移動平均により平滑化した値
[厚生労働省：国民健康・栄養調査より引用]

　毎年把握（モニタリング）することは，健康日本21のように，数値目標を立て，マネジメントサイクルに基づき実施する施策において，目標の修正や将来予測などにかかわる重要な情報を提供してくれる（例示：図3-15）．毎年の報告書については，厚生労働省のホームページから全文が閲覧（ダウンロード）可能である．

2 都道府県民健康・栄養調査

> 都道府県では，健康増進計画の策定や評価のために，それぞれの健康・栄養に関する調査を実施している

　健康増進法第8条により，各都道府県は，住民の健康増進を推進するために「都道府県健康増進計画」を定めることになっている．国が健康日本21の計画を策定し，その進捗状況を評価するために，国民健康・栄養調査を行うのと同様に，各都道府県においても健康・栄養に関する調査が実施されている．多くの場合は5年程度の間隔で，国民健康・栄養調査と同時期に，調査対象地区を拡大する形で実施されている．国が健康日本21（第二次）を2013（平成25）年度から開始したことに伴い，各都道府県でも独自の調査結果などに基づいて，第2次計画が定められた．

3 家計調査

日本の家計における食料費の動向・実態を把握する

a 概　要

家計調査は，国民生活における家計収支の実態を把握することを目的に，総務省によって毎月実施されている．栄養対策の観点では，食料消費支出の動向を把握することに活用できる．1946（昭和21）年の消費者価格調査から発展し，1953（昭和28）年から家計調査として実施されている．

家計調査は，全国から約9,000世帯を抽出した標本調査である．世帯構成，年間収入，貯蓄・負債，収入・支出（家計簿）が調査され，これにより家計の平均像を把握する．

家計調査と類似したものに，全国消費実態調査がある．全国消費実態調査も総務省が実施するものであるが，消費の構造などを詳細に把握することを目的に，5年に1度，家計調査の約6倍の世帯数［2014（平成26）年全国消費実態調査では約56,400世帯］を対象に実施されている．

b 食料費の動向・実態

消費支出に占める食料費の割合"エンゲル係数"の全国平均についての年次推移を図3-16に示す．1952（昭和27）年までは50％以上であったが，1980（昭和55）年には30％を下回り，2000（平成12）年以降も20％台で推移している．

上記は全国平均についてであるが，家計収支は世帯の特性などによりさまざまである．たとえば，2017（平成29）年のエンゲル係数を年間収入の十分位階級別に集計した結果を図3-17に示す．「所得が低くなるにつれ，エンゲ

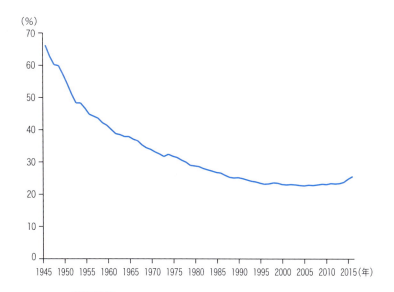

図3-16 エンゲル係数の年次推移（2人以上の世帯）

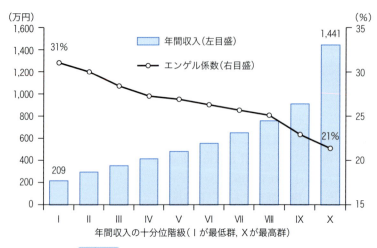

図 3-17 年間収入ランク別のエンゲル係数
［2017（平成29）年：2人以上の世帯］

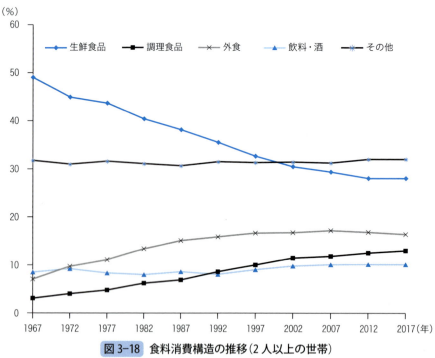

図 3-18 食料消費構造の推移（2人以上の世帯）

各費目について、「米」・「生鮮魚介」・「生鮮肉」・「卵」・「生鮮野菜」・「生鮮果物」を『生鮮食品』、「飲料」・「酒」を『飲料・酒』、その他の食料消費費目を『その他』（加工食品・乾物・調味料など）のように分類し集計

ル係数は高くなる」という"エンゲルの法則"が現代の日本においても成り立つことがうかがえる.

C 食料消費構造

食料費に占める費目別の支出構成比率（食料消費構造）を**図 3-18**に示す.

生鮮食品は，1967（昭和42）年の49％から2017（平成29）年の28％へと低下している．一方で調理食品は，1967（昭和42）年の3％から2017（平成29）年の13％へと増加している．外食も，1967（昭和42）年の7％から1997（平成9）年の17％まで増加し，2017（平成29）年は16％となっている．

　生鮮食品としたもののうち，1967（昭和42）年から2017（平成29）年でとくに支出構成比率が減少していた費目は，米，卵，生鮮果物，生鮮魚介であった．なお2010（平成22）年以降，穀類については，米よりもパンのほうが支出金額が多くなっている．

練習問題

3-A, B 保健統計について，正しいものに○，誤っているものに×をつけよ．
(1) 統計法において「公的統計は，広く国民が容易に入手し，効果的に利用できるものとして提供されなければならない」と規定されている．
(2) 全数調査よりも標本調査のほうが，偏り（バイアス）がかからない．
(3) 保健統計には，出生・死亡・婚姻・離婚の統計である人口静態統計と人口や世帯などの人口動態統計がある．
(4) 14歳以下の年少人口の割合は12%と低率である．
(5) 65歳以上の老年人口割合は，2018（平成30）年現在，20%に達して，この40年近くで2倍と急増している．
(6) 年少人口，生産年齢人口，老年人口を使った指標があるが，年少人口あたりの老年人口である老年人口指数が最も急増している．
(7) 現在の日本の人口構造はピラミッド型である．
(8) 団塊の世代が75歳以上となる2025年頃の日本でさまざまな問題（2025年問題）が起こるといわれている．
(9) 現在，30〜34歳で男性は3人に1人，女性は5人に1人が未婚である．
(10) 世帯構造は，単独世帯および夫婦のみの世帯は減少し，夫婦と未婚の子のみの世帯，および3世代世帯が増加している．
(11) 世界人口は現在では75億人程度と推計され，この70年間で3倍に膨れ上がっている．

3-C 人口動態統計について，正しいものに○，誤っているものに×をつけよ．
(1) 人口動態調査票は都道府県により作成される．
(2) 日本人の粗死亡率は上昇を続けている．
(3) 日本人の年齢調整死亡率は上昇を続けている．
(4) 合計特殊出生率は低下を続けている．

3-D 平均余命や健康寿命について，正しいものに○，誤っているものに×をつけよ．
(1) 平均寿命は，対象年次に死亡した人の年齢を平均して算出できる．
(2) 100歳の平均余命は，算出できない．
(3) 乳児の死亡率が低下すると，平均寿命も低下する．
(4) 40歳の平均余命に40を加えた値は，平均寿命より大きい．
(5) 健康寿命は，特定死因を除去した場合の平均寿命の延びのことである．

3-E 傷病統計について，正しいものに○，誤っているものに×をつけよ．
(1) 患者調査は，受診した患者に対して行われる．

(2) 国民生活基礎調査は，無作為抽出された国民に行われる．

(3) 国民生活基礎調査では，受療率が計算される．

(4) 1995（平成 7）年以降の食中毒による死亡者数は，年間 100 人前後である．

3-F

1. 国民健康・栄養調査に関する記述のうち，正しいものに○，誤っているものに×をつけよ．

(1) 栄養改善法に基づき行われる．

(2) 5 年おきに行われる．

(3) 血液指標は，特定健康診査の検査データで代用される．

(4) 1 日の歩行数が調べられる．

(5) 調査は，市町村が実施する．

2. 日本の家計調査について，正しいものに○，誤っているものに×をつけよ．

(1) 家計調査は，厚生労働省が 5 年に 1 度実施している．

(2) 所得格差の指標であるエンゲル係数は，年々増加している．

(3) 所得が高い世帯ほど一般的にエンゲル係数が高いとされている．

(4) 食料費に占める調理食品の支出割合は，1967 〜 2017（昭和 42 〜平成 29）年の 50 年間で増加傾向にある．

(5) 2017（平成 29）年の食料費に占める外食の支出割合は，5％に満たない．

4 健康状態・疾病の測定と評価

学習目標

1. 疫学に用いられる指標が理解できる.
2. コホート研究, 症例対照研究などの疫学研究手法について特徴を説明できる.
3. 選択バイアス, 情報バイアス, 交絡について特徴と制御法を説明できる.
4. スクリーニングの条件や有効性評価のプロセスを説明できる.
5. スクリーニングの感度・特異度が算出できる.
6. 根拠(エビデンス)のレベルについて説明できる.
7. 疾患管理(診療)ガイドラインの意義と適切な利用法について説明できる.
8. 食品の安全性の確保およびその現状と, 安全性の向上のためのリスクアナリシスを説明できる.
9. 人を対象とした研究調査における倫理的配慮(利益相反の管理も含む)を説明できる.

A 疫学の概念

1 疫学の定義

疫学は健康に関する事象などの分布や規定要因を研究する学問である

WHO のホームページ上で,「疫学とは健康に関する状態, 疾病を含む事象の分布や規定要因を研究する学問であり, 疾病やその他の健康にかかわる問題のコントロールに適用される」とされている. 疫学研究では多くの手法が用いられている. サーベイランスと記述疫学は疾病などの分布を探るのに用いることが可能であり, 分析疫学は疾病などの規定要因を探るのに用いられる.

●疫学

疾病の起こり方は一様ではない. 集団を観察することで疾病の発生具合の差異を明らかにすることができるのである. そのための観察のポイントとして 5W1H がしばしばあげられる. いつ(when), どこで(where), 何が(what), どのような人に(who)起こっているかを記述し, なぜ(why), どのように(how)起こったのかを分析していく学問である.

疫学の目的は,
①疾病の原因や危険因子を解明すること
②疾病の分布を明らかにすること
③疾病の自然史と予後を研究すること
④既存もしくは新規の予防対策や治療法, 保健医療サービスシステムの有効性を評価すること

⑤環境問題や遺伝的問題，あるいは疾患の予防や健康増進に関する公共政策の基礎となる情報を提供すること

があげられる．

2 疫学の対象と領域

疫学が対象とする範囲は広がっている

疫学研究は疾病研究のすべての領域において活用される．例として疾病や事象の分布をみること，また疾病や事象の罹患率を観察すること，さらには曝露要因によって疾病や事象の分布・罹患率が異なるかの調査などがあげられる．また，測定可能な項目はすべて疫学の範疇となり，遺伝疫学・血清疫学・社会疫学・地理疫学・栄養疫学・臨床疫学などその領域は広い．

古くはコレラの感染経路を突き止めたスノウによるコレラの流行阻止，高木兼寛による海軍長期航海の食事の分析による脚気（ビタミン B_1 欠乏）予防がその先駆けとなった．20世紀に入ってからは慢性疾患の危険因子の解明とその予防に関しても重視するようになった．喫煙によるがんの多発や高コレステロール・高血圧による動脈硬化性疾患の増加を明らかとし，社会として対策を重ねることを可能とした．

今後，疾病構造が変化していくこと，多種多様な情報が使用可能になることで疫学が対象とする範囲はより広がっていくと考える．

B 疫学指標 ————————————————

1 疾病頻度

疾病の頻度測定に有病率，罹患率，致命率，死亡率などが用いられる

疫学の目標の1つに疾病や事象の分布，罹患率を記述することがあげられる．これらを最も単純に評価する指標として有病率 prevalence と罹患率 incidence rate がある．

●有病率
●罹患率

a 有病率

横断的研究などで用いられる指標であり，集団の中である基準を満たしている人の割合を指す．この場合，その疾病（状態）に罹患する可能性がある者（危険曝露人口）を分母におくことが重要であり，子宮頸がんの有病率を評価する際に男性は分母に入れないなど，分母の定義には注意が必要である．また，ある一定期間にその疾病に罹患していることを示す期間有病率，生涯にその疾病に罹患する割合である生涯有病率なども用いられる．

治癒する疾患の場合，疾病の有病率は疾病の罹患率と平均有病期間に影響を受ける．すなわち，罹患率が高くてもすぐに治癒する疾患は有病率が低く

	1年目	2年目	3年目	4年目	5年目	罹患率用観察期間	死亡率用観察期間	罹患	死亡
1						5	5	0	0
2						4.5	4.5	0	0
3						4.5	4.5	0	0
4						3.5	4.5	1	1
5						0.25	0.25	0	1
6						0.5	4.5	1	1
7						3.5	3.5	0	1
8						2	4	1	1
9						5	5	0	0
10						0	5	0	0
合計						28.75	40.75	3	5

罹患率：0.104/人年　　△：転入　　◦：死亡
死亡率：0.123/人年　　▽：転出　　○：発症

図4-1　人年法

なる一方，罹患率が低くても治癒するまでに時間がかかる，あるいは慢性的にその状態が続く場合は有病率が高くなる可能性がある．疾病の全容を理解しようと考えた場合，有病率だけではなく罹患率，平均有病期間も考慮に入れることが望ましい．

b 罹患率

ある一定期間にどのくらいの人がその疾病に罹患するかを示す指標である．分子はその期間中に新規に発生する患者の数になる．一方，分母はその疾患に罹る可能性のある期間（観察期間）になる．同じ人数でも観察期間が長くなれば分母は大きくなる．そのため人数と観察期間をかけ合わせた人年法が用いられる．人年法については**図4-1**に示すように計算する．具体的には各年の初めから終わりまで健康で観察された場合を1年，転出入，発病があった年は0.5年，1年の間に転入し発症した場合などは0.25年と計算する．また，罹患率の計算の場合は罹患している期間を分母から除外する．また観察期間を明示したうえで対象集団の何％がその疾病に罹患するかを示す累積罹患率や，一生涯のうちに対象集団の何％がその疾病に罹患するかを評価する生涯罹患率なども用いられる．

●累積罹患率

c 致命率

特定の状態にある症例のうち，特定の期間内に死亡する者の割合を指す．1から致命率 case-fatality rate を引いたものが生存率となる．

●致命率

$$致命率 = \frac{ある疾病を原因とする死亡者の数（特定の期間）}{その疾病に罹患した人数}$$

で示す．

ただし，きわめて長期の経過をたどる疾患についてはその期間内に新規の罹患が起こらず，過去の罹患がもたらす死亡がみられる場合など，致命率が100％を超える状況が起こりうる．したがって致命率を計算する場合，時間

について明確に定義することが重要である.

致命率・生存率は疾病罹患後の予後を表す指標としてよく使われており，とくに5年生存率は臨床医学・臨床疫学・がん統計などによく用いられている.

d 死亡率 mortality rate

●死亡率

一定期間中に死亡する者の割合で，粗死亡率ともいう．分子は観察期間中の死亡数で分母は観察対象者数となる．

日本の人口動態統計などで示される粗死亡率は年間の死亡数/年央人口で計算される．年央人口は通常7月1日のものが用いられるが，日本では国勢調査の関連から10月1日時点の人口を用いている．

2 曝露効果の測定

危険因子の影響評価に多くの指標が用いられる

ある危険因子に曝露している集団と曝露していない集団を比較するためにいくつかの指標が用いられる．

a コホート研究の場合

曝露群と非曝露群における罹患率などを用いて，以下のような指標により曝露効果を推定する．概略は図4-2に示す．

b 相対危険 relative risk

●相対危険

曝露群の罹患率と非曝露群の罹患率の比で，単位はなく「曝露群の罹患率は，非曝露群の罹患率の何倍か」を示す．

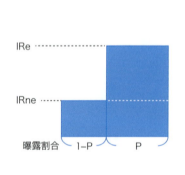

$$相対危険(RR) = \frac{IRe}{IRne}$$

$$寄与危険 = IRe - IRne$$

$$寄与危険割合 = \frac{IRe - IRne}{IRe}$$

$$集団寄与危険割合 = \frac{P \times (IRe - IRne)}{IRe \times P + IRne \times (1-P)}$$

相対危険(RR)を用いた場合

$$= \frac{P \times (RR-1)}{RR \times P + (1-P)}$$

$$= \frac{P(RR-1)}{P(RR-1)+1}$$

IR：Incidence rate 罹患率
IRe：曝露(exposure)群の罹患率
IRne：非曝露(non exposure group)群の罹患率

図4-2 コホート研究で用いられる指標

B. 疫学指標　95

c 寄与危険 attributable risk

●寄与危険

曝露群の罹患率と非曝露群の罹患率の差で，単位は罹患率と同じく主に人年法を用いる．曝露によってどのくらい罹患率が上昇するのかを表す．

d 寄与危険割合 attributable risk percent

曝露群の罹患率のうち，どのくらいが「真の曝露」の効果により増えた罹患率なのかを示す．

（曝露群の罹患率 − 非曝露群の罹患率）／ 曝露群の罹患率

で示す．

e 集団寄与危険割合 population attributable risk percent

集団のうちどのくらいの罹患がその曝露によって引き起こされているかを推定する指標．曝露群の罹患率に曝露群の曝露割合をかけ合わせたものと非曝露群の罹患率に非曝露群の割合をかけ合わせたものを加えたものを分母とし，曝露群の寄与危険に曝露割合をかけたものを分子とする．

f ハザード比

追跡期間中，罹患率の発生は一定ではないことが多い．そのため一時点 t での事象の発生する理論尺度（ハザード）を求め，それを用いて分析を行う．曝露群の時点 t におけるハザードと非曝露群の時点 t におけるハザードの比をハザード比 hazard ratio という．

●ハザード比

g オッズ比

横断的研究や症例対照研究では罹患率を求めることができないため，代わりにオッズ比 odds ratio を求める．疾病あり群の曝露ありのオッズは，

●オッズ比

$$(Pe) \div (1 - Pe)$$

で表される．$Pe = (a/a+c)$ としたとき，オッズは a/c．

一方，疾病なし群の曝露ありのオッズは，

$$(Pne) \div (1 - Pne)$$

で表される．$Pne = (b/b+d)$ としたときオッズは b/d．

この2つの比をオッズ比とし，オッズ比は $a/c \div b/d = ad/bc$ となる（図4-3）．

オッズ比は相対危険の代用として求められることが多いが，その推定がなされうるには以下の3条件が必要となる．

①疾病あり群が，曝露歴においてその疾病ありの者をよく代表していること

②疾病なし群が，曝露歴においてその疾病なしの者をよく代表していること

③対象疾患の発生がまれであること

である．

4

健康状態・疾病の測定と評価

96 4. 健康状態・疾病の測定と評価

	疾病あり	疾病なし	
曝露あり	a	b	a+b
曝露なし	c	d	c+d
	a+c	b+d	

Pe=a/a+c
Pne=b/b+d

疾病あり群の曝露ありのオッズ
Pe/(1−Pe)=(a/a+c)/(c/a+c)=a/c

疾病なし群の曝露ありのオッズ
Pne/(1−Pne)=(b/b+d)/(d/b+d)=b/d

オッズ比：疾病あり群のオッズ/疾病なし群のオッズ=ad/bc

	疾病あり	疾病なし	
喫煙あり	50	20	70
喫煙なし	50	80	130
	100	100	

Pe=0.5
Pne=0.2

疾病あり群の喫煙ありのオッズ
0.5/0.5=1

疾病なし群の喫煙ありのオッズ
0.2/0.8=0.25

オッズ比=1/0.25=4

図4-3 オッズ比表

C 疫学の方法

1 疫学的方法の全体像

目的に応じて適切な疫学手法を選択する

疫学研究は実社会で起こりつつある現象を分析して，そこから健康とそれに影響する要因との関連を解明する学問体系である．疫学研究の多くは，実社会で起こりつつあることをありのままに観察することを基本とする．そのような疫学研究は，**観察研究** observational study として理解することができる．また，研究者が対象とする集団，社会に介入して，その効果を実社会で起こりつつある現象として評価することもある．この手法は観察研究と対比して**介入研究** intervention study と呼ぶ．介入研究も疫学研究の中に含まれる（**図4-4**）．

●観察研究

●介入研究

観察研究は，特定の作業仮説を持たずに，実社会での現象を丹念に記述していく"**記述疫学** descriptive epidemiology"と，特定の仮説の検証を目的とする"**分析疫学** analytical epidemiology"に大きく分類することができる．後者が仮説検証を目的とするのに対して，前者は仮説発見を目的とする．

●記述疫学

●分析疫学

介入研究は，実社会に対する介入を行うのであるから，介入の目的は実社会にプラスになることでなくては倫理的に許されない．したがって，介入研究は，観察研究，とくに分析疫学研究などによって，有効である可能性が高まった要因を対象として具体的な予防プログラムを策定できた際に，その効果を科学的な手法によって評価することを主目的として実施されるものである．

研究の発展段階の面から，研究手法の相互の関係を図示すると**図4-5**のようになる．ここで示す研究の発展段階は，疫学のみでなく他の研究分野との相互作用の上に成り立つものであり，実際に起こる試行錯誤などの複雑な動きを無視して簡略化したものである．**図4-5**に示したように，研究段階は，仮説生成，仮説検証，実践と評価の3段階に大きく分類できる．その中で疫学研究手法の位置付けは，記述疫学が仮説生成に役割を果たし，分析疫学の

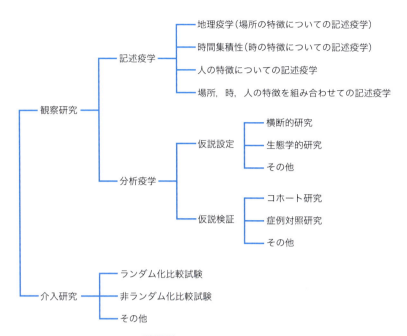

図 4-4　疫学研究の全体像

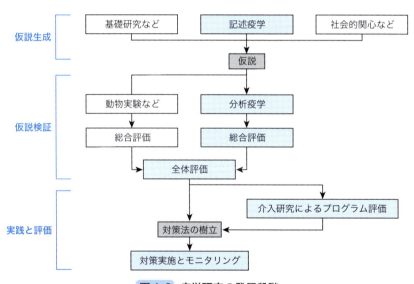

図 4-5　疫学研究の発展段階

手法は仮説検証のために用いられる．また，特定の要因とその健康影響に関する総合的な判断は，単一の分析疫学研究で評価するのではなく，複数の分析疫学で得られた研究結果の総合評価と，動物実験などで得られた研究成績の全体的な評価によって最終判断が下される．複数の分析疫学研究の総合評価は，質的評価として**系統的レビュー**（システマティックレビュー，☞本章 F-2 a ）が行われる場合が多いが，量的評価として**メタアナリシス** meta-analysis，**プール分析** pooled analysis などが行われることもある（☞本章

● 系統的レビュー
● メタアナリシス

98　4. 健康状態・疾病の測定と評価

D-4a）．研究発展の最終段階は，予防の実践とその効果の評価の段階である．予防の実践に際しては，仮説検証で得られた成果をもとに予防プログラムが策定されるが，実社会に適用する前に，予防プログラムの評価を目的として介入研究を実施する場合もある．最後に，予防活動の成果を評価し，問題点を把握するために，集団の死亡率，罹患率，有病率などを継続的にモニタリングする必要があるが，これも疫学的手法の応用となる．

2 記述疫学

対象集団の特徴を数量で記述して疾患のリスクに迫る

a 基本的な考え方

　記述疫学では実社会で起こる現象の不均一性に焦点を当てる．たとえば，異なる地域に住む集団の死亡率や罹患率が異なる場合，その背景に，その疾患の罹患しやすさに影響するリスク因子の分布に違いがあることが疑われる．このような地理分布の不均一性を手がかりとして，疾患のリスク因子に関する仮説を絞り込む疫学手法を地理疫学と呼ぶこともある．地理分布のほかに重要な情報を与えてくれる疾患分布の不均一性として，時間集積性，性・年齢分布，人種差などがある．性別・年齢別に死亡率を記述することで多くの情報，示唆が得られることが多い．その背景に疾患への罹患しやすさに影響するリスク要因の増加を疑うことで，リスク因子の絞り込みが可能となる．"流行 epidemic" という用語は，一般的な意味としては比較的短時間のうちに疾患の罹患率が増加することをいうが，疫学では，時間的変動のみでなく，地理的分布や性，年齢，人種などの人口学的要因 demographical factors の分布の不均一性なども含めて流行と呼ぶことが多い．流行を分析する際のキーワードとして，"5W1H" という便利な表現がある．これは，what, where, when, who, why, how のことであり，何（疾患）がどこで，いつ，誰に起こりつつあるかを分析することで，なぜそのような現象が起こっているのかという仮説を生み出し，それを検証し，最終的には疾患発症のメカニズムまでも明らかにしようという疫学者の意気込みを表現したものと考えることもできる．

b 地理疫学

　地理疫学は上述のように疾患の地理分布の不均一性を手がかりとして，疾患の発症要因を考える手法である．地理分布としては，国際比較，国内での都道府県レベルでの分析，市区町村レベルでの詳細な分析，さらには同一市区町村内の居住地住所による分析まで，さまざまなレベルが考えられる．国際比較の例として胃がんの地理分布を図4-6に示す．図4-6は国際がん研究機関 International Agency for Research on Cancer（IARC）が各国から収集したデータに基づいて，がん罹患・死亡の地理分布を図示するシステム（GLOBOCAN）によって作成したものである．東ヨーロッパから東アジアに

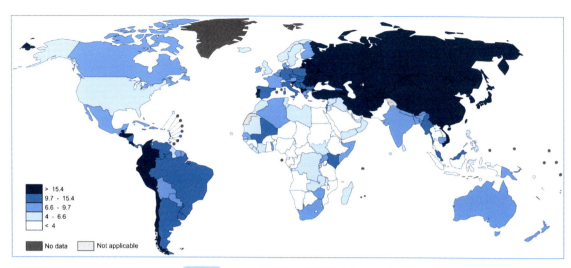

図 4-6 胃がん罹患率の国際分布(2012 年)
Estimated stomach cancer incidence worldwide in 2012: Men
[GLOBOCAN 2012 より引用]

かけての地域と南米西側に胃がんの高リスク地帯が存在することが図からわかるが，そのようなリスクの地理集積を何が説明できるか，さまざまな角度から検討することが記述疫学の役割となる．

地理疫学的な分析で問題となることの 1 つに，単位地域の大きさのばらつきがある．たとえば図 4-6 では，中国とロシアが巨大な面積を占めているために，東ヨーロッパから東アジアにかけて胃がんリスクが高いようにみえるが，中国とロシアの国内分布が一様であるかどうか，この図では明らかでない．このような問題を解決する 1 つの方法として，対象地域を行政区域とは無関係に 10 km 程度の正方形で区切って地理分布をみる "メッシュ法 grid square method" が用いられることがある．メッシュ法で罹患率，死亡率などの地理分布をみる場合には，分母である人口，分子である罹患数あるいは死亡数をメッシュ単位で集計する必要がある．人口については国土地理院などが作成した既存資料が利用できるが，罹患数，死亡数を集計するには各罹患者，死亡者の住所地情報を経度・緯度の座標軸に変換する必要があり，現状では相当の労力を要する．この面では近年めざましく進歩しつつある地理情報システム geographical information system(GIS)に大きな期待がかかる．

c 時間集積性

地理分布とともに記述疫学で重要なのが時間集積性の分析である．時間の単位としては，がん，循環器疾患などの慢性疾患では年単位〜数十年単位の経年変化が重要な意味を持つが，インフルエンザの場合の季節変動のような，周期性に着目した分析も行われることがある．

100 4. 健康状態・疾病の測定と評価

3 分析疫学的方法

疾患の発症リスクを左右する要因を分析的手法で明らかにする

a 基本的な考え方

分析疫学は，要因とその健康影響についての特定の仮説を設定し，検証することを目的として用いられる研究手法である．代表的手法は，**コホート研究** cohort study と**症例対照研究** case-control study である．疾患把握のための縦断調査が研究開始時点よりも未来にある場合を**前向き研究** prospective study，過去にある場合は**後向き研究** retrospective study と呼ぶ．

◉コホート研究
◉症例対照研究

b 横断的研究

コホート研究が罹患，死亡といった時間経過とともに起こる事象(incidence)を観察する**縦断的研究**であるのに対して，**横断的研究**(横断研究，断面研究ともいう)では，有病者の割合(有病率)など，時間経過ではなくて，ある時点における状態(prevalence)の情報を収集し，分析する．ある時点の臨床検査データの分析も横断的研究に含まれる．要因と疾病の因果的な関係を論じる際には，要因がまずあって，その後に疾患が起こるという時間的な前後関係が重要であるが，横断的研究では時間的な前後関係が考慮できないために，因果的な仮説検証には限界があり，その目的は主として仮説設定におかれる．また，罹患率は疾患の発症リスクの直接的な推計値となるが，有病率は**有病期間**の影響を受けるので，その解釈は注意を要する．

◉横断的研究
◉横断研究
◉断面研究

罹患率，有病率，平均有病期間が長期的に変化しない，いわゆる定常状態*では，罹患率(I)，有病率(P)，平均有病期間(D)とすると，1年間に新たに有病状態になる人数は，$(1 - P) \times I$，1年間に有病状態から出ていく人数は$\dfrac{P}{D}$となり，定常状態では両者は等しいから，以下の関係式が成り立つ．

＊**定常状態**　新たに罹患する人と出ていく人(治るまたは死亡する)が同数の状態.

$$(1 - P) \times I = \frac{P}{D}$$

整理すると，

$$\frac{P}{(1 - P)} = I \times D$$

P が小さい値である場合には近似的に，

$$P = I \times D$$

が成り立つ．

ある要因を持つ群の罹患率，有病率，平均有病期間をそれぞれ，I_1，P_1，D_1，持たない群の罹患率，有病率，平均有病期間をそれぞれ，I_0，P_0，D_0とすると，

$$\frac{\dfrac{P_1}{(1 - P_1)}}{\dfrac{P_0}{(1 - P_0)}} = \frac{I_1}{I_0} \times \frac{D_1}{D_0}$$

この要因が平均有病期間に影響を与えないことがわかっていれば、$D_1 = D_0$ であるから、

$$\frac{\dfrac{P_1}{(1 - P_1)}}{\dfrac{P_0}{(1 - P_0)}} = \frac{I_1}{I_0}$$

となり、有病率のオッズ比は、罹患率比（相対危険）の推計値となる。

c 生態学的研究

●生態学的研究

　上述の横断的研究や、後述するコホート研究、症例対照研究が、個人単位で測定される要因と罹患あるいは有病の有無との関連をみるのに対して、生態学的研究では、集団単位で測定された要因情報と疾病情報の関係をみる手法である。要因情報としては、環境測定データ、ある特徴を持つ者の割合など、疾病情報としては、罹患率、死亡率、有病率などが取り上げられる。集団として、地域単位で測定された要因情報と疾病情報の相関をみる場合は、地域相関研究と呼ばれる。また、1つの集団における要因情報の時間的変化と疾病情報の時間的変化の相関をみる場合もあり、生態学的時系列分析と呼ばれる。地域単位で集計された既存の統計資料などを用いて分析ができる利点があるが、後述する生態学的誤謬 ecological fallacy の影響によって誤った結論に至る場合があるので、横断的研究と同様に、仮説検証には限界があり、仮説設定を主な目的として実施されることが多い。

　生態学的誤謬とは、個人単位で観察される相関と異なった相関関係が生態学的研究で認められる現象をいう。19世紀の社会学者エミール・デュルケム Emil Durkheim の生態学的研究で、プロテスタントの多い地域はカトリックの多い地域と比較して自殺率が高いという結果が得られ、プロテスタントは自殺リスクが高いと論じられたが、個人単位でみた場合、プロテスタントの多い地域での自殺発生がカトリックに起こっている可能性を論理的には否定できない。また、プロテスタントの多い地域に共通した他の特性が自殺リスクを上げている可能性がある。

　生態学的誤謬の影響を除く方法として、複数の地域での生態学的時系列分析は有用である。地域Aでは時代とともにプロテスタントの流入が起こってプロテスタントの割合が上昇し、地域Bでは時代とともにプロテスタントの流出が起こってプロテスタントの割合が下降した場合に、地域Aでは自殺率が上昇し、地域Bでは自殺率が低下した場合には、生態学的誤謬の可能性は少なくなる。

　生態学的研究は生態学的誤謬に注意しつつ、入手可能な既存の資料などを用いて実施することで、さらなる分析疫学研究の方向性への示唆が得られるという意味で有用である。

d コホート研究

　コホート研究は、研究開始時点から未来に向かって追跡調査を進める前向

●コホート研究

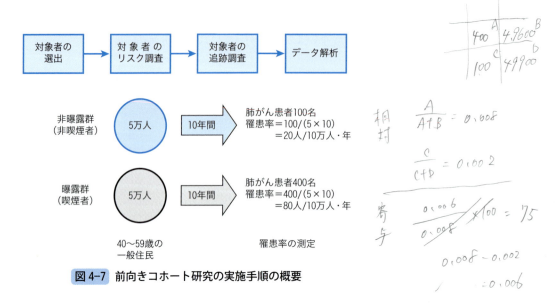

図 4-7 前向きコホート研究の実施手順の概要

き研究と，過去の資料に基づいて追跡調査をデータ上で行う後向き研究に分かれる．両者を行うハイブリッド型もあるが，ここでは触れない．

前向きコホート研究の実施手順の概要を，喫煙と肺がんに関する前向きコホート調査を例にとって図4-7に示す．研究は対象者の選出から始まる．対象者を選出する際には，対象集団 study population の設定をまず行うべきである．たとえば，喫煙と肺がんの研究であるならば，ある地域に居住する40歳以上の住民全体を対象集団として設定する．実際の調査は，対象集団の中で調査への参加に同意した者のみを対象として実施される．対象集団と区別するために，これを研究対象 study subjects と呼ぶことにする．対象集団は，がん，循環器疾患などの慢性疾患のコホート研究では，10万人程度を対象として実施されることが多い．対象集団は問題とする疾患に罹患する可能性のある者（これを population at risk と呼ぶ）に限るのが普通である．たとえば虚血性心疾患のコホート研究では，同疾患の既往のある者は除外する．参加が決定した対象者に対して，追跡調査開始時にベースライン調査 baseline survey を実施する．ベースライン調査では生活習慣に関する情報を集める．大きな集団を対象とすることから，自記式質問票を用いて調査することが多い．また，同意が得られた対象者から血液，尿などの生体試料を採取することもよく行われる．

ベースライン調査では自記式質問票調査が行われることが多いが，数万人を超える大規模なコホート（研究対象）では，インタビュー調査などの詳細な調査法は困難であるからである．とくに食生活については，自記式質問票の制約も考えて，食物摂取頻度調査票 food frequency questionnaire（FFQ）が用いられることが多い．FFQ では食物摂取の絶対量を求めるよりも，コホート内での個人間の食物摂取量の違いをより明確にすることを主目的としている点が，通常の食事調査とは大きく異なる．摂取頻度は，毎日の食物摂取の変動に左右されずに個人の食物摂取量を測定する目的に比較的よく合っているといえる．ただし，摂取頻度のみでは，1回摂取量の違いが反映されずに，

個人間の摂取量の違いが正しく表出されない可能性がある。そこで、質問票の中に1回摂取量の目安量 portion size を写真などで提示して、その基準よりもどの程度多いか少ないかを回答してもらうことで1回摂取量を推定しようという試みが盛んに行われている。このような調査法を半定量的食物摂取頻度調査票 semi-quantitative food frequency questionnaire と呼ぶ。

　このように、とくに食事調査については種々の工夫がなされているが、FFQ が個人の食物摂取をどの程度正確に把握できているかは、その後の調査の成否に大きくかかわる問題である。そこで、FFQ の正確性を検証する目的で妥当性調査 validation study と呼ばれる調査を実施することが多い。妥当性調査では、コホート内の一部を対象として詳細な調査を行い、FFQ との相関を分析することが一般に行われている。

　ベースライン調査終了後に追跡調査を実施する。がん、循環器疾患などの慢性疾患の場合には、罹患率が低いことから10年程度の追跡を実施することが多い。追跡調査では疾患への罹患あるいは疾患による死亡を調査する。死亡の調査は、人口動態統計調査にかかわる資料を利用すれば、比較的信頼性の高い情報を得ることができる。また、長期にわたる追跡調査の場合には、追跡期間中に対象地域外へ転居した対象者について異動年月日を把握することが必要となる。

　前向きコホート研究は10年程度の長期間の追跡調査となることから、追跡調査の間に食生活、喫煙、飲酒などの生活習慣は変化する可能性がある。そこで、追跡期間中にベースライン調査と同様の調査を"中間調査"として実施することもある。中間調査でも自記式の質問票調査、血液、尿などの生体試料の収集が行われることが多い。

　解析の基本的考え方を**図4-7**に示した。前向きコホート研究ではベースライン調査のデータに基づいてコホートを2群(曝露群と非曝露群)あるいは曝露レベルの異なるいくつかの群に分けて、それぞれの群で罹患率を測定することが基本となる。この比較法を"内部比較 internal comparison"と呼ぶ。罹患率の比較は、基本となる群(通常は非曝露群)と比べて曝露群の罹患率が何倍高いかを比で表す相対危険 relative risk(RR)が最もよく用いられる。また、罹患率の差である寄与危険 attributable risk を計算できるのもコホート研究の利点である。

●相対危険

●寄与危険

　前向きコホート研究が実際に未来に向けて追跡調査を実施するのに対して、過去の記録に基づいてデータ上で追跡調査を行う方法を、後向きコホート研究と呼ぶ。追跡調査が過去の記録に基づいて行える状況はそれほど多くはないが、最もよく実施されるのは、特定の企業、工場などでの勤務歴を有する者を対象とした研究である。たとえば、ある工場での作業歴が作業記録として残されている場合、作業者個人別に特定の物質への曝露歴を推定することが可能になるが、この場合には曝露歴を有する者をコホートとして調査が進められる。このような場合には、追跡調査も作業者の勤務歴のデータを用いることが多い。ある企業での後向きコホート研究の簡単な例を**表4-1**に示す。ある製造産業の企業で1997年1年間に、製造作業に従事する40～

表 4-1 後向きコホート研究の例

年　　齢	全国死亡率 (人口 10 万対)	年初時従業員数	観察人・年	期待死亡数
40 ～ 44	47.2	3,210	2,930	1.4
45 ～ 49	94.1	4,210	3,560	3.3
50 ～ 54	183.4	850	640	1.2
55 ～ 59	327.0	410	180	0.6
計		8,680	7,310	6.5

標準化死亡比 O/E 比(Observed/Expected) = 7/6.5 = 1.1

59 歳の男性従業員に 7 人のがん死亡が報告されたため，この死亡数が全国のがん死亡率から考えて多いかどうかを後向きコホート研究として分析した例である．対象者コホートは，表に示すように 1997 年 1 月 1 日付で 8,680 人の男性からなる．対象者の中には，1 年間の中途で退職などの異動で工場を去った者もいるので，総追跡数は，**人年法** person-year method を用いて 7,310 人・年となる．5 歳年齢階級別の人・年数に，その年齢階級の 1997 年の全国のがん死亡率をかけて，各年齢階級別の期待死亡数を算出し，それを 40 ～ 59 歳まで加えた結果が 6.5 人という数字で示されている．実際の観察死亡数(7 人)と期待死亡数(6.5 人)の比を標準化死亡比 standardized mortality ratio(SMR)と呼ぶ．この例では，SMR = 7/6.5 = 1.1 となる．"標準化"と呼ぶのは性，年齢構成，暦年を考慮して期待死亡数を計算することを指しており，この例では，1997 年の日本全体の男性の 5 歳年齢階級別がん死亡率を基準にして期待死亡数が計算されているのが"標準化"にあたる．このように全国などの標準集団と比較して，コホートの死亡数を評価することを**外部比較** external comparison と呼び，(後向き)コホート研究でよく用いられる方法である．

●人年法

e 症例対照研究

　症例対照研究は，がん，循環器疾患などの比較的まれな疾患を研究する分析疫学の手法として，近年発達した手法である．コホート研究では，調査対象者を追跡調査して罹患者を把握し，罹患率を測定するが，症例対照研究では，罹患した患者を把握した後に，罹患していない者を対象集団から選んで，罹患者群(症例群)と非罹患群(対照群)の間で過去の曝露歴を比較する．

●症例対照研究

　症例対照研究でもコホート研究と同様に対象集団 study population を定義する．この対象集団の全体を直接に追跡調査することはないが，調査期間中に対象集団の中で新たに対象疾患に罹患した者を探し出し，この罹患者が症例群を構成することになる．対象集団は，性，年齢，居住地域などによって定義されることが多い．症例は，この調査集団内で罹患した患者から構成されるが，その際に症例の選出基準が明確に定まっている必要がある．診断基準のほか，さまざまな臨床条件で対象疾患の範囲を定める必要がある．症例を選び出す具体的な方法としては，対象集団が受診する可能性の高い医療機関に協力を要請して，該当患者が新たに診断された場合に，患者に研究概

要を十分に説明して参加協力を求める方法がよく用いられる.

症例と比較する対照群の選出方法には,大きく2種類の方法がある.第1の方法は,症例群の選出とは独立に対照群を選出する方法である.この場合は,無作為抽出が用いられることが多い.第2の方法は,症例1人に対して,あらかじめ定めたいくつかの属性について,症例とマッチさせた対照を1ないし数人選出する方法である.対照群を選出する際の基本的考え方は,症例が発生する母体となっている対象集団から,症例と同様に当該疾患に罹患する可能性のある者を選ぶという点である.対象集団は,対象疾患の罹患者が出たり,引っ越しなどでの移動があったりするなど時々刻々と変化していくので,症例が罹患した時点に合わせて対照を選ぶのが普通である(matching on time).対照群の具体的選出方法は,医療施設で他疾患と診断された患者から選ぶ"病院対照 hospital control"と,一般住民から選ぶ"住民対照 population control"がある.病院対照は選出が比較的容易であるという利点があるが,疾患によって,その医療機関を受診する住民の範囲が異なっている場合もあり,対象集団を正しく反映しているかどうかが問題となることも多い.住民対照は,対象集団を正しく反映している可能性が高い点が大きな利点であるが,選出作業はより困難である.住民対照を選ぶ具体的手順としては,電話をランダムにかけて探す方法(random digit dialing),近所の住民から選ぶ方法(neighborhood control),住民基本台帳などを利用して無作為抽出する方法などがよく用いられる.

症例群と対照群が選出されると,両者に対して過去の曝露歴についての調査を実施するが,その際に使用する調査・測定法を決める必要がある.生活歴などは,自記式質問票,対面インタビュー調査などが用いられる.血液,尿などの生体試料を採取することもある.また居住する家屋などの環境測定が行われることもある.

症例対照研究におけるデータ解析の基本は,オッズ比 odds ratio(OR)の算出である.症例群における曝露者の割合を P_c,対照群における曝露者の割合を P_o とすると,症例群における曝露対非曝露のオッズは $P_c/(1 - P_c)$,対照群における曝露対非曝露のオッズは $P_o/(1 - P_o)$ となる.オッズ比はこのオッズに比をとったもので,

$$OR = P_c/(1 - P_c) \div P_o/(1 - P_o)$$

と表される.

症例対照研究の結果は,以下のように2×2表に整理されることが多い.

	症例群	対照群
曝露群	a 人	b 人
非曝露群	c 人	d 人

この場合には,オッズ比は以下の式で計算できる.

$$OR = a/c \div b/d$$
$$= \frac{a \times d}{b \times c}$$

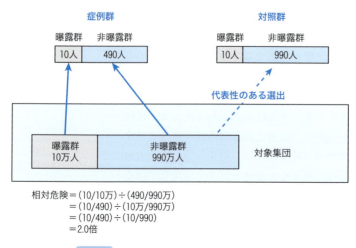

図 4-8 症例対照研究におけるデータ解析

オッズ比が相対危険と等しいことの理論的根拠を図 4-8 に示す．図の中で対象集団は実際に観察されることはなく，観察されるのは，症例群 500 人と対照群 1,000 人のみであるが，仮に対象集団を観察できたとしてコホート研究として解析すると，相対危険は，曝露群における罹患率 (10/10 万人) と非曝露群における罹患率 (490/990 万人) の比となる．対照群が，すでに述べたように対象集団を正しく反映するように選ばれたとすると，対照群における曝露群と非曝露群の比は，対象集団における比を反映するから，10：990 となることが期待される．したがって，相対危険は，(10/10 万人)÷(490/990 万人)＝(10/490)÷(10 万人/990 万人)＝(10/490)÷(10/990) となり，症例群における曝露群と非曝露群の比(オッズ)と対照群における曝露群と非曝露群の比(オッズ)の比(オッズ比：OR)が，相対危険の推定値となることが理論的に示されている．オッズ比が相対危険を正しく反映するための条件は，対象集団の曝露群と非曝露群の比を，対照群の曝露群と非曝露群の比が正しく反映していることであり，そのための条件はすでに述べたとおりである．

これまでに述べてきた症例対照研究は，対象集団が明示されず，暗黙裏に研究者によって規定されている場合であるが，コホート研究の対象者を対象集団と規定して症例対照研究を行う場合もある．これを **コホート内症例対照研究** nested case-control study と呼ぶ．基本的な考え方はこれまでに述べた通常の症例対照研究と同じである．

4 介入研究

▲ 対象集団に予防プログラムなどを介入して有効性を検証する

a 基本的な考え方

これまでに述べてきた疫学研究の手法は観察研究であるのに対して，介入研究 intervention study では，研究者が能動的に対象者に"曝露要因"を割

り付けて疾患罹患などを比較・評価する手法である．したがって，曝露要因は人に対して有益である可能性が高い因子に限られ，予防プログラムあるいは治療プログラムの評価のために実施される．

その代表的な方法である**ランダム化比較試験 randomized controlled trial（RCT）**について簡単に述べる．研究は，参加候補者への十分な説明のうえで研究参加への同意（インフォームド・コンセント informed consent）を得ることから始まる．同意が得られた参加者は，介入群と比較群に割り付けが行われるが，ランダム化割り付け randomized allocation が理想的である．ランダム化割り付けによって，介入群と比較群は，プログラムの違い以外は均等であることが期待値として保証される．

●ランダム化比較試験（RCT）

患者が介入方法を知ること，医療者が介入方法を知ること，さらに，解析者が個人別の介入方法を知ることにより，偏りを生ずることを防ぐために，**盲検法**（ブラインド，マスキング）が用いられる．患者あるいは観察者に，患者がどのプログラムを割り付けられたかわからないようにすることを盲検化あるいはマスク化という．患者をマスク化する方法を単純盲検（シングルブラインド）法，患者，観察者双方にプログラムを伏せる方法を二重盲検（ダブルブラインド）法という．また，介入方法の有無を比較する場合，服薬という行為の影響を除いて，薬物自体の効果を評価するために薬効のないプラシーボを用いることもある．

●盲検法

最終的な比較は，介入群，比較群として割り付けた集団同士を比較する．その意味で，解析方法はコホート研究と類似する．割り付け後に研究参加を取りやめる者が出たり，介入開始後に研究参加を取りやめる者が出た場合でも，これらの中断者も比較対象に加えるのが原則である．また，介入群にはある薬物を投与し，比較群には何も投与しない場合，何も投与されない比較群の中に，介入群と同じ薬剤を自分の意思で服用する者が出た場合でも，割り付けを重視して，介入群と同じ薬剤を服用した者も比較群に入れて比較分析する．このような分析の原則を治療意図分析 intention-to-treat（ITT）と呼ぶ．

D バイアスの制御と疫学的因果関係

1 分析疫学研究の妥当性

▲ 分析疫学研究の妥当性は，内的妥当性と外的妥当性で決まる

分析疫学研究の研究結果が妥当なものであるかどうかを判断するための基準として，**内的妥当性** internal validity と**外的妥当性** external validity という考え方が有益である．考え方の基本を**図4-9**に示した．すなわち，研究計画段階で，その研究から得られる研究成果が適用できると期待される対象集団について，実際の研究結果が適用できるかどうかが内的妥当性である．たとえば，喫煙と肺がんに関する分析疫学研究（コホート研究でも症例対照研

●内的妥当性
●外的妥当性

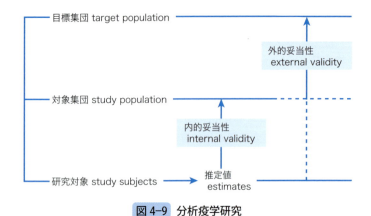

図4-9 分析疫学研究

究でも)において,対象集団は東京都に住む40～59歳の住民を選んだ場合でも,その研究結果は暗黙のうちに,日本人全体に対する情報であってほしいと考える場合,前者を対象集団,後者を目標集団 target population と呼んで区別したほうがわかりやすい.そして,内的妥当性が対象集団についての推定の妥当性を指すのに対して,目標集団について,研究成果の妥当性を外的妥当性と呼ぶ.外的妥当性は普遍性 generalizability と同じことである.

分析疫学研究を実施する場合には,内的妥当性と外的妥当性の双方を考慮する必要があるが,研究を計画し実施していくうえでは,内的妥当性の担保に注力する.そして,内的妥当性を左右する影響として,バイアスと交絡がとくに重要である.

2 バイアス(選択バイアス,情報バイアス)

バイアス(選択バイアス,情報バイアス)は,研究結果に修正不可能な偏りを生じる

バイアスは,それが存在しているかどうか,存在している場合に結果にどの程度の影響を及ぼしているかは,データからはわからない場合がほとんどである.したがって,研究計画の段階でこのようなバイアスが起こらないような配慮が必要であり,一度起こってしまえば研究結果の信頼性が失われ,最悪の場合には,研究そのものを信頼性の低い研究として捨て去らなくてはならなくなることもありうる.後述する交絡と違って,バイアスが働いてしまうと,分析などでの調整は不可能なことが多い.

●バイアス

a 選択バイアス

選択バイアス selection bias は,図4-9において実際に調査の対象となった研究対象が,そもそも対象集団を正しく代表していない場合をいう.症例対照研究の場合に問題となることが多いが,症例,対照とも対象集団からの抽出となるために,症例の選出,対照の選出ともに選択バイアスの原因とな

●選択バイアス

D. バイアスの制御と疫学的因果関係　109

りうる．とくに大きな問題となるのは，症例対照研究での解析対象である曝露要因と，症例群あるいは対照群の選出が相関してしまった場合である．曝露群がより多く症例群に選ばれれば，オッズ比は高い方向に偏るし，曝露群がより多く対照群に選ばれれば，オッズ比は低い方向に偏る．また，症例が把握される対象集団から対照群が選出されていない場合にも，選択バイアスが働いて結果が偏る可能性がある．

　たとえば，高圧線からの電磁界曝露と白血病の罹患リスクの関連性を症例対照研究で調べる場合，高圧線近くに居住する白血病患者は研究への関心が高くて調査への参加率が高い場合に，オッズ比は過大評価となる場合がある．これが選択バイアスの例である．

b 情報バイアス

　情報バイアス information bias もとくに症例対照研究で問題になることが多い．すなわち，曝露対照研究では症例および対照の過去の履歴を曝露要因について調べるが，その際に，症例と対照で情報収集の方法が異なっていたり，過去の思い出しの努力に違いがあったりすると，オッズ比は偏った値となってしまう．思い出しの偏りをとくに想起バイアス recall bias と呼ぶ．

●情報バイアス

●想起バイアス

　たとえば，携帯電話使用と脳腫瘍の罹患リスクを症例対照研究で調べる場合，脳腫瘍患者は自分がなぜ脳腫瘍に罹患したかを真剣に考え，実際よりも過大に携帯電話使用を思い出す可能性がある場合，想起バイアスが働くおそれがある．

3 交絡と標準化

　交絡は他のリスク因子によるリスク推定値の偏りで，標準化が可能である

　分析疫学では，曝露要因と疾患への罹患リスクの関連性を調べるが，問題としている曝露要因とは別個のリスク因子が存在している場合，その影響で求めるべき相対危険が偏るおそれがある．その簡単な例を図4-10に示す．これは肥満と肺がんに関する仮想的な症例対照研究のデータである．肥満と肺がんのオッズ比は図4-10の中のAで示されているように，0.73という結果が得られた．肥満が肺がんに対して予防的に働くという結果である．いうまでもなく喫煙は肺がんのリスク因子であり，肥満と肺がんの関係に交絡するおそれがある．しかも，この結果を非喫煙者(B)と喫煙者(C)に分けて分析すると，肥満と肺がんのオッズ比は，非喫煙者，喫煙者ともに1であり，肥満と肺がんの間には何の関係もないことがわかる．したがって，Aで肥満と肺がんの間に負の関連が認められたのは，データからわかるように喫煙者では非喫煙者と比べて肥満の割合が少ないため，喫煙が肥満と肺がんの間にブリッジを作ってしまい，あたかも関連があるようにみせていたことがわかる．この例での喫煙のように，疾患の独立したリスク因子であり，問題となる曝露要因（この例では肥満）と相関関係のある因子を**交絡因子**

●交絡因子

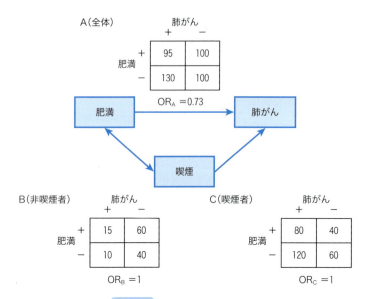

図 4-10 交絡因子による影響

confounding factor と呼ぶ.

　交絡因子は，この例でも明らかなように，交絡因子に関する情報を対象者から得ていれば，データ解析の時点で調整が可能である．標準化の方法としては，この例のように，喫煙者に限定した分析，非喫煙者に限定した分析を行って，交絡因子の影響を除去する方法が考えられる．しかし，このような分析は十分な対象者数がなくては困難であるし，交絡因子が多数ある場合には現実的ではない．最近の疫学研究では，ロジスティック回帰分析などの多変量解析を用いて調整することが多い.

　また，症例対照研究の場合は，マッチングによって症例と対照の間で交絡因子の分布を揃えることで，交絡因子の影響を除去し，オッズ比の推定値の統計的な精度を上げることも可能である．

4 疫学研究の総合評価と因果関係のとらえ方

複数の疫学研究を総合して，ヒルの基準などをもとに因果関係を評価する

a 基本的な考え方

　疫学研究，とくに分析疫学研究は観察に基づく方法であり，研究計画の段階あるいは研究実施の段階でさまざまな制約を受けることが多い．したがって，ある曝露要因が疾患の罹患リスクに本当に影響を及ぼすかどうかの総合的な判断は，単一の完璧な疫学研究の成果によってなされるのではなく，多くの研究の成果を総合評価してなされなくてはならない．その際の研究領域は疫学のみでなく，動物実験の成績や，細胞培養実験などの基礎的な研究の成果も含めての総合判断が求められる．ここでは，複数の分析疫学研究の成

D. バイアスの制御と疫学的因果関係　111

表 4-2　ヒルの基準

1. 関連の強さ(strength of association)
   相対危険が高い場合のほうが，因果的関連である可能性が高いこと．
2. 量反応関係(dose-response effect)
   量反応関係が認められる場合は，観察された関連性が，バイアスや交絡因子で説明できる可能性が低くなる．
3. 時間的な関係(lack of temporal ambiguity)
   原因として疑われている因子が，結果である疾病発症よりも前にあること．
4. 複数の研究成果の一致性(consistency of the findings)
   複数の研究が，同様の研究結果を示していること．
5. 仮説の生物学的なもっともらしさ(biological plausibility of the hypothesis)
   仮説が生物学的に認められているメカニズムによって説明できる可能性があること．
6. 証拠の整合性(coherence of the evidence)
   研究で得られた成果が，これまでの医学知識と矛盾しないこと．
7. 関連の特異性(specificity of the association)
   曝露要因がない場合に発症リスクが十分に低いこと．

果を総合評価する手順について簡単に触れることにする．

　疫学研究の総合評価の第1段階は，評価対象となる論文の収集である．MEDLINE などの文献データベースを用いて収集した後に，評価対象となる論文を絞り込む．総合評価の第2段階は個々の論文の信頼性の評価である．■で述べた内的妥当性の評価を行い，十分な妥当性を有する論文のみを評価対象とする．総合評価の第3段階は，内的妥当性の高い論文から問題となる曝露要因と疾患の関係について，科学的根拠の確からしさを総合評価する．たとえば，国際がん研究機関 International Agency for Research on Cancer (IARC)が行う総合評価では，発がん性に関する疫学研究の科学的根拠 evidence を，sufficient evidence, limited evidence, inadequate evidence, evidence suggesting lack of carcinogenicity の4レベルに分類する．

　上述した質的評価を行う際に参考とすべき基準として，ブラッドフォード・ヒル Bradford Hill が喫煙と肺がんの関連性を評価する際に用いた基準を**表4-2**に示す．現在でも最もよく用いられている．

　曝露要因と疾患の発症リスクについて複数の分析疫学研究が実施されている場合に，それらの研究成果を量的に総合評価する方法としては，**メタアナリシス** meta-analysis，プール分析 pooled analysis などの方法が用いられることがある．メタアナリシスは，個々の論文で報告されているリスク推定値(相対危険)を総合して，1つの「サマリー推定値」を得る方法である．また，プール分析は，個々の研究の対象者個人単位のデータを総合して，あたかも単一の疫学研究であるかのように考えてサマリー推定値を得る方法である．

112　4. 健康状態・疾病の測定と評価

E　スクリーニング

1　スクリーニングの目的と適用条件

スクリーニングは，無症状の健常者に対し疾病の有無を確認するための方法である

　スクリーニングとは，症状のない健常者に対して疾病の有無を確認することである．スクリーニングを集団に適用するためには，有効性が確立していることが第1条件ではあるが，そのほかにも考慮すべき点がある（表4-3）．対象となる疾患は罹患率や死亡率が高く，政策上の重要な課題である．早期発見のためには，感度・特異度の高い検査が必要となる．また，発見された疾患の治療法が確立していることも，最終的には死亡率減少効果に結びつく．集団を対象とする場合には，税金や保険料などの公共財源を投入することから，経済性に優れた方法が要求される．さらに，WHO新基準では総合的にみて利益が不利益を上回ることが追加されていた．これらの条件のもとに，地域や対象の特性を加味しながら，対象集団に適した検診方法が選択されることが望ましい．

●スクリーニング

2　スクリーニングの精度

スクリーニング検査の精度を正しく示す指標は敏感度（感度）と特異度である

　スクリーニング検査の精度を示す指標として，敏感度（感度）・特異度がある．感度は対象となる疾患を有する者が陽性となる割合である．表4-4では感度はa/(a+b)となる．一方，特異度は対象となる疾患のない者の割合であり，d/(c+d)となる．感度は検査がどれくらい確実に対象となる疾患を拾い上げられるかを示しており，高いほど疾患を見逃さない．特異度は疾患のない者を識別するものであり，低い場合は疾患のない者が陽性となり（偽陽性），精密検査が増加することになる．検査をした場合，陽性になった者のうちどのくらいの割合で真に疾患があるかを示す指標として，陽性反応的中度（陽

●敏感度
●特異度

●陽性反応的中度

表4-3　検診の Wilson-Jungner 基準

1. 対象となる疾患が健康上の重要な課題である
2. 疾患の自然史が解明されている
3. 潜伏期と早期の症状を示し時期が識別できる
4. 適切な診断方法や検査がある
5. 対象集団に受け入れられる
6. 治療対象になる患者について合意がある
7. 発見された疾患について治療法がある
8. 診断や治療を受け入れる施設がある
9. 疾患発見に要する費用（診断や治療など）が医療費全体の中でバランスがとれている
10. 疾患発見は一度限りではなく，継続的に行われるべきである

表4-4 スクリーニングの精度

	がん(+)	がん(−)	
test(+)	a	c	a + c
test(−)	b	d	b + d
	a + b	c + d	a + b + c + d

感度= a/(a + b)　特異度= d/(c + d)
陽性反応的中度= a/(a + c)
陰性反応的中度= d/(b + d)

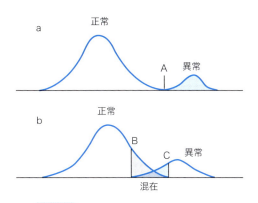

図4-11 集団における検査所見の分布

性反応適中度)がある．**表4-4**に従えば，陽性反応的中度はa/(a+c)で算出される．一方，陰性反応的中度(陰性反応適中度)は陰性になった者のうち，どのくらいの割合で疾患がないかを示すもので，d/(b+d)で算出される．

　感度と特異度は疾患のあるなしを識別する検査の能力を示すものであり，対象となる集団の有病率に左右されない．しかし，陽性反応的中度や陰性反応的中度は対象集団の有病率に左右される．たとえば，感度も特異度も高い検査であっても，有病率の低い集団では，陽性反応的中度は低くなる．有病率の高いハイリスクグループや専門病院での陽性反応的中度が高いことが，スクリーニング検査の精度が高いことを示すものではない．このため陽性反応的中度が高くても，地域住民を対象としたスクリーニング検査には使えないこともある．

　感度と特異度の両者が高い検査がスクリーニングの方法として最適であるが，両者の関係は一方が高くなると他方が低くなる，互いに**トレードオフ**(交換条件)の関係である．**図4-11a**のように，正常と異常が明確に分かれていれば，Aの点で異常を陽性，正常を陰性というように明確に区切ることが可能となる．しかし，現実の集団では，異常者と正常者を明確に分割することができず，**図4-11b**のように両者が重なり合う部分が存在する．そのためには検査の結果が陽性か陰性かを判断するカットオフ値を適切に設定する必要がある．**カットオフ値**(カットオフポイント)とは，テストが陽性か陰性となる分割点である．そこで，B点をカットオフ値ととると，正常群の一部はテストが陽性と判定されてしまう．逆に，C点をカットオフ値ととると，

●カットオフ値

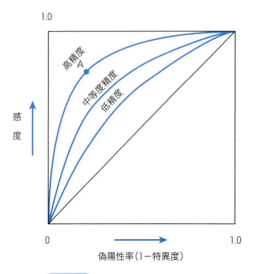

図4-12 ROC曲線と検査の精度

異常群の一部がテスト陰性となる．**ROC曲線** receiver operating characteristic curve（受信者動作特性曲線）は，変化させた場合に感度，特異度がどのように変化するかを検討する方法であり，診断やスクリーニングの精度の評価に用いられる．ROC曲線は縦軸に感度，横軸に偽陽性率（1－特異度）をとる（図4-12）．精度の高い検査ほど，曲線は左上方に位置する．最も理想的なカットオフ値は，最も左上方の感度1.0，特異度1.0（偽陽性率0）の点に近いA点となる．

● ROC曲線

3 スクリーニングの評価

スクリーニングの有効性は，当該疾患による死亡率の減少によって証明される

　スクリーニングの対象疾患には，がん，循環器疾患，感染症，その他さまざまな疾患や状態が含まれるが，ここではがん検診を例として解説する．
　スクリーニングの有効性は，検診対象となるがんの死亡率減少を証明することにより評価される．一般的に用いられる発見率や生存率による評価は必ずしも適切な指標ではない．発見率はスクリーニング方法の精度だけでなく，対象となる集団の有病率の影響を受ける．発見疾患の生存率による評価も検診特有のバイアス（偏り）である**リードタイム・バイアス**や**レングス・バイアス**により影響される．リードタイム・バイアスはがんの成長や進展に関与するもので，検診によって発見された患者は有症状のために外来を受診した患者に比べ，がん発見が早いことから，みかけ上生存率が高くなる可能性が生じる．また，レングス・バイアスは，検診では成長のゆっくりしたがんをみつけやすく，外来患者のがんに比べ予後が良好となる可能性を示している．

● リードタイム・バイアス
● レングス・バイアス

E. スクリーニング　115

表4-5　有効性評価のための研究方法

| 1. ランダム化比較試験 randomized controlled trial(RCT) |
| 2. コホート研究 cohort study |
| 3. 症例対照研究 case-control study |
| 4. 記述的研究
　横断的研究
　症例報告 |
| 5. 専門家の意見 |

　がん検診の死亡率減少効果を証明する方法として最も信頼性が高いのは，ランダム化比較試験 randomized controlled trial(RCT)である．次善の方法としては，コホート研究や症例対照研究(☞本章 C-**3**(d)，(e))があるが，その信頼性は下段に進むに従い低下する(**表4-5**)．RCT はスクリーニングの対象となるがんの死亡率が，対照群に比べて検診群で減少するかを検証する方法である．RCT ではセルフ・セレクション・バイアスを排除しやすいが，コホート研究や症例対照研究では排除が困難である．セルフ・セレクション・バイアスとは，検診受診者の特性を示すバイアスである．検診受診者は健康の増進・保持に関心の高い人が多く，そのために非受診者に比べ対象疾患の罹患率や死亡率が低い可能性がある．また，家族歴や既往歴のある者が多い場合は，非受診者に比べ対象疾患の罹患率や死亡率が高くなることもある．こうしたバイアスが入り込んでしまう症例対照研究やコホート研究は，RCT に比べ信頼性が低いことから，複数の研究における結果を比較検討したうえでスクリーニングの有効性を判断する必要がある．

　日本でもがん検診の有効性については，科学的根拠に基づき評価が行われている．科学的に信頼性の高い方法で，対象となるがんの死亡率の低下が認められたか否かを検証し，さらにがん検診の不利益を勘案したうえで，利益(死亡率減少効果)が不利益を上回ると判断できる場合には，対策型検診(集団の死亡率減少を目的とした公共の予防対策)として推奨される．死亡率減少効果の評価判定の根拠は，**表4-5**に示した RCT による有効性が認められたものと，複数の観察研究で有効性を示唆するものが，死亡率減少効果ありと判定されている．がん検診の不利益としては，偽陰性・偽陽性，過剰診断，スクリーニングや精密検査における偶発症などがある．対策型検診として推奨されているのは，X 線および内視鏡による胃がん検診，細胞診による子宮頸がん検診，便潜血による大腸がん検診，X 線と高危険度群への喀痰細胞診による肺がん検診がある．一方，血清ペプシノゲン法による胃がん検診，前立腺特異抗原 prostate specific antigen(PSA)による前立腺がん検診などは，現段階では科学的根拠が不十分であることから対策型検診では推奨されていない．しかし，これらの検診方法は任意型検診(対策型検診以外のさまざまな検診，人間ドックなどが該当する)では，個人の判断による受診を妨げるものではなく，受診の可否を判断するための適切な情報の提供が求められる(有効性評価に基づくがん検診ガイドライン)．乳がん検診は，マンモグラフィ単独法，マンモグラフィと視触診の併用法の両者の有効性が確認された(有

効性評価に基づく乳がん検診ガイドライン 2013 年度版).また,胃がん検診では内視鏡検診の有効性が確認された(有効性評価に基づく胃がん検診ガイドライン 2014 年度版).がん検診を公共施策として実施する場合,科学的根拠を明確にし,さらに新たな研究にも続く継続的検討が必要である.

F 根拠（エビデンス）に基づいた医療および保健対策

1 根拠の質のレベル

根拠の質のレベルは研究デザインで決まる

a 研究デザインと根拠の質のレベル

根拠（エビデンス）の質のレベルは,誰が研究して発表しているのかではなく,得られた知見が,方法論的に,バイアスや誤った解釈の余地の少ないようによくデザインされた研究によって得られたかどうかで評価される.よくデザインされた研究とは,研究方法の内的妥当性が高く,対象者の選択（選択バイアス）や情報の精度（情報バイアス）にも問題が少なくて,一般集団に普遍化（外的妥当性）できるものである.研究デザインの特徴や因果関係を証明する力を理解することが重要である（図 4-13).

よくデザインされた研究としては,介入研究の中で介入群と対照群に無作為に割り付けをしたランダム化比較試験（RCT）とそのメタアナリシス,そして分析疫学研究であるコホート研究,症例対照研究の 3 種類が重視される.とくに標本サイズが大きい RCT として実施される治療や予防の効果などに関する知見は,根拠の質として高く評価される.

一方,横断的研究（断面調査,有病率調査),複数の集団ごとの横断的研究などによって得られた代表値（平均値,中央値,比率）などを単純に比較する生態学的研究（集団間相関研究),あるいは症例（事例）報告などは,因果関係を証明する力が十分とはいえず,さまざまなバイアスや誤った解釈の危険もあるので,根拠の質としては高く評価されない.また,個人的な臨床経験に基づく権威者の意見も同様に高く評価されない.動物実験による知見は,疾病の発症や治療,予防の機序などを研究するうえでは重要であるが,それだけでは人の健康増進や予防を推奨するための根拠にはなりえない.

・症例（事例）報告
・横断的研究（断面調査,有病率調査）
・生態学的研究（集団間相関研究）
・症例対照研究
・コホート研究
・介入研究
（ランダム化比較試験：RCT）

弱い
強い

図 4-13　因果関係を証明する力

F. 根拠（エビデンス）に基づいた医療および保健対策　117

表 4-6 予防サービスの勧告の 4 段階

グレイド	定義	実践への勧告
A	この予防サービスを推薦する．総合的な便益が高いことが確実である．	この予防サービスの提供を推薦する．
B	この予防サービスを推薦する．総合的な便益が中程度であることが確実である．	この予防サービスの提供を推薦する．
C	この予防サービスを専門医の判断や患者の希望に基づいて個別の患者に提供することを推進する．総合的な便益が小さいことが確実である．	この予防サービスを個別の患者の環境に基づいて選択された患者に提供することを推薦する．
D	この予防サービスを推薦しない．総合的な便益がない，または害が便益を上回ることが中程度から高いことが確実である．	この予防サービスを推薦しない．
不十分	この予防サービスに関する便益と害のバランスを評価するための最近のエビデンスが不十分である．エビデンスがない，あるいは質が低く，あるいは一致していないためにこの予防サービスの便益と害を決定することができない．	この予防サービスが提供される場合，患者は便益と害に関するバランスが不確実であることを理解する必要がある．

予防サービスの勧告について 4 段階のグレイドに分類している．またエビデンスが不十分な場合には不十分（insufficient statement）としている．
［米国予防医療特別委員会（USPSTF），2018 を参考に著者作成］

表 4-7 総合的な便益に関する根拠の確からしさのレベル

高	得られる根拠は，代表的なプライマリケアの対象となる集団においてよくデザインされ実施された複数の研究結果からなり，予防サービスの健康アウトカムが評価されている．
中	得られる根拠は，予防サービスの健康アウトカムへの影響を評価しえるが，信頼性は個々の研究の対象人数によって異なる．
低	得られる根拠は，研究報告が少ない，研究デザインが方法に問題があるなどの理由で，予防サービスの健康アウトカムへの影響を評価することができない．

［米国予防医療特別委員会（USPSTF），2018 を参考に著者作成］

b 米国などにおける定期健診や予防サービスの有効性評価

カナダや米国では，定期健診や予防サービスに関する有効性は体系的に評価され，一般臨床医や関係者に対する勧告が継続的に発表されている．

1984 年，米国保健福祉省は，米国予防医療特別委員会 US Preventive Services Task Force（USPSTF）を設置して，検討を開始した．目的は，すべての年齢層について包括的な予防サービスの有効性の評価を実施し，根拠に基づく勧告をすることであった．予防サービスには，①スクリーニング（検診・健診），②カウンセリング（相談，患者教育），③薬物による予防（予防接種，予防的薬物投与など）が含まれる．

予防サービスの勧告の強さは，基本的には根拠の質のレベルによって決まる（**表 4-6**）．さらに「総合的な便益に関する根拠の確からしさのレベル」は，高・中・低の 3 カテゴリーに分類されている（**表 4-7**）．

2 系統的レビューとメタアナリシス

複数の研究報告を統合する系統的レビューとメタアナリシス

a 系統的レビュー

　系統的レビュー（システマティックレビュー systematic review）は，ある
テーマに関して根拠となる研究論文，研究報告を体系的に収集し，個々の研
究の質を吟味し，可能な場合には統計的に知見を統合して一定の結論を導く
手法である（**表 4-8**）．系統的レビューは，世界的に急速に展開している治療，
予防に関する意思決定を客観的な**根拠に基づいた医療 evidence-based
medicine（EBM）**において，主要な根拠の評価手法となっている．

　EBM の主な枠組みは，健常集団を主たる対象として疾病の原因・危険因
子を解明してきた疫学の方法論を臨床の場に応用した，臨床疫学に基盤をお
いている．EBM はサケット Sackett らによって「最善の根拠を，臨床経験，
患者の価値観と統合すること」と定義されている．目の前の患者にどのよう
な医療，予防サービスを提供したらよいのか，実際には**図 4-14** のような 5
ステップにまとめられる．

b メタアナリシス

　メタアナリシス meta-analysis は，包括的な分析方法という意味で，あ
る課題に関する研究結果を系統的に収集し，それらの質的評価ならびに数量
的合成，量的評価を行う手法である．叙述的な総説とは異なり，体系的，組

●系統的レビュー

● EBM

●メタアナリシス

表 4-8　系統的レビューのステップ

1. 研究テーマの選定：回答可能な問題の定式化をする
2. 研究を漏れなく収集：医学文献データベースの MEDLINE などを活用し，また出版されていない研究結果も収集するようにする
3. 各研究の妥当性の評価（研究の質の評価）
4. 各研究の主要結果を要約様式に要約（データ抽出）
5. メタアナリシスによる統計学的解析（統計学的に統合）
6. 結果の解釈
7. 編集と定期的更新

ステップ	内容
1. 患者の問題の抽出，定式化	患者(P)，介入(I)・曝露(E)，比較(C)，アウトカム(O)
2. 問題についての情報収集	MEDLINE, Cochrane Library などの活用
3. 情報の批判的吟味	批判的吟味
4. 情報の患者への適用	エビデンスの外的妥当性，臨床的なセンス
5. 評　価	患者指向型アウトカム（QOL など）

図 4-14　EBM の手順の 5 ステップ

[中山健夫：社会医学事典，高野健人ほか（編），朝倉書店，p92-93, 2002 を参考に著者作成]

織的，統計学的，定量的に研究結果をレビューしようとする科学的方法論であることに特徴がある．

メタアナリシスは，次のような場合に有用とされる．
・複数の研究において得られた効果の程度や方向が一致しない場合
・個々の研究の標本サイズが小さく有意な効果を見出せない場合
・大きな標本サイズの研究が経済的，時間的に不可能な場合

以下に医学分野でのメタアナリシスの手順について簡単に述べる．

①研究計画作成：研究グループの組織，役割分担（複数の研究者による文献検索，データ抽出，統計学的検討など）を行い，証明すべき仮説を明確に定義する．

②文献検索：MEDLINE をはじめとしたデータベース検索を利用する．この際，MeSH(medical subject headings)の選び方に注意し，何を検索用キーワードに用いたかを明らかにしておく．主要な雑誌調査や対象とした分野に詳しい研究者への照会も必要である．しかし，こうした体系的な検索の努力によっても，研究対象とする文献を網羅することはむずかしく，また，発表バイアス publication bias から逃れることはできない．

●発表バイアス

③研究選択：研究計画作成時に決めた適格基準に基づいて，対象とする研究を選択する．

④データ抽出：対象とする研究から，必要なデータを抽出する．複数の研究者で別々に行い，矛盾点は協議する．収集した研究とデータについて，個々のデザイン，標本サイズ，対象者の特性，介入の内容などを要約した一覧表(evidence table)を用意する．

⑤質的評価：RCT に関する質的評価では，対象者の選択，ランダム化の方法，マスク化などの研究デザインに6割，統計学的分析に3割，結果の報告に1割の比率でスコアを与える．こうした作業を複数の研究者で別個に行い，矛盾点は協議し，すべての研究がある水準以上ならそのまま数量的合成を行う．

⑥数量的合成：個々の研究結果により得られた値(測定値，オッズ比，リスク比，リスク差など)を数量的に合成し，全研究の総合的結果を算出する．

⑦論文作成：論文には，以上の過程を記載し，導ける結論を慎重に記述する．

3 効能，効果，効率の評価

◢ 有効性の指標には効能，効果，効率がある

保健対策や栄養，運動，休養，喫煙，アルコールなどの生活習慣に関する保健指導などに関して，それぞれの有効性の評価が重視されている．

有効性の指標としては，①効能 efficacy，②効果 effectiveness，③効

率 efficiency の3つが重要である.

①効能：培養細胞や実験動物を使った研究やよく管理された少数例の人における報告など生理学的，薬理学的な作用として報告される．この時点でのデータをそのまま患者教育や保健対策に利用することはできない．なぜなら，効能は理想的な環境（生理学や薬理学の実験など）における作用の発現であり，その作用の発現が個々の人や地域集団や職域集団，学校集団でみられるかどうか，適用できるかどうか，一般化できるかどうか，人間集団を対象とした疫学研究によって検証されていないからである．

②効果：実際の人や人間集団における作用の発現である．効果は，A氏とB氏で違ったり，C市とD市では違うものである．こうした客観的評価は，薬剤の有効性評価と同じように疫学研究（とくに介入研究であるRCT）によってなされるべきである．効果の評価が客観的，科学的に実施されないまま，効能に関する報告を根拠に人に勧めたり，集団における保健対策として勧めることはできない．

③効率：対応するコスト当たりの効果の評価である．同じ効果を得るのであれば，コストが低いほうがよいことはいうまでもない．

4 主な疾患管理ガイドライン

根拠（エビデンス）に基づく各疾患のガイドラインは有用な情報源となる

a 疾患管理（診療）ガイドラインの定義

ガイドラインは日本語では「指針」とされるが，国内では，厚生行政から個々の施設，さらには個人レベルまで，さまざまな状況で広く使われている言葉である．本項で述べる疾患管理ガイドラインは，世界的には診療ガイドライン clinical practice guidelines と呼ばれ，国内では主に臨床医学系の学会が作成するものであり，厚生労働省などの官庁が発するガイドライン（指針）とは区別される．

●診療ガイドライン

診療ガイドラインは「診療上の重要度の高い医療行為について，エビデンスの系統的レビューとその総体評価，益と害のバランスなどを考量して，患者と医療者の意思決定を支援するために最適と考えられる推奨を提示する文書」（公益財団法人日本医療機能評価機構 Minds 診療ガイドライン作成マニュアル2017）と定義されている．『疫学辞典（第5版）』によると，ガイドラインに関連する用語として，指令 directive，推奨 recommendation があげられ，「指令は推奨よりも強く，推奨は指針 guideline よりも強い．北米では指針と推奨は同等である」と述べられている．国内では1999（平成11）年度以降，厚生労働省がEBMの考え方を用いたガイドライン作成を進め，現在は臨床系の各学会が自主的にガイドラインの作成・更新に取り組んでいる．当初，recommendation は勧告と訳されたが，近年では推奨とするのが一般的である．

ガイドラインはすべての臨床場面で遵守すべきという誤解もあるが，エディ Eddy によると，ガイドラインのカバーする範囲は 60 ～ 95% の患者に過ぎず，95% 以上の患者に適用されるスタンダードと，状況に応じて実践家の裁量で柔軟に対応するオプション（約 50% の患者）とに区別されている．

EBM が提案される前は，根拠とする文献の選択・入手法，評価法，推奨の決定法などが明示されず，学会の権威者が限定的な知見や経験に基づいて作成することが多かった．近年では適切な疫学的方法による質の高い臨床研究から得られたエビデンスが重視されている．さらに介入の有効性のエビデンスだけでなく，益と害のバランス，患者の価値観・意向，要するコストや利用可能な資源など，多面的な視点から，さまざまな領域の専門家（患者も含む）が議論を行って合意形成を進め，推奨を決定する方法が普及しつつある（GRADE システム）．また，新しい研究が報告されるとともに，その時点では適切に作成された診療ガイドラインでも次第に内容が古くなっていく．通常は 3 ～ 5 年で，新たなエビデンスを取り入れた診療ガイドガイドラインの更新が必要とされている．

b 診療ガイドラインの適正利用

診療ガイドラインの適切な利用は，個々の現場での判断を円滑・効率化し，臨床アウトカムを向上させることが期待できる．社会的にみれば臨床行為やその結果が，臨床家の個人的信念や技能によって過剰にばらつくことを改善させる．近年，国内外で質の高いエビデンスで有効性が証明されている医療行為が，必ずしも臨床現場に普及していない問題も指摘されている（エビデンス診療ギャップ）．このような状況を改善するには，適切に作成された診療ガイドラインが，臨床現場で十分に活用されることが望まれる．しかし，診療ガイドラインはあくまでも一般論であり，臨床家の熟練に基づく専門性の高い判断を抑制するものではまったくない．診療ガイドラインが医事訴訟に際して，個々の臨床的判断の適否の判断の基準として画一的に利用されることは厳に避けねばならない．

c 診療ガイドラインの普及に向けて

診療ガイドラインの質を評価する手法として 6 領域 23 項目＋総合 2 項目よりなるツール・AGREE II が広く使われている．診療ガイドラインの質は，その作成過程の客観性・透明性・不偏性に大きく依拠する．とくに近年では EBM の方法論への適切な準拠に加え，作成者が製薬業などの企業とどのような関係（利益相反）を持っているかを適切に開示して，どのように対応したかを明示することが国際的な要請となっている．

診療ガイドラインの適切な作成・利用・普及に関して，国内では公益財団法人日本医療機能評価機構 Minds が，EBM の手法で作られた各領域の診療ガイドラインや関連情報，一般向け解説などを提供している（図 4-15）．サービス利用は医療者・非医療者問わず無料であり，重要かつ有用な医療情報源として整備されつつある．

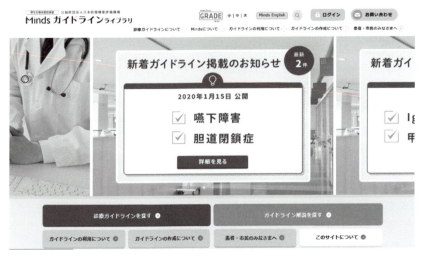

図 4–15 公益財団法人日本医療機能評価機構 Minds ガイドラインライブラリ
[http://minds.jcqhc.or.jp/（最終確認：2020 年 1 月 16 日）]

G リスクのとらえ方と安全性の確保

1 リスクアナリシス（リスク分析）

> リスクアナリシスは安全性の確保を目的とした合理的な対処方法である

食生活が豊かになったことで，食生活環境が大きく変化し食への関心が高まったことから，食品の安全性の確保に関する施策を総合的に推進することを目的に食品安全基本法が 2003（平成 15）年 5 月に制定された．食品によるゼロリスクはないが，医薬品と異なり，食品の品質，安全性や有効性のエビデンス，利用環境，利用対象者の特性などは十分に理解されていないままであった．リスクとは，食品中，もしくは，食品の製造・加工，流通，消費などの各工程のどこかに危害要因（ハザード）が存在する場合，そのハザードの曝露量によりヒトの健康に悪影響が発生する確率とその程度のことを意味する．そこで，食品の生産から流通，消費に至る安全性を確保し，安全性を向上させるため，リスクアナリシス risk analysis が導入された（図 4–16）．

●食品安全基本法

●危害要因（ハザード）

●リスクアナリシス
●FAO/WHO
●コーデックス委員会

リスクアナリシスの考え方は，国際連合食糧農業機関（FAO）／世界保健機関（WHO）合同のコーデックス委員会（CAC）が提案した概念で，リスクアナリシスは可能な範囲でリスクを最小にするなど安全性の確保を目的とした合理的な対処方法を確立するために有用な手法のことで，次の 3 要素で構成される．

a リスクアセスメント（リスク評価，食品健康影響評価）

リスクアセスメント risk assessment は，ハザードの曝露量により，どのくらいの確率で，どの程度の健康への悪影響が起きるかを科学的に評価する

●リスクアセスメント

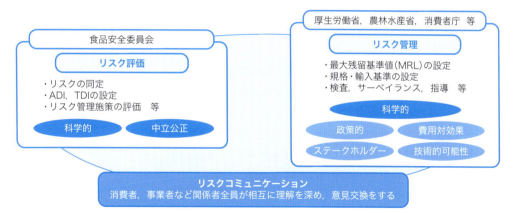

図 4-16 リスクアナリシス

ADI：1日摂取許容量，TDI：耐容1日摂取量
［内閣府パンフレット 組織・業務の概要 2019：食品安全委員会事務局，p34（https://www.cao.go.jp/about/doc/about_pmf.pdf）より引用］

ことである．内閣府の食品安全委員会が行う．コーデックス委員会は，①ハザードの特定，②ハザードの判定，③曝露評価，④リスク判定を含むとしている．

b リスクマネジメント（リスク管理）

リスクマネジメント risk management は，どの程度のリスクがあるのかを実態調査などにより知ったうえで，すべての関係者と協議しながら，リスク低減のための政策・措置を検討し，必要に応じて適切な政策・措置を実施することである．厚生労働省や農林水産省などは，リスクアセスメントの結果に基づいて，生活習慣の状況といった要因なども考慮して，人の健康や環境に有害作用を起こす危害要因を低減するための具体的な規制や指導などの対策・施策を確立し，それらの効果の検証を行う．消費者庁は，各省庁と情報交換するなどの役割を担っている．

●リスクマネジメント

c リスクコミュニケーション

リスクコミュニケーション risk communication は，リスクアナリシスの全過程において，すべての関係者間の情報・意見交換を通じて施策へ反映させることである．リスクアセスメントやリスクマネジメントを行うえで，一般市民（消費者），行政（リスク管理機関，リスク評価機関），メディア，事業者（1次生産者，製造業者，流通業者），専門家（研究・教育機関，保健・医療機関）などの関係者（ステークホルダー）が，リスクに対する共通の認識と理解を持って，相互の信頼を構築し，人の健康や環境に悪影響を及ぼすリスク低減のための政策・措置について，技術的な可能性，リスクと便益とのバランス，費用対効果などを検討し，適切な政策・措置を決定，実施する．

●リスクコミュニケーション

2 危害分析重要管理点（HACCP）

HACCP は食品の衛生管理システムの１つである

危害分析重要管理点 Hazard Analysis and Critical Control Point（HACCP）は，原材料の入荷から最終製品までの食品の製造・加工の各工程に，微生物による汚染や，金属の混入などのハザードをあらかじめ分析してリストアップし，危害の防止につながるとくに重要な工程を継続的に監視・記録する食品の衛生管理システムの１つである．①危害分析，②重要管理点の設定，③管理基準の設定，④モニタリング方法の設定，⑤改善設置の設定，⑥検証方法の設定，⑦記録の維持管理を行うことで，問題のある製品や出荷を未然に防止し，最終製品の安全性の向上を図ることが可能となる．先進国を中心に義務化が進められている．

● HACCP

3 コーデックス委員会

CAC は食品中のハザードの国際基準の策定に貢献している

コーデックス委員会 Codex Alimentarius Commission（CAC）は国際食品規格を作る政府間組織のことで，消費者の健康を保護するとともに，食品の公正な貿易を促進する目的のため，1963 年に FAO と WHO によって設立された．厚生労働省は農林水産省などと協力して参加し，食品添加物，食品中の残留農薬や残留動物薬，重金属，マイコトキシンなどハザードの国際基準の策定に貢献している．

4 食品の安全性確保の現状

食品の安全性は食生活環境の変化や国際化などに対応して確保している

世帯構造の変化に伴い，調理食品，外食・中食の需要の増加など食へのニーズは変化し，輸入食品の増加など食のグローバル化も進展した．このような食生活環境の変化や国際化などに対応して，食品の安全性を確保するため，食品衛生法が一部改正され，2018（平成 30）年 6 月に公布された．次の 7 つが主な改正点である．

●食品衛生法

①広域的な食中毒事案への対策強化
②HACCP に沿った衛生管理の制度化
③特別の注意を必要とする成分などを含む食品による健康被害情報の収集
④国際整合的な食品用器具・容器包装の衛生規制の整備　（ポジティブリスト制度の導入など）
⑤営業許可制度の見直しと，営業届出制度の創設
⑥食品のリコール情報を自治体に報告する制度の創設

⑦輸出入する食品の安全証明書の充実

　現在，**保健機能食品**(特定保健用食品，栄養機能食品，機能性表示食品)は，身体の機能や構造に影響を与え，健康の維持・増進に役立つことなどを機能表示することが認められている．新たに，特定保健用食品では，①品質管理などの定期的な報告，②安全性に関する情報収集および報告が事業者に求められている．**機能性表示食品**では，事業者などが食品の安全性や機能性に関する科学的根拠など必要な事項を届け出ることで機能性を表示している．健康の維持・増進が目的で，医薬品のような効能を明示できないため，消費者に誤解を与えないよう，ウェブサイトで各種の情報が公開されている．

● 保健機能食品

● 機能性表示食品

　　a．健康食品の安全性・有効性の情報サイト(国立健康・栄養研究所情報センター)

　　　https://hfnet.nibiohn.go.jp/(最終確認：2020 年 1 月 7 日)

　　b．機能性表示食品の届出情報の検索サイト(消費者庁)

　　　https://www.caa.go.jp/policies/policy/food_labeling/foods_with_function_claims/(最終確認：2020 年 1 月 7 日)

　　c．統合医療の情報発信サイト(厚生労働省『「統合医療」に係る情報発信等推進事業』)

　　　http://www.ejim.ncgg.go.jp/public/index.html(最終確認：2020 年 1 月 7 日)

　　d．健康食品・サプリメントの素材・成分に関する科学的根拠(一般社団法人日本健康食品・サプリメント情報センター)

　　　http://jahfic.or.jp/nmdb(最終確認：2020 年 1 月 7 日)

　商品化された後も，食品の安全性の科学的根拠は，研究対象者の選定などのバイアス，リスクの評価方法，**利益相反**(報告者と資金源の利害関係)などを検証する必要がある．

● 利益相反

H 疫学研究と倫理

1 人を対象とした研究調査における倫理的配慮

「人を対象とする医学系研究に関する倫理指針」が改訂[2017(平成 29)年]された

a 人を対象とする医学系研究に関する倫理指針

　疫学研究では，多数の対象者の心身の状態や周囲の環境，生活習慣などについて具体的な情報を取り扱う．疫学研究に関する倫理指針は 2002(平成14)年 6 月に厚生労働省と文部科学省によって初版が公表された．2005(平成17)年 4 月に全面施行された「**個人情報の保護に関する法律**」いわゆる個人情報保護法の前後で大幅な改正が行われ，2015(平成 27)年には疫学と臨床研究の指針が「人を対象とする医学系研究に関する倫理指針」(以下，指針)へ統合された．2017(平成 29)年 5 月 30 日施行の改正個人情報保護法では，

データ利活用促進を企図した匿名加工情報，オプトアウト*による利用が原則適用されない要配慮個人情報*，個人情報の定義を拡大する個人識別符号*などの新たな考え方が明示され，これらに対応して，同年2月に一部指針の改正が行われた．

現指針では「研究機関の長は研究実施前に研究責任者が作成した研究計画書の適否を倫理審査委員会の意見を聴いて判断し，研究者等は研究機関の長の許可を受けた研究計画書に基づき研究を適正に実施する」ことが求められている．実際の研究に際しては，必ず本指針を熟読・理解して，研究の計画・実施・報告，その後一定期間の試料・情報の保管という全過程に責任をもってあたらなければならない．記録の保管期間は，提供元では提供後3年，提供先では研究終了の報告後5年とされている．本指針には実践的な手引きとして「人を対象とする医学系研究に関する倫理指針ガイダンス」がある．

b 指針の目的および基本方針

本指針は，人を対象とする医学系研究に携わるすべての関係者が遵守すべき事項を定めることにより，人間の尊厳および人権が守られ，研究の適正な推進が図られるようにすることを目的とする．すべての関係者は，次に掲げる事項を基本方針としてこの指針を遵守し，研究を進めなければならない．

①社会的及び学術的な意義を有する研究の実施
②研究分野の特性に応じた科学的合理性の確保
③研究対象者への負担並びに予測されるリスク及び利益の総合的評価
④独立かつ公正な立場に立った倫理審査委員会による審査
⑤事前の十分な説明及び研究対象者の自由意思による同意
⑥社会的に弱い立場にある者への特別な配慮
⑦個人情報等の保護
⑧研究の質及び透明性の確保

c 指針の適用範囲

本指針は，日本の研究機関により実施され，または日本国内において実施される人を対象とする医学系研究を対象とする．ただし，他の指針の適用範囲に含まれる研究についても当該指針に規定されていない事項についてはこの指針の規定を適用する．

次のいずれかに該当する研究は，原則として本指針の対象としない（日本国外において実施される研究については，指針に別途定められている）．

ア　法令の規定により実施される研究
イ　法令の定める基準の適用範囲に含まれる研究
ウ　試料・情報のうち，次に掲げるもののみを用いる研究
①既に学術的な価値が定まり，研究用として広く利用され，かつ，一般に入手可能な試料・情報
②既に匿名化されている情報（特定の個人を識別することができないものであって，対応表が作成されていないものに限る．）

---

*オプトアウト　個人データを第三者に提供する旨，項目，方法等を本人に通知，または本人が容易に知り得る状態に置いて，本人の同意を得ずに第三者に提供すること（改正法第23条第2項）．個別の同意を得る方法をオプトインと呼ぶ．改定倫理指針では，対象者から同意を受けることが困難な場合はオプトアウトが認められた．

*要配慮個人情報　本人の人種，信条，身分，病歴，犯罪歴，犯罪により害を被った事実など，本人への不当な差別，偏見その他の不利益が生じないように，とくに配慮を要するものとして政令で定める記述などが含まれる個人情報．2017（平成29）年の法改正で定められ，本人同意を必要としない第三者提供の特例（オプトアウト）が適用されない．

*個人識別符号　旅券や運転免許証の番号，指紋・顔認識データなどを変換した符号，ゲノムデータなど．これらを持つ情報も個人情報とされた（改正法第2条第2項第1号）．従来の「（生存する個人に関する情報で，当該情報に含まれる氏名，生年月日その他の記述などにより特定の個人を識別できる）個人情報」は「個人識別符号以外の個人情報」となった．

③既に作成されている匿名加工情報*又は非識別加工情報*

d 倫理審査委員会への付議

研究機関の長は，研究責任者から，当該研究機関における研究の実施の許可を求められたときは，当該研究の実施の適否について，倫理審査委員会の意見を聴かなければならない．ただし，研究機関の長は，公衆衛生上の危害の発生または拡大を防止するため緊急に研究を実施する必要があると判断する場合には，倫理審査委員会の意見を聴く前に許可を決定できる．この場合，研究機関の長は，許可後遅滞なく**倫理審査委員会**の意見を聴くものとし，倫理審査委員会が研究の停止もしくは中止または研究計画書の変更をすべきである旨の意見を述べたときは，当該意見を尊重し，研究責任者に対し，研究を停止させ，もしくは中止させ，または研究計画書を変更させるなど適切な対応をとらなければならない．

2 インフォームド・コンセント

人間対象の研究は，対象者に内容を説明し参加の同意を得ることが基本

研究者などが研究を実施しようとするとき，または既存試料・情報の提供を行う者が既存試料・情報を提供しようとするときは，研究機関の長の許可を受けた研究計画書に定めるところにより，それぞれ次に掲げる手続きに従って，原則としてあらかじめ**インフォームド・コンセント**を受けなければならない．ただし，法令の規定による既存試料・情報の提供については，この限りでない．

侵襲を伴う研究においては，研究者などは，説明事項を記載した文書により，インフォームド・コンセントを受けなければならない．侵襲を伴わない研究では，必ずしも文書によりインフォームド・コンセントを受けることを要しないが，文書によりインフォームド・コンセントを受けない場合には，説明事項について口頭によりインフォームド・コンセントを受け，説明の方法および内容ならびに受けた同意の内容に関する記録を作成しなければならない．

人体から取得された試料を用いない研究では，必ずしもインフォームド・コンセントを受けることを要しないが，研究に用いられる情報の利用目的を含む当該研究についての情報を研究対象者などに通知または公開し，研究が実施または継続されることについて，研究対象者などが拒否できる機会を保証しなければならない．

代諾者からインフォームド・コンセントを受けた場合であって，研究対象者が研究を実施されることについて自らの意向を表することができると判断されるときには，**インフォームド・アセント**を得るよう努めなければならない．インフォームド・アセントとは，インフォームド・コンセントを与える能力を欠くと客観的に判断される研究対象者が，実施または継続されようと

*匿名加工情報・非識別加工情報　特定の個人を識別できないように個人情報を加工して得られる個人に関する情報で，当該個人情報を復元不能としたもの（改正法第2条第9項）．並行して改正された行政機関個人情報保護法では，官民を通じた匿名加工情報の利活用の促進を目的に，類似の非識別加工情報の考え方が導入された．

●倫理審査委員会

●インフォームド・コンセント

する研究に関して，その理解力に応じたわかりやすい言葉で説明を受け，当該研究を実施または継続されることを理解し，賛意を表することをいう．

3 利益相反

利益相反の適切な管理は，人間対象の研究を適正・公正に行ううえで必須の要件である

a 利益相反とは何か

利益相反 conflict of interest（COI）とは，一義的な関心における専門的判断や行動が，二義的な関心・利益によって不当に影響されるリスクを生じる環境をいう（米国医学研究所，2009年）．財政的な COI は，とくに企業の資金による研究において，企業に有利な影響が生じる可能性が問題となる．近年では，研究者の経歴や立場，専門などが科学的な中立性に影響する可能性として学術的な COI も注目されている．COI は個々の研究だけでなく，臨床の場で重視される診療ガイドラインの記述にも影響することが懸念されており，日本医学会連合が COI 管理（マネジメント）のガイドラインを提示している．

●利益相反（COI）

b 利益相反の管理

利益相反の管理は以下のように指針に定められている．

①研究者等は，研究を実施するときは，個人の収益等，当該研究に係る利益相反に関する状況について，その状況を研究責任者に報告し，透明性を確保するよう適切に対応しなければならない．

②研究責任者は，医薬品又は医療機器の有効性又は安全性に関する研究等，商業活動に関連し得る研究を実施する場合には，当該研究に係る利益相反に関する状況を把握し，研究計画書に記載しなければならない．

③研究者等は，②の規定により研究計画書に記載された利益相反に関する状況を，インフォームド・コンセントを受ける手続において研究対象者等に説明しなければならない．

4-A, B 疫学の概念と指標について，正しいものに○，誤っているものに×をつけよ．
(1) 罹患率は，集団の中である基準を満たしている人の割合を指す．
(2) 寄与危険は曝露群の罹患率と非曝露群の罹患率の比である．
(3) オッズ比が相対危険の代用とされることがある．
(4) 前立腺がんの有病率を計算するときの分母は男女を含めた観察集団全体である．

4-C, D 疫学の方法と因果関係のとらえ方について，正しいものに○，誤っているものに×をつけよ．
(1) コホート研究では，罹患率の測定が可能である．
(2) 症例対照研究では，寄与危険が算出できる．
(3) 交絡因子の補正は，データ解析のときにも可能である．
(4) 症例対照研究では，対照群の選出のときにのみ選択バイアスが起こる可能性がある．
(5) 介入研究では，参加者に十分な説明を行い，同意を得る必要がある．

4-E スクリーニングとその適用について，正しいものに○，誤っているものに×をつけよ．
(1) がん検診の有効性を評価する指標は，対象となるがんの死亡率である．
(2) スクリーニングの有効性評価のための研究方法で，最も信頼性の高いのは，コホート研究である．
(3) 疾患があることを確実に拾い上げられることを示す指標は，特異度である．

4-F 根拠に基づいた保健対策について，正しいものに○，誤っているものに×をつけよ．
(1) 根拠（エビデンス）の質のレベルは，よくデザインされた研究によって得られた知見かどうかで評価される．
(2) 保健予防対策の有効性の評価は，培養細胞や実験動物を使った病理学的研究やよく管理された少数例の人における報告などを中心とした効能の検討があれば十分である．
(3) 疾患管理ガイドラインは臨床現場を規制するために作成されるものである．
(4) すべての患者に対して，常に疾患管理ガイドラインに沿った医療を行わなければならない．

4-G

リスクのとらえ方と安全性の確保について，正しいものに○，誤っているものに×をつけよ．

(1) リスクアセスメントは，リスクアナリシス，リスクマネジメント，リスクコミュニケーションの3要素からなる．

(2) 食品衛生法の一部改正により，健康被害の発生を未然に防止するため，特別の注意を必要とする成分などを含む食品は，事業者から行政に健康被害情報を届け出ることとなった．

(3) 食品衛生法の一部改正により，食品業者が自主回収を行う場合，自治体に報告する仕組みが構築された．

4-H

疫学研究と倫理について，正しいものに○，誤っているものに×をつけよ．

(1) 疫学研究における個人情報保護の基本的な方法として，匿名化がある．

(2) 人を対象とする研究を行う際には，研究計画書を作成し，原則として所属施設の倫理審査に諮る必要がある．

5 生活習慣（ライフスタイル）の現状と対策

学習目標

1. 身体活動の意義と日本の現状を理解し，施策も含めて健康づくりのための身体活動について説明できる.
2. 喫煙・飲酒の健康障害を理解し，それぞれの対策を説明できる.
3. 睡眠・休養およびストレスと健康との関係ならびにその対策を説明できる.
4. 歯科保健対策について食生活と歯の健康との関連を踏まえて説明できる.

A 健康に関する行動と社会

1 健康の生物心理社会モデル

現実社会における健康管理のため生物心理社会モデルが提案された

a 生物心理社会モデル

健康の「生物心理社会モデル」は，従来の医学研究における個々の因子を細分化して分析してきた方法論を改め，おのおのを関連付け組織化することにより説明・予測しようとするモデルである.

従来，欧米諸国では「医学モデル biological model」（病理モデルともいう）が支配的な地位を占めていた. 医学モデルは対象者の「病気」を治療の対象とし，疾病を病因との因果関係からとらえて正確に診断することによって，適切な治療法を順次施行することができ，その結果として疾病を治療するという考え方である.

医学モデルによる治療は，効率よく多くの疾病に対して平等な対応を行うことが可能であり，即効性が期待できるという点で有効であった.

しかしながら，1977年にはエンゲル Engel G が「医学教育や医療が，還元主義*的な医学モデルに偏っており，病の理解を制限している」と医学モデルの限界を論じ，疾患の原因や対策は患者の表面的な部分だけの事象ではなく，精神と身体の統合は欠くことができないと意識した「生物心理社会モデル bio-psycho-social model」について述べた.

このモデルに基づき訓練された医師は，疾患の病因論や病理への科学的理解と同時に，病気の治療の中に生物的要因 biology，心理的要因 psychology，社会的要因 sociology を取り込むことができる.

さらに最近では，心身医学の重要性が再認識されるようになった. すなわち，さまざまなライフイベント（就学，卒業，就職，結婚，出産，退職，配偶者の死など），ストレスや環境，QOL（生活の質，生命の質，人生の質）といっ

> **＊還元主義** 人体において，人体を構成する臓器あるいは細胞レベルに分解し，それらを理解すれば，疾病などもすべて理解できるはずである，と想定した考え.

132　5. 生活習慣（ライフスタイル）の現状と対策

表 5-1　患者評価項目表

	現　在	発症前後	幼児期
身体的	身体症状・所見 地理学的所見 検査成績の異常	初発症状 身体状態の変化 使用薬剤の変更	身体的疾患の既往歴 身体的・精神的疾患の家族歴
心理的	身体的・心理的主訴 心理状態 治療への期待	心理状態の変化 気分・行動の変化 心理学的テスト 心理的援助依頼	パーソナリティの発達 防御規制・対応反応 精神疾患の既往
社会的	同居者 職業 社会的ストレス 物理的環境	経済状態の変化 職業の変更 生活事象の変化 物理的環境の変化	両親の職業歴 人生早期の人間関係 学校生活 結婚・職業

[Leigh H et al: Gen Hosp Psychiatry 2:3-9, 1980 を参考に著者作成]

た多様な要因を把握することが，心因性要因を含め疾病の理解や，その治療の展開に役立つことが多い．

対象者の評価は，身体的側面，心理的側面および社会的側面について，現在，発症前後，幼児期に分けて**表 5-1** に整理した．

b　管理栄養士活動と生物心理社会モデル

管理栄養士においても，医師と同様に栄養管理マネジメントの一環として対象者の状態把握を的確に行うためには，健康状態以外のさまざまな環境要因を含めた情報を収集する能力を持たなければならない．

前述（第 1 章 C）の「公衆衛生活動の過程」における第 1 ステージは，対象となる集団におけるニーズの把握である（☞**図 1-6**）．

管理栄養士においては，主に食品群別摂取量や栄養素などの摂取状況に気をとられがちであるが，対象集団のニーズを適切に把握するためには，身体的側面，心理的側面および社会的側面の状況をあわせて整理することも大切である．

2　生活習慣病，NCD の概念

生活習慣病対策は個人と社会環境の双方に働きかけるものである

生活習慣病 lifestyle related diseases という概念は，1996（平成 8）年 12 月の厚生省公衆衛生審議会「生活習慣に着目した疾病対策の基本的方向性について（意見具申）」で提案されたものである．生活習慣病とは，食習慣，運動習慣，休養，喫煙，飲酒などの生活習慣が，その発症・進行に関与する疾患群と定義される．生活習慣病に含まれる代表的な疾患名を**表 5-2** に示した．

●生活習慣病

従来，これらの疾患は"**成人病**"と呼ばれることが多かった．しかし，加齢に伴って罹患率が高くなる疾患群，すなわち"成人病"というニュアンスでとらえる限り，加齢は誰にも避けられないという（あきらめに近い）考えのもとに，疾病それ自体の予防（**一次予防**）よりも早期発見・早期治療（**二次予防**）

●一次予防
●二次予防

表 5-2 生活習慣病の例示

生活習慣	生活習慣病
食習慣	インスリン非依存性糖尿病 肥満 脂質異常症(高脂血症)(家族性のものを除く) 高尿酸血症 循環器病(先天性のものを除く) 大腸がん(家族性のものを除く) 歯周病　など
運動習慣	インスリン非依存性糖尿病 肥満 脂質異常症(高脂血症)(家族性のものを除く) 高血圧症　など
喫　煙	肺扁平上皮がん 循環器病(先天性のものを除く) 慢性気管支炎 肺気腫 歯周病　など
飲　酒	アルコール性肝疾患　など

［1996年12月17日 厚生省公衆衛生審議会意見具申を参考に著者作成］

が強調されたり，若年からの生活習慣改善の動機付けが疎かになるといった問題も生じてきた．生活習慣の基礎は小児期に形成されるものである以上，小児の頃から，母子保健，学校保健，そして地域・職域保健へと生涯を通じた健康づくりの推進が求められているのである．

また近年の疫学研究により，上記の疾患には生活習慣要因が相当関与していることが明らかになってきた．そして，生活習慣を改善(lifestyle modification)すれば，疾病の発生・進行を大幅に予防できることもわかってきた．このような一次予防の重要性を広く国民に認識させ，適切な保健行動を定着させるために，"生活習慣病"という行政用語が提案されたのである．

ただし，疾病の発生には，生活習慣要因に加えて，遺伝的要因，外部環境要因のような個人の責任に帰することのできないものも関与している．いわゆる"生活習慣病"の発生と進行に生活習慣が大きな影響を及ぼしていることが事実であるとしても，個人を取り巻く社会環境による影響が大きいため，近年，これらの疾患を**非感染性疾患** non-communicable disease(**NCD**)と呼ぶようになった． ●非感染性疾患(NCD)

さて，生活習慣病という概念を初めて提案した厚生省公衆衛生審議会「生活習慣に着目した疾病対策の基本的方向性について(意見具申)」では，生活習慣の改善を目指す一次予防対策を総合的に推進することの重要性を強調している．

それを受けて，21世紀における国民健康づくり運動「**健康日本21**」が提案された．これは，壮年期死亡の減少，**健康寿命の延伸**と生活の質の向上を基本目標として，がん，心臓病，脳卒中，糖尿病などの生活習慣病による死亡，罹患，生活習慣上の危険因子などの9分野について，2000(平成12)年時点の状況を明らかにしたうえで2010(平成22)年までの目標を設定したものである．その目標達成を目指して，さまざまな取り組みが行われてきた．

134 5. 生活習慣（ライフスタイル）の現状と対策

これら健康づくりをさらに体系的に推進することを目的として，健康増進法が2002（平成14）年に制定された．

2010（平成22）年までの到達状況を受けて，さらにヘルスプロモーションとNCD対策の視点を強調したうえで健康日本21（第二次）が2013（平成25）年度より始まった．これは，①健康寿命の延伸と健康格差の縮小，②生活習慣病の発症予防と重症化予防の徹底（NCD*の予防），③社会生活を営むために必要な機能の維持および向上，④健康を支え，守るための社会環境の整備，そして⑤栄養・食生活，身体活動・運動，休養，飲酒，喫煙及び歯・口腔の健康に関する生活習慣及び社会環境の改善という5つの基本的方向性のもと，55項目で2022年度の目標値をかかげて，国民健康づくり運動を展開している．

*NCD対策　がん，循環器疾患，糖尿病およびCOPD（慢性閉塞性肺疾患）などの慢性疾患の発症や悪化を防止するために，個人に対する介入（健康教育など）に加えて，健康づくりを支える社会環境の整備まで総合的に行うもの．すなわち，単に保健分野だけでなく，地域，職場などにおける環境要因や経済的要因などの幅広い視点から，包括的に施策を展開し，健康リスクを社会として低減していくのが「NCD対策」であり，この概念が国際的な潮流となってきている．

3 健康日本21

> 「健康日本21」は，健康寿命の延伸と健康格差の縮小を目指した国民健康づくり運動で，具体的な数値目標に対して，定期的な評価がなされている

a 策定の背景

2000（平成12）年より，「21世紀における国民健康づくり運動（健康日本21）」が開始された．これは，栄養・運動・休養を柱として健康増進事業を推進した第1次［1978（昭和53）年～］，運動習慣の普及に重点をおいた第2次（アクティブ80ヘルスプラン）［1988（昭和63）年～］に続く，第3次国民健康づくり対策という位置付けで2012（平成24）年まで実施された．「健康日本21」では，壮年期死亡の減少，健康寿命の延伸および生活の質の向上を目的とし，10年後をめどとした目標を設定し，一次予防を重視した取り組みが推進されてきた（表5-3）．

2013（平成25）年度からは，新たな健康課題や社会背景などを踏まえて，第4次となる取り組みとして，「健康日本21（第二次）」が開始された．「健康日本21」は，2003（平成15）年に施行された健康増進法第7条の国民の健康の増進の総合的な推進を図るための「基本方針」に含まれる．一方，後述する都道府県や市町村の計画は，健康増進法第8条に規定されている．

●健康日本21（第二次）

b 「健康日本21」の最終評価

2000（平成12）年に開始された健康日本21では，2007（平成19）年に中間評価が，2011（平成23）年には最終評価が行われた．9分野（栄養・食生活，身体活動・運動，休養・こころの健康づくり，たばこ，アルコール，歯の健康，糖尿病，循環器病，がん）80項目に対して数値目標が設定され，おのおのの達成度について評価が行われた．

全指標80項目中，再掲21項目を除く59項目の達成状況は，「A　目標値に達した」10項目，「B　目標値に達していないが改善傾向にある」25項目で，両者を合わせると全体の約6割となった．一方，「D　悪化している」目標

A. 健康に関する行動と社会　135

表 5–3　国民健康づくり対策の変遷

第1次国民健康づくり対策 [1978(昭和53)年〜]	第2次国民健康づくり対策 [1988(昭和63)年〜] (アクティブ80ヘルスプラン)	第3次国民健康づくり対策 [2000(平成12)年〜] [21世紀における国民健康づくり運動 (健康日本21)]
【基本的考え方】 1. 生涯を通じる健康づくりの推進 　[成人病予防のための一次予防の推進] 2. 健康づくりの3要素(栄養,運動,休養)の健康増進事業の推進(栄養に重点)	【基本的考え方】 1. 生涯を通じる健康づくりの推進 2. 栄養,運動,休養のうち遅れていた運動習慣の普及に重点をおいた健康増進事業の推進	【基本的考え方】 1. 生涯を通じる健康づくりの推進 　(「一次予防」の重視と健康寿命の延伸,生活の質の向上) 2. 国民の保健医療水準の指標となる具体的目標の設定および評価に基づく健康増進事業の推進 3. 個人の健康づくりを支援する社会環境づくり
【施策の概要】 ①生涯を通じる健康づくりの推進 ②健康づくりの基盤整備等 　健康増進センター, 　市町村保健センター等の整備等 ③健康づくりの啓発・普及 　市町村健康づくり推進協議会の設置,加工食品の栄養成分表示等	【施策の概要】 ①生涯を通じる健康づくりの推進 ②健康づくりの基盤整備等 　健康科学センター, 　市町村保健センター, 　健康増進施設等の整備等 ③健康づくりの啓発・普及 　運動所要量の普及,外食栄養成分表示の普及,健康文化都市および健康保養地の推進等	【施策の概要】 ①健康づくりの国民運動化 　メタボリックシンドロームに着目した,運動習慣の定着,食生活の改善等に向けた普及啓発の徹底等 ②効果的な健診・保健指導の実施 　医療保険者による40歳以上の被保険者・被扶養者に対するメタボリックシンドロームに着目した健診・保健指導の着実な実施(2008年度より) ③産業界との連携 ④人材育成(医療関係者の資質向上) ⑤エビデンスに基づいた施策の展開

も9項目あった.

　たとえば,Aの項目としては,メタボリックシンドロームを認知している国民の割合の増加,高齢者で外出について積極的態度を持つ人の増加,80歳で20歯以上・60歳で24歯以上の自分の歯を有する人の増加があり,Bの項目としては,食塩摂取量の減少,意識的に運動を心がけている人の増加,喫煙が及ぼす健康影響についての十分な知識の普及,糖尿病やがん検診の促進などがあった.一方,Dの項目としては,日常生活における歩数の増加,糖尿病合併症の減少などがあった.

　また,国の「健康日本21」を参考にして,自治体は独自の健康増進計画を策定することとなっていた.すべての都道府県で策定されたが,市町村で策定されたのは76%であった.

c 「健康日本21(第二次)」の基本的方向

　前述した最終評価を踏まえて,厚生労働省は「健康日本21(第二次)」[2013(平成25)年度〜2022(令和4)年度]を策定した.その基本的方向は次の5つからなる.

　①健康寿命の延伸と健康格差の縮小

　②主要な生活習慣病の発症予防と重症化予防

　③社会生活を営むために必要な機能の維持および向上

　④健康を支え,守るための社会環境の整備

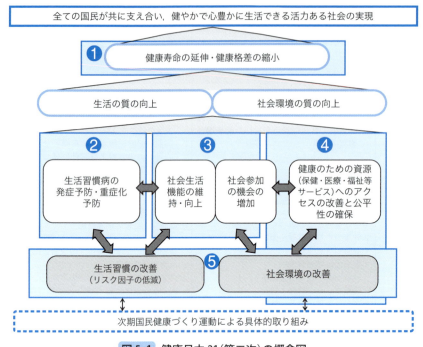

図 5-1 健康日本 21（第二次）の概念図

[厚生労働省：健康日本 21（第 2 次）の推進に関する参考資料，2012 より引用]

⑤栄養・食生活，身体活動・運動，休養，飲酒，喫煙および歯・口腔の健康に関する生活習慣および社会環境の改善

　これらの相互の関係は**図 5-1** に示すとおりである．「全ての国民が共に支え合い，健やかで心豊かに生活できる活力ある社会の実現」に向けて，全体目標である健康寿命の延伸と健康格差の縮小（①）を実現すべく，②〜④にかかわる取り組みが行われ，それらを下支えする取り組みとして⑤がある．図の左側（②③⑤）が主に個人に対する働きかけ，右側（③④⑤）が社会環境への働きかけとなり，それらが両輪として対策が展開される．

d 「健康日本 21（第二次）」における目標設定

　現状および課題について関係者が共通の認識を持ったうえで，とくに重要な課題を選択し，科学的根拠に基づく実態把握が可能な目標が設定された．なお，健康日本 21 では，目標とする指標が非常に多く（9 分野 80 項目），上位の目標とそれを達成するための目標などの整理が不十分であった．その反省から，今回の第二次の策定では，項目の絞り込みがなされた．また，「個人で達成すべき目標」を設定するだけでなく，「社会環境に関する目標」も盛り込まれた（**表 5-4**）．

　設定された目標の評価については，改善効果を中間段階で確認できるよう，目標設定後 5 年をめどに中間評価を行い，目標設定後 10 年をめどに最終評価を行う予定である．

A. 健康に関する行動と社会　　137

表 5-4　健康日本 21（第二次）における目標項目

---

① 健康寿命の延伸と健康格差の縮小　〈2 項目〉
- 日常生活に制限のない期間の平均を延ばす
- 日常生活に制限のない期間の平均の都道府県格差を縮小させる

---

② 主要な生活習慣病の発症予防と重症化予防の徹底　〈14 項目〉
(1)がん〈2 項目〉　● 75 歳未満のがんの年齢調整死亡率の減少　● がん検診の受診率の向上
(2)循環器疾患〈5 項目〉　● 脳血管疾患・虚血性心疾患の年齢調整死亡率の減少　● 高血圧の改善（収縮期血圧の平均値の低下）　● 脂質異常症の減少　● メタボリックシンドロームの該当者および予備群の減少　● 特定健康診査・特定保健指導の実施率の向上
(3)糖尿病〈6 項目〉　● 合併症（糖尿病腎症による年間新規透析導入患者数）の減少　● 治療継続者の割合の増加　● 血糖コントロール指標におけるコントロール不良者の割合の減少　● 糖尿病有病者の増加の抑制　● メタボリックシンドロームの該当者および予備群の減少（再掲）　● 特定健康診査・特定保健指導の実施率の向上（再掲）
(4)COPD（慢性閉塞性肺疾患）〈1 項目〉　● COPD の認知度の向上

---

③ 社会生活を営むために必要な機能の維持・向上に関する目標　〈12 項目〉
(1)こころの健康〈4 項目〉　● 自殺者の減少　● 気分障害・不安障害に相当する心理的苦痛を感じている者の割合の減少　● メンタルヘルスに関する措置を受けられる職場の割合の増加　● 小児科医・児童精神科医師の割合の増加
(2)次世代の健康〈2 項目〉　● 健康な生活習慣（栄養・食生活，運動）を有する子どもの割合の増加[ア　朝・昼・夕の三食を必ず食べることに気をつけて食事をしている子どもの割合の増加　イ　運動やスポーツを習慣的にしている子どもの割合の増加]　● 適正体重の子どもの増加[ア　全出生数中の低出生体重児の割合の減少　イ　肥満傾向にある子どもの割合の減少]
(3)高齢者の健康〈6 項目〉　● 介護保険サービス利用者の増加の抑制　● 認知機能低下ハイリスク高齢者の把握率の向上　● ロコモティブシンドローム（運動器症候群）を認知している国民の割合の増加　● 低栄養傾向（BMI 20 以下）の高齢者の割合の増加の抑制　● 足腰に痛みのある高齢者の割合の減少　● 高齢者の社会参加の促進（就業または何らかの地域活動をしている高齢者の割合の増加）

---

④ 健康を支え，守るための社会環境の整備　〈5 項目〉
- 地域のつながりの強化（居住地域でお互いに助け合っていると思う国民の割合の増加）
- 健康づくりを目的とした活動に主体的に関わっている国民の割合の増加
- 健康づくりに関する活動に取り組み，自発的に情報発信を行う企業数の増加
- 健康づくりに関して身近で専門的な支援・相談が受けられる民間団体の活動拠点数の増加
- 健康格差対策に取り組む自治体の増加

---

⑤ 生活習慣および社会環境の改善に関する目標　〈22 項目〉
(1)栄養・食生活〈5 項目〉　● 適正体重を維持している者の増加（肥満，やせの減少）　● 適切な量と質の食事をとる者の増加[ア　主食・主菜・副菜を組み合わせた食事が 1 日 2 回以上の日がほぼ毎日の者の割合　イ　食塩摂取量の減少　ウ　野菜と果物の摂取量の増加]　● 共食の増加（食事を 1 人で食べる子どもの割合の減少）　● 食品中の食塩や脂肪の低減に取り組む食品企業および飲食店の登録の増加　● 利用者に応じた食事の計画，調理及び栄養の評価，改善を実施している特定給食施設の割合の増加
(2)身体活動・運動〈3 項目〉　● 日常生活における歩数の増加　● 運動習慣者の割合の増加　● 住民が運動しやすいまちづくり・環境整備に取り組む自治体数の増加
(3)休養〈2 項目〉　● 睡眠による休養を十分とれていない者の減少　● 週労働時間 60 時間以上の雇用者の割合の減少
(4)飲酒〈3 項目〉　● 生活習慣病のリスクを高める量を飲酒している者（1 日当たりの純アルコールの摂取量が男性 40 g 以上，女性 20 g 以上の者）の割合の減少　● 未成年者の飲酒をなくす　● 妊娠中の飲酒をなくす
(5)喫煙〈4 項目〉　● 成人の喫煙率の減少（喫煙をやめたい人がやめる）　● 未成年者の喫煙をなくす　● 妊娠中の喫煙をなくす　● 受動喫煙（家庭・職場・飲食店・行政機関・医療機関）の機会を有する者の割合の減少
(6)歯・口腔の健康〈5 項目〉　● 口腔機能の維持・向上　● 歯の喪失防止　● 歯周病を有する者の割合の減少　● 乳幼児・学齢期のう蝕のない者の増加　● 過去 1 年間に歯科検診を受診した者の割合の増加

---

e 運動の推進に向けての取り組み

1）地方自治体における取り組み

「健康日本 21」を推進するためには，人々が暮らす地域での具体的な取り組みが重要となる．そのために，各地方自治体は地域住民の健康に関する各種指標を活用し，地域の社会資源などの実情を踏まえ，健康増進法第 8 条に

基づく都道府県(市町村)健康増進計画(以下,「健康増進計画」)を策定し,実施する.なお,都道府県は必ず計画を定めることが義務付けられており,市町村は努力することとされている.その際,人口動態,医療・介護に関する統計,特定健診データなどを活用する.そして,地域の社会資源などの実情を踏まえ,独自に重要な課題を選択し,到達すべき目標を設定し,定期的に評価と改定を行う.すなわち,マネジメントサイクルの中で,より効果的・効率的な取り組みとしていく.また,これらの過程においては,住民の主体的参加をうながし,その意見が反映されるようにする.

都道府県は,市町村健康増進計画の策定支援を行うとともに,市町村ごとの分析を行い,市町村間の健康格差の是正に向けた目標を設定するよう努める.保健所は,地域保健の広域的,専門的,技術的拠点として,健康情報を収集分析し,提供するとともに,市町村における計画策定の支援を行う.市町村は,健康増進計画を策定する際に,都道府県や保健所と連携するとともに,特定健康診査等実施計画や市町村介護保険事業計画などとの調和を図る.また,健康増進を担う人材や組織(専門職種,ボランティア組織や健康づくりのための自助グループ)の育成や支援を行う.

2) 多様な分野における連携(推進体制)

市町村保健センター,保健所,医療保険者,医療機関,薬局,地域包括支援センター,教育関係機関,マスメディア,企業,ボランティア団体などの連携により,推進体制を構築する.運動や休養に関連する健康増進サービス関連企業,健康機器製造関連企業,食品関連企業など,健康づくりに関する活動に取り組む企業,NGO,NPOなどの団体は,自発的取り組みを行うとともに,その取り組みについて国民に情報発信を行うことが期待される.

たとえば,スマート・ライフ・プロジェクトでは,企業・団体がメンバーとして積極的に参画し,「健康寿命を延ばしましょう」というスローガンのもと,以下のテーマを中心に活動を行っている.

- ・毎日10分の運動をプラス
- ・1日あと70gの野菜をプラス
- ・禁煙でタバコの煙をマイナス
- ・健診・検診で定期的な健康チェック

3) 周知・広報戦略

社会全体として健康を支え,守る環境づくりに取り組むことの重要性や,生活習慣に関する情報などについて,マスメディアやインターネット,ソーシャルメディアのほか,健康増進に関するボランティア団体や,産業界,学校教育,保健事業における健康相談など,多様な経路で周知していく.また,「健康日本21(第二次)」の運動の意味をわかりやすく伝えるため,ロゴマークやキャッチコピーを活用する.

f 健康日本21(第二次)の中間評価

2013(平成25)年度から開始された健康日本21(第二次)の中間評価として,2018(平成30)年に全53項目の指標に対する評価(策定時の値と直近時とを

表 5-5 指標の評価状況

策定時のベースライン値と直近の実績値を比較		全体（再掲除く）
a	改善している	32 (60.4%)
b	変わらない	19 (35.8%)
c	悪化している	1 (1.9%)
d	評価困難	1 (1.9%)
	合計	53 (100%)

比較)が行われた(**表 5-5**).

　このように約 6 割の項目で改善がみられた．とくに「健康寿命の延伸と健康格差の縮小の実現に関する目標」(基本的方向①)については，2016(平成 28)年の健康寿命(日常生活に制限のない期間の平均)は，2010(平成 22)年と比較して男性で 1.72 年，女性で 1.17 年増加した．また，同期間における平均寿命は，男性で 1.43 年(79.55 → 80.98 年)，女性で 0.84 年(86.30 → 87.14 年)増加したことから，健康寿命の増加分は平均寿命のそれを上回っており，現時点で目標は達成されていると評価された．また，健康寿命の都道府県格差を最も長い県と短い県の差でみると，男女ともに縮小傾向にあった．

　全体評価としては，改善していると評価した目標は全 53 項目中 32 項目であり，基本的方向①〜⑤(**図 5-1**)の中で，②〜⑤の改善とともに，最終目標である①の改善がみられた．また，健康日本 21(第二次)では，社会環境の整備に関する目標がより明確に定められ，改善しているものが多かった．したがって，こうした社会環境の整備に関する取り組みがよりいっそう推進されることで，個人の生活習慣の改善やそれによる生活習慣病の発症・重症化予防の徹底につながり，最終目標である健康寿命の延伸や健康格差の縮小につなげることを引き続き目指していくこととされた．

B 身体活動，運動

1 身体活動・運動の現状

どの調査かを押さえてから世代によって異なる身体活動などの現状をみる

　国民の日常の身体活動・運動や体力は低下傾向にあるといわれている．厚生労働省や文部科学省は，それぞれの調査で世代別の現状と課題を示している．

　厚生労働省は国民健康・栄養調査を実施し，歩行数や運動習慣を報告している．歩数は比較的活発な身体活動の客観的な指標と考えられている．1 日 1,000 歩の減少は 1 日約 10 分の身体活動の減少に相当する．20 年前からの推移をみると，どの世代も減少傾向を示している(**図 5-2**)．運動習慣がある者の割合は世代により推移が異なる．20 歳代女性は最も少なく，20 年前に比べても減少している．一方，高齢期の男女は増加しており，とくに，70 歳以上の男性は半数近くの者が運動習慣がある(**図 5-3**)．

140　5. 生活習慣（ライフスタイル）の現状と対策

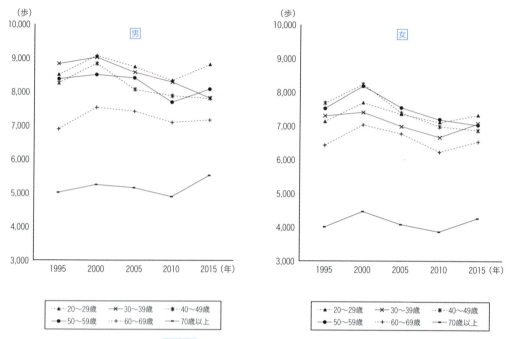

図 5-2　歩数平均値（性・年齢階級別）
2012（平成 24）年以降は，100 歩未満，5 万歩以上を除外．
［厚生労働省：国民健康・栄養調査を参考に著者作成］

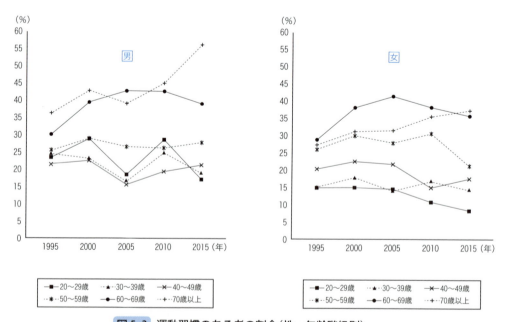

図 5-3　運動習慣のある者の割合（性・年齢階級別）
運動習慣のある者：1 回 30 分以上の運動を週 2 日以上実施し，1 年以上継続している人．
［厚生労働省：国民健康・栄養調査を参考に著者作成］

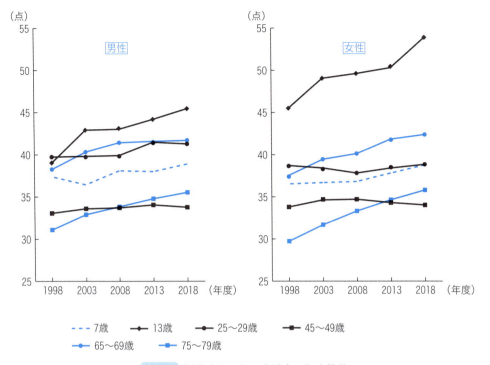

図 5-4 新体力テストの合計点の年次推移
・図は，3点移動平均法を用いて平滑化してある．
・合計点は，新体力テスト実施要項の「項目別得点表」による．
・得点基準は，6〜11歳，12〜19歳，20〜64歳，65〜79歳で異なる．
・得点基準は，男女により異なる．
［文部科学省：体力・運動能力調査を参考に著者作成］

　文部科学省は体力・運動能力調査を実施している．国民の体力・運動能力の現状を明らかにするとともに，体育・スポーツの指導と行政上の基礎資料を得ることを目的とした調査であり，体力の動向を知ることができる．青少年（6〜19歳），成年（20〜64歳），高齢者（65〜79歳）ごとに，特性に応じて複数の項目からなるテストが実施され，年齢区分，男女別の得点基準に基づき合計点も算出される．新体力テスト施行以降の20年間の推移をみると，青少年では小学校高学年以上の年代で緩やかな向上傾向，成年では男女とも横ばいまたは向上傾向，高齢者では男女とも向上傾向を示している（図5-4）．

2 身体活動・運動の健康影響

高齢社会では不活動や運動不足がより深刻な健康リスクとなる

　科学技術の進歩とそれに伴う自動化・機械化により国民の生活水準は向上した．一方，職場における省力化の進展，交通手段やコミュニケーション手段の発達，家事の軽減など，日常の身体活動は急激に低下した．1950年代の欧米において，生活習慣病の成因に日常の運動不足が関与している可能性が指摘されて以来，身体活動の低下や運動不足，さらには座りがちな生活（不

142　5. 生活習慣（ライフスタイル）の現状と対策

活動）の疾病リスクは，深刻な社会問題となっている．

　日常における生活活動や運動による身体活動量の増加は，虚血性心疾患，高血圧，糖尿病，肥満，骨粗鬆症，結腸がんなどの罹患率や死亡率を低下させることが知られている．また，身体活動や運動はメンタルヘルスや QOL の改善にも効果をもたらす．とくに，高齢者は骨や筋肉など運動にかかわる器官の障害によって要介護のリスクが高くなる．身体活動は，**ロコモティブシンドローム**（運動器症候群）や認知症などによる生活機能の低下，自立度の低下，**フレイル**の危険因子の低減に寄与する．超高齢社会をむかえ，総合的な健康づくりの観点からも身体活動を推奨することが必要である．

●ロコモティブシンドローム

●フレイル

3　健康づくりのための身体活動基準および指針

社会全体で日常生活全般にわたり身体活動を増やす取り組みが求められる

　厚生省は 1988（昭和 63）年，第 2 次国民健康づくり対策「アクティブ 80 ヘルスプラン」を策定した．運動に関しては「健康づくりのための運動所要量」［1989（平成 1）年］，「健康づくりのための運動指針」［1993（平成 5）年］を発表し，健康を維持するための望ましい運動量の目安や，その運動所要量を具体化するためのガイドラインを示した．

　その後，2000（平成 12）年に健康日本 21（厚生省，当時）を発表した．その中の「身体活動・運動」では，国民の身体活動や運動についての意識や態度を向上させ，身体活動量を増加させることを基本方針とし，日常生活における身体活動に対する認識・態度，1 日の歩数，運動習慣を有する者についての実施目標値を設定した．しかし，その最終評価では，歩数の減少が最大の懸念事項と指摘された．2012（平成 24）年に発表した健康日本 21（第二次）では，身体活動・運動の目標設定の考え方を示した（**図 5-5**）．意欲や動機付けの指標ではなく，歩数の増加，運動習慣者の割合，さらには，自治体による環境整備の行動目標が設定された（**表 5-6**）．

　健康づくりでは，運動に限ることなく，日常生活の活動も含めた身体活動全体に注目することが重要である．WHO は 2010 年，「健康のための身体活動に関する国際勧告 Global recommendations on physical activity for health」を発表した．この国際勧告は，身体活動不足を全世界の死亡に対する危険因子の中で高血圧，喫煙，高血糖に次ぐ 4 番目と位置付け，身体活動による非感染性疾患の一次予防を重視している．5 〜 17 歳，18 〜 64 歳，65 歳以上の 3 つの年齢区分ごとに，遊び，ゲーム，日課，家事，移動なども含めた望ましい身体活動を示した．たとえば，5 〜 17 歳では 3 項目のうち 1 番目に，1 日当たり中〜高強度の身体活動を 60 分行うこと，18 〜 64 歳および 65 歳以上では，それぞれ 4 項目および 6 項目のうち 1 番目に，1 週当たり中〜高強度の有酸素性身体活動を 150 分または高強度の有酸素性身体活動を 75 分または同等の中〜高強度の身体活動を組み合わせた身体活動を行うことを推奨している．WHO はその後，第 71 回世界保健総会（2019 年 5 月）で，「身体

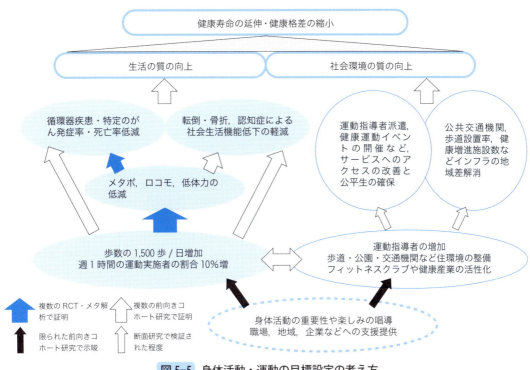

図 5-5 身体活動・運動の目標設定の考え方
[厚生労働省：健康日本 21(第 2 次)の推進に関する参考資料, 2012 より引用]

表 5-6 身体活動・運動の現状と目標

目標項目	日常生活における歩数の増加
現状	20～64 歳：男性 7,841 歩, 女性 6,883 歩 65 歳以上：男性 5,628 歩, 女性 4,585 歩　　［2010(平成 22)年］
目標	20～64 歳：男性 9,000 歩, 女性 8,500 歩 65 歳以上：男性 7,000 歩, 女性 6,000 歩　　［2022 年度］
データソース	厚生労働省「国民健康・栄養調査」

目標項目	運動習慣者の割合の増加
現状	20～64 歳：男性 26.3%, 女性 22.9%, 総数 24.3% 65 歳以上：男性 47.6%, 女性 37.6%, 総数 41.9%　　［2010(平成 22)年］
目標	20～64 歳：男性 36%, 女性 33%, 総数 34% 65 歳以上：男性 58%, 女性 48%, 総数 52%　　［2022 年度］
データソース	厚生労働省「国民健康・栄養調査」

目標項目	住民が運動しやすいまちづくり・環境整備に取り組む自治体数の増加
現状	17 都道府県　　［2012(平成 24)年］
目標	47 都道府県　　［2022 年度］
データソース	厚生労働省健康局がん対策・健康増進課による把握

[厚生労働省：健康日本 21(第 2 次)の推進に関する参考資料, 2012 より引用]

活動に関する世界行動計画 2018-2030」を発表している．ここでは，身体活動が不足している人を 2030 年までに相対的に 15% 減少させるという世界目標を掲げている．

日本では，厚生労働省が 2006(平成 18)年，それまでの運動所要量を見直し，新たに「**健康づくりのための運動基準** 2006 ～身体活動・運動・体力～」(運

血糖・血圧・脂質に関する状況		身体活動（生活活動・運動）*1		運動		体力（うち全身持久力）
健診結果が基準範囲内	65歳以上	強度を問わず，身体活動を毎日40分（＝10メッツ・時/週）	今より少しでも増やす（例えば10分多く歩く）*4	—	運動習慣をもつようにする（30分以上・週2日以上）*4	—
	18〜64歳	3メッツ以上の強度の身体活動*2を毎日60分（＝23メッツ・時/週）		3メッツ以上の強度の運動*3を毎週60分（＝4メッツ・時/週）		性・年代別に示した強度での運動を約3分間継続可能
	18歳未満	—		—		—
血糖・血圧・脂質のいずれかが保健指導レベルの者		医療機関にかかっておらず，「身体活動のリスクに関するスクリーニングシート」でリスクがないことを確認できれば，対象者が運動開始前・実施中に自ら体調確認ができるよう支援した上で，保健指導の一環としての運動指導を積極的に行う．				
リスク重複者又はすぐ受診を要する者		生活習慣病患者が積極的に運動をする際には，安全面での配慮がより特に重要になるので，まずかかりつけの医師に相談する．				

図5-6 「健康づくりのための身体活動基準2013」概要

*1「身体活動」は，「生活活動」と「運動」に分けられる．このうち，生活活動とは，日常生活における労働，家事，通勤・通学などの身体活動を指す．また，運動とは，スポーツ等の，特に体力の維持・向上を目的として計画的・意図的に実施し，継続性のある身体活動を指す．
*2「3メッツ以上の強度の身体活動」とは，歩行またはそれと同等以上の身体活動．たとえば，歩行，床そうじ，子どもと遊ぶ，介護，庭仕事，洗車，運搬，階段昇降など．
*3「3メッツ以上の強度の運動」とは，息が弾み汗をかく程度の運動．たとえば，速歩，ジョギング，テニス，水泳などがある．
*4 年齢別の基準とは別に，世代共通の方向性として示したもの．
［厚生労働省：運動基準・運動指針の改定に関する検討会 報告書，2013より引用］

動所要量・運動指針の策定検討会）を策定し，身体活動量・運動量・体力（最大酸素摂取量）の基準値を示した．ここにおいて，**身体活動**は骨格筋の収縮を伴い安静時よりも多くのエネルギー消費を伴う身体の状態で，それには日常生活活動における労働・家事などや余暇における運動・スポーツ活動などが含まれるもの，**運動**は身体活動の一種であり，とくに体力（競技に関連する体力と健康に関連する体力を含む）を維持・増進させるために行う計画的・組織的で継続性のあるもの，**生活活動**は身体活動のうち，運動以外のものをいい職業活動上のものも含むと定義した．運動基準に続き，同年，国民が自ら学習し，身体活動量，運動量，体力を高め，生活習慣病予防に取り組むためのガイドラインとして，「**健康づくりのための運動指針**2006〜生活習慣病予防のために〜＜**エクササイズガイド**2006＞」（運動所要量・運動指針の策定検討会）も発表した．

厚生労働省は2013（平成25）年，この運動基準・運動指針を改定した「健康づくりのための**身体活動基準**2013」（図5-6），「**アクティブガイド**―健康づくりのための**身体活動指針**―」を発表した．健康日本21（第二次）においてライフステージに応じた健康づくりの推進，生活習慣病の重症化予防に重点がおかれたことを踏まえ，子どもから高齢者までの基準設定が検討されたり，生活習慣病患者やその予備群，生活機能低下の者の身体活動についても検討されるなど，健康づくり政策との整合性がより図られた内容となっている．改定の概要では，①身体活動（生活活動および運動）全体に着目することが重

●健康づくりのための身体活動基準2013
●アクティブガイド

B. 身体活動, 運動　145

表5-7　個人の健康づくりのための身体活動基準

①身体活動量の基準（日常生活で体を動かす量の考え方）
〈18〜64歳の身体活動（生活活動・運動）の基準〉
　強度が3メッツ以上の身体活動を23メッツ・時/週[*1]行う．具体的には，歩行またはそれ
　と同等以上の強度の身体活動を毎日60分行う．

②運動量の基準（スポーツや体力づくり運動で体を動かす量の考え方）
〈18〜64歳の運動の基準〉
　強度が3メッツ以上の運動を4メッツ・時/週行う．具体的には，息が弾み汗をかく程度
　の運動を毎週60分行う．

③体力（うち全身持久力）の基準
〈性・年代別の全身持久力の基準〉
　下表に示す強度での運動を約3分以上継続できた場合，基準を満たすと評価できる[*2]．

年齢	18〜39歳	40〜59歳	60〜69歳
男性	11.0メッツ （39 mℓ/kg/分）	10.0メッツ （35 mℓ/kg/分）	9.0メッツ （32 mℓ/kg/分）
女性	9.5メッツ （33 mℓ/kg/分）	8.5メッツ （30 mℓ/kg/分）	7.5メッツ （26 mℓ/kg/分）

注）表中の（　）内は最大酸素摂取量を示す．

[*1]　メッツ・時とは，運動強度の指数であるメッツに運動時間（hr）を乗じたものである．メッツ（MET：metabolic equivalent）とは，身体活動におけるエネルギー消費量を座位安静時代謝（酸素摂取量で約3.5 mℓ/kg/分に相当）で除したものである．酸素1.0ℓの消費を約5.0 kcalのエネルギー消費と換算すると，1.0メッツ・時は体重70 kgの場合は70 kcal，60 kgの場合は60 kcalとなる．このように標準的な体格の場合，1.0メッツ・時は体重とほぼ同じエネルギー消費量となるため，メッツ・時が身体活動量を定量化する場合によく用いられる．旧基準および旧指針では，kcalで表したエネルギー消費量を算出するために，メッツ・時と体重（kg）と1.05の係数の積を用いていたが，アメリカスポーツ医学会を中心に，近年では計算の煩雑さをなくすために1.05の係数を用いないで算出してよいとされている．

[*2]　3分程度継続し疲労困ぱいに至るような運動中に最大酸素摂取量が観察されることが多く，その際の運動強度は全身持久力の指標となる．なお，これらの数字はあくまでも測定上の指標であり，望ましい運動量の目標値ではない点に注意する必要がある．

［厚生労働省：運動基準・運動指針の改定に関する検討会 報告書，2013より引用］

要であることから「運動基準」から「身体活動基準」に名称変更したこと，②身体活動の増加によるリスク低減可能なものとして，糖尿病・循環器疾患などのほかにがんやロコモティブシンドローム・認知症を加えたこと（系統的レビューの対象疾患に追加し明確にした），③子どもから高齢者まで，科学的根拠のあるものについて基準を設定したこと，④保健指導で運動指導を安全に推進するための具体的な判断・対応の手順を提示したこと，⑤身体活動を推進するための社会環境整備を重視し，まちづくりや職場づくりにおける保健事業の活用例を紹介したことがあげられている．

　身体活動量，運動量，体力の基準（図5-6）の単位には，運動基準に引き続き，メッツ metabolic equivalent（MET）を採用した（表5-7）．メッツは，当該身体活動におけるエネルギー消費量を座位安静時代謝量（酸素摂取量で約3.5 mℓ/kg/分に相当）で除した身体活動の"強さ"の単位である．座って安静にしている状態は1メッツ，普通歩行は3メッツに相当する．身体活動量の基準（表5-7）は，22.5メッツ・時/週より多い者は生活習慣病などおよび生活機能低下のリスクが低いことを根拠としている．ちなみに，日本人の身体活動量の平均はおおむね15〜20メッツ・時/週である．また，世代共通

●メッツ（MET）

の方向性として，「身体活動量を今より少しでも増やす．たとえば10分多く歩く」「運動習慣を持つようにする．30分以上の運動を週2日以上」とした．その他，生活習慣病と身体活動の関係，身体活動に安全に取り組むための留意事項，さらには「まちづくり」「職場づくり」の視点の重要性など，身体活動を普及啓発するための考え方も提言されている．

新基準の主な利用者は，身体活動に関する研究者・教育者や健康運動指導士などの運動指導の専門家，保健活動の現場を担う医師，保健師，管理栄養士などのほか，自治体や企業の関係者とし，国民向けには，パンフレット「アクティブガイド―健康づくりのための身体活動指針―」を発表した．「＋10（**プラス・テン**）で健康寿命をのばしましょう！」をはじめ，「＋10」を合い言葉に，「気づく！始める！達成する！つながる！」という4つのステップを提示するなど，利用者の視点からのパンフレットとなっている．厚生労働省のホームページからダウンロードし，自治体などでもカスタマイズして配布できるようにするなど，普及啓発が強化されている．

C 喫 煙 行 動

1 喫煙の現状

> ⬛ 成人の喫煙率は，男29.4%，女7.2%で，未成年者ともに低下傾向にある

20歳以上の喫煙率（喫煙習慣者の割合）は男28.2〜30.2%，女8.2〜9.0%［喫煙習慣者の割合：男29.4%，女7.2%，2017（平成29）年］で，年齢階級別には男30歳代，女40歳代で最も高い．喫煙率は1995（平成7）年男52.7〜58.8%，女10.6〜15.2%から減少したが，女は諸外国に比べて低率であるものの横ばい傾向である．中学生・高校生の喫煙率は低下傾向にある［中学男1.0%，女0.3%，高校3年男4.6%，女1.5%，2014（平成26）年］．

表5-8 国別喫煙率の比較と将来推計

国　名	2010 年		2025 年予測値	
	男(%)	女(%)	男(%)	女(%)
ロシア	61.3	19.4	54.4	19.2
韓国	52.7	4.7	42.1	3.9
中国	51.0	2.3	45.8	1.5
タイ	44.4	2.7	39.5	2.3
日本	36.5	9.8	23.4	6.8
スペイン	34.2	24.4	22.9	18.5
ドイツ	31.6	24.4	25.2	21.0
フランス	30.4	22.6	23.7	20.1
シンガポール	27.8	4.7	28.1	3.9
インド	23.5	2.5	14.6	0.8
ブラジル	22.1	13.3	15.1	8.5
英国	22.0	20.0	13.9	12.5
米国	21.5	16.6	14.6	10.5
オーストラリア	19.2	15.0	11.7	8.4

［WHO：喫煙頻度の傾向より引用］

世界的にみると世界の人口の20%，10億人が喫煙しており，男は8億人であると推計されている（WHO，2014年）．WHO（2010年）の喫煙率は日本男36.5%，女9.8%と報告され，地域別にみるとロシア（男61.3%，女19.4%）が最も高く，米国は男21.5%，女16.6%で，日本の喫煙率は世界的にみて低いとはいえない．喫煙率の将来推計をみると日本は2025年に男23.4%，女6.8%と推計されている（**表5-8**）．

健康日本21（第二次）の喫煙率の**数値目標**は，①成人の喫煙率の低下（2022年12%を目標），②未成年の喫煙をなくす，③妊娠中の喫煙をなくす，④受動喫煙の機会を有する者の割合の低下である．

2 喫煙の健康影響と社会的問題

◤ **喫煙はCOPD，がんなどのNCD，低出生体重児，乳幼児突然死症候群の要因となる**

a 喫煙のリスクの評価

たばこ煙は，①発がん物質（タール，多環芳香炭化水素，ベンゾピレン，ニトロサミン），②一酸化炭素（赤血球ヘモグロビンの酸素運搬阻害），③ニコチンによって，血管収縮とニコチン依存症を引き起こす．喫煙の健康影響については，①喫煙者がたばこ煙を吸引すること（**能動喫煙**）による疾病へのリスクと，②非喫煙者が室内などでたばこの煙（副流煙）を吸わされること（**受動喫煙**）によるリスクの双方を理解する必要がある．曝露マーカーとして，血液，唾液，尿中のニコチンおよびニコチンなどの代謝物，発がん性物質のたばこ特異的ニトロソアミン（TSNA）の尿中代謝物，呼気中一酸化炭素濃度，血中カルボキシヘモグロビン（CO-Hb）がある．

●タール
●ニコチン

●受動喫煙

喫煙の健康影響，疾病のリスクは喫煙開始年齢，1日のたばこ本数，喫煙経験年数によって変化する．喫煙開始年齢が早いほど，**ブリンクマン指数**［（1日のたばこ本数）×（喫煙経験年数）］が大きくなりリスクが大きくなる．たばこ1日20本を25年間喫煙するとブリンクマン指数は500となる．たばこ煙の危険度が大きくなるブリンクマン指数は200以上とされている．また，未成年者，妊婦，乳幼児，高齢者への健康影響は成人と比べてリスクが大きい．

b 喫煙の健康影響

喫煙は**非感染性疾患 non-communicable disease（NCD）**の最大の危険因子である（**図5-7**）．喫煙者はもちろん，非喫煙者も受動喫煙によって喫煙者と同様にNCDのリスクが高まることが知られている．喫煙は，食欲減少，呼吸機能の低下，末梢血流の減少，血圧の上昇（高血圧）を起こす．したがって長期間の喫煙はNCDへの危険因子である．主な疾病を以下にまとめる．

1) 慢性閉塞性肺疾患 chronic obstructive pulmonary disease（COPD）

●慢性閉塞性肺疾患（COPD）

喫煙により慢性閉塞性肺疾患（COPD）のリスクは高まる．その特徴は，呼

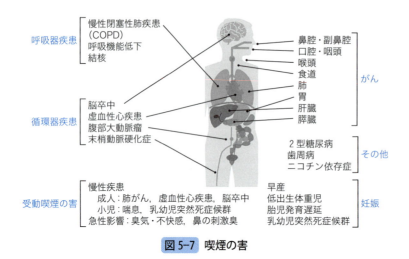

図 5-7 喫煙の害

吸機能検査では1秒率が低下し**閉塞性障害**のパターンを示し（肺線維症は拘束性障害），動脈血中の酸素分圧は低下，安静時エネルギー消費量（REE）は増加する．

2) 循環器疾患

たばこの煙に含まれる物質（ニコチン，活性酸素，一酸化炭素）は血管の詰まる病気，つまり虚血性心疾患（心筋梗塞），脳血管疾患（脳梗塞，くも膜下出血），大動脈瘤，手足の血管の病気を引き起こす．これは，①血小板凝集能の亢進，②動脈の炎症促進，③血管収縮，④赤血球の増加などによると考えられている．

3) 悪性新生物

たばこのタールは発がん性と関連する．タール以外でたばこに含まれる発がん物質のうち，国際がん研究機関（IARC）によるグループ1（ヒトに対して発がん性があるとされたグループ）に属すると判定された物質には，ベンゼン，ホルムアルデヒド，アフラトキシン B_1 があり，たばこ中の発がん物質は約70種あるとされる．

ニコチン吸入によってニコチンを分解する酵素CYP2A6が活性化し，発がん物質であるニトロソアミンの活性化につながるという研究がある．したがって，1日の喫煙本数の多い人はニコチンの分解が進むと同時に発がんのリスクが高まると考えられている．

喫煙者の気管支粘膜には**扁平上皮化生，扁平上皮がん**を起こすことがある．喫煙者のがんリスクは肺がん8.96倍，咽頭がん6.98倍と高い（**表 5-9**）．かぎたばこも発がん性があるとされる．受動喫煙による肺がんのリスクは1.3倍と大きい．

4) 歯周疾患

口腔，歯肉を含めた歯周組織は，たばこ煙の影響を直接受ける．また，喫煙は糖尿病とともに歯周疾患の危険因子で，たばこ煙の一酸化炭素，ニコチンによって治癒に悪影響がある．

表 5-9 喫煙者の主ながんリスク

が　ん	相対危険
肺	8.96
咽頭	6.98
喉頭	6.76
上部消化管（食道・胃）	3.57
口唇・口腔	3.43
（受動喫煙による）肺	1.28

［Gandini S et al：Int J Cancer 122：155-164, 2008 および
Hori M et al：Jpn J Clin Oncol 46：942-951, 2016 を参考に
著者作成］

> その他喫煙と関係のあるがん：肝・肝内胆管，膵，
> 腎，尿路（膀胱・腎盂・尿管），子宮頸部，骨髄
> 性白血病

［Katanoda K et al：J Epidemiol 18（6）：251-264, 2008 を参
考に著者作成］

5）低出生体重児，乳幼児突然死症候群

　母親の喫煙により乳幼児突然死症候群のリスクが高まる．また，妊婦の喫煙は低出生体重児のリスクとなる．喫煙はプロラクチン分泌を抑制するため，乳汁分泌が低下する．妊娠・授乳中の喫煙・受動喫煙が胎児・乳児の発育，母乳分泌に影響を与えることは，「妊産婦のための食生活指針」［2006（平成18）年］で述べられている．

●乳幼児突然死症候群

6）ニコチン依存症

　ニコチンには依存性があり，喫煙時に依存を生じる主たる原因となっている．ニコチンは中枢神経系のうちドパミンを介する脳内報酬系に作用するとされ，とくにノルアドレナリン，セロトニン，ドパミン，アセチルコリン，γ-アミノ酪酸，グルタミン酸塩など脳内神経伝達物質の分泌がニコチン摂取で増加することや，モノアミンオキシダーゼ B の活性に影響を与えることが示唆されている．

　1980（昭和55）年に米国精神医学会によって，ニコチン依存は精神疾患の診断分類として取り上げられた．ニコチンは，口腔内粘膜や皮膚からも吸収されるきわめて吸収のよい物質で，煙を吸い込んで数秒以内に脳血管障壁を通過して脳細胞に達する．定期的にニコチン摂取を繰り返すと，ある時期以降には脳細胞は喫煙してニコチンを吸収することでようやく以前と同レベルの活動を維持するようになる．これが「ニコチン中毒」「ニコチン依存」と呼ばれている状態である．

　ニコチンは吸収が速く，体内から消失するのも速いため，常習喫煙者では喫煙後30分程度でニコチン切れ症状を生じ「次の1本」の願望を生じるようになる．ニコチン依存を有する喫煙者はニコチンの血中濃度をタバコを吸う頻度と深さで調節し，最適なニコチン血中濃度による精神的効果を得るとともに，ニコチン離脱症状を避けている．

　ニコチン依存症スクリーニングテスト Tobacco Dependence Screener（TDS）（表 5-10）は禁煙治療保険診療におけるニコチン依存症診断基準とし

5. 生活習慣（ライフスタイル）の現状と対策

表 5-10 ニコチン依存症スクリーニングテスト（TDS）

設問内容	はい 1点	いいえ 0点
問 1. 自分が吸うつもりよりも，ずっと多くタバコを吸ってしまうことがありましたか．		
問 2. 禁煙や本数を減らそうと試みて，できなかったことがありましたか．		
問 3. 禁煙したり本数を減らそうとしたときに，タバコがほしくてほしくて たまらなくなることがありましたか．		
問 4. 禁煙したり本数を減らしたときに，次のどれかがありましたか．（イライラ，神経質，落ちつかない，集中しにくい，ゆううつ，頭痛，眠気，胃のむかつき，脈が遅い，手のふるえ，食欲または体重増加）		
問 5. 問 4 でうかがった症状を消すために，またタバコを吸い始めることがありましたか．		
問 6. 重い病気にかかったときに，タバコはよくないとわかっているのに吸うことがありましたか．		
問 7. タバコのために自分に健康問題が起きているとわかっていても，吸うことがありましたか．		
問 8. タバコのために自分に精神的問題[注]が起きているとわかっていても，吸うことがありましたか．		
問 9. 自分はタバコに依存していると感じることがありましたか．		
問 10. タバコが吸えないような仕事やつきあいを避けることが何度かありましたか．		

（注）禁煙や本数を減らした時に出現する離脱症状（いわゆる禁断症状）ではなく，喫煙することによって神経質になったり，不安や抑うつなどの症状が出現している状態．
［参考文献］川上憲人：TDS スコア，治療 88(10)：2491-2497, 2006
なお，注釈については，本質問票の開発者と協議し，追加した．
［日本循環器学会，日本肺癌学会，日本癌学会，日本呼吸器学会（編）：禁煙治療のための標準手順書，第 6 版，p6, 2014 より許諾を得て転載］

て使用されており，心理的依存も含めたニコチン依存症の診断に有用である．

7） 未成年者の喫煙

20 歳未満で喫煙を開始した人は，20 歳以上で喫煙した人と比べて，①がんや虚血性心疾患のリスクが高く，②ニコチン依存度が高い傾向がある．未成年者の喫煙行動は周囲の環境（親，兄弟，友人）と関係がある．

3 禁煙サポートと喫煙防止

喫煙は特定保健指導対象者の選定・階層化の項目となっている

たばこ対策は，禁煙支援，分煙，防煙に区分される．
禁煙支援とは，禁煙希望者に対する禁煙支援（禁煙サポート），喫煙者の節度ある喫煙（節煙）を目標とする取り組みのことを指す．禁煙支援マニュアルが作成され，禁煙治療に対する保険適用も開始し，禁煙支援対策が進んだ．保険による禁煙治療（ニコチン依存症管理料）を受けるための条件としては，① 1 日の喫煙本数に喫煙年数をかけた値（ブリンクマン指数）が 200 以上であること〈ただし，35 歳未満についてはこの要件を満たさなくても保険適用が可能となった［2016（平成 28）年］〉，②ニコチン依存症の診断（スクリーニ

●分煙

●禁煙サポート

C. 喫煙行動　151

ングテストで5点以上）, ③患者自らが禁煙を望むこと, ④治療に関する承諾書が必要である. 禁煙治療には, **ニコチン置換療法**(ニコチンガム, ニコチンパッチを使用）と**非ニコチン製剤**(バレニクリン）による禁煙療法があり, ともに精神面での禁煙支援が重要である. 禁煙に成功すれば, 喫煙を継続した場合に比べて, たばこ関連疾患のリスクは低下する.

●ニコチン置換療法

　分煙とは, 受動喫煙の影響を排除するための環境・施設改善を指す. **健康増進法**第25条[2003(平成15)年]に受動喫煙の防止対策が述べられ, 公共の場所での分煙は国民の健康増進のための**ポピュレーションアプローチ**である.

●健康増進法第25条

　防煙とは, 未成年者の喫煙防止を指す. 未成年者の健康を守るために**未成年者喫煙禁止法**が制定されている[1900(明治33)年]. 健康日本21(第二次)では2022年までに未成年者の喫煙をなくすことを目標にしており, 未成年者への健康教育が重要な課題となっている.

●未成年者喫煙禁止法

5
生活習慣（ライフスタイル）の現状と対策

　厚生労働省では, 「健康日本21(第二次)」を2013(平成25)年から開始し, 成人喫煙率の数値目標を定めた. 禁煙を希望する人へ「禁煙支援マニュアル(第2版)」を作成し, 地域・職場の健診での**保健指導**の中で禁煙指導に効果的に取り組めるようにした. 保健指導では, 希望者への禁煙支援, 妊産婦への健康教育をはじめ, 非喫煙者への受動喫煙の機会の減少, たばこの健康被害の減少のためにたばこの害の啓発活動が行われている.

　喫煙が**特定保健指導対象者の選定・階層化**の項目となっていることは予防医学上重要である. 喫煙していることでリスクは1つ増える. 特定保健指導は, 腹囲とBMIから内臓脂肪蓄積の判定, 血糖, 脂質（中性脂肪, HDLコレステロール）, 血圧, 質問票による喫煙歴から**メタボリックシンドローム**の該当者・予備軍を判定し, **動機付け支援**, **積極的支援**によって今後のNCDの減少を目的としている.

　「未成年者喫煙禁止法」[「未成年者喫煙禁止法及び未成年者飲酒禁止法の一部を改正する法律」, 2000(平成12)年]では, 満20歳未満の喫煙禁止と未成年者のたばこの販売行為の禁止, 罰金の最高額50万円, 販売者は未成年者への喫煙防止に資するために年齢の確認その他必要な措置を講じるものとされた.

4 受動喫煙防止

◢ 受動喫煙の防止に関する規定が健康増進法と労働安全衛生法にある

　非喫煙者が副流煙を吸い込まされると, 喫煙習慣がなくても喫煙の健康影響を認めるため, 受動喫煙対策は最も重要な疾病予防対策・健康増進対策の1つである. 健康増進法第25条[2003(平成15)年]において, 多数の者が利用する施設を管理する者は受動喫煙を防止するために必要な措置を講ずるように努めなければならないとされた. この動きから各自治体で路上の「歩きたばこ」禁止条例が決められ, 職場では「**労働安全衛生法(改正)**」および「労

【原則屋内禁煙と喫煙場所を設ける場合のルール】

	禁煙 （敷地内禁煙）	
A　学校・病院・児童福祉施設など，行政機関 　　旅客運送事業自動車・航空機	禁煙 （敷地内禁煙）	
B　上記以外の多数の者が利用する施設， 　　旅客運送事業船舶・鉄道	原則屋内禁煙 ［喫煙専用室（喫煙のみ）内 でのみ喫煙可］	
飲食店		

1) 保育所，幼稚園，学校，病院，行政機関などは屋内完全禁煙．ただし，屋外
で受動喫煙を防止するために必要な措置がとられた場所に，喫煙場所を設置
することができる．
2) 飲食店などは原則屋内禁煙で，それに対応した標識の掲示が必要．
3) 公衆喫煙所，たばこ販売店，たばこの対面販売をしているなどの一定の条件
を満たしたバーやスナックなどといった喫煙を主目的とする施設について，
法律上の類型を設ける．
4) 既存の飲食店のうち経営規模が小さい場合（客席面積100㎡以下かつ資本金
5,000万円以下），一定の猶予処置を講ずる．
5) 加熱式たばこなど受動喫煙の被害が明らかでないものは原則屋内禁煙で，喫
煙室内での喫煙は可能．

図 5-8　改正健康増進法の原則屋内禁煙
［厚生労働省：受動喫煙対策を参考に著者作成］

働安全衛生法の一部を改正する法律に基づく職場の受動喫煙防止対策の実施
について」［2015（平成27）年］によって，事業主には事業場の実情に応じた
適切な受動喫煙防止対策の措置をとる努力義務を課した．また，助成金を出
すことによって職場での受動喫煙防止対策を推進する仕組みができた．しか
し，1990年代から室内全面禁煙を実施している欧米と比べて，日本の受動
喫煙対策は遅れていると指摘されてきた〈「たばこ白書」［喫煙の健康影響に
対する検討会報告書，2016（平成28）年］〉．

　屋内全面禁煙の流れの中で改正健康増進法［2018（平成30）年］が成立し，
望まない受動喫煙の防止を図るため多数の者が利用する施設などは原則屋内
禁煙であるとした．この改正法によって，2020（令和2）年4月から公共の場
所での喫煙が罰則付きで規制される（図5-8）．

5 その他のたばこ対策

たばこの健康警告表示の強化とたばこ規制の積極的な推進が求められる

　国際的な枠組みでのたばこ対策として WHO「たばこ規制枠組条約」［「た
ばこの規制に関する世界保健機関枠組条約」Framework Convention on
Tobacco Control（FCTC），2005年］がある．たばこを規制する国際条約であ
るが，その主な内容は，①たばこの外箱表示とたばこの健康警告表示の強化，
パッケージの30%以上のスペースでたばこの害を告知する，②たばこ広告
は全面的に原則禁止，③公共の場，交通機関，職場でのたばこ煙の曝露を受
けない措置をとること，④未成年者の喫煙防止を推進することなどである．
WHO は，禁煙を呼びかけるために，毎年5月31日を世界禁煙デーとした（厚
生労働省は，その1週間を禁煙週間と定めた）．

●たばこ規制枠組条約

●世界禁煙デー

D. 飲酒行動　153

電子たばこ［電子ニコチン・デリバリーシステム electronic nicotine delivery systems（ENDS）］の健康リスクについては，WHO たばこ規制枠組みの関係者会議（モスクワ，2014 年）で以下のように報告されている．①ニコチン濃度は電子たばこの種類によって違う．e-smoking の際のニコチンは吸う深さや熱によってニコチン量が変化し，紙巻きたばこのニコチン濃度と同じくらいの濃度に達するものもある．②発がん物質濃度は紙巻きたばこに比べて 1 〜 2 桁低い．③総じて毒性物質の曝露はより低い濃度にあると考えられる．しかし，ENDS でたばこ関連死亡の減少が有意に現れることはないとしている．無煙たばこのがんリスク（相対危険率 1.31）は否定できなかった．

　市民のたばこの害の啓発活動や有識者による学会などでの活動のみならず，疫学的研究などのたばこの害に対して科学的根拠 evidence を明らかにしてきた努力は大きい．たばこの害の正しい知識を学び，生涯教育活動として喫煙の害を考える活動も重要なことである．

D 飲酒行動

1 飲酒の現状

> 生活習慣病のリスクを高める量を飲酒している者の割合は，男 14.7%，女 8.6% である

　アルコール消費量は戦後急激に増加したが近年は減少傾向にある．飲酒習慣のある者は男 33.1%，女 8.3%，年齢別では男 50 歳代，女 40 歳代で最も高い［2017（平成 29）年］．飲酒習慣のある者の割合の傾向は男が減少，女は横ばい，微増傾向にある．年齢別飲酒者割合（1 年間で少なくとも 1 回飲酒している人の割合）をみると男は 60 歳代で微増，女は全年齢で増加している［20歳代男 90%，女 80%，60 歳代男 85%，女 55%，2003（平成 15）年］．

　生活習慣病のリスクを高める量*を飲酒している者の割合は，男性 14.7%，女性 8.6% である．2010（平成 22）年からの推移でみると，男性では有意な増減はなく，女性では有意に増加している．年齢階級別にみると，その割合は男女とも 40 歳代が最も高く，男性 21.4%，女性 15.2% である．多量飲酒者（平均 1 日当たり日本酒に換算して 3 合弱，純アルコールで約 60 g 以上消費する者）が成人男性においては 4.1%，成人女性においては 0.3% であるとの報告がある．アルコール精神病やアルコール依存症の総患者数は増加傾向にある．

　一方，未成年者の飲酒は 1996 〜 2010（平成 8 〜 22）年で，中学 3 年（26%→8%），高校 3 年（53.1%→21.0%）ともに減少傾向にある．

＊生活習慣病のリスクを高める量　男 44 g/日（日本酒 2 合）以上の飲酒，女 22 g/日（日本酒 1 合）以上の飲酒をいう．

●アルコール依存症

5
生活習慣（ライフスタイル）の現状と対策

2 飲酒の健康影響と社会的問題

> 多量飲酒は肝疾患，依存症，がん，自殺のリスクを高める

a アルコールと代謝

　成分の中に1%以上のアルコール分(酒清)を含む飲料の総称をアルコール飲料(エチルアルコール)という(酒税法)．アルコールは高エネルギー(7.1 kcal/g)である．アルコールは十二指腸・空腸で大部分が吸収され，肝臓で分解・解毒される．アルコールの代謝について，アルコールはアルコール脱水素酵素 alcohol dehydrogenase(ADH)によってアセトアルデヒドに酸化され，アルデヒド脱水素酵素 aldehyde dehydrogenase(ALDH)によって酢酸に分解される．アルコールの代謝は個人差があって，ALDHの変異(アミノ酸の塩基置換 G → A)によってアセトアルデヒドを代謝できない人がいる．日本人はアルデヒド脱水素酵素2型(ALDH2)の非活性型が多い(飲酒時の顔面紅潮)．アルコールの適性はパッチテストでもわかる．

　多量の飲酒は，肝臓への脂肪の蓄積(アルコールの脂肪動員作用)をうながし脂肪肝となる．また，乳酸，アセトアルデヒドの生成分解が増加し，アセト酢酸，β-ヒドロキシ酪酸などでアシドーシスの状態となる．さらに脂肪酸の分解が促進されケトン体の形成(ケトーシス)をみる．

b アルコール健康障害

　健康日本21では「節度ある適度な飲酒」を「1日平均20g程度の飲酒」，「多量飲酒」を「1日平均60gを超える飲酒」としている．酒に含まれる純アルコール量60gはビール中ビン3本，日本酒3合弱，25度焼酎300 mlに相当する．健康日本21(第二次)では，生活習慣病の発症リスクを高める量を飲酒している者の減少や，未成年者や妊婦中の者の飲酒の防止について目標を設定している(表5-11)．

　生活習慣病のリスクを高める飲酒量には男女差があり，男44 g/日(日本酒2合)以上の飲酒，女22 g/日(日本酒1合)以上の飲酒(純アルコール摂取)である．健康日本21(第二次)では，摂取量の目安としてのわかりやすさを考慮し，男1日平均40g以上，女1日平均20g以上と設定されている．

　「アルコール健康障害」は，アルコール依存症その他の多量の飲酒，未成年者の飲酒，妊婦の飲酒などの不適切な飲酒による心身の健康障害を指し，アルコールの多飲がさまざまながんなどの疾患や自殺のリスクを高める．慢性的な多量飲酒で最も多い疾患がアルコール性肝疾患で，アルコール性脂肪肝→アルコール性肝炎・アルコール性肝線維症→アルコール性肝硬変・肝細胞がんへと進行する．

　飲酒の健康影響には以下の特徴がある(図5-9)．

1) 消化器系への影響

　慢性アルコール摂取は，アルコール性脂肪肝，肝炎，膵炎，胃十二指腸潰瘍，食道がんなどのリスクとなる．アルコール性脂肪肝ではγ-GTPが上昇

表5-11 アルコールと健康への影響

a. 血中エタノール濃度と健康への影響

血中エタノール濃度(mg/dl)	影響
20〜30	反応時間の延長，運動機能の低下，気分の昂揚などが現れる
150	運動失調，自己調節機能の低下などが起こる．このレベルを超えると泥酔状態に陥る
350	呼吸・循環系の抑制が出現する
400	急性アルコール中毒のために死亡する

b. 主な酒類の換算の目安

酒の種類	ビール(中ビン1本500ml)	清酒(1合180ml)	ウイスキー・ブランデー(ダブル60ml)	焼酎(25度)(1合180ml)	ワイン(1杯120ml)
アルコール度数(%)	5	15	43	25	12
純アルコール量(g)	20	22	20	36	12

c. アルコール対策の数値目標（厚生労働省）

- 「節度ある適度な飲酒」としては，1日平均純アルコールで約20g程度である旨の知識を普及する．
- 1日に平均純アルコールで約60gを超え多量に飲酒する人の減少．目標値：2割以上の減少
  基準値：男4.1%，女0.3%
- 未成年の飲酒をなくす．基準値：中学3年男子25.4%，女子17.2%．高校3年男子51.5%，女子35.9%

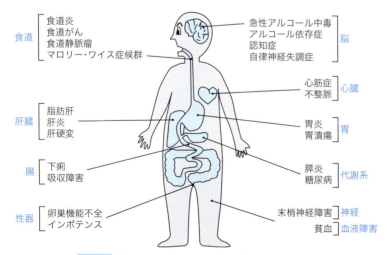

図5-9 アルコールによって引き起こされる疾患

［生活習慣病予防研究会（編）：生活習慣病のしおり，社会保険出版，p23, 2007 より許諾を得て改変し転載］

し，肝炎・肝硬変ではAST(GOT)，ALT(GPT)の上昇が認められる．**慢性膵炎**は体重減少，**血中アミラーゼの低下**をみる．胃潰瘍はアルコールの常習多飲による粘膜障害のほか，喫煙，ヘリコバクター・ピロリ菌感染でも発症する．**胃十二指腸潰瘍**の合併症として，出血穿孔による吐血，幽門狭窄が認められる．アルコール度数の高い酒を一気に飲むと，①食道と胃の接合部に

表 5-12 アルコール依存症(alcohol dependence syndrome)の診断ガイドライン(ICD-10)

過去1年間に以下の項目のうち3項目以上が同時に1ヵ月以上続いたか,または繰り返し出現した場合

1. 飲酒したいという強い欲望あるいは強迫感
2. 飲酒の開始,終了,あるいは飲酒量に関して行動をコントロールすることが困難
3. 禁酒あるいは減酒したときの離脱症状
4. 耐性の証拠
5. 飲酒に代わる楽しみや興味を無視し,飲酒せざるをえない時間やその効果からの回復に要する時間が延長
6. 明らかに有害な結果が起きているにもかかわらず飲酒

亀裂を起こし,大量出血する(**マロリー・ワイス症候群**),②胃潰瘍の原因となる,③急性アルコール中毒の原因となる.

2) 循環器系・代謝への影響

飲酒は血圧を一時的に下げるが,長期の飲酒は**本態性高血圧**の原因となり,**心筋梗塞**,**脳出血**の発生リスクを増大させる.アルコール飲料の多飲は,**血清トリグリセリド上昇**,尿酸の尿中排出を抑制する.**高トリグリセリド血症**はアルコールや糖質の過剰摂取で起こり,**痛風**の要因となる.プリン体*の少ないアルコール飲料でも,血清尿酸値を上昇させる.また,**2型糖尿病**,**骨粗鬆症**の発症リスクとなることが知られている.

3) アルコール依存症(表 5-12)

アルコール依存症は,多量の飲酒,未成年者の飲酒,妊婦の飲酒などの不適切な飲酒の影響による心身の健康障害で,不適切な飲酒は,交通事故,家族問題などの社会問題を引き起こす.アルコール依存症の発症リスクは飲酒開始年齢が早いほど高い.未成年者の飲酒はアルコール依存症のリスクが高く,**未成年者飲酒禁止法**[1922(明治55)年,1999~2001(平成11~13)年改正]によって禁止されている.健康日本21(第二次)の目標として,未成年者の飲酒をなくすことがあげられている.自動車の運転はもちろん,自転車の酒気帯び運転も違法である.

4) 妊産婦への影響

妊産婦の飲酒の結果,アルコールが母乳中へ移行することが知られ,**胎児性アルコール症候群(FAS)**の要因となるほか,プロラクチンの分泌を低下させ,乳汁分泌が低下する.

5) その他

純アルコールで約10~20g程度飲酒する者で循環器疾患の死亡率が最も低いとする結果が報告されている.一方,米国臨床がん学会声明文では少ない飲酒でもがんのリスクが増加することがありアルコールの効果は有害であるとしている.したがって,心血管疾患や死亡率の低下を目的に飲酒を推奨すべきではないとしている.

*プリン体 プリン体は核酸の構成成分である.その代謝産物である尿酸が血中で増加した状態が高尿酸血症である.アルコールの多飲,肉・魚・臓物に多く含まれるプリン体の過剰摂取によって痛風となる.痛風はプリン体の過剰摂取により尿酸排泄抑制が発生し,高尿酸血症となり,関節に尿酸塩が沈着し激痛を伴う.

●未成年者飲酒禁止法

3 アルコール対策と適正飲酒

アルコール健康障害対策推進基本計画がスタートした

適正飲酒とは生活習慣病のリスクを高める飲酒量を超えないばかりでなく，一気飲みや飲酒の強要など問題飲酒のない節度ある飲酒行動をめざす（**表5-13**）．

WHOは，NCDの予防とコントロールのために「Global Action Plan 2013-2020」を発表し，アルコールの有害な使用を少なくとも10%削減するという目標を掲げている（WHO「アルコールの有害な使用を低減するための世界戦略」2010年）．日本ではアルコール健康障害の基本的対策を決めた<u>アルコール健康障害対策基本法</u>［2014（平成26）年］が制定され，2016（平成28）年<u>アルコール健康障害対策推進基本計画</u>が策定された（**表5-14**）．ここで「アルコール関連問題」とは，アルコール健康障害が本人の健康問題であるのみならず，その家族への深刻な影響や重大な社会問題を引き起こす危険性が高いと明記したうえで，飲酒運転，暴力，虐待，自殺などの問題と定義した．

◉アルコール健康障害対策基本法

表5-13 適正飲酒の10か条

> 1. 談笑し　楽しく飲むのが基本です
> 2. 食べながら　適量範囲でゆっくりと
> 3. 強い酒　薄めて飲むのがオススメです
> 4. つくろうよ　週に2日は休肝日
> 5. やめようよ　きりなく長い飲み続け
> 6. 許さない　他人（ひと）への無理強い・イッキ飲み
> 7. アルコール　薬と一緒は危険です
> 8. 飲まないで　妊娠中と授乳期は
> 9. 飲酒後の運動・入浴　要注意
> 10. 肝臓など　定期検査を忘れずに

［アルコール健康医学協会：適正飲酒の10か条を参考に著者作成］

表5-14 アルコール健康障害対策推進基本計画の骨子と重点課題

> ①飲酒に伴うリスクに関する正しい知識の普及
> 　a. 未成年者飲酒率は低下傾向にあるが，未成年者飲酒禁止法［1922（大正11）年］で禁止されているにもかかわらずゼロになっていない．
> 　b. 未成年者による飲酒は，脳の萎縮，第二次性徴の遅れ，アルコール依存症のリスクの高まりなどの心身の発達へ影響するため，飲酒をゼロとする．
> 　c. 妊娠中の飲酒は胎児性アルコール症候群（アルコールの影響で胎児に脳の発達障害が起こる疾患）や発育障害を引き起こすので，妊娠中は飲酒をしない．また出産後の授乳中は飲酒を控える．
> ②アルコール依存症の正しい理解
> ③早期介入への取組
> 　a. ブリーフインターベンションでの介入
> 　　対象者の飲酒行動に変化をもたらすことを目的とした短時間のカウンセリングなど，個人がそれに向かって行動するように動機付ける実践である．
> 　b. 「標準的な健診・保健指導プログラム（改訂版）」［2014（平成26）年］アルコール使用障害スクリーニングの結果，アルコール依存症が疑われる者には専門医療機関への受診につなげ，その周知を図る．
> ④地域における関係機関の連携による相談から回復支援に至る支援体制の整備

アルコール健康障害対策推進基本計画の骨子および重点課題を**表 5-14** に示す．

アルコール依存症の治療は，飲酒を段階的に減らすのでなく初めから禁酒するのが特徴である．一方，特定保健指導等の中での節酒は，**セルフ・エフィカシー**（**自己効力感**）が増加するような働きかけを行うのが効果的とされる．自分自身で人生のゴール（自己実現：豊かな人生）をみつけるために，**ピア・エデュケーション**（仲間により解決を目指す取り組み）も禁酒・節酒の**健康教育**に効果的であることが知られている．

E 睡眠・休養，ストレス

1 睡眠と生活リズム

睡眠は生物時計によって作られている生活リズムの1つである

睡眠は，食べることと同じくらいに，ヒトや動物にとって重要でかつ基本的な行動であり，睡眠をとらずに生きることは不可能である．過去30年間の研究から，身体には，いつ眠るかというタイミングを調節する仕組みがあること，また睡眠の長さや質を調整する仕組みがあることがわかってきた．

ヒトや高等動物の睡眠と覚醒には 25 時間を周期とするリズムがある．このリズムは脳の視床下部にある**生物時計**（生体時計，体内時計）によって調整されており，生物時計はいつ眠るか，いつ起きるかといった行動のみならず，体温，血圧，脈拍，内分泌ホルモンなどの**日内リズム**を作り出している（**図 5-10**）．昼夜などの明暗の刺激は松果体からのメラトニンの分泌を増減する（明るいと分泌が抑制される）．このメラトニンが約 25 時間周期の生物時計を昼夜の 24 時間周期に合わせる役目をしている．このほかにも**図 5-10**のように

●日内リズム

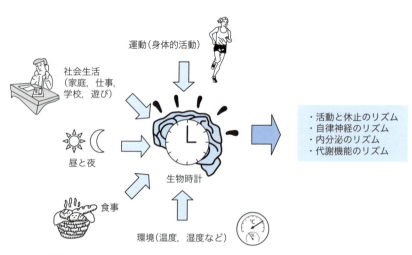

図 5-10 25 時間を周期とする脳内の生物時計は，24 時間を周期とする外部の刺激に同調して日内リズムを作る

E. 睡眠・休養，ストレス　159

さまざまな生活習慣が生物時計に影響を与えている．毎日昼夜が逆転する生活をする人では，生物時計による睡眠の調整がうまくいかなくなる．

　一晩ごとの睡眠にも周期があり，約90分ごとに深くなったり，浅くなったりする．寝入ってから徐々に睡眠が深くなって現れるのがレム睡眠である．レム睡眠の時期には眼球が急速に動き，夢をみていることが多い．さらに睡眠が深くなるとノンレム睡眠と呼ばれる状態になる．ノンレム睡眠は大脳の睡眠とも呼ばれ，眼球の動きはほぼ停止し，脳波の活動も低下する．またノンレム睡眠中には成長ホルモンの分泌や蛋白同化が行われている．しばらくノンレム睡眠が続くと今度は睡眠は浅くなりレム睡眠に移行する．レム睡眠とノンレム睡眠の1セット（約90分）は1回の睡眠中に5～6セット繰り返される．レム睡眠とノンレム睡眠は併せてストレスから回復する役割を持っていると考えられている．

2 睡眠障害と睡眠不足の現状，睡眠指針

睡眠障害は生活習慣に影響されるほか，病気によって起きることもある

　不眠にはいろいろなタイプがある．寝つきが悪く，ふとんに入ってもなかなか眠ることのできない"入眠障害"，いったんは寝つくが途中で目覚めて眠れなくなってしまう"中途覚醒"，起きようと思った時間よりも早くに目覚めてしまって眠れない"早朝覚醒"，そして日中に眠くて困る"日中の眠気"（あるいは"過眠"）などである．特別な出来事や心配のせいで一時的に眠れなくなる人はたくさんいる．これは急性の不眠で，普通は数週間は続かない．問題となるのは"慢性の不眠"で，急性の不眠がこじれたり，何かの病気が原因であったり，生活習慣が不適切であったりなどの理由で起きてくる．眠れない日が週に3晩以上あり，それが1ヵ月以上続いている場合には慢性の不眠である．

　睡眠の時間については，1日に7～8時間の睡眠をとる者が健康的であるという報告もある．しかし，睡眠時間は個人差が大きく，極端に短かったり長かったりする場合を除けば，熟眠感が十分にあれば睡眠時間にはそれほどこだわらなくてもよい．

　日本国民の5人に1人が何らかの睡眠障害を持っていることがわかってきた．労働者の中で慢性的な不眠を持つ者の割合も10～20％といわれる．また慢性の不眠は，循環器疾患，高血圧や脂質異常症などの生活習慣病の危険を増加させるだけでなく，自動車事故や職場・家庭での事故の危険も増大させる．また，不眠は人々の生活の質に大きな影響を与える．不眠に悩む者の多さ，不眠が健康に与える影響の大きさが明らかになるにつれて，睡眠への対策が重要になってきている．健康日本21（第二次）では，睡眠による休養を十分とれていない者の割合を，2009（平成21）年の18.4％から2022年度には15％に減少させることを目標としている．

　ぐっすり眠る能力は加齢や生活習慣に影響される．眠る直前まで仕事や勉

●睡眠障害

160　5. 生活習慣（ライフスタイル）の現状と対策

強をしている，眠る1時間くらい前に夕食をしっかりと食べる，1日のうち
コーヒーや紅茶・お茶などのカフェイン飲料の摂取が多い，寝つきをよくす
るために飲酒するなどの習慣は睡眠を妨げる．よい睡眠をとる方法としては，
①食事，運動，入浴で身体のリズムを整え，寝室を静かに暗く快適にするな
どよい睡眠をとるための環境づくり，②毎日同じ時間に起きる，就寝時間を
決め，1時間前からはベッドタイムとするなどのリズムを作ること，③寝室
でふとんに入ったら，反射的に眠るように，"寝室"と"眠ること"を習慣
付けるなどの方法がある．日中は原則として昼寝を避けるべきであるが，午
後3時前なら30分程度の昼寝はしてもよいといわれている．

　なお，不眠は特別な病気によって起きることもある．**睡眠時無呼吸症候群**　◉睡眠時無呼吸症候群（SAS）
sleep apnea syndrome（**SAS**）とは，睡眠時に無呼吸（口，鼻の気流が10秒
以上停止すること）または低呼吸（10秒以上換気量が50％以上低下すること）
が生じる病気である．睡眠時無呼吸症候群にはいくつかの種類がある．主要
なものの1つは，呼吸という運動は保たれているが上気道のどこかの閉塞に
よって鼻・口の気流が停止する閉塞性睡眠時無呼吸症候群，もう1つは呼吸
運動そのものが停止する中枢性睡眠時無呼吸症候群である．睡眠時無呼吸症
候群の正確な有病率は明らかではないが，一般人口の数％以上であるとされ
ている．症状として，就寝中の反復する短時間の覚醒，それによる脳の不眠
のために生じる昼間の強い眠気がある．これに伴い，抑うつ，集中力の低下
などがみられる．睡眠時無呼吸症候群は，列車やバスなどの運転士の居眠り
事故で注目され知られるようになった．また睡眠時無呼吸症候群は循環器疾
患の発症と強い関係がある．睡眠時無呼吸症候群の検査として，睡眠中の鼻
や口での気流，血液中の酸素濃度を測定する方法が普及している．治療法と
して，持続陽圧呼吸療法（CPAP療法）のほか，減量や生活習慣の改善がある．
このほか，ふくらはぎや足先などに異常な感覚が生じる「むずむず足症候群」，
睡眠中に手や足がぴくつくのに周りの人が気付く「周期的な四肢運動障害」，
日中突然に眠気に襲われてしまう「ナルコレプシー」などがある．これらの
病気については専門医に相談することが必要である．

　表5-15に厚生労働省「健康づくりのための睡眠指針2014〜睡眠12箇条〜」　◉睡眠指針2014
［2014（平成26）年3月］を示す．

③ 休養の概念と休養指針

🔹 休養とは休むことだけでなく，自分を高めるための活動でもある

　休養には，心身の疲労を回復するという"休む"という側面と，人間性の
育成や社会・個人活動を通じて自己を高め表現する"養う"という側面があ
る．休養は心身の健康づくりだけでなく，充実した人生を送るうえでも欠か
せない活動である．厚生労働省は1994（平成6）年に「健康づくりのための休　◉健康づくりのための休養指針
養指針」を作成して，生活のリズムを保つことや，長期休暇の活用を推進し
ている（**表5-16**）．月80時間以上の超過勤務（週40時間労働を基準として）

表 5–15 健康づくりのための睡眠指針 2014
～睡眠 12 箇条～［2014（平成 26）年 3 月］

1. 良い睡眠で，からだもこころも健康に
   - 良い睡眠で，からだの健康づくり
   - 良い睡眠で，こころの健康づくり
   - 良い睡眠で，事故防止
2. 適度な運動，しっかり朝食，ねむりとめざめのメリハリを
   - 定期的な運動や規則正しい食生活は良い睡眠をもたらす
   - 朝食はからだとこころのめざめに重要
   - 睡眠薬代わりの寝酒は睡眠を悪くする
   - 就寝前の喫煙やカフェイン摂取を避ける
3. 良い睡眠は，生活習慣病予防につながります
   - 睡眠不足や不眠は生活習慣病の危険を高める
   - 睡眠時無呼吸は生活習慣病の原因になる
   - 肥満は睡眠時無呼吸のもと
4. 睡眠による休養感は，こころの健康に重要です
   - 眠れない，睡眠による休養感が得られない場合，こころのSOS の場合あり
   - 睡眠による休養感がなく，日中もつらい場合，うつ病の可能性も
5. 年齢や季節に応じて，ひるまの眠気で困らない程度の睡眠を
   - 必要な睡眠時間は人それぞれ
   - 睡眠時間は加齢で徐々に短縮
   - 年をとると朝型化　男性でより顕著
   - 日中の眠気で困らない程度の自然な睡眠が一番
6. 良い睡眠のためには，環境づくりも重要です
   - 自分にあったリラックス法が眠りへの心身の準備となる
   - 自分の睡眠に適した環境づくり
7. 若年世代は夜更かし避けて，体内時計のリズムを保つ
   - 子どもには規則正しい生活を
   - 休日に遅くまで寝床で過ごすと夜型化を促進
   - 朝目が覚めたら日光を取り入れる
   - 夜更かしは睡眠を悪くする
8. 勤労世代の疲労回復・能率アップに，毎日十分な睡眠を
   - 日中の眠気が睡眠不足のサイン
   - 睡眠不足は結果的に仕事の能率を低下させる
   - 睡眠不足が蓄積すると回復に時間がかかる
   - 午後の短い昼寝で眠気をやり過ごし能率改善
9. 熟年世代は朝晩メリハリ，ひるまに適度な運動で良い睡眠
   - 寝床で長く過ごしすぎると熟睡感が減る
   - 年齢にあった睡眠不足を大きく超えない習慣を
   - 適度な運動は睡眠を促進
10. 眠くなってから寝床に入り，起きる時刻は遅らせない
    - 眠たくなってから寝床に就く，起床時刻にこだわりすぎない
    - 眠ろうとする意気込みが頭を冴えさせ寝つきを悪くする
    - 眠りが浅いときは，むしろ積極的に遅寝・早起きに
11. いつもと違う睡眠には，要注意
    - 睡眠中の激しいいびき・呼吸停止，手足のぴくつき・むずむず感や歯ぎしりは要注意
    - 眠っても日中の眠気や居眠りで困っている場合は専門家に相談
12. 眠れない，その苦しみをかかえずに，専門家に相談を
    - 専門家に相談することが第一歩
    - 薬剤は専門家の指示で使用

表 5–16 健康づくりのための休養指針

1. 生活にリズムを
   - 早めに気付こう，自分のストレスに
   - 睡眠は気持ちよい目覚めがバロメーター
   - 入浴で，からだも心もリフレッシュ
   - 旅にでかけて，心の切り替えを
   - 休養と仕事のバランスで能率アップと過労防止
2. ゆとりの時間でみのりある休養を
   - 1 日 30 分，自分の時間をみつけよう
   - 活かそう休暇を，真の休養に
   - ゆとりの中に，楽しみや生きがいを
3. 生活の中にオアシスを
   - 身近な中にもいこいの大切さ
   - 食事空間にもバラエティを
   - 自然とのふれあいで感じよう，健康の息ぶきを
4. 出会いときずなで豊かな人生を
   - 見出そう，楽しく無理のない社会参加
   - きずなの中ではぐくむ，クリエイティブ・ライフ

では，心臓病をはじめとした循環器疾患が増えることがわかっており，事業者や労働者に対して長時間労働を避け，休息や休日をとるよう指導がなされている．長時間労働者に対して医師の面接指導を受けさせることが労働安全衛生法により定められた［2006（平成 18）年施行］．健康日本 21（第二次）では，週労働時間 60 時間以上の雇用者の割合を，2011（平成 23）年の 9.3％ から2020（令和 2）年には 5.0％ に減少させることを目標としている．

4 ストレスの概念

ストレスは個人の認知・評価によって程度が決まり，健康にも影響する

ストレスとはもともと"ひずみ"を意味する言葉である．セリエ Selye は，刺激の種類は異なっても生体には同じような自律神経系や内分泌系の変化("ひずみ")が起きることをみつけ，これからストレスの概念を確立した（セリエはこれを汎適応症候群と呼んだ）．現在ではストレスとは，主に心理的な刺激や負担によって心と身体に変化が起き，これが心身の健康障害につながることを指している．心理学的なストレスの考え方では，生活上の出来事や刺激はまず自分にとって脅威であると"認知・評価"されてストレスとなる（図 5-11）．この脅威に対して人間はさまざまな方法で対処しようとする．たとえば，計画を立てて解決しようとしたり，無視して忘れようとしたりする．同じ出来事や刺激であっても，認知・評価と対処行動によって結果は大きく違ってくる．

脅威が大きかったりうまく対処できなかったりした場合には，気分が沈んだり，不安になったりするような精神的な変化も起きてくる．また同時に視床下部が活性化し，交感神経系が興奮したり，カテコールアミンやコルチゾールなどのストレスホルモンが分泌され，血圧や血糖が増加したり免疫機能が変化する．こうした状態が長引けば，うつ病などの精神疾患や循環器疾患などの生活習慣病にかかりやすくなる．

●ストレス

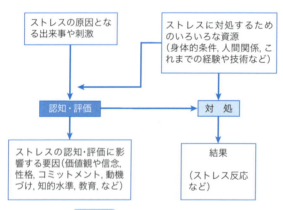

図 5-11 ストレスの考え方
ストレスの原因となる出来事や外部からの刺激は，人によって脅威と"認知・評価"されてストレスとなる．人はこの脅威を和らげるためにさまざまな"対処"を行う．この結果としてストレス反応が決まってくる．
[山田冨美雄（編）：医療行動科学のためのミニマムサイコロジー I，北大路書房，p88, 1997 を参考に著者作成]

5 ストレスマネジメント

生活習慣，技術を学ぶこと，環境を整えることでストレスに対処できる

a 生活習慣とストレスマネジメント

　定期的な運動・スポーツをしている者ではストレス反応が少ないことがわかっており，運動・スポーツを通じてストレスを軽減できると考えられている．緑黄色野菜を多くとっている者，栄養のバランスに気をつけている者でもストレス反応が少ない．この理由はまだよく解明されていないが，ビタミンやミネラル類がストレスの影響を和らげる可能性がある．飲酒はストレスの軽減に大きな効果はない．むしろうつ状態での毎日の飲酒は，抑うつを長引かせる傾向にある．

b ストレスマネジメントの技術

1) リラクセーション法

　ストレス反応を解消する技術としてリラクセーション法がある．リラクセーション法には筋弛緩法，自律訓練法など何種類かの方法がある．リラクセーション法は苦手な場面でリラックスしたり，寝つきが悪い場合などにも活用できる．

2) 認知行動療法的アプローチ

　認知行動療法は，うつ病や不安障害の治療に効果のある心理療法であるが，健康な者のストレスマネジメントの手法としても広く使われている．認知行動療法は，出来事が起きたときに生じる「認知」「行動」「気分」「身体」の相互関係（認知・行動モデル）に着目し，いずれかの要素を変化させることで，これらの要素の悪循環から抜け出すことを支援する手法である．たとえば，認知行動療法のうちの認知再構成では，自分の考え方（認知）を変えることで，自分の気分や行動を変化させる方法を学ぶ．このほか，問題解決技法や行動活性化などがストレスマネジメントの手法として活用されている．

c ストレスマネジメントのための環境づくり

　家族，親戚，友人などからの社会的・心理的な支えを"社会的支援"と呼ぶ．社会的支援をもらえる関係を多く持っている人（たとえば友人が多い人）はストレスに対してうまく対処できる．1人ひとりが日頃から信頼できる人間関係を築いておくこと，また，市町村などが人と人との交流の場を設定することもストレスマネジメントのための環境づくりである．

F 歯科保健行動と歯科疾患

1 歯の健康と食生活

歯の健康は食生活に影響し，食生活は歯の健康に影響する

　食生活は歯の健康に強く影響する．砂糖はう蝕（むし歯）の最大のリスク因子であり，砂糖を含む食品・飲料を頻回摂取するとう蝕に罹患しやすくなる．

●う蝕

　一方，歯の健康は食生活に強く影響し，歯科の2大疾患であるう蝕・歯周病の進行，またその最終転帰である歯の喪失が進むと食物をかみにくくなる．図5-12は歯の本数と咀嚼の状況との関係をみた国民健康・栄養調査結果で，自分の歯を20本以上有する人は性・年齢層を問わず咀嚼状態が良好であり，「8020運動」（☞ 3 b ）の根拠の1つとなっている．

　咀嚼能力の低下は食品・栄養摂取に悪影響を及ぼす．歯の喪失が進んだ人は，ビタミン・ミネラル類や食物繊維が豊富な野菜などの硬い食品を避ける

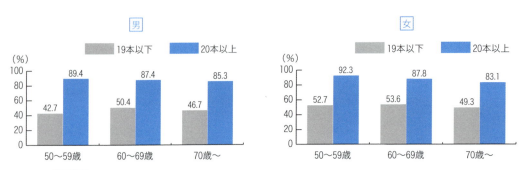

図 5-12 歯の本数別にみた「何でもかんで食べることができる」人の割合（50歳以上）

［厚生労働省：平成25年国民健康・栄養調査より引用］

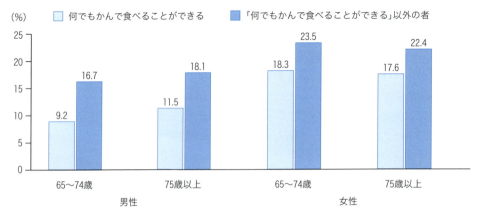

図 5-13 咀嚼の状況別にみた低栄養傾向の者（BMI ≦ 20）の割合
　　　　（65歳以上，性・年齢階級別）

※「何でもかんで食べることができる」以外の者：かんで食べる時の状態について，「一部かめない食べ物がある」，「かめない食べ物が多い」又は「かんで食べることができない」と回答した者．
［厚生労働省：平成29年国民健康・栄養調査より引用］

F. 歯科保健行動と歯科疾患　165

一方，炭水化物が多い軟らかい食品を摂取する傾向にある．こうした負のサイクルは，糖尿病患者に悪影響を及ぼす．糖尿病は歯周病と歯の喪失リスクを高めることが知られているが，硬い食品を避けることは糖尿病治療における食事療法の妨げとなる．

また，咀嚼の状況が不良だと低栄養傾向が始まる（**図5-13**）．

2 歯科保健行動

▲ 歯科保健行動は，①口腔清掃行動，②受診・受療行動，③摂食行動に大別される

表5-17 に歯科保健行動の分類と代表例を示す．

①口腔清掃行動：歯磨きを行う習慣は国民生活に完全に定着しているので，単に歯磨きを勧めるだけではなく，う蝕予防のためにフッ化物配合歯磨剤を用いること，歯周病予防のために歯間部清掃用具（デンタルフロス，歯間ブラシなど）を用いることが必要である．

②受診・受療行動：健診などの保健事業の場を訪れる行動と，歯科医院などの医療機関を訪れる行動の両方が含まれ，市町村の保健センターなどで行われるフッ化物歯面塗布は前者に相当する．後者の歯科医院への受診・受療行動については，近年，歯科医院が健康情報の発信および予防ケア実践の場として期待され，予防のための定期的な受診が推奨されている．

③摂食行動：「**1**歯の健康と食生活」で述べた通りである．

3 歯科疾患

▲ 歯科の2大疾患はう蝕と歯周病で，その最終転帰は歯の喪失である

a 特性

歯科疾患の最大の特徴は有病率が高いことであり，う蝕は学校保健統計調

表5-17 歯科保健行動の種類と代表例

歯科保健行動		現　状
①口腔清掃活動	フッ化物配合歯磨剤の使用	89.4%（小中学生）[*1]
	歯間部清掃用具の使用	35〜44歳　44.6%[*2] 45〜54歳　45.7%[*2]
②受診・受療行動	定期的な歯科健診	52.9%[*3] （過去1年間に歯科検診を受けた者　55〜64歳）
	フッ化物歯面塗布	51.5%[*4] （3歳までにフッ化物歯面塗布を受けたことのある者の割合）
③摂食行動	間食（甘味食品・飲料）習慣	19.5%（1〜5歳）[*5]

資料 [*1]8020推進財団全国調査（2011年），[*2]国民健康・栄養調査（2004年），[*3]国民健康・栄養調査（2016年），[*4]歯科疾患実態調査（2016年），[*5]国民健康・栄養調査（2009年）

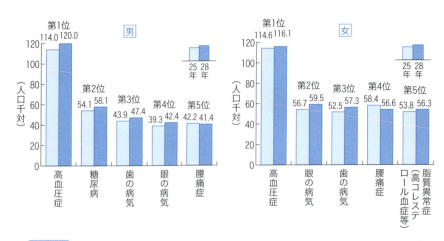

図 5-14 性別にみた通院者率の上位 5 傷病［2013（平成 25）年，2016（平成 28）年］
注：1）通院者には入院者は含まないが，分母となる世帯人員には入院者を含む．
　　2）平成 28 年の数値は，熊本県を除いたものである．
［厚生労働省：平成 28 年国民生活基礎調査の概況より引用］

査［2018（平成 30）年］における幼稚園児・小学生では 1 位，中高校生では 2 位にランクされている．国民生活基礎調査［2016（平成 28）年］でも，通院者率の上位 5 疾患のうち，「歯の病気」は男女ともに 3 位である（図 5-14）．また，歯科医療費は国民医療費［2016（平成 28）年］全体の 6.8％を占めている．このほか，歯科疾患（う蝕，歯周病）は，初期段階を除いて不可逆的に進行する，予防が可能である，といった特性を持つ．

b 歯の喪失

　1989（平成 1）年以来，80 歳までに 20 本以上の歯を残そうとする「8020（ハチマル・ニイマル）運動」が提唱されているが，これは「一生自分の歯で食べる」ことを数値目標化した標語であり，"80" は男女合わせた平均寿命を，"20" はほとんどの食品をかむことができる最低ラインの歯の数を示している．

● 8020 運動

　歯科疾患実態調査［2016（平成 28）年］によれば，80（75～84）歳における 20 歯以上保有者（8020 者）の割合が 51％であり，口の中の自分自身の歯がまったく残っていない人たち（無歯顎者）が 11％である（図 5-15）．目標とする "8020" に近づいている．

　う蝕，歯周病の最終転帰は歯の喪失である．歯科診療所における抜歯症例をもとにした抜歯原因の全国調査［8020 推進財団，2018（平成 30）年］によれば，抜歯原因の 8 割以上がう蝕か歯周病であり，内訳をみるとう蝕がやや多い．年齢階級別にみると，比較的若い年齢層ではう蝕による抜歯が多く，50 歳代以上では歯周病の割合が多い．

c う 蝕

　歯の 2 大疾患の 1 つであるう蝕は小児期に多発し，小中学生において高い有病率を示している．

　しかし，う蝕は小児に特有の疾患ではなく，成人期以降も多発し，成人の

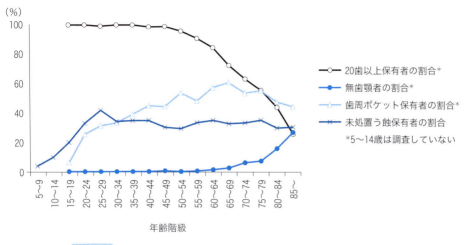

図 5-15 年齢階級別にみた歯および歯周組織の状況（永久歯のみ）
［厚生労働省：歯科疾患実態調査 2016 年を参考に著者作成］

約 3 分の 1 が未処置う蝕を有している（図 5-15）．う蝕の内容をライフステージ別にみると，小児期では初発う蝕の割合が多いが，成人では 2 次う蝕（すでに治療を受けた歯に 2 次的に発生するう蝕）の割合が高い．高齢者では根面う蝕（歯根面に発生するう蝕）が多い．

歯の内訳をみると，比較的年齢の高い層では健全歯の割合が低く，クラウン（冠）や重度う蝕の占める割合が高い．これらの歯のほとんどは無髄歯（俗に"神経をとった歯"と呼ばれる）であると推測され，歯を喪失するリスクが健全歯に比べて高いことが，いくつかの疫学調査の結果から明らかとなっている．したがって，比較的年齢の高い層では残っている歯の多くが喪失リスクの高い歯である点に注目する必要がある．

d 歯周病

歯周病の程度を示す指標は多様であるが，日本では**地域歯周疾患指数** Community Periodontal Index（CPI）が広く用いられている．この指標は専用の探針（プローブ）を用い，歯肉出血と歯周ポケットにより評価する．歯周ポケットを有する人の割合は年齢とともに高い割合を示し，60 〜 70 歳代がピークで，それ以上の年齢層ではやや低い値を示す（図 5-15）．

● 歯周病

4 歯科保健対策

> う蝕・歯周病は予防可能で，喪失歯と咀嚼機能低下の予防につながる

2011（平成 23）年の歯科口腔保健法（歯科口腔保健の推進に関する法律）および，2008（平成 20）年の新潟県以降，全国の自治体で制定され続いている歯科保健推進条例［2019（平成 31）年 4 月 1 日現在，43 都道府県・110 市・38 町・3 村・3 区］の制定により，歯科保健対策の重要性に対する認識は高まりつつ

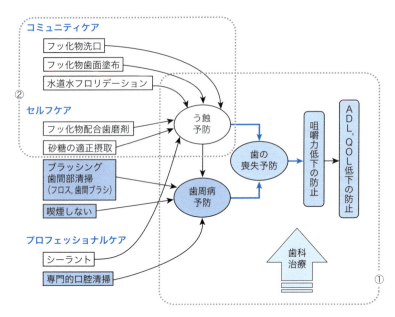

① 歯科疾患（う蝕・歯周病とそれによる歯の喪失）が食品・栄養素摂取に影響する部分
② 食品・栄養素摂取が歯科疾患に影響する部分

図5-16　歯科疾患の予防対策と健康に及ぼす影響
　　　　　―歯科保健と栄養の関連も含めて

ある．その中心をなすのが，歯科の2大疾患であるう蝕と歯周病への対策で，ともに最終転帰として歯の喪失を招く．歯の喪失は咀嚼力を低下させ，ADL・QOLの低下につながる．とくに要介護高齢者では口腔状態の悪化が全身面に悪影響を及ぼす．図5-16は，こうした悪影響の連鎖を防ぐために有効な予防対策を示したものである．これらを実践していくには，歯科医師だけでなく歯科衛生士の果たす役割が重要である．加えて，他職種連携を図っていくことも重要である．

　図中の①の部分は，「1 歯の健康と食生活」で述べた「歯の健康は食生活に影響する」を，②の部分は「食生活は歯の健康に影響する」を示す．

　以下，歯科の2大疾患であるう蝕予防対策と歯周病予防対策について述べるが，これらの対策の中にはフッ化物利用のように歯科疾患に特異性の強い対策がある反面，砂糖の適正摂取や喫煙対策のように他の疾患と共通するリスク（コモンリスク）としてアプローチするのが効果的なものがある．

a　う蝕予防対策

　う蝕は生涯にわたって発生する疾患であるが，とくに小児期に多発することから，この時期における予防対策が重要である．
　フッ化物応用は歯質強化対策として有効なう蝕予防対策である．
　このうち，フッ化物洗口とフッ化物歯面塗布は，コミュニティケアとして有用な方法で，前者は保育所や小中学校などで永久歯対策として，後者は母子保健の現場で乳歯対策として行われることが多い．

フッ化物配合歯磨剤は，あらゆる年齢層が実施できるセルフケアとして世界的にも広く実施されている．

このほか，水道水フッ化物濃度調整（水道水フロリデーション）は，現在日本では実施されていないものの，海外では広く実施されている．

砂糖（ショ糖）はう蝕の最大のリスク因子であるが，肥満のリスク因子でもあり，複合的な視点で対策を講じることが重要である．砂糖の摂取自体を制限することは社会生活上困難を伴う．したがって，過剰な甘味摂取習慣を行わないようにするなどの対応が現実的である．また，キシリトールなどの代用糖はう蝕予防に効果がある．

シーラントは，う蝕の好発部位である臼歯部の裂溝を，歯質に接着性のある合成樹脂で填塞する方法で，歯科診療室でプロフェッショナルケアとして行われる方法である．

b 歯周病予防対策

歯周病の予防対策には，口腔清掃が有効である．口腔清掃には，自分自身で行うセルフケアと専門家によるプロフェッショナルケアの2通りがある．前者については歯ブラシによる適切な清掃に加え，デンタルフロスや歯間ブラシを用いて歯周病の好発部位である歯間部を清掃する方法が有効である．後者の専門家による方法は，セルフケアでは取り除けない歯垢や歯石を専門家が除去する方法である．

喫煙はさまざまな生活習慣病のリスク因子であるが，歯周病のリスク因子でもある．またう蝕治療で歯肉辺縁に施される修復物は，歯周病のリスク因子である．したがってこれらの対策は，砂糖（ショ糖）対策と同様，複合的な視点で行う必要がある．

練習問題

5-A

1. 生活習慣病について，正しいものに○，誤っているものに×をつけよ．
   (1) 生活習慣病と成人病は，概念でも疾病の範囲でも，まったく同じものである．
   (2) 運動習慣がかかわる疾病として，2型糖尿病，肥満，高血圧などがあげられている．
   (3) 遺伝的要因が関与している疾病は，生活習慣病とはいわない．
   (4) 歯周病の発生と進展には，喫煙習慣も関与している．
   (5) 生活習慣病が各個人の生活習慣・行動により生じるものである以上，そのような疾病に罹患するのは本人の自己責任である．

2. 「健康日本21」に関する記述のうち，正しいものに○，誤っているものに×をつけよ．
   (1) 「アクティブ80ヘルスプラン」に続く，国民健康づくり対策として2000（平成12）年から開始された．
   (2) 「健康日本21（第二次）」では，健康格差の縮小が重要課題として加えられた．
   (3) 「健康日本21（第二次）」では，生活習慣病の重症化予防にも力点がおかれている．
   (4) 都道府県における計画の策定は，地域保健法に規定されている．
   (5) 健康日本21（第二次）の中間評価では，健康寿命の増加分は平均寿命のそれを上回っていた．
   (6) スマート・ライフ・プロジェクトは，行政と非営利団体で行う健康づくり運動である．

5-B

身体活動，運動について，正しいものに○，誤っているものに×をつけよ．
(1) 「健康づくりのための身体活動基準2013」は，身体活動・運動量の基準として消費エネルギー量を示している．
(2) 「健康づくりのための身体活動指針」は，「＋10（プラス・テン）」を合い言葉に，利用者がわかりやすいようなパンフレットを用いて，普及活動がなされている．
(3) 健康日本21（第二次）では，身体活動・運動対策の指標として，歩数，運動習慣者の割合に加え，自治体の環境整備に関する項目も取り上げられた．

5-C

喫煙に関する記述について，正しいものに○，誤っているものに×をつけよ．
(1) 喫煙による健康被害として呼吸機能の1秒率が上昇する慢性閉塞性肺疾患（COPD）があげられる．
(2) 妊娠中の喫煙による影響として低出生体重児がある．
(3) 多数の者が利用する施設，公共の場で受動喫煙の防止に必要な措置を講じるために健康増進法があるが，職場での受動喫煙防止について定められた法律は現在ない．
(4) 高齢者の喫煙は特定保健指導対象者の選定・階層化の項目にはなっていない．
(5) WHO「たばこ規制枠組条約」（FCTC）では，たばこの外箱表示とたばこの健康警告表示の強化を決めている．

(6) 電子たばこ（e-smoking）の安全性について WHO は報告書を公開していない．

5-D **飲酒に関する記述について，正しいものに○，誤っているものに×をつけよ．**
(1) 生活習慣病のリスクを高める量は男女とも 44 g/ 日（日本酒 2 合）以上の飲酒である．
(2) アルデヒド脱水素酵素の変異によって飲酒の代謝に個人差が出る．
(3) 慢性的な多量飲酒は食道がん，心筋梗塞，脳出血の発生リスクを増大させる．
(4) アルコール依存症の発症リスクは飲酒開始年齢が早いほど高い．

5-E **睡眠について，正しいものに○，誤っているものに×をつけよ．**
(1) 睡眠時間は，1 日最低 8 時間はとらなくてはならない．
(2) 睡眠に問題のある人は，5 人に 1 人以上いる．
(3) 飲酒は，よい睡眠をとるのに効果的である．
(4) 「睡眠時無呼吸症候群」とは，睡眠中にときどき呼吸が止まる病気である．
(5) レム睡眠は，ノンレム睡眠より深い眠りである．

5-F **1．歯科保健行動について，正しいものに○，誤っているものに×をつけよ．**
(1) 歯周病の予防対策は，う蝕の予防対策に比べると，公衆衛生的な対応が容易である．
(2) 小児期におけるう蝕予防対策は，公衆衛生的な歯科保健対策の中でも最も重要である．

2．歯科疾患について，正しいものに○，誤っているものに×をつけよ．
(1) 成人の歯科疾患の大半は，歯周病である．
(2) 歯を失う原因として最も多いのは，歯周病である．
(3) う蝕が最も多発するのは小児期であるが，成人や高齢者でも多発する．

6 主要疾患の疫学と予防対策

学習目標

1. がん対策が科学的根拠に基づいて計画的に実施されていることを説明できる.
2. 脳血管疾患, 心疾患の危険因子と予防方法について説明できる.
3. 代謝疾患の基本的事項と最近の疫学について説明できる.
4. 身体活動量が制限される理由を骨・関節疾患から説明できる.
5. 感染症の動向とその対策について説明できる.
6. 主要な精神疾患について, その種類, 患者数, 対応方法などを説明できる.
7. 腎臓疾患, 呼吸器疾患, 消化器疾患, アレルギー疾患, 難病について, 疾患の概要や予防対策などについて説明できる.
8. 自殺, 不慮の事故, 虐待・暴力などの外因について, 現状や対策などを説明できる.

A がん

1 がん統計

がん死亡数・罹患数の増加の原因は, 人口の高齢化にある

　がん統計の指標には, 主として死亡率, 罹患率, 生存率が用いられる. 死亡率, 罹患率は, 住民を分母とする指標であり, それぞれ人口動態統計, 地域がん登録が唯一の計測システムであるが, 生存率はがん患者を分母とする指標であり, 地域がん登録, 院内がん登録, 臓器がん登録など複数の計測システムがある. 死亡率は, 国全体で実測されているが, 罹患率は一部の県単位の地域がん登録に基づく推計値である.

　がんは 1981(昭和 56)年以来, 日本の死因の第 1 位を占める. 2017(平成 29)年にがんで死亡した人は 373,334 例(男性 220,398 例, 女性 152,936 例)であり, 部位別にみると, 男では肺, 胃, 大腸, 女では大腸, 肺, 膵臓の順に多い. 一方, 2016(平成 28)年に新たに診断されたがん(罹患全国推計値)は 995,131 例(男性 566,574 例, 女性 428,499 例)であり, 部位別にみると, 男では胃, 大腸, 肺, 女では乳房, 大腸, 胃の順に多い.

　がん死亡数・罹患数は, 1980(昭和 55)年以降一貫して増加しているが, この主たる原因は人口の高齢化にある. 一方, 年齢調整死亡率は, 男性では緩やかに増加後, 1995(平成 7)年あたりから減少傾向, 女性では全期間緩やかな減少傾向を示している. 年齢調整罹患率は, 男女とも緩やかな増加傾向にある.

174 6. 主要疾患の疫学と予防対策

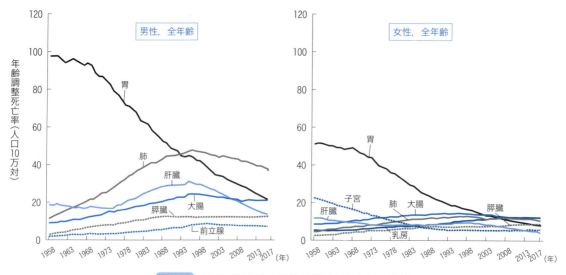

図6-1 主要部位別がん年齢調整死亡率の年次推移
[国立がん研究センター：がん情報サービス「がん登録・統計」より引用]

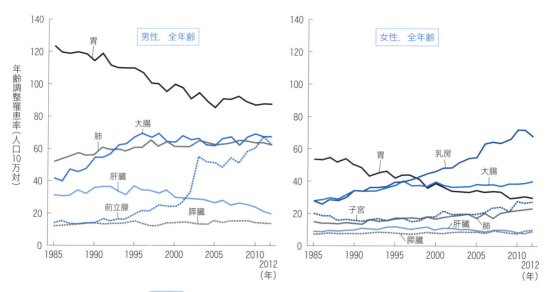

図6-2 主要部位別がん年齢調整罹患率の年次推移
[国立がん研究センター：がん情報サービス「がん登録・統計」より引用]

　がんの部位別に年齢調整死亡率の年次推移をみると，男女とも，胃については1960（昭和35）年以降一貫して減少しており，肺，肝，大腸については，1995（平成7）年以降それまで増加していたものが反転して緩やかな減少傾向を示している．一方，女性の子宮（頸部と体部を含む）については，減少傾向を示していたものが1990（平成2）年以降は横ばいとなっている．女性の乳房は一貫して増加傾向を示している（図6-1）．

　がんの部位別に年齢調整罹患率の年次推移をみると，男女とも，胃については，1960（昭和35）年以降一貫して減少しており，肝は1995（平成7）年以

A. が　　ん　175

降減少傾向を示している．肺，大腸は，増加傾向から横ばいの傾向である．一方，明らかな増加傾向を示しているのが，男性の前立腺と女性の乳房である（**図 6-2**）．

　地域がん登録による 5 年生存率については，生存確認調査が行われている一部の県に限られるが，2006 ～ 2008（平成 18 ～ 20）年にがんと診断された人の 5 年相対生存率は 62.1％（男性 59.1％，女性 66.0％）と報告されている．また，がん診療連携拠点病院の院内がん登録の全国集計に基づいた施設別の 5 年生存率が報告されることが予定されている．

　各統計指標については，最新のデータを参照することが重要であり，国立がん研究センターが提供している「がん情報サービス（ganjoho.jp）」が有用な情報源となる．

2 がん対策

▲ がん対策は，がん対策基本法により計画的・総合的に進められている

　日本のがん対策は，1983（昭和 58）年に老人保健事業として胃がん・子宮がん検診が国レベルの施策として導入されたことから本格的に始まった（**表 6-1**）．その後，肺がん，乳がん，大腸がんと拡大されたが，1998（平成 10）年にがん検診に関する市町村への補助金が一般財源化されたことで，国レベルでの統一感が失われ，受診率向上・精度管理推進の取り組みが鈍化する結果となった．

　その後，がん診療拠点病院の整備，がん対策推進室の設置などが，官僚主体の施策として進められたが，2006（平成 18）年に議員立法により成立した**がん対策基本法**により，事態が一変した．がん対策基本法は，国が「**がん対**　●がん対策基本法

表 6-1 日本におけるがん対策の主な経緯

1962（昭和 37）	国立がんセンター設置
1981（昭和 56）	悪性腫瘍が死因の第 1 位
1982（昭和 57）	老人保健法施行
1983（昭和 58）	老健法第 1 次 5 ヵ年計画　胃・子宮頸がん検診導入
1987（昭和 62）	老健法第 2 次 5 ヵ年計画　肺・乳・子宮体がん検診導入
1992（平成 4）	老健法第 3 次計画　大腸がん検診導入
1998（平成 10）	がん検診が老健法保健事業から一般財源化
2000（平成 12）	マンモグラフィによる乳がん検診導入（第 4 次計画）
2001（平成 13）	地域がん診療拠点病院制度の開始
2005（平成 17）	がん対策推進本部（本部長：厚生労働大臣）の設置
2006（平成 18）	がん診療連携拠点病院制度の開始
2006（平成 18）	健康局総務課にがん対策推進室を設置
2006（平成 18）	がん対策基本法が成立
2007（平成 19）	がん対策推進基本計画（第 1 期）
2012（平成 24）	がん対策推進基本計画（第 2 期）
2013（平成 25）	がん登録推進法が成立
2017（平成 29）	がん対策推進基本計画（第 3 期）

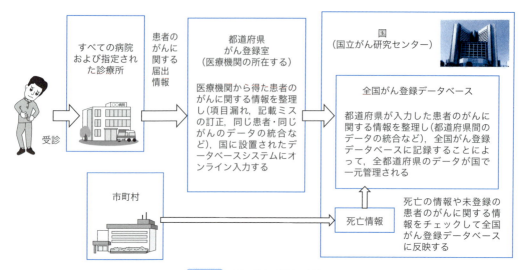

図6-3 全国がん登録の仕組み

策推進基本計画」，都道府県が「都道府県がん対策推進計画」を策定することで，がん対策を計画的，総合的に推進することを定めた法律である．計画に含むべき基本的施策として，がんの予防および早期発見の推進，がん医療の均てん化の促進，研究の推進などが列記され，さらに，がん対策推進協議会を設置して，がん患者およびその家族を代表する者を委員に含めることが明記された．これにより，がん患者代表の意見が直接がん対策に反映される場が確保された．

●がん対策推進基本計画

2007(平成19)年に閣議決定された「がん対策推進基本計画」では，2007〜2011(平成19〜23)年の5年間を対象として，「75歳未満年齢調整がん死亡率の10年以内20%減少」と「全てのがん患者・家族の苦痛の軽減・療養生活の質の向上」の2つが全体目標として設定された．また，分野別に，がん医療，相談支援・情報提供，がん登録，がん予防，がんの早期発見，がん研究について，施策が記述されている．2017(平成29)年より第3期基本計画が定められ，全体目標としては，①科学的根拠に基づくがん予防・がん検診の充実，②患者本位のがん医療の実現，③尊厳を持って安心して暮らせる社会の構築と変更されたが，一部の都道府県がん対策推進計画は，第2期までの全体目標を継続して採用している．

がん罹患率を測定する仕組みとして，日本では1960年代から県を単位とする地域がん登録が実施されてきた．しかし，医療機関からの登録が任意であったこと，国全体の仕組みでないことから，登録精度向上と標準化が課題であった．2013(平成25)年に議員立法で成立したがん登録推進法により，国の事業として全国がん登録が開始されることとなった(図6-3)．2016(平成28)年1月から全病院と一部の診療所に届出義務が課され，国全体を1つの仕組みでカバーすることにより，正確な罹患データが実測され，がん対策に反映されることが期待される．

3 がん検診

▲ **がん検診は，利益が不利益を上回る場合に限り，対策として導入される**

　日本のがん検診は，健康増進法に基づく市町村事業としてのがん検診，職域におけるがん検診，自主的に行う人間ドックなどに含まれるがん検診に大別できる．市町村事業としてのがん検診に対しては，厚生労働省が「がん予防重点健康教育及びがん検診実施のための指針」(厚生労働省健康局長通知)を定め，同指針に基づく検診(胃がん，大腸がん，肺がん，乳がん，子宮頸がん)を推進している(**表6-2**)．市町村事業としてのがん検診は「地域保健事業報告」として，厚生労働省がまとめているが，職域におけるがん検診，自主的に行う人間ドックについては，法的根拠がなく，実態に関しての資料はない．全体をカバーする形で自己申告による受診率が，国民生活基礎調査の一項目として計測されている．子宮頸がん，乳がん，大腸がんについては，受診率向上施策の一環として，5歳ごとの対象者に対して，クーポン券を配る施策が展開され，一定の効果を上げている．

　日本のがん検診は，諸外国に比べて受診率が低く，カバーする部位が多い．諸外国では，対象とする部位(子宮頸がん，乳がん，大腸がん)，年齢を限定し，受診率向上・精度管理の体制を整備することを前提として導入される場合が多いが，日本においては，市町村レベルで対策として導入される際の吟味が不十分な場合がある．

　本来，がん検診を対策型検診(☞第4章E-**3**)として行う場合，導入に際して，がん検診を行うことで対象集団に対してもたらされる利益が不利益を上回ると判断されることが条件となる．がん検診の利益とは，主として集団全体のがん死亡率を下げることであるが，不利益とは，偽陽性者に対する不必要な検査や過剰診断など，複数の要素からなる．米国においては，PSAを用いた前立腺がん検診について，不利益が利益を上回ると判断されて，検診として用いないことが推奨されている．ただし，不利益については計測データが不足している場合が多く，今後，計測の取り組みを整備する必要がある．

● がん検診

● 対策型検診

表6-2　厚生労働省の推進するがん検診

種　類	検査項目	対象者	受診間隔
胃がん検診	問診に加え，胃部X線検査または胃内視鏡検査のいずれか	50歳以上 ※当分の間，胃部X線検査については40歳以上に対し実施可	2年に1回 ※当分の間，胃部X線検査については年1回実施可
子宮頸がん検診	問診，視診，子宮頸部の細胞診および内診	20歳以上	2年に1回
肺がん検診	質問(問診)，胸部X線検査および喀痰細胞診	40歳以上	年1回
乳がん検診	問診および乳房X線検査(マンモグラフィ) ※視診，触診は推奨しない	40歳以上	2年に1回
大腸がん検診	問診および便潜血検査	40歳以上	年1回

B 循環器疾患

1 高血圧

高血圧はすべての循環器疾患を増加させる重要な危険因子である

高血圧は，すべての循環器疾患の危険因子であり，そのコントロールはきわめて重要である．高血圧の基準は疫学研究の成果によって決められてきた．

日本高血圧学会では，成人の血圧値の分類を示しており，正常血圧は収縮期血圧 120 mmHg 未満，拡張期血圧 80 mmHg 未満で従来よりも厳しい基準とした．収縮期血圧が 140 mmHg 未満，拡張期血圧が 90 mmHg 未満であってもさらに改善すべき内容となっている．正常高値血圧は収縮期血圧 120 〜 129 mmHg 未満，拡張期血圧 80 mmHg 未満で，収縮期血圧 130 〜 139 mmHg，拡張期血圧 85 〜 89 mmHg は高値血圧とした．基本的には血圧は高齢者であっても可能な限り低く保つべきということになる．また，表6-3 に示すように，測定法ごとに高血圧の基準を定めている．

図6-4 は心血管病リスクの保有状況別に血圧との組み合わせで将来の心血

● 高血圧

表6-3 異なる測定法における高血圧基準

	収縮期血圧 (mmHg)		拡張期血圧 (mmHg)
診察室血圧	≧ 140	かつ／または	≧ 90
家庭血圧	≧ 135	かつ／または	≧ 85
自由行動下血圧			
24 時間	≧ 130	かつ／または	≧ 80
昼間	≧ 135	かつ／または	≧ 85
夜間	≧ 120	かつ／または	≧ 70

[日本高血圧学会高血圧治療ガイドライン作成委員会：高血圧治療ガイドライン2019，ライフサイエンス出版，p19，2019 より許諾を得て転載]

リスク層＼血圧分類	高値血圧 130-139/80-89 mmHg	I 度高血圧 140-159/90-99 mmHg	II 度高血圧 160-179/100-109 mmHg	III 度高血圧 ≧ 180/≧ 110 mmHg
リスク第一層 予後影響因子がない	低リスク	低リスク	中等リスク	高リスク
リスク第二層 年齢（65 歳以上），男性，脂質異常症，喫煙のいずれかがある	中等リスク	中等リスク	高リスク	高リスク
リスク第三層 脳心血管病既往，非弁膜症性心房細動，糖尿病，蛋白尿のある CKD のいずれか，または，リスク第二層の危険因子が 3 つ以上ある	高リスク	高リスク	高リスク	高リスク

JALS スコアと久山スコアより得られる絶対リスクを参考に，予後影響因子の組合せによる脳心血管病リスク層別化を行った．
層別化で用いられている予後影響因子は，血圧，年齢（65 歳以上），男性，脂質異常症，喫煙，脳心血管病（脳出血，脳梗塞，心筋梗塞）の既往，非弁膜症性心房細動，糖尿病，蛋白尿のある CKD である．

図6-4 診察室血圧に基づいた脳心血管病リスク層別化

[日本高血圧学会高血圧治療ガイドライン作成委員会：高血圧治療ガイドライン2019，ライフサイエンス出版，p50，2019 より許諾を得て転載]

B. 循環器疾患　179

表6-4　生活習慣の改善による高血圧の治療と予防

・減塩[*1]	2.3 g 減塩	収縮期血圧（SBP）　3.8 mmHg 低下
・肥満の是正[*2]	1 BMI(kg/m^2)低下	SBP　2 mmHg 低下
・節酒[*2]　1合（ビール1本）		SBP　5 mmHg 低下
・早歩き30分/日[*3]		SBP　5〜10 mmHg 低下

資料　[*1] Mozaffarian D et al：New Engl J Med 371：624-634, 2014
　　　[*2] 上島弘嗣：血圧 5(4)：477-480, 1998
　　　[*3] Urata H et al：Hypertension 9(3)：245-252, 1987

管病リスクがどの程度あるのかをマトリクスにしたものである．糖尿病はあるだけできわめてリスクが高いことがわかる．糖尿病以外の危険因子がある場合にも血圧を厳密に低くコントロールすることが循環器疾患発症を抑えるうえで重要といえる．

表6-4にこれまでの疫学研究の結果から，生活習慣の改善により血圧をどの程度低下させることが可能かをまとめて示した．6 gの減塩により収縮期血圧は6 mmHg 低下することが期待できる．野菜・果物に多く含まれるカリウムは，尿に排泄されるときに同時にナトリウムを排泄させる働きがあり，結果として血圧を下げる効果があるが，メタアナリシスでは量反応関係は認められていない．1 BMI(kg/m^2)は通常3 kg程度の体重減少に相当するが，この程度の体重減少でも収縮期血圧が2 mmHg 低下することが期待される．1合の節酒では5 mmHgの低下，早歩きの習慣のない人が1日30分の早歩きを実施すると，収縮期血圧で5〜10 mmHg 低下することが期待できる．これらの血圧の低下は降圧剤の服用に匹敵する効果があるといえる．しかしながら，血圧の上昇の理由には複雑な背景があり，すべての人が生活習慣の改善のみで血圧が低下すると判断することはできない．あくまでも個人個人の血圧の状態に応じて最も適切な方法により低下させることが重要といえる．

2 脳血管疾患

日本の脳血管疾患死亡率の低下は，主に血圧平均値の低下による

日本の脳血管疾患年齢調整死亡率の推移を図6-5に示した．脳血管疾患死亡率は1965（昭和40）年をピークに順調に減っている．種類別にみると，脳内出血は1955（昭和30）年以降順調に減っているが，脳梗塞は1970年頃をピークに減っている．1995（平成7）年に若干増加しているように観察されているのは，この年からICD-10（疾病および関連保健問題の国際統計分類第10回修正）が採用され，それまで曖昧に使用されてきた"心不全"や"呼吸不全"などの病名を死因としては使用しないこととなり，見かけ上，脳血管疾患死亡が増えたことによる．それでは，この脳血管疾患死亡率の劇的な改善はどのようにして達成できたのであろうか？

日本では国民健康・栄養調査により，毎年国民の血圧のデータを得ること

●脳血管疾患

●脳内出血

●脳梗塞

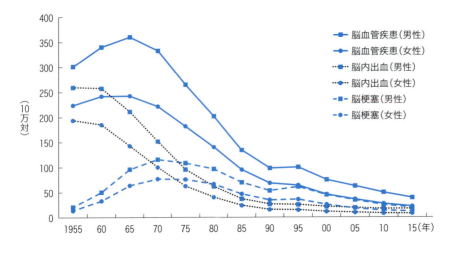

図6-5 脳血管疾患の年齢調整死亡率の推移(1955～2015年)

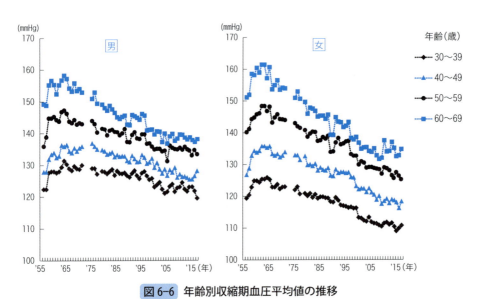

図6-6 年齢別収縮期血圧平均値の推移
[厚生労働省：国民健康・栄養調査(1956～2017年)より引用]

ができる．図6-6に性別年齢別にみた収縮期血圧平均値の推移を示した．男女ともすべての年代で平均値が低下していることがわかる．とくに60歳代では，男女とも最も高かった1965(昭和40)年前後に比べ平均で20 mmHg以上の低下を示した．低下の理由としては，降圧薬の使用が考えられるが，60歳未満の年齢層では降圧薬の服用率に大きな変化は観察されていないことから，降圧薬の服用以外に食塩の摂取量の減少や運動などの生活習慣要因が寄与しているものと考えられる．いずれにしろ，血圧の平均値の推移は脳卒中死亡率の推移とよく一致しており，脳卒中による死亡を減少させた主要な要因であることを裏付けている．

血圧と脳血管疾患死亡の関連を直接的に観察するために，図6-7に1980(昭

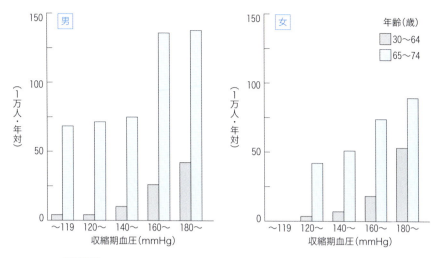

図6-7 性・年齢別にみた収縮期血圧と脳血管疾患死亡との関連
［NIPPON DATA 80（1980～1999年）を参考に著者作成］

和55）年の循環器疾患基礎調査の受診者を1999（平成11）年まで追跡したNIPPON DATA（National Integrated Project for Prospective Observation of Non-communicable Disease And its Trends in the Aged）80の成績を示した．脳卒中の既往のある者を除いた9,376人のうち，30歳以上65歳未満7,838人と65歳以上75歳未満1,112人について解析した結果，両群とも脳血管疾患死亡は，調査開始時の収縮期血圧と密接な関連があることがわかる．また，血圧は低いほど脳血管疾患死亡率は低く，一定レベル以下は安全という血圧値は存在しない．

脳卒中のもっとも重要な危険因子は高血圧であるが，高血圧以外の脳梗塞の危険因子としては，喫煙，糖尿病，心電図 High-R などが指摘されている．喫煙はとくに，脂質異常症を合併した場合に影響が出やすく，近年日本の平均コレステロールレベルが上昇していることから，以前にもまして注意が必要となっている．糖尿病は，太い動脈に脂質が沈着して起こる粥状硬化，動脈壁の中膜に輪状の石灰沈着をきたす中膜硬化，小細動脈の壁が厚くなり内腔が狭くなる細動脈硬化のいずれの種類の動脈硬化も進行させる．1997（平成9）年に当時の厚生省が実施した糖尿病実態調査では，糖尿病が強く疑われる人が690万人と推計された．2002（平成14）年に厚生労働省が実施した同様の調査では740万人，2007（平成19）年には890万人，2012（平成24）年には950万人，2016（平成28）年には1,000万人と推計され，急激な増加を続けており，早期発見，早期治療による適切な管理と肥満対策を中心とした一次予防が大切といえる．心電図 High-R は，スポーツ選手や高血圧が持続した状態のように心臓に長期間にわたり負荷がかかったときに出現する．スポーツによるものはほとんどリスクとならないものの，現在の血圧により判定される高血圧とは独立した危険因子であり，血圧を早期から適正に維持・管理することが大切であることを示している．脳内出血の危険因子としては，

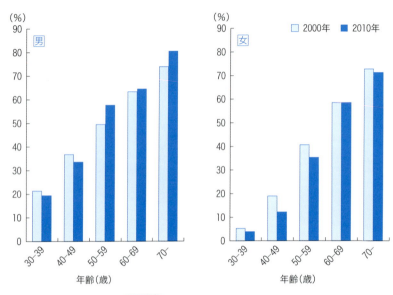

図6-8 年齢別高血圧有病率*
*収縮期血圧140 mmHg以上または拡張期血圧90 mmHg以上もしくは降圧剤服用者
[厚生労働省：平成22年国民健康・栄養調査結果の概要より引用]

高血圧のほか，**低コレステロール**と**多量飲酒**があげられる．低コレステロールは，低栄養の結果と考えられ，バランスのとれた動物性/植物性たんぱく質の摂取が予防につながると考えられている．多量飲酒は高血圧を悪化させることから脳内出血のリスクを上昇させると考えられている．血圧が高い者は飲酒についても注意を払う必要がある．

最近の高血圧の**有病率**の変化を図6-8に示した．2000（平成12）年の国民健康・栄養調査に比べ，2010（平成22）年の国民健康・栄養調査では，50歳以上の男性では高血圧の有病率が増加していることがわかった．男性の肥満傾向の者の増加や運動不足が影響しているものと考えられ，予防対策が望まれる．

3 心疾患

日本の虚血性心疾患の死亡率は，世界で最も低い

図6-9に虚血性心疾患の年齢調整死亡率の国際比較を示している．ロシア，ハンガリー，ルーマニアといった旧東欧諸国で高く，その他の欧米諸国が続いている．日本は韓国と並び世界で最も虚血性心疾患死亡率が低い国の1つである．

虚血性心疾患の危険因子として最も重要なのは，**高LDLコレステロール血症**である．空腹時採血で140 mg/dl 以上で高LDLコレステロール血症と診断される．**脂質異常症**には，高LDLコレステロール血症のほかに，**低HDLコレステロール血症**（空腹時採血で40 mg/dl 未満）と**高トリグリセリ**

●虚血性心疾患

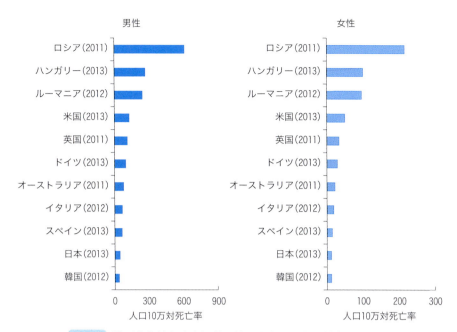

図 6-9 性別虚血性心疾患年齢調整死亡率の国際比較（35 ～ 74 歳）
［Circulation 133：e38-e360, 2016 を参考に著者作成］

ド血症（空腹時採血で 150 mg/dl 以上）がある．いずれも虚血性心疾患の危険因子となる．脂質異常症の改善には，動物性脂肪に多く含まれる飽和脂肪の摂取制限，魚類に多く含まれる n-3 系多価不飽和脂肪酸の適正摂取，大豆製品の積極的な摂取，総エネルギー摂取の制限による肥満の改善，運動不足の解消，禁煙が有効である．

高血圧は，脳卒中とともに虚血性心疾患の重要な危険因子でもある．欧米の Framingham study, Honolulu Heart Program のほか，日本の久山町研究，NIPPON DATA 80 においても繰り返し危険因子として検出されている．性別，年齢にかかわらず高血圧は虚血性心疾患の危険因子となっている．高血圧の改善には，塩分の制限，野菜・果物に多く含まれるカリウムの摂取，肥満の改善，運動不足の解消，節酒が有効である．

喫煙についても，高血圧と同様に脳卒中と虚血性心疾患の共通した危険因子である．NIPPON DATA 80 では，男性の虚血性心疾患の死亡のリスクは，非喫煙者に対して 1 日 20 本以内の者は 1.56 倍，21 本以上では 4.25 倍であった．喫煙者であっても，禁煙により循環器疾患の死亡のリスクは 2 年以内に非喫煙者の水準にまで低下することが観察されており，循環器疾患の予防には禁煙がきわめて有効であることを示している．日本の虚血性心疾患死亡率が，LDL コレステロールの上昇傾向にもかかわらず増加傾向がみられないのは，血圧の低下と喫煙率の低下の影響と考えられている．

糖尿病は，欧米の研究では非糖尿病に対して虚血性心疾患のリスクが 2 ～ 6 倍になることが示されている．日本の NIPPON DATA 80 では 2 倍程度，久山町研究では 2.6 倍になることが示されている．他の危険因子と独立した

強力な危険因子といえる．近年男性ではすべての年代で，女性では60歳以上の高齢者で肥満者が増加していることから，予防策が重要といえる．

　その他，加齢は欧米でも日本でも強い危険因子となっている．男性では女性よりも10年早く死亡率や発症率が上昇することから，『動脈硬化性疾患予防ガイドライン2017年版』では加齢は動脈硬化性疾患の最も強い危険因子であるとしている．虚血性心疾患の家族歴は，とくに1親等近親者の家族歴や男性55歳未満，女性65歳未満の早発性冠動脈疾患の家族歴が強い危険因子となる．家族歴には遺伝的要因と環境的要因の両方が含まれるが，既知の要因をすべて調整しても強い危険因子として残ることから，未知の要因が多く含まれているものと考えられる．

　2018（平成30）年，「健康寿命の延伸等を図るための脳卒中，心臓病その他の循環器病に係る対策に関する基本法」（脳卒中・循環器病対策基本法）が成立した．循環器疾患の疫学追跡調査の成績を総合した検討によると，脳卒中発症の危険因子については，①高血圧，②喫煙，③耐糖能異常，④多量飲酒であり，虚血性心疾患は①高血圧，②喫煙，③高脂血症であった．この基本法によって循環器疾患の対策が促進されることが期待される．

●脳卒中・循環器病対策基本法

C 代謝疾患

1 肥　満

⚠ 最近10年間の肥満者の割合は，男女とも有意な増減を認めない

a 基本的事項

　肥満とは「体内の脂肪組織に脂肪が過剰に蓄積した状態」であり，正確には体脂肪量の測定が必要である．しかし，体脂肪の簡便な測定法がないため実際にはbody mass index（BMI）が用いられている．BMIは体重（kg）を身長（m）の2乗で割った数値で，日本肥満学会［2000（平成12）年］は25以上を肥満，18.5以上25未満を普通体重，18.5未満を低体重と判定した．

●BMI

　肥満のうち，「肥満に関連した健康障害を合併しているか，その合併のリスクが高い場合で，医学的に減量を必要とする病態」を肥満症と定義して疾患として取り扱う．肥満症の診断基準に必須な健康障害には，①耐糖能障害（糖尿病，耐糖能異常など），②脂質異常症，③高血圧，④高尿酸血症・痛風，⑤冠動脈疾患（心筋梗塞，狭心症），⑥脳梗塞（脳血栓，一過性脳虚血），⑦非アルコール性脂肪性肝疾患（NAFLD），⑧月経異常・不妊，⑨閉塞性睡眠時無呼吸症候群（SAS），肥満低換気症候群，⑩運動器疾患［変形性関節症（膝・股関節），変形性脊椎症，手指の変形性関節症］，⑪肥満関連腎臓病がある．また，BMI35以上を高度肥満とし，その中で医学的な観点から減量治療が必要な対象を高度肥満症と判定する［日本肥満学会，2016（平成28）年］．

●肥満症

　肥満は，腹腔臓器周辺に脂肪の沈着する内臓脂肪型肥満と皮下脂肪型肥満に分類される．内臓脂肪型肥満は健康障害の合併リスクが高いため肥満症と

●内臓脂肪型肥満
●皮下脂肪型肥満

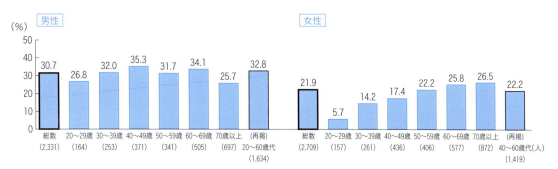

図 6-10 肥満者（BMI ≧ 25 kg/m²）の割合（20 歳以上，性・年齢階級別）
［厚生労働省：平成 29 年国民健康・栄養調査より引用］

して減量を必要とする．臍部での腹囲が男性 85 cm，女性 90 cm 以上の場合，上半身肥満と診断され，内臓脂肪型肥満が疑われる．臍レベルで撮影した CT スキャンでの内臓脂肪面積が 100 cm² 以上の場合，内臓脂肪型肥満と診断される．

b 疫　学

2017（平成 29）年の国民健康・栄養調査によると，20 歳以上の対象で，肥満者は男性 30.7％，女性 21.9％であった．最近 10 年間でみると，男女とも有意な増減はみられない．図 6-10 は 20 歳以上の男女について，BMI 25 以上の肥満者の割合を年齢別に示した結果である．男性では全年齢で，女性では 50 歳代以上の高齢者で高率であった．一方，2017（平成 29）年の国民健康・栄養調査によると，男性のやせ（BMI 18.5 未満の低体重）の者の割合は 4.0％，女性のやせの者の割合は 10.3％で，男性より女性で高い割合を示す．最近 10 年間，男女とも有意な増減はみられないが，とくに 20 歳代の女性ではやせの者の割合が 21.7％と高率であり，過度の"やせ"による健康への影響が問題になっている．

2 メタボリックシンドローム

> メタボリックシンドロームの割合は男女ともに増加している

a 基本的事項

メタボリックシンドロームとは，内臓脂肪蓄積，高血圧，糖尿病，脂質異常症，インスリン抵抗性など複数の動脈硬化危険因子を合併し，最終的に動脈硬化性疾患を引き起こす動脈硬化高リスク状態である．個々の危険因子は軽症でも，重複することにより大きな動脈硬化リスクになるのが特徴である．

過食，運動不足などの生活習慣の乱れから生じる**内臓脂肪蓄積**が基盤的成因である．脂肪蓄積の増加した脂肪細胞は腫瘍壊死因子 α（TNF-α），遊離脂肪酸，プラスミノーゲン活性化抑制因子 1（PAI-1），レプチン，レジスチン，アンギオテンシノーゲンなどの**アディポカイン**という機能物質を分泌する．

●メタボリックシンドローム
●インスリン抵抗性

●アディポカイン

表 6-5 日本のメタボリックシンドローム診断基準

内臓脂肪(腹腔内脂肪)蓄積		
必須項目	ウエスト周囲長	男性 ≧ 85 cm
		女性 ≧ 90 cm
	(内臓脂肪面積 男女とも 100 cm^2 以上に相当)	
上記に加えて以下のうち 2 項目以上		
高トリグリセリド血症		≧ 150 mg/dl
	かつ／または	
低 HDL コレステロール血症		< 40 mg/dl
収縮期血圧		≧ 130 mmHg
	かつ／または	
拡張期血圧		≧ 85 mmHg
空腹時高血糖		≧ 110 mg/dl

TNF-α, 遊離脂肪酸, レジスチンはインスリン抵抗性を促進し, 糖尿病, 高トリグリセリド(TG)血症, 低 HDL コレステロール(HDL-C)血症, 高血圧を惹起する. レプチン, アンギオテンシノーゲンは直接高血圧を惹起する. PAI-1 は直接, 動脈硬化促進に働く. これらの因子は互いに関連し合いながら最終的に動脈硬化性疾患を惹起する. **アディポネクチン**は善玉のアディポカインで, インスリン抵抗性を改善し, 糖尿病や動脈硬化を抑制する作用がある.

●アディポネクチン

　日本のメタボリックシンドロームの診断基準(**表 6-5**)は, ウエスト周囲長で示される内臓脂肪蓄積の存在が必須項目で, これに高 TG 血症または低 HDL-C 血症の脂質異常症, 高血圧, 空腹時高血糖の 3 項目のうち 2 項目以上で診断される. 男性 85 cm, 女性 90 cm のウエスト周囲長基準は CT スキャンで測定した内臓脂肪面積 100 cm^2 に相当する. 脂質異常症, 高血圧, 糖尿病に対する薬剤治療を受けている場合は, それぞれの項目ありとする. 高 LDL コレステロール血症はメタボリックシンドロームのリスクとは異なるため, 診断基準の項目には含まれない.

b 疫 学

　2004(平成 16)年の国民健康・栄養調査によると, 20 歳以上でメタボリックシンドロームが強く疑われる者(ウエスト周囲長が基準値以上で脂質異常症, 高血圧, 血糖の 3 項目のうち 2 項目以上を満たす者)は男性 23.0%, 女性 8.9%, メタボリックシンドロームの予備群と考えられる者(ウエスト周囲長が基準値以上で脂質異常症, 高血圧, 血糖の 3 項目のうち 1 項目以上を満たす者)は男性 22.6%, 女性 7.8%であった. 男女とも 40 歳以上でとくに高く, 男性の 2 人に 1 人, 女性の 5 人に 1 人が, メタボリックシンドロームが強く疑われる者または予備群と考えられる者であった.

　2017(平成 29)年の国民健康・栄養調査によると, 20 歳以上でメタボリックシンドロームが強く疑われる者は男性 27.8%, 女性 12.9%であり, 男女ともに増加を認めている. 予備群と考えられる者は男性 23.6%, 女性 7.5%であった. 多数例を対象とする調査では空腹時採血が困難なため, 脂質異常症

の診断は HDL コレステロール値 40 mg/d*l* 未満，コレステロールを下げる
薬服用者および中性脂肪を下げる薬服用者，高血糖の診断はヘモグロビン
A1c 値 6.0％以上，血糖値を下げる薬服用者およびインスリン注射使用者，
高血圧の診断は収縮期血圧 130 mmHg 以上，拡張期血圧 85 mmHg 以上，
血圧を下げる薬服用者とした．

3 糖 尿 病

▲ 糖尿病の割合は，男女ともに年齢が上がるに従い増加を認める

a 基本的事項

　糖尿病は，インスリン作用の不足による慢性の高血糖を主徴とし，特徴あ
る代謝性異常を生じる症候群である．急激な高度のインスリン欠乏は，血糖
値の著しい上昇，**ケトアシドーシス**，高度の脱水を生じ，**糖尿病昏睡**をきた
す．また，慢性的な高血糖や代謝異常は**網膜症**，**腎症**，**神経障害**および**動脈
硬化症**などの合併症を生じる．

　糖尿病は**1型糖尿病**，**2型糖尿病**，その他の糖尿病および**妊娠糖尿病**に分
類される．1型糖尿病は，自己免疫異常を基礎とした**膵β細胞**の破壊により
絶対的なインスリン欠乏に至るもので，発症初期の70％に抗グルタミン酸
脱炭酸酵素(GAD)抗体などの**自己抗体**を認める．自己の組織を非自己と誤っ
て認識することにより，自己組織に対する自己抗体を生じる．自己抗体は自
己の組織に障害を及ぼし，このために発症する疾患を自己免疫疾患という．
発症は 25 歳以下，非肥満者に多い．最終的にはインスリン治療の不可欠な
インスリン依存状態に至る．2型糖尿病は，インスリン分泌の低下に**インス
リン抵抗性**(インスリン感受性低下)が加わり発症する．発症には遺伝的素因
とともに肥満などの生活習慣の関与が大きい．通常は食事・運動療法や血糖
降下薬にて治療可能なインスリン非依存状態にあるが，重症になるとインス
リン治療を要するインスリン依存状態になることもある．発症は 40 歳以上，
肥満者に多い．その他の糖尿病は，発症原因となる遺伝子異常の明らかなも
のおよび疾患・薬剤による**二次性糖尿病**である．妊娠糖尿病は妊娠中に引き
起こされる耐糖能異常で，糖尿病と診断される例を除く．

b 疫 学

　2016(平成 28)年の国民健康・栄養調査によると，糖尿病が強く疑われる
者(ヘモグロビン A1c 値 6.5％以上)は約 1,000 万人，これに糖尿病の可能性
を否定できない者(ヘモグロビン A1c 値 6.0％以上)約 1,000 万人を合わせる
と約 2,000 万人で，2012(平成 24)年の調査に比較して，糖尿病が強く疑われ
る者は増加しているが，糖尿病の可能性を否定できない者は減少している．

　表 6-6 は年齢別の「糖尿病が強く疑われる者」と「糖尿病の可能性を否定
できない者」の割合の年次推移を示した結果である．2017(平成 29)年の「糖
尿病が強く疑われる者」と「糖尿病の可能性を否定できない者」の合計は，

● 網膜症
● 腎症
● 神経障害

● 1型糖尿病
● 2型糖尿病
● 妊娠糖尿病

● 二次性糖尿病

表6-6 「糖尿病が強く疑われる者」,「糖尿病の可能性を否定できない者」の割合の2012(平成24)年および2017(平成29)年の比較(20歳以上,性・年齢階級別)

男　性		総　数	20～29歳	30～39歳	40～49歳	50～59歳	60～69歳	70歳以上
糖尿病が強く疑われる者	2012(平成24)年	15.2%	0.6%	1.4%	5.4%	12.2%	20.7%	23.2%
	2017(平成29)年	18.1%	1.7%	3.3%	8.1%	14.6%	19.8%	25.7%
糖尿病の可能性を否定できない者	2012(平成24)年	12.1%	0.5%	1.8%	7.2%	10.2%	15.5%	17.7%
	2017(平成29)年	13.7%	3.4%	5.6%	6.5%	11.5%	16.7%	17.1%
女　性		総　数	20～29歳	30～39歳	40～49歳	50～59歳	60～69歳	70歳以上
糖尿病が強く疑われる者	2012(平成24)年	8.7%	0.0%	1.1%	1.7%	6.2%	12.6%	16.7%
	2017(平成29)年	10.5%	0.0%	0.0%	3.1%	5.1%	10.8%	19.8%
糖尿病の可能性を否定できない者	2012(平成24)年	13.1%	0.8%	3.1%	7.5%	12.1%	17.4%	20.8%
	2017(平成29)年	18.1%	1.6%	3.2%	6.2%	21.5%	22.9%	24.5%

[厚生労働省:平成29年国民健康・栄養調査を参考に著者作成]

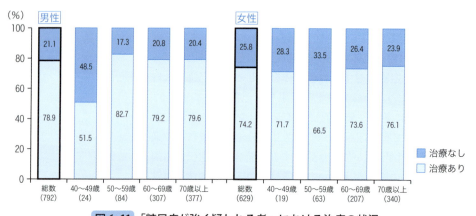

図6-11 「糖尿病が強く疑われる者」における治療の状況
(40歳以上,性・年齢階級別,全国補正値)

[厚生労働省:平成28年国民健康・栄養調査より引用]

男性31.8%,女性28.6%で,2012(平成24)年の男性27.3%,女性21.8%に比べて,男女とも増加がみられた.2017(平成29)年の結果をみると,男女ともに年齢が上がるに従い「糖尿病が強く疑われる者」「糖尿病の可能性を否定できない者」の割合が増加する傾向を認め,とくに50歳代から急増し,70歳以上群まで高率であった.

図6-11に「糖尿病が強く疑われる者」における治療の状況を示した.治療を受けている者の割合は,男性78.9%,女性74.2%で,2012(平成24)年の男性65.9%,女性64.3%に比較して男女ともに増加している.2016(平成28)年の結果を性・年齢階級別にみると,40歳代男性では治療を受けている割合が他の年代よりも低い.

2017(平成 29)年に新規に透析が導入された患者数は 38,786 人であったが,その原因の第 1 位は糖尿病腎症であり,透析患者の 42.5 % を占めている(日本透析医学会).また,2011(平成 23)年末時点で,糖尿病腎症は全透析患者の 36.6 % を占め,慢性糸球体腎炎 34.7 % を抜き,原因疾患の第 1 位となった.2017(平成 29)年にはさらにその差が広がっている(糖尿病腎症 39.0 %,慢性糸球体腎炎 27.8 %).しかし,糖尿病腎症による透析導入の原疾患における割合は,2008(平成 20)年以来横ばいで推移している.また,糖尿病網膜症により年間約 3,000 人が視覚障害と認定されており,視覚障害の原因の第 3 位を占めている.

4 脂質異常症

▲ 最近 10 年間で,血清総コレステロール値の有意な増減を認めない

a 基本的事項

血液中の低比重リポ蛋白(LDL)コレステロール(LDL–C:悪玉コレステロール)およびトリグリセリド(TG:中性脂肪)の増加,高比重リポ蛋白(HDL)コレステロール(HDL–C:善玉コレステロール)の低下を脂質異常症といい,冠動脈疾患の危険因子となる.2017(平成 29)年に発表された日本動脈硬化学会の動脈硬化性疾患予防ガイドラインでは,高 LDL–C 血症は 140 mg/dl 以上,境界域高 LDL–C 血症は 120 ～ 139 mg/dl,低 HDL–C 血症は 40 mg/dl 未満,高 TG 血症は 150 mg/dl 以上,高 non–HDL–C 血症は 170 mg/dl 以上,境界域 non–HDL–C 血症は 150 ～ 169 mg/dl と診断基準が示されている.non–HDL–C は総コレステロールから HDL–C を引いた値である.また,LDL–C の管理目標値は,吹田研究の結果から求めた 10 年間の冠動脈疾患発症リスクによって決められている.すなわち,発症率が 2.0 % 未満の低リスクでは 160 mg/dl 未満,2.0 % 以上 9.0 % 未満の中リスクでは 140 mg/dl 未満,9.0 % 以上の高リスクでは 120 mg/dl 未満,すでに冠動脈疾患の合併のある場合は 100 mg/dl 未満である.ただし,糖尿病,脳梗塞,慢性腎臓病,末梢動脈疾患を合併する場合は高リスクとする.また,冠動脈疾患の合併があり,家族性高コレステロール血症や急性冠症候群,糖尿病で他の高リスク病態を合併するときはとくに 70 mg/dl 未満とする.HDL–C および TG の管理目標値は,すべてのリスク群でそれぞれ 40 mg/dl 以上,150 mg/dl 未満,non–HDL–C の管理目標値は,LDL–C の管理目標値に 30 mg/dl を加えた値とされている.

●脂質異常症

b 疫 学

2017(平成 29)年の国民健康・栄養調査によると,日本人の血清コレステロール平均値は男性 199.1 mg/dl,女性 210.3 mg/dl であり,男女ともに最近 10 年間で大きな変化がみられなかった.表 6-7 は同調査による性・年齢階級別の血清総コレステロール値を示しているが,男性は 50 歳代まで年代

190 6. 主要疾患の疫学と予防対策

表6-7 性・年齢階級別の血清総コレステロール平均値

(単位：mg/dl)

	総数	20〜29歳	30〜39歳	40〜49歳	50〜59歳	60〜69歳	70歳以上
男性	199.1	178.7	194.4	212.5	212.7	204.4	190.6
女性	210.3	180.9	190.6	202.0	223.4	223.4	208.2

［厚生労働省：平成29年国民健康・栄養調査を参考に著者作成］

の増加に従って増加をしており，女性は50歳代から急激な増加を認めている．国民健康・栄養調査では，多くの対象での空腹時採血が困難であるため血清TG値の測定は行われず，血清総コレステロール値，HDLコレステロール値および計算で求めたnon-HDLコレステロール値の測定が行われている．

2017(平成29)年の国民健康・栄養調査によると，血清総コレステロール値が240 mg/dl以上の者の割合は男性12.4％，女性19.8％であり，この10年間で男女とも有意な増減は認められない．また，同調査による血清non-HDLコレステロール値の平均値は男性142.9 mg/dl，女性143.2 mg/dlで，この10年間でみると，男女とも有意な増減はみられない．

D 骨・関節疾患

1 骨粗鬆症・骨折

骨量と骨質の低下により骨折のリスクが高まった病態が骨粗鬆症である

a 骨粗鬆症

骨粗鬆症 osteoporosis は，骨量の減少，骨微細構造(骨質)の崩壊を特徴とする骨疾患で，骨の脆弱性の亢進，脆弱性骨折の増大をきたす病態である．骨は，破骨細胞による破壊(骨吸収)と，骨芽細胞による形成(骨形成)が常に繰り返されている．この骨代謝のバランスがとれていれば骨密度は保たれるが，閉経などによって女性ホルモンが減少すると，骨吸収が亢進して骨形成を上回り骨密度が低下する．

●骨粗鬆症

骨粗鬆症は原発性と続発性骨粗鬆症に分類される．原発性骨粗鬆症には若年性骨粗鬆症と退行性(閉経後，老人性)骨粗鬆症があり，通常，問題となるのは後者である．原発性骨粗鬆症の診断には，①腰椎や大腿骨近位部のX線検査，②骨量測定[2重X線吸収(DXA)法など]，③骨代謝マーカーの測定が行われている．日本骨代謝学会・日本骨粗鬆症学会の診断基準(2012年度改訂版)(表6-8)によると，脆弱性骨折がない場合，骨密度がYAMの70％以下または−2.5SD(標準偏差)以下であると骨粗鬆症と診断される．また，脆弱性骨折がある場合は80％未満でも骨粗鬆症と診断される．なお，YAMとは young adult mean(若年成人平均値)のことで．腰椎では20〜44歳，大腿骨近位部では20〜29歳の骨密度の平均値である(表6-8)．一方，続発性骨粗鬆症とは，内分泌疾患や代謝異常，骨代謝に影響を与える薬剤投与，栄養障害や運動不足などによって，2次的に骨量減少が起こって骨粗鬆

D. 骨・関節疾患　191

表6-8　原発性骨粗鬆症の診断基準(2012年度改訂版)

低骨量をきたす骨粗鬆症以外の疾患または続発性骨粗鬆症を認めず,骨評価の結果が下記の条件を満たす場合,原発性骨粗鬆症と診断する.

I. 脆弱性骨折(注1)あり	1. 椎体骨折(注2)または大腿骨近位部骨折あり 2. その他の脆弱性骨折(注3)があり,骨密度(注4)がYAMの80%未満
II. 脆弱性骨折なし	骨密度(注4)がYAMの70%以下または-2.5SD以下

YAM:若年成人平均値(腰椎では20〜44歳,大腿骨近位部では20〜29歳)
注1　軽微な外力によって発生した非外傷性骨折.軽微な外力とは,立った姿勢からの転倒か,それ以外の外力をさす.
注2　形態椎体骨折のうち,3分の2は無症候性であることに留意するとともに,鑑別診断の観点からも脊椎X線像を確認することが望ましい.
注3　その他の脆弱性骨折:軽微な外力によって発生した非外傷性骨折で,骨折部位は肋骨,骨盤(恥骨,坐骨,仙骨を含む),上腕骨近位部端,橈骨遠位端,下腿骨.
注4　骨密度は原則として腰椎または大腿骨近位部骨密度とする.また,複数部位で測定した場合にはより低い%値またはSD値を採用することとする.腰椎においてはL1〜L4またはL2〜L4を基準値とする.ただし,高齢者において,脊椎変形などのために腰椎骨密度の測定が困難な場合には大腿骨近位部骨密度とする.大腿骨近位部骨密度には頸部またはtotal hip(total proximal femur)を用いる.これらの測定が困難な場合は橈骨,第二中手骨の骨密度とするが,この場合は%のみ使用する.日本人女性における骨密度のカットオフ値は「原発性骨粗鬆症の診断基準(2012年度改訂版)」に記載されている.
[日本骨代謝学会,日本骨粗鬆症学会合同原発性骨粗鬆症診断基準改訂検討委員会(編):原発性骨粗鬆症の診断基準(2012年度改訂版)より許諾を得て転載]

症が引き起こされる病態をいう.

　骨量は思春期から20歳代前半までにピークに達し,40歳代前半まではそのまま維持され,その後減少する.このように加齢に伴って骨量が減少することから,日本では高齢化とともに骨粗鬆症である人が急増している.また,骨粗鬆症の有病率は女性が男性よりも高い.女性は男性よりも骨量が少なく,さらに閉経を迎えると女性ホルモンであるエストロゲン(卵胞ホルモン)が消退して著しく骨量が減少するからである.エストロゲンは骨代謝に関与していて,欠乏すると骨吸収が促進される.2005(平成17)年において腰椎あるいは大腿骨頸部で骨粗鬆症と診断された数から推測して,骨粗鬆症である人は約1,280万人(女性980万人,男性300万人)に及ぶと推定されている.

　各市町村(特別区を含む)では,骨量減少者の早期発見と骨粗鬆症予防を目的に骨粗鬆症検診が実施されている.これは健康増進法第19条の2に基づいた健康増進事業の1つである.対象は40〜70歳(5歳ごと)の女性で,検診では問診および骨量測定が行われている.

b　骨　折

　骨粗鬆症の怖さは骨折のリスクが高いことにある.骨粗鬆症によって起こりやすい骨折は,脊椎椎体圧迫骨折,大腿骨頸部骨折,橈骨遠位端骨折,上腕骨近位端骨折などである.骨折するとQOL(quality of life)やADL(activity of daily life)が低下するだけでなく,高齢者の場合,骨折の部位によっては寝たきりの状態になる可能性が高くなる.骨粗鬆症由来の骨折は,高齢者の寝たきりの原因として脳血管疾患に次いで多い.

　大腿骨頸部骨折は,一時的であっても寝たきり状態となり,回復には長期間を要する.骨折後1年以内の死亡率はおよそ1割であり,骨折前の歩行能力まで回復しない人は3割にも及ぶ.また,2割は新たな寝たきり状態に陥っている.厚生省(現厚生労働省)の研究班の調査結果によると,大腿骨頸部骨折者数は1987(昭和62)年では約5.3万人であったが,1997(平成9)年では約9.2万人(女性約7.2万人,男性約2万人)と,10年間で1.7倍増加した.さ

●大腿骨頸部骨折

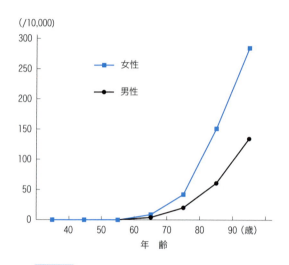

図 6–12 日本における大腿骨頸部骨折発生率
[Orimo H et al：J Bone Miner Metab 18：126-131, 2000 より引用]

らに，15 年後の 2012（平成 24）年では約 17.6 万人（女性約 13.8 万人，男性約 3.8 万人）にのぼっている．骨折の発生率は，70 歳以降は加齢とともに指数関数的に増加していて（**図 6–12**），女性では人口 1 万人当たり 70 歳代では 36.7 人，80 歳代では 151.0 人，90 歳以上では 323.3 人となっている．また，大腿骨頸部骨折の 8 割は転倒や小転落に起因している．高齢者において転倒予防は重要な課題である．

骨粗鬆症由来の骨折で最も頻度が高いのは，**脊椎椎体圧迫骨折**である．転倒などの衝撃がなくても起こり，機能障害が顕著に現れないため，本人に受傷している自覚のないことも多い．脊椎椎体圧迫骨折は発生時点が明確でなく，診断基準も統一されていないため発生率は明白でないが，女性において 60 歳代では 1 割，70 歳代では 3〜4 割くらいと推測されている．

C 骨量と食事および運動

骨粗鬆症に関係する因子として，年齢や性，遺伝以外に，体格（やせ），食事制限や運動不足といった生活習慣が考えられる．

食事に関連した低骨量のリスク因子には，カルシウム摂取不足，ビタミン D 不足，ビタミン K 不足があげられている．体内にあるカルシウムの約 99％は骨と歯に，約 1％は血液や細胞内に存在する．血中カルシウム濃度は厳密に一定に調節されていて，濃度が下がると骨からカルシウムが溶出する．したがって，長期にわたってカルシウム摂取量が不足すると骨量は減少する．日本人の食事摂取基準（2020 年版）では，カルシウムの推奨量は 30 歳以上で 600〜750 mg/日と設定されている．日本の骨粗鬆症の診療ガイドラインによると，骨粗鬆症予防には閉経後女性では 800 mg/日以上摂取する必要があるとしている．しかし，近年の国民健康・栄養調査の結果をみてみると，日本人のカルシウム摂取量の平均値は 600 mg をも満たしていない．また，カルシウム摂取量を多くすることによって，骨量減少を抑制し骨折の危険性を

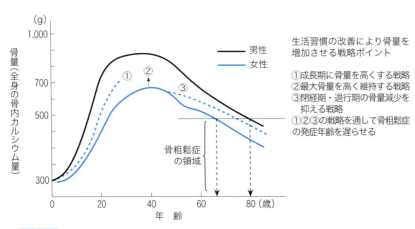

図6-13 生涯における骨量の変化と生活習慣の改善により骨量を増加させる戦略ポイント

[東京都衛生局:骨粗しょう症予防　指導者向けマニュアル,東京都衛生局健康推進部健康推進課,1995を参考に著者作成]

低くするとの報告が多いが,カルシウムを摂取すればするほどよいわけではない.食事摂取基準(2020年版)では過剰摂取による健康障害を防ぐ目的で設定されている耐容上限量を2,500 mg/日と設定している.

骨に運動などによる力学的負荷がかかると,骨の形成が促進されて骨量が増加することが観察されている.したがって,運動実践など生活習慣を改善すると,若年者では最大骨量を増加させることが,中高年では骨量減少率を緩やかにすることが期待できる(図6-13).このほかに,運動には筋力,関節の柔軟性,運動の協調性を高め,転倒の危険性を低くする効果がある.

また,無月経も骨量に影響を与えることから,閉経前であっても,無月経を誘発するような無理な減量,極端な食事制限や欠食は,将来の骨粗鬆症の発症を助長することになる.

2 変形性関節症

変形性関節症は痛みだけではなく生活の質を低下させる

関節は2つ以上の骨の連結部分で,骨の表面を軟骨が覆ってクッションの役割を果たし,筋肉が関節の曲げ伸ばしをしている.

変形性関節症 osteoarthritis(OA)は,関節の軟骨がすり減ったり,消滅したりして,痛みや腫れをきたす慢性退行性疾患である.あらゆる関節で起こるが,膝関節,股関節,脊椎での関節症が知られている.中高年者では変形性関節症が膝関節障害として最も多い.初期では膝のこわばりや鈍痛を感じる程度であるが,次第に立ち上がるときや階段の上り下りでも痛みを感じるようになる.適切な治療をしないで放置しておくと徐々に進行していき,動作を開始するときや歩行に支障をきたすことになる.変形性関節症は,このように生活や活動の幅が制限されるため,QOLに大きく影響を及ぼす疾患

●変形性関節症

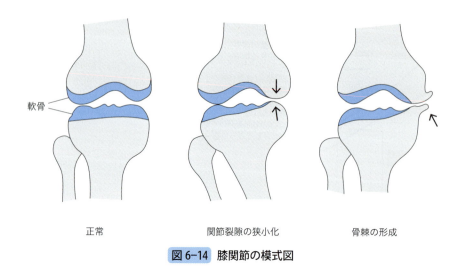

図 6-14　膝関節の模式図

である．

　診断には単純 X 線が用いられる．軟骨がすり減ると骨と骨との間隔(関節裂隙(れつげき))が狭まったり，進行が進むと骨が変形して骨棘(こつきょく)という突起物がみられたりする(図 6-14)．また，疾患の進行状態や治療効果を把握するために，こわばりや痛みの程度，日常生活での困難な動作の有無を聞き取る方法も用いられている．

　2016(平成 28)年の国民生活基礎調査結果(熊本県を除く)によると，足腰に痛み(「腰痛」や「手足の関節が痛む」)のある高齢者(65 歳以上)の割合(人口千対)は，男性で 210.1 人，女性で 266.6 人であった．さらに介護や支援が必要となった要因をみてみると，要支援者において最も高かったのは「関節疾患」の 17.2％であった．また，介護予防の推進に向けた運動器疾患対策に関する検討会[2007(平成 19)年]によると，変形性膝関節症で自覚症状のある人は約 1,000 万人，潜在的な患者は約 3,000 万人，同様に，変形性腰椎症で自覚症状のある人は約 1,000 万人，潜在的な患者は約 3,300 万人にのぼる．

　関節は加齢とともに変性していくため，高齢化とともに変形性関節症患者は増加している．また，女性は男性の約 3 倍にのぼっている．女性のほうが男性よりも関節を支える筋力が弱いため，関節への負荷が大きくなることや，女性ホルモンが関係していると考えられる．

> **コラム** 骨・関節疾患のリスク要因
>
> 骨粗鬆症のリスクの1つは「やせ」である．これには3つの理由が考えられる．1つ目の理由として，食事量が足りない，つまり栄養不足がやせという形で現れていると解釈することができる．2つ目は，やせて体脂肪量が少ないと月経不順を招き，エストロゲン分泌量の減少をもたらすということである．3つ目は，体重が軽ければそれだけ骨への力学的な負荷が弱いということである．無重力環境に置かれた宇宙飛行士に骨密度や筋力の低下がみられるように，骨は力学的な負荷がかかることによって強度を増す．したがって，骨粗鬆症を予防するには，適正な体重を保ち，運動することが重要である．
>
> 反対に，変形性関節症では肥満がリスクの1つとなっている．たとえば，下半身の関節では体重が負荷となり，歩くと体重の約2～5倍，階段昇降では約7～8倍の負荷がかかるといわれている．したがって，減量したり，運動して関節周辺の筋力を高めたりすることは，関節への負荷を軽減させることにつながる．

3 ロコモティブシンドローム（運動器症候群）

ロコモティブシンドロームは生活の質の低下を招き要介護のリスクを高める

　ロコモティブシンドローム locomotive syndrome（略してロコモ）とは，2007（平成19）年に日本整形外科学会が提唱した概念で，運動器の機能が低下したことによって要介護になったり要介護リスクが高くなったりした状態のことである．運動器は骨，関節軟骨や椎間板，筋肉や神経で構成されている．骨粗鬆症やそれに関連する骨折，変形性関節症や脊柱管狭窄症，神経障害といった運動器の疾患，あるいは加齢に伴う筋肉量の減少（**サルコペニア**）や運動不足によって，筋力や柔軟性，バランス能力といった運動機能は低下し，日常生活に支障をきたすことになる．要介護となる原因の約2割は運動器の障害であり，女性においては約3割にものぼっている．

　運動機能は徐々に低下していくため，その進行には気付きにくい．日本整形外科学会は次の自己チェック法を紹介している．①片脚立ちで靴下がはけない，②家の中でつまずいたりすべったりする，③階段を上るのに手すりが必要である，④家のやや重い仕事（掃除機の使用，布団の上げ下ろしなど）が困難である，⑤2kg程度の買物（1ℓの牛乳パック2個程度）をして持ち帰るのが困難である，⑥15分くらい続けて歩けない，⑦横断歩道を青信号で渡りきれない．1つでも当てはまった場合はロコモの可能性がある．ロコモの予防や改善には，日頃からの運動が重要な意味を持つ．

●ロコモティブシンドローム

196   6. 主要疾患の疫学と予防対策

E 感染症

　近年，世界的には新興・再興感染症への取り組みが重要視され，また，国内では伝染病予防法［1897（明治30）年制定］に代わって，1999（平成11）年4月より「感染症の予防及び感染症の患者に対する医療に関する法律（略称：感染症法）」が施行されるなど，新たな感染症対策が展開されるようになった．

1 感染症法（表6-9）

感染症法は，感染症対策や感染症発生動向調査の根拠法

a 感染症法の対象となる感染症

　感染症法が対象に規定する感染症は，**1〜5類感染症**，新型インフルエンザ等感染症，指定感染症，新感染症および感染症法第14条第1項に規定する厚生労働省令で定める疑似症である．　●感染症法

　1〜5類感染症は，当該感染症の感染力や罹患した場合の症状の重篤度などに基づいて，危険性が高い順に分類されたものである．

　新型インフルエンザ等感染症は，世界的大流行（パンデミック）により国民の生命および健康に重大な影響を与えるおそれがあるため，1〜5類感染症のいずれかに位置付けるだけでは十分な対応ができないという理由により設けられた類型である．

　指定感染症とは，既知の感染症であって1〜3類感染症には含まれないが，それらに準じて対応する必要が生じた感染症を，政令で1年間に限定して指定するものである（状況により1年間に限り延長される場合もあり）．

　新感染症とは，既知の感染症と症状などが明らかに異なり，ヒトからヒトへの感染力や重篤度から判断して危険性がきわめて高く，応急対応が必要な感染症を想定しており，1類感染症に準じた対応を行う．

b 感染症発生動向調査

　医師が届け出る疾患は，すべての医師が届け出なければならない疾患（全数把握疾患）と，指定届出機関だけが届け出る疾患（定点把握疾患）とからなる．5類感染症の一部が定点把握疾患であるが，それ以外の1〜5類感染症は全数把握疾患である．患者を診察した医師は，1〜4類感染症，5類感染症の3疾患（侵襲性髄膜炎菌感染症・風疹・麻疹），新型インフルエンザ等感染症，新感染症および指定感染症の場合はただちに，5類感染症の全数把握疾患（上記3疾患以外）の場合は7日以内に，最寄りの保健所長を経由して都道府県知事に届け出なければならない．届け出る対象（患者，無症状病原体保有者など）や内容（氏名，性別，年齢，職業，住所など）は，感染症の類型や疾患によって異なる．　●感染症発生動向調査

E. 感染症　197

表 6-9　感染症法の対象疾患（2019 年 4 月改正）

類型	対象疾患	特徴	主な対応・措置
1 類感染症 （7 疾病）	(1)エボラ出血熱 (2)クリミア・コンゴ出血熱 (3)痘そう (4)南米出血熱 (5)ペスト (6)マールブルグ病 (7)ラッサ熱	感染力，罹患した場合の重篤性などに基づく総合的な観点からみた危険性がきわめて高い感染症	患者，疑似症患者および無症状病原体保有者について入院などの措置を講ずることが必要
2 類感染症 （7 疾病）	(1)急性灰白髄炎 (2)結核 (3)ジフテリア (4)重症急性呼吸器症候群(病原体がベータコロナウイルス属 SARS コロナウイルスであるものに限る) (5)中東呼吸器症候群(病原体がベータコロナウイルス属 MERS コロナウイルスであるものに限る) (6)鳥インフルエンザ(H5N1) (7)鳥インフルエンザ(H7N9)	感染力，罹患した場合の重篤性などに基づく総合的な観点からみた危険性が高い感染症	患者および一部の疑似症患者について入院などの措置を講ずることが必要
3 類感染症 （5 疾病）	(1)コレラ (2)細菌性赤痢 (3)腸管出血性大腸菌感染症 (4)腸チフス (5)パラチフス	感染力，罹患した場合の重篤性などに基づく総合的な観点からみた危険性は高くないが，特定の職業への就業によって感染症の集団発生を起こしうる感染症	患者および無症状病原体保有者について就業制限などの措置を講ずることが必要
4 類感染症 （44 疾病）	(1)E 型肝炎 (2)ウエストナイル熱（ウエストナイル脳炎を含む） (3)A 型肝炎 (4)エキノコックス症 (5)黄熱 (6)オウム病 (7)オムスク出血熱 (8)回帰熱 (9)キャサヌル森林病 (10)Q 熱 (11)狂犬病 (12)コクシジオイデス症 (13)サル痘 (14)ジカウイルス感染症 (15)重症熱性血小板減少症候群(病原体がフレボウイルス属 SFTS ウイルスであるものに限る) (16)腎症候性出血熱 (17)西部ウマ脳炎(18)ダニ媒介脳炎 (19)炭疽 (20)チクングニア熱 (21)つつが虫病 (22)デング熱 (23)東部ウマ脳炎 (24)鳥インフルエンザ[鳥インフルエンザ(H5N1 及び H7N9)を除く] (25)ニパウイルス感染症 (26)日本紅斑熱 (27)日本脳炎 (28)ハンタウイルス肺症候群 (29)B ウイルス病 (30)鼻疽 (31)ブルセラ症 (32)ベネズエラウマ脳炎 (33)ヘンドラウイルス感染症 (34)発しんチフス (35)ボツリヌス症 (36)マラリア (37)野兎病 (38)ライム病 (39)リッサウイルス感染症 (40)リフトバレー熱 (41)類鼻疽 (42)レジオネラ症 (43)レプトスピラ症 (44)ロッキー山紅斑熱	動物，飲食物などの物件を介して人に感染し，国民の健康に影響を与えるおそれがある感染症(人から人への感染はない)	媒介動物の輸入規制，消毒，物件の廃棄などの物的措置が必要
5 類感染症	（全数把握・24 疾病） (1)アメーバ赤痢 (2)ウイルス性肝炎(E 型肝炎及び A 型肝炎を除く) (3)カルバペネム耐性腸内細菌科細菌感染症 (4)急性弛緩性麻痺(急性灰白髄炎を除く) (5)急性脳炎(ウエストナイル脳炎，西部ウマ脳炎，ダニ媒介脳炎，東部ウマ脳炎，日本脳炎，ベネズエラウマ脳炎及びリフトバレー熱を除く) (6)クリプトスポリジウム症 (7)クロイツフェルト・ヤコブ病 (8)劇症型溶血性レンサ球菌感染症 (9)後天性免疫不全症候群 (10)ジアルジア症 (11)侵襲性インフルエンザ菌感染症 (12)侵襲性髄膜炎菌感染症 (13)侵襲性肺炎球菌感染症 (14)水痘(入院例に限る) (15)先天性風しん症候群 (16)梅毒 (17)播種性クリプトコックス症 (18)破傷風 (19)バンコマイシン耐性黄色ブドウ球菌感染症 (20)バンコマイシン耐性腸球菌感染症 (21)百日咳 (22)風しん (23)麻しん (24)薬剤耐性アシネトバクター感染症 （定点把握・25 疾病） (1)RS ウイルス感染症 (2)咽頭結膜熱 (3)A 群溶血性レンサ球菌咽頭炎 (4)感染性胃腸炎 (5)水痘 (6)手足口病 (7)伝染性紅斑 (8)突発性発しん (9)ヘルパンギーナ (10)流行性耳下腺炎 (11)インフルエンザ(鳥インフルエンザ及び新型インフルエンザ等感染症を除く) (12)急性出血性結膜炎 (13)流行性角結膜炎 (14)性器クラミジア感染症 (15)性器ヘルペスウイルス感染症 (16)尖圭コンジローマ (17)淋菌感染症 (18)感染性胃腸炎(病原体がロタウイルスであるものに限る) (19)クラミジア肺炎(オウム病を除く) (20)細菌性髄膜炎(髄膜炎菌，肺炎球菌，インフルエンザ菌を原因として同定された場合を除く) (21)マイコプラズマ肺炎 (22)無菌性髄膜炎 (23)ペニシリン耐性肺炎球菌感染症 (24)メチシリン耐性黄色ブドウ球菌感染症 (25)薬剤耐性緑膿菌感染症	国が感染症の発生動向調査を行い，その結果などに基づいて必要な情報を国民一般や医療機関関係者に情報提供・公開していくことによって，発生・まん延を防ぐべき感染症	感染症の発生状況の収集，分析とその結果の公開，提供(感染症発生動向調査) 全数把握(全医療機関が届け出) 定点把握(小児科，インフルエンザ，眼科，性感染症および基幹定点医療機関が届出)
新型インフルエンザ等感染症（2 疾病）	新型インフルエンザ	新たに人から人に感染する能力を有することとなったウイルスを病原体とするインフルエンザであって，一般に国民が免疫を獲得していないことから，当該感染症の全国的かつ急速なまん延により国民の生命および健康に重大な影響を与えるおそれがあると認められるものをいう	
	再興型インフルエンザ	かつて世界的規模で流行したインフルエンザであって，その後流行することなく長期間が経過しているものとして厚生労働大臣が定めるものが再興したものであって，一般に現在の国民の大部分が免疫を獲得していないことから，当該感染症の全国的かつ急速なまん延により国民の生命および健康に重大な影響を与えるおそれがあると認められるものをいう	
指定感染症		既知の感染症であり，1～3 類感染症および新型インフルエンザ等感染症に分類されないが，それらに準じて対応する必要が生じた感染症	
新感染症		人から人に感染すると認められる疾病であって，既知の感染症と症状等が明らかに異なり，当該感染症に罹患した場合の病状の程度が重篤であり，かつ，当該感染症のまん延により国民の生命および健康に重大な影響を与えるおそれがあると認められるものをいう	
感染症法第 14 条第 1 項に規定する厚生労働省令で定める疑似症	発熱，呼吸器症状，発しん，消化器症状又は神経症状その他感染症を疑わせるような症状のうち，医師が一般に認められている医学的知見に基づき，集中治療その他これに準ずるものが必要であり，かつ，直ちに特定の感染症と診断することができないと判断したもの.		疑似症定点医療機関が届出

（著者作成）

6

主要疾患の疫学と予防対策

198   6. 主要疾患の疫学と予防対策

2 主要感染症

新興・再興感染症は，公衆衛生上の影響が大きく対策は重要

　新興感染症 emerging infectious diseases とは，近年新たに確認・分類された感染症の総称である．1970(昭和45)年以降の約50年間で40以上の感染症が確認されている．代表例としては，ロタウイルス感染症，ライム病，レジオネラ症，エボラ出血熱，カンピロバクター感染症，成人T細胞白血病，腸管出血性大腸菌O157感染症，後天性免疫不全症候群(AIDS)，ハンタウイルス肺症候群，重症急性呼吸器症候群(SARS)，重症熱性血小板減少症候群(SFTS)，中東呼吸器症候群(MERS)などがある．HIV感染症/AIDSは，20世紀にヒトの世界に初めて出現した新たな感染症と考えられている．一方，エボラ出血熱のように，疾病自体は何世紀にもわたって存在していたと考えられるが，生態系や環境の変化のためヒトが感染する危険性が増大し，その結果，近年になって初めて確認された感染症もある．

　再興感染症 re-emerging infectious diseases とは，結核やマラリアのように古くより知られている疾患であるが，"宿主(ヒト)−病原体−環境"という関連の変化や薬剤耐性の獲得により，再度まん延しはじめた感染症のことである．

　新興・再興感染症を中心に，近年関心を集めている疾患について記述する．

●新興感染症

●再興感染症

a　ウイルス性出血熱

　エボラ出血熱，マールブルグ病，ラッサ熱，クリミア・コンゴ出血熱などを指す．原因ウイルスはそれぞれ，エボラウイルス，マールブルグウイルス，ラッサウイルス，クリミア・コンゴ出血熱ウイルスである．前3者はアフリカ，クリミア・コンゴ出血熱はアフリカ・東欧から中央アジアに至る広い地域に分布する．共通する症状は，発熱，頭痛，筋肉痛，腹痛，出血症状(皮下，歯肉，消化管など)である．致命率はウイルスにより異なるが，十数％から90％と高い．いずれも感染者の血液・体液・排泄物を感染源としてヒト−ヒト感染を起こし，多数の死者を出す流行となりうる．いずれも**1類感染症**に指定されている．

b　腸管出血性大腸菌感染症

　ベロ毒素を産生する腸管出血性大腸菌(O157，O26，O111など)によって生ずる感染症．3～8日の潜伏期の後，頻回の水様下痢と激しい腹痛で発症する．血便(ときに鮮血便)となることもある．発熱や嘔吐を伴うこともある．脳症や溶血性尿毒症症候群(HUS)などの重症合併症を併発し死に至るものから，まったく症状を示さず排菌している場合(無症状病原体保有者)まで症状の幅が広い．大腸菌によって汚染された飲食物や物を介して，または，動物や感染者との接触により感染する．少量の菌量でも感染するため，菌に汚染されたドアノブや水道の蛇口との接触などでも家族内や施設内の感染拡大

●腸管出血性大腸菌感染症

につながりやすい．**3類感染症**に指定されている．

c 新型インフルエンザ

インフルエンザウイルスには，A，B および C の 3 型がある．A 型および B 型ウイルスは，表面に赤血球凝集素 hemagglutinin（HA）とノイラミニダーゼ neuraminidase（NA）という糖蛋白の突起を有する．A 型ウイルスは抗原性の違いにより 16 の HA（H1 ～ H16）と 9 つの NA（N1 ～ N9）に分かれ，この H と N の組み合わせによって亜型が決定される．鳥の世界には，16 の HA と 9 つの NA のすべての組み合わせの A 型ウイルスが存在する．近年の流行は A 香港型（H3N2），A ソ連型（H1N1），および B 型ウイルスによって起こっていた．C 型ウイルスによる感染は多くの場合不顕性であり，散発的に発生するに過ぎない．

厚生労働省の「新型インフルエンザ対策報告書」［2004（平成 16）年］では，「過去数十年間にヒトが経験したことがない HA または NA 亜型のウイルスがヒトの間で伝播して，インフルエンザの流行を起こしたとき，これを**新型インフルエンザ**と呼ぶ」と定義されている．新型インフルエンザがヒト−ヒト感染を繰り返し世界的な流行となったものを**インフルエンザ・パンデミック**という．一方，毎年経験する平常時のインフルエンザを**季節性インフルエンザ**と呼んでいる．

◦新型インフルエンザ

2009（平成 21）年にパンデミックを起こしたインフルエンザ（H1N1）2009 のウイルス（A/H1N1pdm09）は，豚由来のウイルス 2 種類と鳥由来のウイルスとヒト由来のウイルスの計 4 種類のインフルエンザウイルスの遺伝子が交雑したものであるとされている．パンデミック以降は A ソ連型（H1N1）ウイルスは検出されなくなり，季節性インフルエンザの流行は A/H1N1pdm09，A 香港型（H3N2），および B 型ウイルスによって起こっている．

2003（平成 15）年からアジアを中心に家禽における鳥インフルエンザ（H5N1）の流行が生じ，ヒトへの感染例が報告されている．また 2013（平成 25）年には中国において鳥インフルエンザ（H7N9）のヒトへの感染が報告され，生鳥市場の鶏や野生の鳩からウイルスが検出された．いずれのウイルスも現時点では鳥型の遺伝子であり，ヒトへの感染は限定的であるが，いったんヒトに感染すると重症化することが多く，季節性インフルエンザと比較して致命率も高い．また，両者とも新型インフルエンザとなることが危惧されている．感染症法上は，鳥インフルエンザ（H5N1）および鳥インフルエンザ（H7N9）は **2 類感染症**に指定されている．なお，これ以外の鳥インフルエンザは 4 類感染症，インフルエンザは 5 類感染症に指定されている．

d 重症急性呼吸器症候群 severe acute respiratory syndrome（SARS）

◦重症急性呼吸器症候群（SARS）

2002（平成 14）年 11 月頃より中国広東省で流行が始まり，翌 2003（平成 15）年 2 月には香港，ベトナム，シンガポール，台湾，カナダなどに感染が拡大し，3 月には WHO が世界に向けて警報（global alert）を出すに及んだ．WHO が 7 月に終息宣言を出すまで，患者の発生は 32 ヵ国，8,439 人，死亡

は 812 人に達した. その後は一部の実験室内感染を除き発生は途絶えている.

病原体は新型のコロナウイルスであり, 感染経路は飛沫, 接触が中心であるが, 状況によっては飛沫核感染も起こりうる. 25 ～ 70 歳に多く, 15 歳以下は比較的少ない. 2 ～ 10 日の潜伏期を経てインフルエンザ様症状で発症し, 3 ～ 7 病日に下気道症状(乾性咳嗽, 呼吸困難)が出現する. 10 ～ 20% は重症呼吸不全に陥り, 人工呼吸管理が必要となる. 致命率は全体で 10 ～ 15% である.

日本では, 2003(平成 15)年 4 月から新感染症として取り扱われていたが, 7 月に指定感染症に, 11 月からは 1 類感染症に, 2006(平成 18)年 12 月より **2 類感染症**に指定されている.

e 重症熱性血小板減少症候群 severe fever with thrombocytopenia syndrome(SFTS)

2011(平成 23)年に中国で発見された新しいウイルス(SFTS ウイルス)によるダニ媒介性感染症で, 国内では 2013(平成 25)年 1 月に初めて患者が報告された. このウイルスは, クリミア・コンゴ出血熱ウイルスやハンタウイルスと同じブニヤウイルス科に属する. SFTS ウイルスを保有するマダニに咬まれることによって感染するが, 患者や発症したネコ・イヌの血液や体液との直接接触による感染もありうる. 潜伏期は 6 日 ～ 2 週間で, 発熱, 消化器症状(嘔気, 嘔吐, 腹痛, 下痢, 下血)を主症状とする. 頭痛, 筋肉痛, 神経症状, 出血症状などの症状を示すこともある. 白血球や血小板の減少および AST, ALT, LDH の上昇をきたす. 致命率は 10 ～ 30% といわれる. 治療は対症療法のみである. 2013(平成 25)年 3 月に **4 類感染症**に指定された.

f 結 核

●結核

日本では, 1935 ～ 1950(昭和 10 ～ 25)年の死因順位の第 1 位を結核が占めていたが, 1951(昭和 26)年に結核予防法が全面改正され対策が強化されたことにより, それ以降, 罹患率(人口 10 万人当たりの新登録患者数)および死亡率(人口 10 万人当たりの死亡数)は急激に低下した. 1951(昭和 26)年と 2018(平成 30)年のデータを比較すると, 新登録患者数は 59 万 684 人から 1 万 5,590 人に減少し, 罹患率(人口 10 万対)は 698.4 から 12.3 と 50 分の 1 以下に低下した. 死亡数は 9 万 3,307 人から 2,204 人へ, 死亡率(人口 10 万対)は 110.3 から 1.8 となり, 死因順位も 2 位から 30 位まで低下した. しかし, 世界標準では日本はまだ中蔓延国であり, 2017(平成 29)年の結核罹患率で比較すると, 英国 7.9, フランス 7.4, オランダ 4.6, 米国 2.7 に対して日本は 13.3 で, 欧米先進国より高い.

日本の結核対策の特徴は, 学童・生徒に対して反復したツベルクリン反応検査(以下, ツ反)と BCG 接種により若年期の結核の発見と予防を図るとともに, 住民や勤労者を中心に胸部 X 線による健診を積極的に行って, 結核の早期発見に努めることであった. しかし, 学童・生徒に対するツ反と BCG 接種は, 2003(平成 15)年 4 月より廃止された. これは, BCG の初回接

種の有効性は 60 〜 80％程度あるものの再接種の有効性は明らかではないこと，ツ反で発見される患者が少ないこと，ツ反の結果，必要以上の精密検査や潜在性結核感染症治療（予防内服）が行われていること，この年齢層でのBCG 再接種が，接触者健診などでツ反の判定を困難にすることなどの理由による．

　乳幼児期（4 歳未満）のツ反と BCG 接種を組み合わせた住民健診も 2005（平成 17）年 4 月より廃止され，生後 6 ヵ月までにツ反を省略した BCG の直接接種が行われることになった．さらに 2013（平成 25）年 4 月には，BCG の法定接種期間が生後 1 歳に至るまでの間に延長され，標準接種期間を生後 5 〜8 ヵ月とする方法に変えられた．これは，BCG 接種の副反応とされる骨炎・骨髄炎や全身播種性 BCG 症が増加している可能性（とくに生後 4 ヵ月以内の接種例）があることと，近年は生後 6 ヵ月以内に接種すべきワクチンの種類が増え，乳児・保護者および接種にあたる小児科医の負担が大きいことなどによる．

　なお，BCG 接種の影響を受けずに結核感染を診断できる IGRA（interferon-gamma release assay）検査が一般化し，現在では 12 歳以上の感染診断の第一選択の検査である．ただし，5 歳以下の乳幼児にはツ反が最優先であり，6 歳以上 12 歳未満では IGRA 検査とツ反を併用することが多い．

　結核は治療を適切に行えば治癒が望めるが，抗結核薬を 3 剤以上併用する多剤併用療法で最短でも 180 日以上にわたる長期間内服を続けなければならない．薬剤耐性や薬の副作用のために主要な抗結核薬が使えない場合は，治療期間を延長せざるをえず，2 年以上にわたることもある．薬の飲み忘れや中断があると，治療失敗や結核菌の薬剤耐性化につながるため，服薬は適切かつ確実に継続しなければならない．そのため，**DOTS**（Directly Observed Treatment, Short-course，直接服薬確認療法）が導入された． ● DOTS
保健所が中心となって派遣した服薬支援者の眼前で患者が内服するのを確認し記録する方法である．保健所の医師・保健師・服薬支援者は医療機関の医師，看護師，薬剤師，福祉施設の職員，患者家族などと連携し，患者と信頼関係を築いて規則的な服薬が継続できるよう支援しており，治癒率の向上に貢献している．

3 予防接種（ワクチン）

◢ ワクチンは個人と社会双方の疾病負荷の軽減に効果的

　ワクチンは，ウイルスや細菌などの病原体の病原性を弱めたりなくしたもの，あるいは，病原体の出す毒素を無毒化したものを抗原として用いる．病原体に対する免疫を持たない者に予防接種をすることによって，病原体や毒 ●予防接種
素に対する抗体産生が誘導され，感染または発症を防いだり，発症したとしても重症化を予防する効果がある．予防接種が最も成功を収めた感染症は天然痘（痘瘡）であり，全世界でワクチン接種を進めたことにより地球上から根

表6-10 予防接種法に基づく定期の予防接種一覧

	予防接種名		対象年齢	標準的な接種年齢	接種回数	接種間隔
A類疾病	BCG(結核)		生後1歳に至るまで	生後5〜8ヵ月	1	
	B型肝炎	1・2回目	生後1歳に至るまで	生後2〜9ヵ月	3	27日以上の間隔で2回
		3回目				1回目から139日以上の間隔で1回
	ヒブ(インフルエンザ菌b型)	接種開始時期	生後2〜7ヵ月に至るまで	接種開始時期：生後2〜7ヵ月	4	27日以上の間隔で3回*
						3回終了後7ヵ月以上の間隔で1回
			生後7〜12ヵ月に至るまで		3	27日以上の間隔で2回*
						2回終了後7ヵ月以上の間隔で1回
			生後12〜60ヵ月に至るまで		1	
	小児用肺炎球菌	接種開始時期	生後2〜7ヵ月に至るまで	接種開始時期：生後2〜7ヵ月	4	27日以上の間隔で3回
						3回終了後60日以上の間隔で生後12ヵ月以降に1回
			生後7〜12ヵ月に至るまで		3	27日以上の間隔で2回
						2回終了後60日以上の間隔で生後12ヵ月以降に1回
			生後12〜24ヵ月に至るまで		2	60日以上
			生後24〜60ヵ月に至るまで		1	
	DPT-IPV(ジフテリア・百日せき・破傷風・ポリオ4種混合)	1期初回	生後3〜90ヵ月に至るまで	生後3〜12ヵ月	3	20日以上の間隔
		1期追加		1期初回終了後12〜18ヵ月	1	初回3回終了後6ヵ月以上の間隔
	DPT(ジフテリア・百日せき・破傷風3種混合)	1期初回	生後3〜90ヵ月に至るまで	生後3〜12ヵ月	3	20日以上の間隔
		1期追加		1期初回終了後12〜18ヵ月	1	初回3回終了後6ヵ月以上の間隔
	DT(ジフテリア・破傷風2種混合)	2期	11歳〜13歳に至るまで	小学校6年生	1	
	IPV(ポリオ)	初回	生後3〜90ヵ月に至るまで	生後3〜12ヵ月	3	20日以上の間隔
		追加		初回終了後12〜18ヵ月	1	初回3回終了後6ヵ月以上の間隔
	MR(麻疹・風疹)	1期	生後12〜24ヵ月に至るまで		1	
		2期	5〜7歳に至るまでであって小学校就学前1年間		1	
		5期**	1962(昭和37)年4月2日〜1979(昭和54)年4月1日に生まれた男性(抗体検査の結果，予防接種の必要がないと認められる者を除く)		1	
	水痘	1回目	生後12〜36ヵ月に至るまで	生後12〜15ヵ月	2	3ヵ月以上の間隔
		2回目		1回目の接種後6〜12ヵ月		
	日本脳炎	1期初回	生後6〜90ヵ月に至るまで	3歳	2	6日以上の間隔
		1期追加		4歳	1	初回2回終了後6ヵ月以上の間隔
		2期	9〜13歳に至るまで	小学校4年生	1	
	HPV(子宮頸がん予防)	2価	小学校6年生〜高校1年生の年齢相当	中学校1年生	3	初回の1ヵ月後と6ヵ月後
		4価			3	初回の2ヵ月後と6ヵ月後
B類疾病	インフルエンザ		65歳以上，または60〜64歳で心臓・腎臓・呼吸器・免疫機能に障害を有する方		1	
	肺炎球菌		65歳以上***，または60〜64歳で心臓・腎臓・呼吸器・免疫機能に障害を有する方		1	

*医師が必要と認めた場合には20日間隔で接種可能.
**2019(平成31)年2月1日から2022年3月31日までの時限措置.
***2015(平成27)年度から2023年度までは，該当する年度に65歳，70歳，75歳，80歳，85歳，90歳，95歳，100歳になる方に限定されている.

(著者作成)

絶することができた唯一の感染症である.

　ワクチンには，大きく分けて生ワクチン，不活化ワクチン，トキソイドの3種類がある．生ワクチンは，ウイルスや細菌の病原性を弱めたものを用いた製剤で，接種後体内で増殖する過程で病原体に対する免疫を獲得する．麻疹，風疹，流行性耳下腺炎（おたふくかぜ），水痘，ロタウイルス，黄熱，ポリオ（OPV），結核などである．不活化ワクチンは，ウイルスや細菌を加熱，ホルマリンや紫外線などで処理し，感染力や病原性をなくしたもの（病原体やその成分）を用いて作られる．日本脳炎，子宮頸がん，ポリオ（IPV），肺炎球菌，ヒブ（インフルエンザ菌b型），インフルエンザ，狂犬病，A型肝炎，B型肝炎，ワイル病秋やみ混合などである．トキソイドは，病原体が産生する毒素（トキシン）をホルマリンで処理し，免疫原性を残したまま無毒化したもので，ジフテリア，破傷風などである．

　なお，DTワクチンはジフテリアトキソイドおよび破傷風トキソイドの2種混合ワクチン，DPTワクチンは百日咳の不活化ワクチンとジフテリアおよび破傷風トキソイドの3種混合ワクチンで，DPTワクチンとIPVの4種混合ワクチンがDPT-IPVである．また，MRワクチンは麻疹と風疹の混合生ワクチンである．

　予防接種法に基づく定期の予防接種を表6-10に示す．定期接種は，個人予防に加えて集団予防および重篤な疾患の予防に重点をおき，接種に関して努力義務を伴うA類疾病と，個人予防が主な目的で，努力義務のないB類疾病に分けられる．ポリオに関しては，2012（平成24）年9月にOPV（生ワクチン）からIPV（不活化ワクチン）に変更され，同年11月にDPT-IPVの4種混合ワクチンが定期接種となった．また，2013（平成25）年4月からヒブ，小児用肺炎球菌，HPV（子宮頸がん予防）ワクチンが，2014（平成26）年10月から水痘と高齢者用肺炎球菌ワクチンが，2016（平成28）年10月からB型肝炎ワクチンが定期接種化された．なお，HPVワクチンは，2013（平成25）年6月14日の厚生科学審議会予防接種・ワクチン分科会副反応検討部会における検討により，2020（令和2）年1月現在，積極的な接種勧奨は差し控えられている．ただし，定期接種としてワクチン接種を受けることは可能である．

● 予防接種法

4　検　　疫

▲ 検疫は国内に常在しない病原体の侵入やまん延の防止目的の措置

　検疫とは，感染症の病原体や有害物質などが船舶や航空機を介して国内に侵入することを防止するために人・動物・植物・食品などを検査し，感染症や有害事象の予防に必要な措置をとることである．法律上は，検疫法，感染症の予防及び感染症の患者に対する医療に関する法律（感染症法），食品衛生法，家畜伝染病予防法，植物防疫法などにより規定されている．人に関する検疫は厚生労働省検疫所，動物は農林水産省動物検疫所，植物は農林水産省植物検疫所がそれぞれの役割を担っている．本稿では人に関する検疫につい

204　6. 主要疾患の疫学と予防対策

て記述する.

a　検疫感染症

●検疫感染症

　国内に常在しない感染症のうちその病原体が国内に侵入するのを防止するため，その病原体の有無に関する検査が必要なものを検疫法に定めている. 具体的には，感染症法に規定する1類感染症(エボラ出血熱など)，新型インフルエンザ等感染症及び検疫法施行令で定める感染症[2020(令和2)年1月現在の対象疾患はジカウイルス感染症，チクングニア熱，中東呼吸器症候群(MERS)，デング熱，鳥インフルエンザ(H5N1)，鳥インフルエンザ(H7N9)，およびマラリア]である.

b　入港・着陸の禁止

　外国から来航した船舶または航空機の長は，検疫済証または仮検疫済証の交付を受けた後でなければ，船舶を入港させたり航空機を着陸させたりしてはならない. また検疫済証または仮検疫済証の交付後でなければ船舶から上陸したり物を運び出してはならない. 航空機についても同様である.

c　診察・検査

　外国から船舶または航空機で来航した者に対して検疫所長は質問・診察をし，病原体の有無に関する検査を行うことができる.

d　隔離・停留

　検疫所長は，感染症法に規定する1類感染症または新型インフルエンザ等感染症の患者を隔離し，当該感染症に感染しているおそれのある者を停留させることができる. 当該感染症と診断された患者，つまり発症している者は隔離され，患者と接触するなどして感染している可能性があるが潜伏期のためまだ発症していない者は停留措置を受ける.

　1類感染症の患者は特定感染症指定医療機関または第一種感染症指定医療機関，新型インフルエンザ等感染症の患者は特定感染症指定医療機関，第一種感染症指定医療機関または第二種感染症指定医療機関に入院を委託して隔離を行う. 当該感染症の病原体を保有していないことが確認され次第，隔離を解かなければならない.

　停留は隔離と同様に上記の感染症指定医療機関に委託して行う. ペストについては144時間を超えてはならず，それ以外の感染症については当該感染症ごとにそれぞれの潜伏期間を考慮して政令で停留できる期間を定めている. 当該感染症の病原体を保有していないことが確認され次第，停留を解かなければならない.

　特定感染症指定医療機関は，新感染症，1類感染症，2類感染症および新型インフルエンザ等感染症の患者の入院を担当する医療機関として，当該病院の所在地を管轄する都道府県知事と協議したうえで，厚生労働大臣により指定される. 2019(平成31)年4月1日現在，東京都，千葉県，愛知県，大

阪府の4医療機関が指定されている．第一種感染症指定医療機関は，主として1類感染症，併せて2類感染症および新型インフルエンザ等感染症の患者の入院を担当する医療機関として，その開設者の同意を得て，原則として都道府県に1ヵ所都道府県知事により指定される．2019（平成31）年4月1日現在，全都道府県に合計55の第一種感染症指定医療機関が指定されている．

F 精神疾患

1 主要な精神疾患

精神疾患の患者数は全国で400万人

　精神疾患で入院または通院している患者数を**表6-11**にまとめた．この患者調査による結果では，全国で400万人という非常に多くの人が精神疾患に悩まされていることがわかる．入院や通院をしていない人も含めた調査は，WHOが主導する世界精神保健 World Mental Health（WMH）調査として日本でも行われている．この日本での調査結果によると，生涯に地域住民の4人に1人が，また過去1年間に10人に1人が何らかの精神障害を経験しているという結果であった．

a 気分障害（感情障害）

●気分障害

　総患者数が最も多い精神疾患である．気分が落ち込むうつ病や，逆に異常に活動的な時期がある躁うつ病，その他いくつかのタイプの病気が含まれる．うつ状態のときには，抑うつ気分のほか，睡眠障害（不眠または過眠），自殺企図，イライラ感などの症状が起きる．食欲の変化が起きることも多いが，食欲が減少する場合と，増加する場合と両方がある．ストレスになる出来事，周囲の人からの支援（ソーシャルサポート）の乏しさなどが，うつ病発症の危

表6-11　精神疾患の分類と患者数（万人）

疾患名	総患者数	入　院	外　来
気分障害（躁うつ病を含む）	128	3	125
統合失調症など	79	15	64
神経症性障害など	83	1	83
アルツハイマー病	56	5	51
てんかん	22	1	21
血管性の認知症	14	3	11
アルコール依存症など	5	1	4
薬物依存症など	2	0	2
その他	33	2	31
合　計	419	30	389

総患者数は入通院している患者数の推計値．重複や四捨五入のために合計は合わない．
外来は，総患者数から入院推計患者数を引いて求めた．
ICD-10による「精神及び行動の障害」から知的障害を除き，てんかん・アルツハイマー病を加えた．
［厚生労働省：2017（平成29）年患者調査を参考に著者作成］

険因子として報告されている．対応は，精神科や心療内科などでの薬を含め
た治療が原則である．「頑張れ」と励ましたり，気晴らしの誘いをしたりす
ると，逆に状態を悪化させることが多いので，周囲の人は注意が必要である．
温かく見守って，必要なときに支援するのがよい．

b 統合失調症

●統合失調症

　幻覚や妄想など（陽性症状）と，感情が起きない，社会的引きこもりなど（陰
性症状）とがある．対応は，精神科での薬による治療などを行う．陽性症状
はかなり改善することが多いが，陰性症状には十分に効果がでないこともあ
る．過去にはほとんどが入院治療となっていたが，最近は通院での治療とす
ることが多い．

c 神経症性障害

　身体的な異常はないのに，本人は「このまま死んでしまうのではないか」
などの強烈な苦痛を感じる病気である．恐怖症（対人恐怖，乗り物恐怖など），
パニック障害（激しい不安発作に襲われる），強迫性障害（自分でもバカバカ
しいと思っても，きちんと戸締まりをしたかなどの考えが繰り返し浮かんで
しまったり，何回も手を洗うなどの行為をしてしまったりして，日常生活に
支障があるもの），解離性障害（ヒステリー神経症と昔は呼ばれていたもので，
力が入らずに歩けない，触覚・視覚・聴覚などの障害，記憶喪失などがある），
身体表現性障害（いろいろな体の痛みや不調をひどく気にして，くどくどと
訴える）など，さまざまな種類がある．対応は，身体的な異常がないかしっ
かりと検査を受けてもらったうえで，薬による治療や，カウンセリング（精
神療法）などが行われる．

d 認知症

●認知症

　もの忘れなどの記憶障害が起こるなどの病気である．成長した後に発症す
る点で，知的障害などとは異なる．うつ症状，幻覚妄想，意識障害，暴言・
暴力，徘徊・行方不明などの症状も伴う．不明な原因で脳の神経細胞が変化
するアルツハイマー病や，多発性脳梗塞などによって起こる脳血管性認知症
などがある．

　対応は，薬による治療も行われるが，認知症そのものを治すことができる
薬はない．一方で，精神症状や行動異常を改善するうえで，患者と家族の感
情や認知に働きかけて，日常生活を活性化させるためのさまざまな治療が行
われている．また，介護の負担を軽くするために，介護保険や障害者総合支
援法による社会的支援を利用することも重要である．

e アルコール依存症など

●アルコール依存症

　軽症のアルコール乱用や重症のアルコール依存が含まれる．治療を受けて
いる総患者数は5万人であるが，治療を受けていない人を含めると日本人の
数％がアルコールの問題を抱えていると考えられる．また，肝臓疾患の原因

にもなる大きな問題である．アルコール依存症になると，飲酒を停止したときに，振戦せん妄（四肢のふるえ，興奮，幻覚など）が出現する．心臓衰弱によって突然死することもある．対応は断酒であるが，本人がアルコール依存症による不利益を実感し，心から断酒を決意しない限り成功しないことが多い．そこで，より軽度のアルコール乱用の時期に発見し，アルコール依存症に関する正しい知識と適正飲酒に向けての栄養指導をしっかりと行うことが重要である．短時間のカウンセリングによる減酒支援（**ブリーフインターベンション**）が推進されている．

f 薬物依存症

　アヘン，大麻，コカイン，アンフェタミン（覚醒剤），揮発性溶剤（シンナー）などの依存症である．また，睡眠薬による依存症もある．さらに，**表6-11**の患者数には含まれていないが，喫煙習慣も，たばこ（ニコチン）の依存症であり，国際的には精神および行動の障害の一種に含められている．

g 摂食障害

　栄養関係者に重要な精神疾患として**摂食障害**（神経性食思不振症，思春期やせ症）がある．これは，やせていて，正常な体重になることを恐怖している病気である．低体重に伴い，月経が止まったり，脈が遅くなったりなどの症状も現れるが，非常に活発に活動する人が多い．抑うつ，不登校，自殺未遂を伴うことも多い．食べる量を減らしているタイプと，大量に食べた後で嘔吐や下剤使用をするタイプとがある．対応は入院治療やカウンセリングによる認知行動療法が行われるが，重症になると死亡に至ることもある．早期の場合，心理教育だけで回復することも多いので，学校などにおける早期発見が重要である．

● 摂食障害

2 精神保健対策

地域保健（保健所など）と産業保健で対策が推進

　精神保健及び精神障害者福祉に関する法律（精神保健福祉法）によって，精神障害者の医療・保護，社会復帰への援助，予防などと，国民の精神保健の向上が図られている．また，障害者の日常生活および社会生活を総合的に支援するための法律（障害者総合支援法）によって，身体障害・知的障害と一元化されたサービスが受けられるようになっている．精神疾患の予防対策を担っている機関としては，市町村保健センター，**保健所**，**精神保健福祉センター**，その他種々の医療施設や福祉施設がある．精神保健福祉士は，精神障害者の相談・助言・指導などを行う専門職である．

● 精神保健福祉法

● 精神保健福祉センター

　産業保健の現場では，うつ病などによって休職となったり，十分に仕事ができなくなったりという人が増加しており，メンタルヘルスは重要な課題となっている．その対策の4本柱として，労働者自身が正しい理解や対処がで

きるようにすること(セルフケア), 管理監督者(上司)による適切な支援や対応(ラインによるケア), 産業医・産業看護職・衛生管理者などによる支援や体制整備(事業場内産業保健スタッフなどによるケア), 専門機関からの従業員支援プログラム Employee Assistance Program(EAP)などの支援(事業場外資源によるケア)などが行われている. 具体的な制度としては, 過重労働対策として, 長時間の時間外・休日労働を行う労働者などへの産業医の面接指導が行われている. また, 職場でのストレスとしては, 人間関係, 仕事の質や量の問題などが多く, 上司や同僚からの支援の充実などの職場環境の改善が重要である. そこで, ストレスへの気付きや職場改善のためのストレスチェックが導入されている.

G その他の疾患

1 腎臓疾患

慢性腎臓病(CKD)患者には管理栄養士による療養指導が推奨

慢性腎臓病 chronic kidney disease(**CKD**)は, 心筋梗塞や脳卒中などの循環器疾患のリスクとなり, また放置すると末期腎不全となり尿毒症により死に至るため, 透析治療や腎移植などの治療が必要となる疾患である.

CKD の定義は, ①尿異常, 画像診断, 血液, 病理で腎障害が明らか, ②糸球体濾過量 glomerular filtration rate(**GFR**)< 60 ml/ 分 /1.73 m^2 のいずれか, または両方が 3 ヵ月以上持続することである. 尿異常としては, とくに尿蛋白/クレアチニン(Cr)比が 0.15 g/gCr 以上の蛋白尿[尿アルブミン/クレアチニン比(ACR)が 30 mg/gCr 以上のアルブミン尿]の存在が重要である. また尿沈渣の異常, 血液検査による電解質異常, 画像検査による形態異常, 病理組織検査による異常などで腎障害が判断される. GFR については, 一般的に血清 Cr 値, 性別, 年齢から下記の日本人の GFR 推算式を用いて算出する.

推算糸球体濾過量 eGFR(ml/ 分 /1.73 m^2)
$$= 194 \times 血清\ Cr(mg/dl)^{-1.094} \times 年齢(歳)^{-0.287}$$

女性の場合には×0.739 を付け加える. なお, eGFR は, 体表面積が 1.73 m^2 の標準的な体型(170 cm, 63 kg)での値を計算しているため, このような単位となっている. GFR と尿蛋白量により重症度が分類される.

CKD の原因としては, 糖尿病性腎症, 高血圧による腎硬化症, 慢性糸球体腎炎などがある.

CKD の患者数は 2005(平成 17)年の時点で全国に 1,300 万人と推計されている. また, 健診データによる GFR 60 未満の CKD 割合は**図 6-15** の通りである.

特定健康診査において, 医師が必要と判断した場合に選択的に血清クレアチニン検査を行うこととなっている. その場合には, 前述の GFR 推算式の

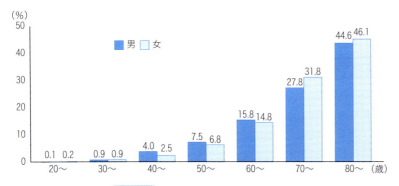

図 6-15 年齢階級別の CKD 有病率
[Imai E et al：Clin Exp Nephrol 13：621-630, 2009 を参考に著者作成]

計算を行って，CKD のスクリーニングを行うことができる．全国の多くの市町村は地域の医師会などと連携して糖尿病性腎症重症化予防プログラムを実施している．これは，糖尿病であり腎機能が低下している人をプログラム対象者として選定し，医療機関未受診者に対して受診勧奨を行ったり，通院患者のうち重症化リスクの高い人に主治医との連携のもとで生活習慣などに関する保健指導を行ったりして，人工透析などへの移行を防止する取り組みである．

予防や治療に関して，『エビデンスに基づく CKD 診療ガイドライン 2018』では，種々の推奨がまとめられている．CKD 患者の療養指導に関する基本知識を有した管理栄養士が介入することを推奨するとされている．また，禁煙，たんぱく質摂取量を制限すること（ただし，画一的な指導ではなく個々の患者の病態などを総合的に判断し，腎臓専門医と管理栄養士を含む医療チームの管理下で行う），食塩摂取量を 3～6 g/日に制限すること（ただし，3 g 未満の過度の減塩は害となる可能性がある），血清カリウム値を管理すること，尿酸低下療法，脂質低下療法などが推奨されている．高血圧患者において CKD 発症予防のために血圧管理は推奨される（ただし，高血圧を伴う腎硬化症による CKD に収縮期血圧 120 mmHg 未満への厳格な降圧は急性腎障害のリスクがあるため，降圧目標としては 140/90 mmHg 未満）．糖尿病性腎症患者における HbA1c 7.0％未満の血糖管理は顕性腎症への進行を抑制するために推奨されるが，顕性腎症以降の進行抑制に関するエビデンスは不十分とされている．また，CKD 患者において，肥満はその後の悪化の危険因子とはいえないとされている．一方で，メタボリックシンドロームはその後の悪化の危険因子となる可能性があるとされており，それぞれの患者の背景を考慮しながら運動療法を行うことが推奨される．

2 呼吸器疾患

慢性閉塞性肺疾患（COPD）の最大の原因は喫煙

慢性閉塞性肺疾患 chronic obstructive pulmonary disease（COPD）は，従来，慢性気管支炎や肺気腫と呼ばれてきた病気の総称である．最大の原因は喫煙であり，生活習慣病の1つといえる．症状は，身体を動かしたときに息切れを感じる労作時呼吸困難や慢性の咳や痰であり，喘息のような症状を合併する場合もある．

診断基準は，呼吸機能検査（スパイロメトリー）によって，1秒量*を努力肺活量*で割った1秒率*の値が70％未満であり，他の疾患でない場合である．

COPDの患者数について，2000（平成12）年に行われたNICE Studyでは，有病率が8.6％，全国の患者数は530万人と推計される一方で，実際に受診している患者数は近年20万人程度であり，ほとんどの患者は診断・治療を受けていないと考えられる．また，COPDによる死亡者数は約2万人であり，長期的にみて増加傾向となっている．

治療は，禁煙，感染予防のためのワクチン接種（インフルエンザ，肺炎球菌），薬物療法（気管支拡張薬など），呼吸リハビリテーション，酸素療法（在宅酸素療法）などが行われる．

その他の呼吸器疾患としては，感染症［急性鼻咽頭炎（かぜ），急性気管支炎，肺炎，結核など］，喘息，悪性新生物（肺がんほか），間質性肺疾患などがある．高齢化の進行に伴い，高齢者の肺炎や，水分・食物などを誤嚥することによる誤嚥性肺炎が増加している．高齢者の肺炎の予防のためには，ワクチン接種が重要である．誤嚥性肺炎の予防のためには，嚥下機能の評価やそれに基づくリハビリテーション，食物の飲み込みやすい形状への配慮などが重要である．間質性肺疾患は，自己免疫疾患，薬剤関連，原因不明など種々の原因により，肺の肺胞の壁に炎症が持続し，やがて線維化して硬くなり，咳や呼吸困難が起きる疾患である．

●慢性閉塞性肺疾患（COPD）

＊1秒量　最大吸気から最初の1秒の間に息を吐いたときの肺気量，FEV1.0.
＊努力肺活量　最大吸気から最大呼気までの肺気量，FVC.
＊1秒率　%FEV1.0.

3 消化器疾患

肝臓病の3大原因は，ウイルス，アルコール，肥満

消化器は，口腔（歯を含む），咽頭，食道，胃，十二指腸，小腸，大腸（結腸，直腸），肛門，肝臓，胆管・胆のう，膵臓などによって構成されており，それぞれの疾患がある．なお，歯科疾患（☞第5章F）は消化器疾患に含めない考え方もあるが，疾病統計の分類では含めることが多い．

a 消化器のがん

消化器を構成するどの臓器についてもがんがある．罹患率が多いのは，胃，

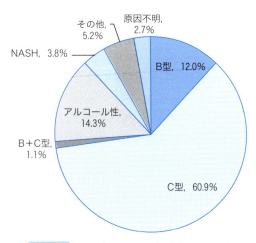

図 6-16 肝硬変の原因別割合（n=25,020）

〔高後　裕（監）：我が国における非B非C肝硬変の実態調査 2011, 響文社, 2012 を参考に著者作成〕

大腸，肝臓，膵臓，胆のう・胆管，食道などである．

　種々の生活習慣と各種のがんの関連が明らかになっている．喫煙は，胃がんや食道がんをはじめとした種々のがんの危険因子であり，最も重要な予防可能な要因である．受動喫煙対策も重要である．感染性要因も重要であり，B型・C型肝炎ウイルスは肝臓がんの，ヘリコバクター・ピロリ（ピロリ菌）感染は胃がんの重要な危険因子である．飲酒は肝臓がんや食道がんなど，塩分摂取は胃がん，野菜不足・果物不足は胃がんや食道がん，運動不足は結腸がん，過体重や肥満は結腸がんや膵臓がんの危険因子である．

　胃がん，大腸がんは，がん検診による早期発見・早期治療が推進されている．また，肝炎ウイルス検診により，B型・C型肝炎ウイルス感染を発見し，抗ウイルス薬などによる治療を行うことにより，将来の肝臓がんの予防につながる．それ以外は，症状がない人への一律の検診は推奨されていないが，胃潰瘍や胃炎を繰り返す人はピロリ菌の検査が行われることが多い．また，人間ドックで，超音波検査やその他の検査が行われることもある．

b 肝臓の疾患

　肝臓病の3大原因は，ウイルス，アルコール，肥満である．肝炎が慢性的に持続すると，肝硬変，肝臓がんなどに至る．肝硬変の原因別割合を図 6-16 に示す．肝炎の症状としては，倦怠感，食欲不振，吐き気，黄疸（皮膚や眼球の白い部分が黄色くなる）などがある一方で，自覚症状がない場合も多い．

　ウイルス性肝炎の原因となる肝炎ウイルスには，A型，B型，C型，D型，E型がある．これらの中で，B型，C型は慢性肝炎になりやすく，ひいては肝臓がんの原因ともなるため重要であり，前述のように肝炎ウイルス検診も行われている．B型肝炎は血液感染，母子感染，性感染で感染する．C型肝炎は血液感染が多い．医療従事者は，針刺し事故の防止が重要である．母子

●ウイルス性肝炎

感染については，乾燥抗 HBs ヒト免疫グロブリン(HBIG)投与および B 型肝炎(HB)ワクチン接種による対策が進められ，新たな感染はほとんどなくなった．D 型は，B 型肝炎と重複感染するもので，B 型に準じた対策となる．A 型は飲食物や水による経口感染をする．まれに劇症化して死亡する場合もあるが，慢性化せずに予後は良好であることが多い．発展途上国では蔓延している国も多いため注意が必要である．E 型は，A 型と同様に経口感染し，致死率は A 型の 10 倍といわれている．発展途上国では水系感染が多い一方で，日本国内においては，ブタやイノシシの生レバーやシカ肉の生食で感染する例が報告されている．

アルコールは，多量飲酒を長期間続けていると，アルコール性脂肪肝，さらに**アルコール性肝炎**となり，肝硬変，肝臓がん，肝不全のリスクが高まる．また，アルコール依存症となっている場合，メタボリックシンドロームを併発している場合も多い．予防や治療には節酒や禁酒が重要となる．多量飲酒のスクリーニングや，多量飲酒者を対象としたブリーフインターベンション(減酒支援)が推進されている．アルコール依存症については精神科での治療や，自助グループによる支援が行われているが，対応に難渋することも多い．

●アルコール性肝炎

最近，肥満などによる**非アルコール性脂肪肝炎** nonalcoholic steato-hepatitis[**NASH**(ナッシュ)]が注目されている．これは，多量飲酒をしていないのにアルコール性肝炎と似たような肝障害が生じる疾患であり，肥満，2 型糖尿病(または耐糖能障害)，脂質異常症，メタボリックシンドロームなどが原因になっていると考えられている．大部分の患者は症状がないが，肝炎の症状が出る場合もある．健診での肝機能検査や，人間ドックの超音波検査で脂肪肝としてみつかることが多い．予防や治療は，肥満，糖尿病，脂質異常症への対応である．非アルコール性の脂肪肝，脂肪肝炎，肝硬変の状態を総称して，非アルコール性脂肪性肝疾患 nonalcoholic fatty liver disease[NAFLD(ナッフルディー)]ともいう．

●非アルコール性脂肪肝炎
　(NASH)

[c] 胃炎・胃潰瘍など

胃炎，胃潰瘍，十二指腸炎，十二指腸潰瘍なども頻度の高い消化器疾患である．胃酸が過剰分泌し，胃粘液の分泌が減少するとこのような疾患になりやすい．症状は，腹痛，吐き気，食欲不振などが多い．なお，腹痛は，その他の種々の疾患，時には心筋梗塞などで起きることもあるため，注意が必要である．原因としては，暴飲暴食，喫煙・アルコール摂取，ストレス，解熱鎮痛薬(非ステロイド性抗炎症薬，NSAIDs)などがある．また，慢性胃炎や胃潰瘍が，**ヘリコバクター・ピロリ**(ピロリ菌)感染で起こる場合もあり，必要によりその検査や除菌が行われる．

●ヘリコバクター・ピロリ

[d] 便秘や下痢

便秘や下痢も頻度の高い消化器疾患である．

慢性便秘には，弛緩性便秘(大腸の蠕動運動が弱い，筋力が低下など)，痙攣性便秘(ストレスや，下剤の乱用などで腸の運動が乱れる)，直腸性便秘(便

G. その他の疾患　213

が直腸まできていても便意が脳に伝わらない)などがある．改善のためには，運動療法，食事療法(水分や食物繊維を十分にとる)，薬物療法などが行われる．その他，器質性便秘(腸の腫瘍や炎症，閉塞など)があり，その原因となる疾患の治療を行う必要がある．

　下痢は，急性のものについては，食中毒を含む細菌やウイルスなどの感染性腸炎や，下剤・抗生物質などの薬剤による下痢などが多い．慢性のものについては，後述する過敏性腸症候群，炎症性腸疾患(潰瘍性大腸炎，クローン病などの難病)などがある．

　便秘と下痢の両方が起こる疾患として，**過敏性腸症候群** irritable bowel syndrome(**IBS**)がある．腹痛や腹部の不快感が繰り返し起こる．ストレスや，感染性腸炎などが原因となる．治療としては，食事療法，運動療法，心理療法，薬物療法などが行われる．食事療法は，患者の状況に応じて，刺激物の摂取を避ける，ヨーグルトなどの発酵食品をとる，食物繊維を多く含む食品をとるなどが行われる．

● 過敏性腸症候群(IBS)

4 アレルギー疾患

◤ 食物アレルギーには最新の科学的根拠に基づく対応が必要

　アレルギー疾患とは，気管支喘息，アトピー性皮膚炎，アレルギー性鼻炎，アレルギー性結膜炎，花粉症，食物アレルギーなどであり，アレルギーの原因物質(アレルゲン)に対する免疫反応により症状が起きる疾患である．これらの疾患は患者数が多く，国民の約2人に1人が何らかのアレルギー疾患に罹患している．また，喘息により毎年2,000人弱が死亡しているほか，ハチに刺されたことによるアレルギー反応や，食物によるアナフィラキシーショックでの死亡も発生している．このようにアレルギー疾患は国民の健康上重大な問題であることから，2014(平成26)年にアレルギー疾患対策基本法が成立し，生活環境の改善，医療や患者支援体制の整備，研究の推進などが進められている．

　食物アレルギーへの対応としては，その人にとっての原因物質を摂取しないことが重要である．頻度の高い原因物質については，食品表示法により加工食品に含まれる場合の表示が義務付けられている(**表6-12**)．

● 食物アレルギー

　以前は食物アレルギーの予防のために，妊娠中や授乳中の母親の特定の食物の除去，離乳食の開始時期を遅らせること，皮膚症状のある乳児に念のた

表6-12 アレルギー物質の表示

義務表示(7品目)：えび，かに，小麦，そば，卵，乳，落花生
奨励表示(20品目)：あわび，いか，イクラ，オレンジ，カシューナッツ，
　　　　キウイフルーツ，牛肉，くるみ，ごま，さけ，さば，大豆，鶏肉，バナナ，
　　　　豚肉，まつたけ，もも，やまいも，りんご，ゼラチン

214　6. 主要疾患の疫学と予防対策

め特定の食物を与えないようにするなどが行われていたこともあるが, 最近はかえってアレルギー発症を増加させる場合もあり推奨されないと考えられるようになっている. 最新の科学的根拠に基づいて判断していく必要がある. アナフィラキシーショックを過去に起こしたことがある, または起こす危険性がある場合は, アドレナリン自己注射薬(エピペン®)を常に携帯し, 緊急の場合には自分でまたは近くにいる職員などが使用する.

2015(平成27)年度乳幼児栄養調査では, 0～6歳児の約15%がこれまでに食事が原因と思われるアレルギー症状を起こしたことがあり, 約10%強で食物アレルギーの原因(と思われる)食物を食べないように除去したり, 制限したりしていると回答してる. 一方で, 食事制限や食物除去を医師の指示で行っている人は約半数のみである. その人の状態をきちんと診断して, それに合った対応をしていく必要がある.

5 難病法と難病対策

難病には難病法に基づく医療費助成や障害者総合支援法に基づく支援

難病対策はスモン患者などへの支援として1972(昭和47)年から開始され, 現在は, 2014(平成26)年に成立した「難病の患者に対する医療等に関する法律」(**難病法**)により支援が行われている. 併せて, 小児慢性特定疾患対策も行われている.

●難病法

難病とは, ①発病の機構が明らかでなく, ②治療方法が確立していない, ③希少な疾病であって, ④長期にわたり療養を必要とするものと定義されている. さらに, 医療費助成の対象となる指定難病は, ⑤患者数が日本において一定の人数(人口の約0.1%程度)に達しないこと, ⑥客観的な診断基準(またはそれに準ずるもの)が成立していることという条件で指定が行われる. 現在, 300あまりの疾患が指定難病となっており, 特定医療費(指定難病)受給者証所持者数は約90万人となっている.

難病対策としては, 医療費助成のほか, 研究事業, 医療提供体制の構築, 療養生活環境整備事業などが行われている. また, 障害者総合支援法により, 難病による障害が生じた場合は介護給付や訓練等給付などの障害福祉サービスの対象となっている.

H 外因(自殺, 不慮の事故, 虐待・暴力)

外因による死亡数は, 2018(平成30)年人口動態統計によると, 図6-17に示すように, 不慮の事故が約4万人, 自殺が約2万人, 他殺が約300人弱, その他の外因が約7千人である. 警察庁の統計では若干数字が異なる. その他の外因は, 不慮か故意か決定されない事件, 外因の続発・後遺症, 内科的および外科的ケアの合併症などである.

H. 外因（自殺,不慮の事故,虐待・暴力）　215

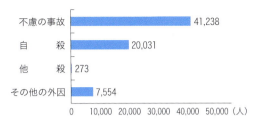

図 6-17　外因による死亡数

[厚生労働省：2018（平成 30）年人口動態統計を参考に著者作成]

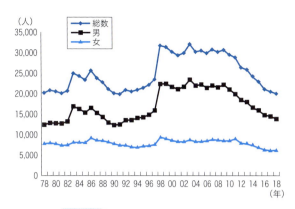

図 6-18　自殺者数の長期的年次推移

警察庁「自殺統計」では若干異なる数値である．
[厚生労働省：2018（平成 30）年人口動態統計を参考に著者作成]

表 6-13　自殺総合対策大綱の概要

自殺総合対策の基本理念
誰も自殺に追い込まれることのない社会の実現を目指す ・**阻害要因を減らす**：過労，生活困窮，育児や介護疲れ，いじめや孤立など ・**促進要因を増やす**：自己肯定感，信頼できる人間関係，危機回避能力など
自殺総合対策における当面の重点施策（抜粋）
地域レベルの実践的な取組への支援を強化する ・地域自殺実態プロファイル（地域の特徴の分析），地域自殺対策の政策パッケージの作成（分析結果に応じた対応策） ・地域自殺対策計画の策定ガイドラインの作成→全市町村で自殺対策計画を策定 ・地域自殺対策推進センター（都道府県・指定都市が設置）への支援　など
社会全体の自殺リスクを低下させる ・ICT（インターネットや SNS など）の活用　など ・ひきこもり，児童虐待，性犯罪などの被害者，生活困窮者などへの支援の充実 ・妊産婦への支援の充実　など
子ども・若者の自殺対策を更に推進する ・いじめを苦にした子どもの自殺の予防 ・SOS の出し方に関する教育の推進　など ・学生・生徒，子ども，若者，知人などへの支援　など
勤務問題による自殺対策を更に推進する ・長時間労働の是正 ・職場におけるメンタルヘルス対策の推進 ・ハラスメント防止対策　など

1　自　殺

全国の市町村で自殺対策計画に基づく対策が推進されている

　自殺者数は図 6-18 に示すように 1998（平成 10）年に急増し，その後，毎年 3 万人程度となり，重要な課題である．それまでは高齢者で多かったが，働き盛りの男性の自殺が急増した．その理由の 1 つとして，日本の経済状態の悪化などが推測されている．人口動態統計では 2010（平成 22）年から 3 万人を切り，現在の 2 万人程度になった．

　自殺対策基本法が 2006（平成 18）年に制定され，国の自殺総合対策大綱，都道府県および市町村の自殺対策計画が策定され，総合的に対策が推進され

●自殺

ている．また，自殺対策の総合的かつ効果的な実施に資するための調査研究及びその成果の活用等の推進に関する法律(自殺対策調査研究法)が2019(令和1)年に成立し，対策のいっそう効果的な実施が図られている．

自殺総合対策大綱[2017(平成29)年改正]では，**表6-13**に示すように，基本理念，当面の重点施策(地域レベルの実践的な取り組みへの支援の強化など)，また数値目標[自殺死亡率を先進諸国の現在の水準まで減少することを目指し，2026年までに2015(平成27)年と比べて30％以上減少させること]などが掲げられている．

●自殺総合対策大綱

2 不慮の事故

交通事故は減少しているが家庭内の事故が課題

2018(平成30)年人口動態統計によると，**不慮の事故**は日本人の死因の第6位であり，重要な課題である．不慮の事故死亡率は**図6-19**のように推移している．交通事故以外のその他としては，転倒・転落，不慮の窒息，溺死および溺水などが多い．2011(平成23)年は，東日本大震災によって「その他の不慮の事故」が大幅に増えている．

交通事故による死亡者数は，1990年代初頭には毎年1万人を超えていたが，その後，順調に減少傾向が続いている．その理由として，警察白書では，シートベルト着用者率の向上，車両速度の低下，飲酒運転や最高速度違反による悪質・危険性の高い事故の減少，歩行者の法令遵守などがあげられている．また，飲酒運転などの厳罰化，車両の安全性能の向上，救急体制の向上なども寄与していると考えられる．なお，交通事故による負傷者数は2018(平成30)年では約50万人である．

自然災害(自然の力への曝露)としては，自然の過度の高温への曝露(熱中症など)，自然の過度の低温への曝露，地震による受傷者が含まれる．高温

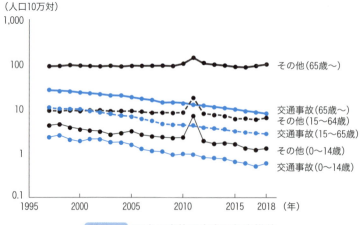

図6-19 不慮の事故死亡率の年次推移
[厚生労働省：2018(平成30)年人口動態統計を参考に著者作成]

への曝露，低温への曝露は，それぞれ年間数百人から 1,000 人あまり発生している．地震による受傷者は，2011（平成 23）年の東日本大震災では，死亡届に基づく人口動態統計の数字で 19,000 人弱となっている．その 6 割弱が 65 歳以上の高齢者であった．自然災害に対しては，平常時からの備えや発生時の緊急対応などの対策が推進されている．

　子どもの事故も重要な課題である．0 〜 14 歳の不慮の事故死亡率の年次推移では，交通事故も，その他も改善傾向がみられている．

　高齢者では，不慮の事故の死因順位は低いものの，死亡率はかなり高い．交通事故以外の不慮の事故の発生場所としては，家庭が最も多い．種類としては，スリップ，つまづきおよびよろめきによる同一平面上での転倒，浴槽内でのおよび浴槽への転落による溺死および溺水，気道閉塞を生じた食物の誤嚥などが多い．

　労働災害も重要な課題である．年間発生数は減少傾向にあるが，2018（平成 30）年で，死亡者数約 900 人，死傷者数約 13 万人である．死亡災害の事故の型別としては，墜落・転落，交通事故，はさまれ・巻き込まれが多く，業種としては建設業がもっとも多い．

●労働災害

3 虐待・暴力

◤ 児童虐待，配偶者からの暴力，高齢者虐待が大きな問題

　警察庁の統計によると殺人は年間 900 件ほど発生しており，人口動態統計による他殺の数字より多い．その加害者の半数強が親族である．暴行や傷害などについては，刑法犯認知件数（通報や届出などにより警察などが犯罪の発生を確認した件数）は年間 6 〜 7 万件程度であるが，実際にはもっと多いと考えられる．

　虐待には表 6-14 のものが含まれる．児童虐待の防止等に関する法律（児童虐待防止法），配偶者からの暴力の防止及び被害者の保護に関する法律［ドメスティックバイオレンス（DV）防止法］，高齢者虐待の防止，高齢者の養護者に対する支援等に関する法律（高齢者虐待防止法），障害者虐待の防止，障害者の養護者に対する支援等に関する法律（障害者虐待防止法）によって，それぞれ対策が行われている．

　児童虐待防止法では，児童虐待を受けたと思われる児童を発見した者は，

●児童虐待防止法

●ドメスティックバイオレンス（DV）防止法

●高齢者虐待防止法

表 6-14　虐待の種類

①身体的虐待	身体に暴行を加えること
②性的虐待	わいせつな行為をすること
③ネグレクト	著しい減食または長時間の放置
④心理的虐待	著しい暴言または拒絶的な対応など心理的外傷を与える言動
⑤経済的虐待	財産を不当に処分することや不当に財産上の利益を得ること

●児童虐待：①〜④，高齢者虐待・障害者虐待：①〜⑤
●ドメスティックバイオレンス防止法：身体的暴行のみが規定

すみやかに市町村，福祉事務所，児童相談所に通告しなければならない．また，学校，児童福祉施設，病院などの教職員・医師・保健師・弁護士などは児童虐待の早期発見に努めなければならないと定められている．通告を受けた市町村などは，必要に応じ近隣住民，学校の教職員，児童福祉施設の職員などの協力を得つつ，その児童との面会などによる児童の安全の確認，保護者への出頭要求，調査・質問，立入り調査を行い，必要な場合には，児童相談所への送致，一時保護を行う．児童虐待による死亡例は毎年100人弱発生しており，厚生労働省による検証が行われている．内訳は，心中と心中以外があり，後者がやや多い．児童相談所での児童虐待相談対応件数は年々増加しており，2018（平成30）年度は約16万件である．

練習問題

6-A
悪性新生物について，正しいものに○，誤っているものに×をつけよ．
(1) 日本の最近の4大死因は，がん，心臓病，不慮の事故，脳血管疾患である．
(2) 男女の胃がんの年齢調整死亡率および年齢調整罹患率は低下している．
(3) 男女の膵がん，男性の前立腺がん，女性の乳がんの罹患数は増えている．
(4) たばこは，単独で最大のがんリスク要因である．
(5) ヘリコバクター・ピロリは，胃がんの発生要因である．

6-B
循環器疾患について，正しいものに○，誤っているものに×をつけよ．
(1) 日本の脳卒中死亡率の低下は，生活習慣の改善を含めた血圧の管理によるところが大きい．
(2) 喫煙と脳卒中は，関連がない．
(3) 糖尿病は，脳梗塞の危険因子である．
(4) 高コレステロール血症により，脳内出血が増える．
(5) 虚血性心疾患の予防には，脂質異常症，高血圧，喫煙，高血糖対策が重要である．

6-C
代謝疾患について，正しいものに○，誤っているものに×をつけよ．
(1) 糖尿病，脂質異常症，高血圧は，肥満に関連する健康障害である．
(2) 皮下脂肪型肥満は，内臓脂肪型肥満に比較して，糖尿病，高血圧，脂質異常症などの動脈硬化リスクの合併が高頻度である．
(3) 20歳代女性の低体重の頻度が高率で，過度のやせによる健康への影響が問題になっている．
(4) 2016(平成28)年の国民健康・栄養調査によると，糖尿病が強く疑われる人は約1,000万人，これに糖尿病の可能性を否定できない人を合わせると約2,000万人で，1997(平成9)年以降，減少に転じた．
(5) 高コレステロール血症の年代別頻度をみると，女性は50歳代から急増を示す．

6-D
骨粗鬆症に関する記述について，正しいものに○，誤っているものに×をつけよ．
(1) 骨粗鬆症である人は，約110万人いるとみられている．
(2) エストロゲン分泌過剰により，骨吸収は促進する．
(3) 若年者の食事制限や欠食は，将来の骨粗鬆症の発症を助長する．
(4) 大腿骨頸部を骨折すると，寝たきりになる可能性が高くなる．
(5) 骨粗鬆症予防には，運動実践など生活習慣を改善することが大切である．

6-E

1. 感染症法の記述について，正しいものに○，誤っているものに×をつけよ.

(1) 細菌，ウイルスなど病原体別に類型化している.
(2) 指定感染症とは，1～3類感染症の中から特別な対応をするために指定される.
(3) 法の対象疾患を診断した医師は，ただちに保健所に届け出なければならない.
(4) 重症急性呼吸器症候群(SARS)は，1類感染症に指定されている.
(5) 新感染症とは，既知の感染症とは異なる新たな感染症である.

2. 日本の結核に関する記述について，正しいものに○，誤っているものに×をつけよ.

(1) 第2次世界大戦後の罹患率に比べて，現在は40分の1に激減している.
(2) BCG接種は生後1歳までに行うこととされているが，標準的な接種年齢は生後5～8ヵ月である.
(3) DOTSとは，保健所が中心となって派遣した支援者が患者の服薬を確認し，治療成功に導くための服薬支援の一方法である.
(4) 小・中学校では，ツベルクリン反応検査とBCG接種を強力に推進している.
(5) IGRA検査の目的は，BCG接種の適応判断である.

6-F

精神疾患について，正しいものに○，誤っているものに×をつけよ.

(1) 精神疾患の患者数は，日本人の1%以下で非常に少ない.
(2) うつ病が疑われる人には，元気を出すように励ますのがよい.
(3) 統合失調症患者は，原則として入院治療が必要である.
(4) 職場でのメンタルヘルスには，精神科専門医以外はかかわらないほうがよい.

6-G

その他の疾患に関する記述について，正しいものに○，誤っているものに×をつけよ.

(1) 糸球体濾過量(GFR)の推定にはクレアチニン値などを用いる.
(2) 慢性閉塞性肺疾患(COPD)の診断は胸部CT検査により行う.
(3) 肝硬変の原因としてA型肝炎ウイルスが最も多い.
(4) 食物アレルギーのある人は，いずれかのアレルギー物質が入っている食品は食べないようにする必要がある.
(5) 難病の医療費助成を受けている人は日本人の約0.1%である.

6-H

外因に関する記述について，正しいものに○，誤っているものに×をつけよ.

(1) 近年の自殺者数は，年間3万人を超えている.
(2) 交通事故死亡率は年々増加傾向である.
(3) 高齢者の交通事故以外の不慮の事故の発生場所は家庭が最も多い.
(4) 労働災害による死亡者数は近年毎年1,000人を超えている.
(5) 児童虐待を発見した場合にはすみやかに市町村などに通告する.

7 保健・医療・福祉の制度

学習目標

1. 社会環境・社会福祉の概念について説明できる.
2. 保健・医療・福祉における国や都道府県，市町村の役割を説明できる.
3. 行政の仕組みの根拠となる憲法や法律について説明できる.
4. 日本の医療保険制度および関連法規と国民医療費について説明できる.
5. 社会福祉の目的・対象・方法について説明できる.
6. 社会福祉の法律とそれに基づくサービスについて理解できる.
7. 多職種連携に向けた社会福祉分野との連携の必要性について理解できる.

A 社会保障の概念

1 社会保障の定義と歴史

社会保障は社会保険，公的扶助，公衆衛生，社会福祉で構成される

　社会保障の概念について，関連法制をもとに整理してみる. 社会保障 social security や社会福祉 social welfare，公衆衛生 public health という言葉は，日本国憲法第25条に由来する. 本条第1項で「すべて国民は，健康で文化的な最低限度の生活を営む権利を有する」としたうえで，第2項において「国は，すべての生活部面について，社会福祉，社会保障及び公衆衛生の向上及び増進に努めなければならない」と規定されている.

　次に，1950(昭和25)年の社会保障制度審議会「社会保障制度に関する勧告」において，社会保障と社会福祉に関する規定が明記されている. それによると，「社会保障制度とは，疾病，負傷，分娩，廃疾，死亡，老齢，失業，多子その他困窮の原因に対し，保険的方法又は直接公の負担において経済保障の途を講じ，生活困窮に陥った者に対しては，国家扶助によって最低限度の生活を保障するとともに，公衆衛生及び社会福祉の向上を図り，もってすべての国民が文化的社会の成員たるに値する生活を営むことができるようにすること」と規定されている. さらに社会福祉については，「国家扶助の適用をうけている者，身体障害者，児童，その他援護育成を要する者が，自立してその能力を発揮できるよう，必要な生活指導，更正補導，その他の援護育成を行うこと」と規定されている.

　以上のように，社会保障は社会保険(保険により確保された財源をもとに所得や医療などに対する保障を行うこと：年金・医療保険など)・公的扶助(公

●社会保障
●社会福祉

●社会保険
●公的扶助

の負担において経済保障の途を講じること：生活保護）・**公衆衛生**（国民保健を向上させるためのサービスを行うこと）・**社会福祉**（社会的弱者に対して援護育成を行うこと）の4部門を包括するものとして位置付けられている．

なお社会保障制度審議会では，上記の社会保障を"**狭義の社会保障**"とし，これに恩給と戦争犠牲者援護を加えて"**広義の社会保障**"と概念規定している．さらに，これらに社会福祉サービスとしての住宅対策と雇用対策を加えて，"**社会保障関連制度**"と呼んでいる．

国際労働機関 International Labour Organization（ILO）は，社会保障に関する費用を，高齢，遺族，障害，労働災害，保健医療，家族，失業，住宅，生活保護その他の9つの機能に分類している．これに沿って計算すると，日本の**社会保障給付費**の総額は 2016（平成 28）年度は 116 兆 9,027 億円で，国民1人当たり給付費は 92 万 1,000 円であった．2016（平成 28）年における社会保障給付費の国民所得に対する割合は 30.54％で，米国（23.83％）を上回るが，ドイツ（36.51％）やスウェーデン（41.43％）より低い．2016（平成 28）年度の日本の社会保障給付費の内訳を部門別にみると，年金（46.5％）と医療（32.8％）の2部門で全体の約8割を占めている．

社会保障給付費の財源としては，社会保険料（51.1％），公費負担（35.4％），その他（13.6％）となっている．

2 公衆衛生と社会保障

公衆衛生は国民の健康水準を向上させるためのサービスである

公衆衛生をめぐってさまざまな定義が試みられているが，その中で最も広く用いられているものはウィンスロー Winslow による定義といえよう．それによると，公衆衛生は「組織化された地域社会の努力によって，疾病予防，寿命延長，身体的・精神的健康と能率の増進を図る科学・技術である」と定義されている．すなわち，公衆衛生は，疫学，健康増進と疾病予防にかかわるさまざまな取り組み，環境保健，医療などを包括するものである．

●公衆衛生

すでに述べたように，公衆衛生は社会保障の中の1部門として位置付けられており，国民の健康水準を向上させるためのあらゆるサービスとしてとらえることができる．その意味で，健康増進・疾病予防だけでなく臨床治療全般まで含めたものとして公衆衛生をとらえることが肝要である．

B 保健・医療・福祉における行政の仕組み

1 国の役割と法律

国は，日本国憲法第 25 条に基づき，社会保障や公衆衛生の向上に努める

国は，法律に基づき公的な活動を行う．**法律**は**国会**で**制定**され，国や地方

自治体が公的権力をもって国民に遵守することを求める根拠となる．

日本国憲法第25条(表7-1)は，すべての国民が文化的社会の成員として値する生活を営むことができるようにするため，「国は，すべての生活部面について，社会福祉，社会保障及び公衆衛生の向上及び増進に努めなければならない」と定めている．この目的に向け，国や地方自治体による公の活動として種々の衛生行政が行われる(図7-1)．国の役割は，法律の作成など基本的な方針の作成や，政策の実行のために必要な予算の編成である．国の衛生行政の多くは厚生労働省の担当で，学校保健が文部科学省，環境保全が環境省である．食品の安全については，内閣府に消費者庁や食品安全委員会がある．

2 衛生法規の定義とその内容

▲ 国や地方公共団体は，法律や条令を根拠に公衆衛生行政をとり行う

衛生法規とは，衛生行政(図7-1)の根拠となる法律や政令，省令である．

表7-1 日本国憲法第25条

1. すべて国民は，健康で文化的な最低限度の生活を営む権利を有する．
2. 国は，すべての生活部面について，社会福祉，社会保障及び公衆衛生の向上及び増進に努めなければならない．

表7-2 日本の法令の分類とそれを定める機関

1	憲法	国会
2	法律	国会
3	政令	内閣
4	省令	厚生労働省などの中央官庁（○○法施行規則ともいう）
5	条例	都道府県や市町村

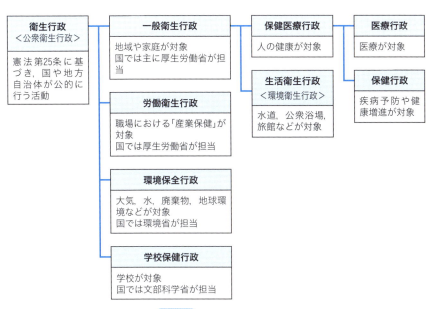

図7-1 衛生行政の区分

行政分野ごとに種々の法律がある．法規には，**国民の権利を制限**することや，**国民に義務**を課すという意味がある．法律には，その目的，国や自治体の責務，施設や運営の基準，禁止事項，許可や監視，指導，届出などが規定されている．栄養士法では，業務や免許，国家試験，名称独占（資格がない者が管理栄養士の名称を使うことを禁止する）について定めている．このように，国や地方自治体が，法律を根拠に公共の福祉の観点から人々の自由な活動を制限することを規制行政的活動という．法規は，法令とも呼ばれ，法律以外に政府が細かな規定を定めた政令や省令，規則などがある．ほかに，都道府県や市町村などの地方自治体が制定する条例がある（**表7-2**）（一般衛生法規の詳細は p.339 付録1 参照）．

③ 地方自治の仕組み

住民へのサービスは，議会の承認を受け地方自治体が行う

地方自治の目的は，**住民の意思**に基づいて地方の政治や行政を行うことや，**国から独立**して**自らの責任**の下で行政活動を行うことにある．このため，地方自治体（地方公共団体，自治体ともいう）の組織や運営について定めた地方自治法に基づき都道府県や市町村（特別区）が設置され，それぞれが議会を持つ．日本の行政機関は，国，都道府県，市町村の3層構造となっている．

住民へのきめ細かなサービス提供は，利便性に加えて地方分権推進の観点からも，住民の身近な行政機関からの提供が望ましいとされている．このため，保健や福祉といった事業は，国から地方自治体に移され，なかでも身近なサービスは市町村が担当している．地方自治体が行う，住民への検診や健康指導，健康教育など地域住民に対するサービスは，法律に基づく規制行政的活動に対して，給付行政的活動と呼ばれ，議会の承認を得た予算が裏付け（政策の根拠）となって実施されている．

④ 都道府県の役割

都道府県は，市町村（特別区）を包括する広域的で専門的な技術拠点である

都道府県は，市町村を包括する**広域の地方自治体**とされ，広域にわたる事務や市町村に関する連絡事務を処理する．都道府県における衛生行政の特徴は，**広域的で専門的な技術拠点**としての役割や，医師や管理栄養士などの多職種の技術系職員を有することである．たとえば，結核・感染症対策，エイズ対策，精神保健対策，難病対策などの保健行政では，市町村や関係機関などの協力を得て，広域的な健康課題や健康情報の収集・専門的な分析・調査研究などを行い，**市町村を支援**する．平常時の保健行政に加えて，専門性を生かした**健康危機管理**などの新しい分野への対応も行う．

都道府県では，**議会**が**条例**の制定や予算の承認を行う．都道府県の本庁は，

表 7-3 都道府県*が設置する保健医療福祉の代表的な施設

保健所	地域保健における広域的な対応や市町村に対する専門的な技術支援を担う（全国に約500ヵ所）
地方衛生研究所	衛生行政に関する調査，および毒物などの検査，研修，情報収集・解析，健康危機管理などに対する科学的かつ技術的に中核となる研究機関（全国に約80ヵ所）
精神保健福祉センター	複雑で専門性の高い精神保健を対象とする
福祉事務所	生活保護，児童・障害者・老人・母子の福祉を担当
児童相談所	児童福祉（相談，調査，判定，指導，一時保護など）
更生相談所	障害者福祉，更生援護の専門的相談，等級の判定などむずかしい問題を担当

*都道府県以外に，横浜市，大阪市などの都市では，都道府県に代わって市が設置している．

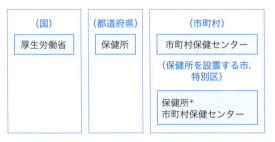

図 7-2 保健所設置に関する保健行政の体系

*都道府県に代わって，保健所を設置する市は，横浜，鹿児島，小樽などの指定都市，中核市，保健所政令市，東京都特別区である．市（特別区）の保健所は，市（特別区）役所の本庁内に保健所が設置される場合や，保健所に市町村保健センターが併設される場合がある．

衛生行政や福祉行政を担当する部局（健康福祉部などの名称），その下に医務や健康増進といった課室が置かれ，法律に基づく規制行政や予算措置を主体とした給付行政の企画・予算執行を統括する．本庁のほかに，保健所をはじめ，保健・福祉に関し種々の施設を設置している（表7-3）．なお，保健所を設置する市や東京都特別区では，都道府県に代わって，保健所業務を担当している（図7-2）．

5 市町村の役割

市町村（特別区）は，住民に身近な健康・福祉のサービスに取り組む

市町村（特別区）は，日本の行政区画のうち基礎的な地方自治体で，行政事務を行うとともに，議会を持ち条例を制定する．衛生行政では，地域住民の健康の保持と増進を目的とする基本的な役割を担い，住民に身近な健康問題に取り組む．たとえば，保健師による訪問指導・健康相談，母子保健法による健診，歯科検診，予防接種，健康増進や老人保健事業の基本健康診査・が

ん検診・機能訓練などを行う．福祉では，老人介護，児童虐待，精神保健福祉，障害者福祉など幅広い分野に取り組む．また，市町村保健センターには，健康相談や健康教育，保健指導，各種検診を行う部門を設置し，地域における対人保健サービスの拠点としている．なお，健康診査や検診事業，予防接種などは，地域の医療機関に委託して行われることが多い．

6 多職種の役割と連携

チーム医療では，種々の職種が対等にチームを組んで医療や福祉に取り組む

　病院や地域では，医学が進歩しより専門的な職種が増えるなど医療の高度化や複雑化が進んだことから，種々の職種がチームを組んで医療や福祉に取り組むことが多くなっている(チーム医療)．病院では，栄養サポートチーム(NST)や感染症対策チーム(ICT)など異なる職種のスタッフが対等の立場でチームを組みそれぞれの専門能力を互いに補いながら患者の治療にあたっている．管理栄養士は，入院・外来における患者の栄養管理で種々のチームの一員になることが多い．

　医療従事者の免許や業務は，それぞれの法律により規定されている．管理栄養士や医師，公認心理師は大臣の免許で，栄養士や調理師，准看護師は都道府県知事の免許である．法律では，無資格者が業務として資格の名称を使用することを禁じている(名称独占)．また，医師や看護師などでは無資格者がその業務を行うことを禁じている(業務独占)．なお，医療ソーシャルワーカー(MSW)のように法律に定めのない職種もある．

C 医療制度

1 医療保険制度

医療保険は傷病による治療費の負担などに起因する経済的困窮を防止する

　医療保険は社会保障の一部であり，傷病などによる費用の保障を目的とする．保険者とは事業を運営するものを指し，被保険者とは保険料を納付して保険給付対象となる者，被扶養者とは被保険者により生計を維持する者である．医療保険は国民健康保険，被用者保険，後期高齢者医療制度の3つの制度に大別される．

●医療保険

●国民健康保険
●被用者保険
●後期高齢者医療制度

　国民健康保険は自営業者・農業従事者・無職の者などを対象とする．被保険者証などの発行や保険料の賦課・徴収などの地域住民と身近な業務は市町村が実施主体であるが，2018(平成30)年度からは都道府県が国保財政運営の責任主体となった．その他，同種の事業や業務に従事する者300人以上で組織される公法人で，都道府県知事の認可を受けて設立される国民健康保険組合が存在する．

被用者保険には，主に大企業の被用者が加入する健康保険組合，主に中小企業の被用者が加入する全国健康保険協会管掌健康保険（協会けんぽ）が存在する．その他，共済組合（国家公務員，地方公務員，私立学校教職員がそれぞれの組合を持つ）が存在する．近年，健康保険組合は，保健事業計画の策定や医療費適正化などの目的を明確化したうえで，健康保険組合が保有する健診や診療報酬明細書（レセプト）などのデータ分析結果を踏まえた加入者の健康保持増進計画である「データヘルス」事業を行うこととされている．

●データヘルス

後期高齢者医療制度は「高齢者の医療の確保に関する法律」に基づく．対象者は75歳以上の後期高齢者（65〜74歳で一定の障害の状態にあり広域連合の認定を受けた者を含む）であり，運営主体は各都道府県を単位としてすべての市町村が加入する後期高齢者医療広域連合である．

日本では，すべての国民がいずれかの医療保険制度に加入する皆保険制度がとられている．保険料，国庫補助，患者の自己負担を財源として運営されており，けがや病気で医療機関を受診した場合には，医療行為そのものが受けられる現物給付が原則となっている．保険医療機関で医療を受けた患者は一定の割合［6歳（義務教育就学前）未満：2割，6歳以上70歳未満：3割，70歳以上75歳未満：2割，75歳以上：1割（ただし70歳以上の現役並み所得者は3割）］を自己負担する．なお，所得に応じて定められた月ごとの自己負担限度額を超える部分については高額療養費制度が適用され，医療保険から支給される．患者自己負担分を除いた費用について，医療機関は患者ごとに毎月1日〜末日まで実施した医療行為をレセプトに記載して審査支払機関（都道府県国民健康保険団体連合会または社会保険診療報酬支払基金都道府県支部）に提出する．審査支払機関はレセプトに記載された内容が保険診療の規則に適合しているか審査した後に医療機関に診療報酬を支払い，レセプトを保険者に送付して診療報酬の支払いを受ける．

●皆保険制度

診療報酬は健康保険法で規定された診療報酬点数表に基づき，治療・検査・投薬などの医療行為に対応した点数を合算して算定する出来高払い方式が基本となっている．医療機関によっては急性期入院医療を対象として，診断群分類（Diagnosis Procedure Combination：DPC）に基づく1日当たりの包括評価を原則とした支払方式（Per-Diem Payment System：PDPS）が適用されている．

2 医療法と医療提供施設，医療計画

都道府県は，地域の実情に応じて地域医療計画を策定する

医療法には，病院，診療所および助産所の定義や開設に必要な事項，医療提供体制や医療安全の確保，医療に関する情報の提供や広告，医療法人の定義および設立や解散に関することなどが示されている．

●医療法

医療法において，病院とは20人以上の患者を入院させるための施設を有するものと定義されている．病院の病床は，①精神病床，②感染症病床，③

表7-4 医療計画の記載事項

1	がん，脳卒中，心筋梗塞等の心血管疾患，糖尿病および精神疾患(5疾病)の治療または予防に係る事業
2	次に掲げる医療の確保に必要な事業(5事業) 救急医療，災害時における医療，へき地の医療，周産期医療，小児医療(小児救急医療を含む)，その他
3	「5疾病5事業」の事業の目標
4	「5疾病5事業」の事業に係る医療連携体制
5	医療連携体制における医療機能に関する情報提供の推進
6	居宅等における医療の確保
7	地域医療構想 　ア　構想区域における病床機能ごとの将来の必要病床数 　イ　構想区域における将来の在宅医療等の必要量
8	「地域医療構想」の達成に向けた病床の機能分化および連携の推進
9	病床の機能に関する情報の提供の推進
10	医師，歯科医師，薬剤師，看護師その他の医療従事者の確保
11	医療の安全の確保
12	地域医療支援病院の整備目標等，医療機能を考慮した医療提供施設の整備目標
13	二次医療圏の設定
14	三次医療圏の設定
15	基準病床数
16	その他医療を提供する体制の確保

結核病床，④療養病床，⑤一般病床の5種類に分類される．診療所は19人以下の入院施設を持つ有床診療所と入院施設を有しない無床診療所に分類される．助産所は助産師が病院または診療所以外でその業務をなす場所をいい，妊婦，産婦またはじょく婦10人以上の入所施設を有してはならないとされている．また，医療法における医療提供施設とは，病院，診療所，助産所のほか，介護保険法の規定による介護老人保健施設および介護医療院，調剤を実施する薬局その他の医療を提供する施設を指す．

2018(平成30)年医療施設調査によれば，同年10月1日現在の病院数は8,732施設であり，その中では50～99床のものが2,073施設(24.8％)で最も多い．また，4割程度(3,736施設，42.8％)が療養型病床群を有する．病院数は1990(平成2)年(10,096施設)のピークから減少傾向が継続している．1990(平成2)年から2018(平成30)年にかけて，300床以上の病院数は1,562施設から1,489施設とごくわずかな減少であったのに対し，20～49床の病院数は2,015施設から904施設と半分以下に減少している．一般診療所のうち，総数(102,105施設)および無床診療所(95,171施設)は持続的に増加しているが，有床診療所(6,934施設)は持続的に減少している．歯科診療所(68,613施設)は2009(平成21)年(68,097施設)以降は6万8千台で推移するようになった．

医療法によって各都道府県ごとに地域医療計画(表7-4)の策定が義務付けられ，少なくとも6年ごとに再検討を加えることが規定されている．主として病院の病床の整備を図るべき地域的単位は二次医療圏と定義されている．特殊な医療を除く一般の医療を提供する体制の確保を図る区域である．高度先進技術を要する医療などの特殊な医療を提供するための体制の確保を図る

●地域医療計画

●二次医療圏

地域的単位は三次医療圏と定義されている．複数の二次医療圏を併せた区域
であり，北海道以外は都府県が単位である．2018(平成30)年度より実施さ
れた新たな医療計画においては，がん，脳卒中，急性心筋梗塞，糖尿病およ
び精神疾患の5疾病，救急医療，災害時における医療，へき地の医療，周産
期医療および小児医療(小児救急医療を含む)の5事業ならびに在宅医療に係
る医療提供施設相互間の機能の分担および業務の連携を確保するための体制
に関する事項のほか，二次医療圏の設定について一定の人口規模および一定
の患者流入・流出割合に基づく見直しを促進することとされた．

3 医療従事者

栄養士および管理栄養士は栄養士法により名称独占が規定されている

　医療関連資格の多くは，業務独占(資格を有しない者は当該業務を行うこ
とはできないこと)および名称独占(資格を有しない者は資格の名称または紛
らわしい名称を使用することはできないこと)が対応する法律により定めら
れている．栄養士および管理栄養士は栄養士法第6条に名称独占が規定され
ている．また，資格に応じて，都道府県知事または厚生労働大臣が許認可を
行う．栄養士法第4条において，栄養士の免許は都道府県知事が栄養士名簿
に登録することによって行い，管理栄養士の免許は厚生労働大臣が管理栄養
士名簿に登録することによって行うことが規定されている．

4 医 療 費

国民医療費は40兆円を超え，対国民所得費で10%を上回る

a 国民医療費の定義と推移

　国民医療費の定義は国によって異なっているが，日本の統計では正常な妊　●国民医療費
娠や分娩など，健康の維持・増進を目的とした健康診断・予防接種，固定し
た身体障害のために必要な義眼や義肢など，老人保健施設における食費，お
むつ代などに関する費用は含まれない．また，2000(平成12)年4月から介
護保険制度が施行され，従来国民医療費の対象となっていた費用の一部は介
護保険の費用に移行した．国民医療費総額は持続的に増加しており，1999(平
成11)年度に30兆円，2013(平成25)年度には40兆円を超えた．2017(平成
29)年度国民医療費は43兆710億円(対国民所得比10.66%)である(**図7-3**)．

b 国民医療費の年齢および疾病別内訳

　医療費は年齢による格差が大きい．2017(平成29)年度の国民1人当たり
医療費は33万9,900円であるが，65歳未満は18万7,000円，65歳以上は
73万8,300円と，約4倍の格差が存在する．年齢階級別国民医療費をみると，
0～14歳は2兆5,392億円(5.9%)，15～44歳は5兆2,690億円(12.2%)，

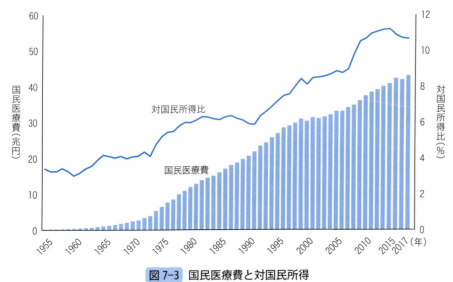

図 7-3 国民医療費と対国民所得
［厚生労働省：平成29年度国民医療費の概況を参考に著者作成］

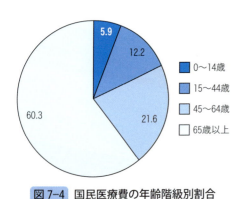

図 7-4 国民医療費の年齢階級別割合
［厚生労働省：平成29年度国民医療費の概況を参考に著者作成］

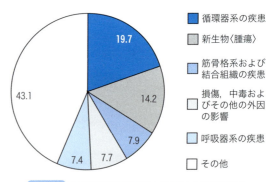

図 7-5 医科診療医療費の傷病大分類別割合
注 傷病大分類は主傷病による
［厚生労働省：平成29年度国民医療費の概況を参考に著者作成］

45～64歳は9兆3,112億円(21.6%)，65歳以上は25兆9,515億円(60.3%)であり，65歳以上の者で6割を占める(図7-4).

2017(平成29)年度の医科診療医療費30兆8,335億円を主傷病による傷病分類別にみると，「循環器系の疾患」6兆782億円(19.7%)が最も多く，以下，「新生物＜腫瘍＞」，「筋骨格系および結合組織の疾患」，「損傷，中毒およびその他の外因の影響」，「呼吸器系の疾患」の順になっている(図7-5).

C 医療経済学とは

医療経済学の目的は，限られた資源(人員，時間，予算など)の配分を理論的に検討することである．医療は健康や生命という人間にとって必要不可欠なものを取り扱っており，公共性を有している．また，①外部性：ある経済主体の活動が他の経済主体にも影響を及ぼすこと(例：予防接種を受けた人

> **表 7-5** 医療行為の経済的評価における費用と結果の種類

費用	1) 直接費用 direct cost：実際の医療と直接結びついた費用
	2) 間接費用 indirect cost：直接費用以外に疾病のために必要となる費用
結果	1) 効果 effectiveness：個人の身体的，社会的，情緒的な機能の変化
	2) 便益 benefit：資源利用の変化，効果を金銭で評価したもの
	3) 効用 utility：患者と家族の生活の質の変化

だけが感染を免れるのではなく，予防接種を受けなかった人も感染の危険性が減少すること），②不確実性：ある行為の結果が複数存在し，確率的に決定されること（例：同じ医療行為の効果が，治療を受ける個人によって異なること），③情報の非対称性：財の品質に関して，一般に売り手は買い手より多くの情報を有すること（例：医療従事者は患者よりも疾病や医療行為に関する知識や情報を有していること）などの経済学における重要課題を有している．また，経済学的観点から医療について検討するうえでは，患者，医師，病院経営者，保険者，国家など，立場が異なる複数の意志決定主体が存在することにも配慮が必要である．

　医療行為の経済的評価の指標としての費用は大きく 2 種類に分類され，結果は大きく 3 種類に分類される（**表 7-5**）．**直接費用 direct cost** とは，実際の医療と直接結びついた費用で，薬剤費，検査費などが該当する．**間接費用 indirect cost** とは，医療行為と直接結びつくものではないが，疾病のために必要となる費用であり，待ち時間，通院費用，家族の介護時間などが該当する．不安，恐怖，家族の悲しみなどは通常間接費用とされるが，不可測費用 intangible cost として分類されることもある．医療行為の結果としての**効果 effectiveness** は個人の身体的，社会的，情緒的な機能の変化であり，生存年数の延長などの客観的に測定可能な指標が用いられる．また，**便益 benefit** とは得られた効果によって生じる資源利用の変化を指す．すべての要因を金銭に換算して評価するが，評価手法によって結果が異なる可能性が存在する．**効用 utility** とは，患者と家族の生活の質の変化である．生存年数と効用を同時に考慮し，**生活の質を考慮した生存年数 quality adjusted life years［QALY（クオリー）］**という単位が通常用いられる．

●QALY

D 福祉制度

1 社会福祉

社会福祉で重視されるのは，支援対象者の自己決定である

a 社会福祉の基本理念

1) 社会福祉の目的

　今日，「社会福祉」という用語は日常的に使用されている．「福祉」には，「幸せ」という意味が含まれており，「福祉」自体に固有の意味がある．社会福

祉の意義は「社会」が含まれていることにある．その意義とは，①人間は多様な人々が存在する社会の中で生活していることの確認と，②生活に困難を抱えている人の課題を社会で解決していくことの表明にある．つまり，社会福祉は「社会の中で幸せに暮らせること」を目的としているといえる．

人間は多様な人々が存在する中で生活をしており，1人で生きていくことはできない．社会の中で生活しているからこそ幸せな状態で暮らせる人がいる一方，生活に困難を抱えている人もいる．そして，生活に困難を抱えている人の多くはその問題を1人で解決することができない．社会福祉は生活に困難を抱えている人の生活課題を解決するために存在している．

2） 社会福祉の構成要素

社会福祉はいくつかの要素から構成されている．第1に，生活に困難を抱えている人（要支援者）である．第2に，生活に困難を抱える人の生活課題を解決するための社会資源である．社会資源には，法律，制度，機関，施設，集団，金銭，人などが含まれている．第3に，生活に困難を抱えている人と社会資源を結びつけるための専門職である．

後述するが，人口や年齢構成などの社会環境や経済状況が大きく変化する中で，生活に困難を抱えている人の生活課題も年々変化してきている．それに対応するため，新たに社会資源が開発されたり，既存の社会資源の新たな活用方法も模索されている．社会福祉の専門職に求められる専門知識・技術も変化してきている．

3） 社会福祉の基本理念

社会福祉の目的と関連するが，社会福祉分野では「その人らしい暮らし」が重視される．より具体的にいえば，支援対象者の自己決定や価値観に重きが置かれるということである．社会に不要な人間などいないこと，支援対象者を社会の中に位置付けること，1人ひとりの価値観の違いを認めたうえで共生の実現を志向すること，本人の価値観を認めること，主体性を尊重することなどを基本理念にしていることに社会福祉の価値は存在する．

しかし，実際の支援場面においては，自己決定が尊重できない場面が存在し，価値観が対立することも多い．たとえば，支援の方法をめぐって，専門職と要支援者，専門職同士，要支援者と家族などの価値観が対立するのも事実である．

b 社会福祉の支援対象

1） 社会福祉の支援対象

社会福祉の支援対象としては，高齢者，障害者，児童，低所得者などがあげられる．しかし，実際の支援場面を想定すると，対象者に着目するよりも生活に困難を抱えている人の生活課題（支援対象）に着目したほうがわかりやすい．

ここに40歳代女性のAさんがいたとする．Aさんは高校卒業後に経済的理由で大学進学を断念した．その時期は不景気で，高校卒業後に正社員にはなれずに非正社員として働いていた．20歳代後半に結婚して2

人の子ども（男子）を出産したが，40歳のときに離婚をして，実家に戻った．長男は生まれつき知的に障害を持っており，次男は学校でいじめられて不登校状態である．それでもAさんは実家の両親のサポートを受けながら，家事と仕事を両立していたが，父親が要介護状態になった．母親も病気がちなため，父親を介護する必要も出てきた．

この場合に，Aさんを○○福祉の対象者とすることは困難である．むしろ，貧困，就労，障害，子育て，教育，介護，疾病という生活課題に着目したほうがわかりやすい．生活に困難を抱えている人の生活課題は，多様化・複雑化・複合化している．つまり，社会福祉の支援対象も拡大しているといえる．

2） 社会福祉の支援方法

社会福祉の具体的な支援方法は多様であるが，共通の基本原理は存在する．社会福祉に限ったことではないが，人の生活を支える対人援助職は支援対象者とのかかわり方自体が支援の一環となる．いかに専門的な知識を有していても，対象者と信頼関係を構築できなければ支援関係は成り立たない．

社会福祉分野の対人援助の基本原理としてよく用いられるのが，「バイステックの7原則」である．米国の社会福祉分野の研究者であるバイステックが1957（昭和22）年に出版した『ケースワークの原則』の中で，個別支援の原則を示している．7原則とは具体的に，①個別化，②意図的な感情の表出，③統制された情緒的な関与，④受容，⑤非審判的態度，⑥利用者の自己決定，⑦秘密保持である．この7原則は文字で表すと簡単なようであるが，社会福祉実践の場で表現するのは意外と困難である．

社会福祉の専門職に限らず，対人援助職が支援対象者と信頼関係を構築したうえで，専門的な知識を提供するためにも，対象者とのかかわり方についても意識しなければならない．

3） 社会福祉専門職と多職種連携の広がり

社会福祉分野で働く専門職の中には，多様な資格を取得している者がいる．その中でも，国家資格としては介護福祉士，社会福祉士，精神保健福祉士，保育士などがある．それでは，社会福祉士が先述した40歳代女性のAさんを支援できるかといえば，社会福祉士のみで支援するのは無理である．社会福祉分野に限らない他分野の専門職との連携（多職種連携）が不可欠になっている．

●多職種連携

医療・福祉の専門職は，異なる教育課程の中で専門職としての使命・価値観が養成される．同じ支援対象者をアセスメントしても，支援の着目点と方法が異なるのは当たり前のことである．多職種連携を進めていくうえでは，他の専門職の専門性を理解することと，それぞれの専門職が持つ価値観の違いを認めることが重要になってくる．そのうえで，支援対象者の課題を整理し，どの専門職がどのようにかかわるのかを決定していく必要がある．

多職種連携は法律上に規定されているものもある．たとえば，「社会福祉士及び介護福祉士法」の第2条に書かれていることを一部抜粋する．法律では社会福祉士の定義として，「…日常生活を営むのに支障がある者の福祉に

234 7. 保健・医療・福祉の制度

関する相談に応じ，助言，指導，福祉サービスを提供する者又は医師その他
の保健医療サービスを提供する者その他の関係者（第47条において「福祉
サービス関係者等」という．）との連絡及び調整その他の援助を行うこと…」
とされている．

C 社会福祉に関する法律

1) 社会福祉法

社会福祉の実践を支えているのは，法律である．社会福祉に関する法律の
中でも，社会福祉の基本事項を規定しているのが社会福祉法である．社会福
祉法は，1951（昭和26）年に制定された社会福祉事業法が2000（平成12）年に
改正された名称である．第2次世界大戦後は一貫して，日本の社会福祉の中
心的な法律であった．

●社会福祉法

社会福祉法は，地方社会福祉審議会，福祉に関する事務所，社会福祉主事，
社会福祉法人，社会福祉事業，福祉サービスの適切な利用，社会福祉事業等
に従事する者の確保の推進，指導監督及び訓練，地域福祉の推進について規
定している．

社会福祉法の条文はどれもが重要であるが，ここでは本稿と関連する2つ
の条文をみていく．福祉サービスの基本理念を定めた第3条は，「福祉サー
ビスは，個人の尊厳の保持を旨とし，その内容は，福祉サービスの利用者が
心身ともに健やかに育成され，又はその有する能力に応じ自立した日常生活
を営むことができるようにするものとして，良質かつ適切なものでなければ
ならない」と，個別支援について規定している．また，福祉サービスの提供
の原則を定めた第5条は，「社会福祉を目的とする事業を経営する者は，そ
の提供する多様な福祉サービスについて，利用者の意向を十分に尊重し」，「か
つ，保健医療サービスその他の関連するサービスとの有機的な連携を図るよ
う創意工夫を行いつつ，これを総合的に提供することができるようにその事
業の実施に努めなければならない」と，多機関連携の必要性を規定している．

2) 福祉六法

社会福祉に関する法律の中でも，対象者が明確であり，戦後の早い時期か
ら制定されたものを「福祉六法」という．福祉六法とは，生活保護法，児童
福祉法，身体障害者福祉法，知的障害者福祉法，老人福祉法，母子及び父子
並びに寡婦福祉法である（一部の法律は制定時から改称されている）．第2次
世界大戦直後（1950年頃）の貧困対策，孤児対策，傷病軍人対策として，生
活保護法，児童福祉法，身体障害者福祉法が制定された．そして，高度経済
成長期の1960年代前半に，経済発展を遂げていく中で取り残された人たち
の生活対策として，知的障害者福祉法，老人福祉法，母子及び父子並びに寡
婦福祉法が制定された．

●福祉六法

これらのことから，社会状況が大きく変化する中で，社会福祉に関する法
律が制定されていることがわかる．しかし，社会状況が大きく変化しても，
法律の目的については法律制定時の趣旨が活かされている．福祉六法の目的
については，表7-6にまとめた．福祉六法には，それぞれの法律の対象者

D. 福祉制度　235

表 7-6　社会福祉法と福祉六法の目的（基本理念）

法律名	制定年	各法律の第 1 条―目的（基本理念）
社会福祉法	1951 年	この法律は，社会福祉を目的とする事業の全分野における共通的基本事項を定め，社会福祉を目的とする他の法律と相まつて，福祉サービスの利用者の利益の保護及び地域における社会福祉（以下「地域福祉」という.）の推進を図るとともに，社会福祉事業の公明かつ適正な実施の確保及び社会福祉を目的とする事業の健全な発達を図り，もつて社会福祉の増進に資することを目的とする.
児童福祉法	1947 年	全て児童は，児童の権利に関する条約の精神にのつとり，適切に養育されること，その生活を保障されること，愛され，保護されること，その心身の健やかな成長及び発達並びにその自立が図られることその他の福祉を等しく保障される権利を有する.
身体障害者福祉法	1949 年	この法律は，障害者の日常生活及び社会生活を総合的に支援するための法律（平成 17 年法律第 123 号）と相まつて，身体障害者の自立と社会経済活動への参加を促進するため，身体障害者を援助し，及び必要に応じて保護し，もつて身体障害者の福祉の増進を図ることを目的とする.
生活保護法	1950 年	この法律は，日本国憲法第 25 条に規定する理念に基き，国が生活に困窮するすべての国民に対し，その困窮の程度に応じ，必要な保護を行い，その最低限度の生活を保障するとともに，その自立を助長することを目的とする.
知的障害者福祉法	1960 年	この法律は，障害者の日常生活及び社会生活を総合的に支援するための法律（平成 17 年法律第 123 号）と相まつて，知的障害者の自立と社会経済活動への参加を促進するため，知的障害者を援助するとともに必要な保護を行い，もつて知的障害者の福祉を図ることを目的とする.
老人福祉法	1963 年	この法律は，老人の福祉に関する原理を明らかにするとともに，老人に対し，その心身の健康の保持及び生活の安定のために必要な措置を講じ，もつて老人の福祉を図ることを目的とする.
母子及び父子並びに寡婦福祉法	1964 年	この法律は，母子家庭等及び寡婦の福祉に関する原理を明らかにするとともに，母子家庭等及び寡婦に対し，その生活の安定と向上のために必要な措置を講じ，もつて母子家庭等及び寡婦の福祉を図ることを目的とする.

の権利保障が明記されていることがわかる. 法律の目的を実現していくことが, 医療・福祉の専門職には求められている.

　なお, 社会福祉に関する法律は社会福祉法と福祉六法だけではなく, 子どもの貧困対策, 子育て支援, 児童・高齢者・障害者の虐待防止法, 生活困窮者の支援, 精神障害者の支援などへと広がっている.

2　社会福祉施設

> 多職種連携のためには, 施設に配置されている専門職を理解する必要がある

a　社会福祉施設とは何か

　社会福祉施設とは, 支援が必要な高齢者, 障害者, 子どもなどに対して, 社会福祉サービスを提供する施設である. 利用者のそれぞれが持っている能力を発揮して, 自立生活やその人らしい生活を送ることができるように生活支援や指導を行うことを目的としている. 社会福祉施設の運営は, 各種法律で規定されており, 職員配置や施設の最低基準が定められている. 適正な運用ができていない場合は, 行政からの指導の対象となることもある.

　社会福祉施設も多種多様であるが, 厚生労働省が実施している「社会福祉施設等調査」から一部を抜粋して**表 7-7** に示す.

　なお, 障害者総合支援法に基づく社会福祉施設については後述する.

●社会福祉施設

表 7-7 主な社会福祉施設

根拠法	施設の名称
生活保護法	救護施設*，更生施設*，医療保護施設など
老人福祉法	養護老人ホーム*，軽費老人ホーム*，老人福祉センターなど
身体障害者福祉法	身体障害者福祉センター，障害者更生センター，補装具製作施設など
売春防止法	婦人保護施設
児童福祉法（児童関係）	児童養護施設*，乳児院*，母子生活支援施設，保育所など
母子及び父子並びに寡婦福祉法	母子・父子福祉センター，母子・父子休養ホーム
児童福祉法（障害児関係）	児童発達支援事業所，放課後等デイサービス事業所，保育所等訪問支援事業所など
その他	授産施設，宿泊提供施設，無料低額診療施設など

注 1）*がついている施設は後述の**表 7-8**で概要を説明している.
注 2）児童福祉法は児童関係と障害児関係に分類されている.
〔厚生労働省：社会福祉施設等調査を参考に著者作成〕

b 管理栄養士と栄養士の配置が規定されている各種施設

　管理栄養士と栄養士の配置が規定されている社会福祉に関連する施設もある．ここでは，公益社団法人日本栄養士会が作成したホームページを参考にして，管理栄養士と栄養士が配置されている社会福祉に関連する施設一覧とその機能を**表 7-8**にまとめた（必置義務と努力義務の両方を含む）.

　表 7-8にまとめた社会福祉に関連する施設には，管理栄養士と栄養士のほかにも多くの医療・福祉の専門職が配置されている．その施設で働く管理栄養士と栄養士の役割と機能のみならず，他の医療・福祉の専門職の役割と機能についてもぜひ理解してほしい．それが**多職種連携**を実現するための第一歩である.

3 障害者福祉

障害者は保護の対象から主体性が尊重される存在へと変化している

a 障害者福祉の概要

　障害者福祉の制度をみる前に，障害者の定義を確認する．**障害者基本法**の第 2 条の第 1 項では，障害者を「身体障害，知的障害，精神障害（発達障害を含む.）その他の心身の機能の障害（以下「障害」と総称する.）がある者であつて，障害及び社会的障壁により継続的に日常生活又は社会生活に相当な制限を受ける状態にあるものをいう」と定義している．現在では，身体障害，知的障害，精神障害（発達障害を含む）以外にも障害の概念は広がりつつあるが，障害をとらえるときには「社会的障壁により生活に制限を受けている」という点が重要になってくる.

　障害者福祉の概念は時代を経て変化している．日本の障害者福祉制度が形成された当初は，障害者は保護の対象であり，リハビリテーションが重視された．リハビリテーションでは社会に適応するための訓練がされ，「障害者がいかに社会に合わせることができるか」が中心的課題であった．しかし，1970 年代から国際連合では「障害者の権利」に関する議論が重ねられ，日

D. 福祉制度　　237

表7-8 管理栄養士と栄養士の配置が規定されている社会福祉関連施設の概要

施設の種類	施設名称	概　要
児童福祉施設	乳児院	乳児を入院させて，養育し，あわせて退院したものについて相談その他の援助を行うことを目的とした施設
	児童養護施設	保護者のない児童，虐待されている児童その他環境上養護を要する児童を入所させて，これを養護し，あわせて退所した者に対する相談その他の自立のための援助を行うことを目的とした施設
	福祉型障害児入所施設	障害児を入所させて，保護，日常生活の指導および独立自活に必要な知識技能を付与することを目的とした施設
	医療型障害児入所施設	障害児を入所させて，保護，日常生活の指導，独立自活に必要な知識技能の付与および治療を行うことを目的とした施設
	福祉型児童発達支援センター	障害児を保護者のもとから通わせて，日常生活における基本的動作の指導，独立自活に必要な知識技能の付与または集団生活への適応のための訓練を行うことを目的とした施設
	児童心理治療施設	心理的問題を抱えて日常生活に支障がある子どもたちを，短期間入所または保護者のもとから通わせて，生活支援を基盤とした心理治療を行うとともに，退所した者について相談その他の援助を行うことを目的とした施設
老人福祉施設	特別養護老人ホーム	要介護状態である65歳以上の高齢者を入所させて，入浴，排泄，食事などの介護その他の日常生活と，機能訓練や健康管理の世話を行うことを目的とした施設
	養護老人ホーム	環境上の理由および経済的理由により居宅において養護を受けることが困難な65歳以上の者を入所させて，自立的な日常生活の援助などを行うことを目的とした施設
	軽費老人ホーム	60歳以上で，身体機能の理由などから自立した生活をすることに不安があり，家族から援助を受けることが困難な人が入居できる施設
	都市型軽費老人ホーム	都市部の急速な高齢化に対応すること目的として，軽費老人ホームの中でも居宅面積を狭くするなどして利用料を抑えて，低所得者でも入居できる施設
介護保険施設	指定介護老人福祉施設	特別養護老人ホームのことである．介護保険法上では，指定介護老人福祉施設と規定されている
	介護老人保健施設	看護・医学的管理の下で介護・機能訓練およびその他必要な医療を要する要介護者に対して，機能訓練などのサービスならびに日常生活上の世話を行うことを目的とした施設
保護施設	救護施設	身体上または精神上著しい障害があるために日常生活を営むことが困難な要保護者を入所させて，生活扶助を行うことを目的とした施設
	更生施設	身体上または精神上の理由により養護および生活指導を必要とする要保護者を入所させて，生活扶助を行うことを目的とした施設

［公益社団法人日本栄養士会ホームページを参考に著者作成］

本の障害者福祉制度も徐々に変化してきた．それが障害を「社会的障壁により生活に制限を受けている」ととらえる視点につながり，障害者福祉では「障害があってもその人らしく暮らせること」が重視されるようになっている．つまり，障害の有無にかかわらず，自分らしい生活ができる**ノーマライゼーション社会**の実現が求められているといえる．　　●ノーマライゼーション

　国政的な動向をみると，国際連合では「障害者の権利に関する条約」を2006年に採択，2008年に発効した．日本は「障害者の権利に関する条約」を2014（平成26）年に批准している．本条約の批准に向けて，障害者基本法の一部改正，**障害者総合支援法**の施行，障害者雇用促進法の改正などが行われた．そして，2016（平成28）年からは障害者差別解消法が施行され，「障害に基づく差別」の禁止や「**合理的配慮**」が規定された．　　●障害者総合支援法

7
保健・医療・福祉の制度

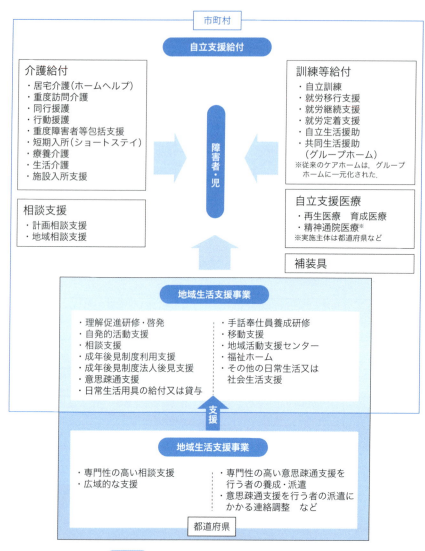

図7-6 障害者総合支援法によるサービス
[厚生労働省：障害者自立支援法による改革を参考に著者作成]

b 障害者総合支援法の概要

　障害者にかかわる法律はさまざまあるが，障害者の生活に大きくかかわっているのが 2013（平成 25）年に施行された**障害者総合支援法**（正式名称は「障害者の日常生活及び社会生活を総合的に支援するための法律」）である．法律の第 1 条では，障害者の福祉増進を図るとともに，「障害の有無にかかわらず国民が相互に人格と個性を尊重し安心して暮らすことのできる地域社会の実現に寄与すること」が目的であると明記されている．

　障害者総合支援法は図 7-6 で示したように，自立支援給付（介護給付，相談支援，訓練等給付，自立支援医療，補装具）と地域生活支援事業で構成されている．自立支援給付では，直接的生活支援，リハビリテーション，生活

場面に応じた相談支援など，さまざまなニーズに応えられる体制を整えている．また，地域生活支援事業は市町村が主体となり(都道府県は支援)，地域の利用者に応じた柔軟なサービス提供を行っている．

障害者総合支援法の制度利用については，手続きが定められている．サービスの利用を希望する者は，市町村の窓口に相談・申請に訪れる．次に，80項目の調査(移動や動作などに関連する項目，身の回りの世話や日常生活などに関連する項目，意思疎通などに関連する項目，行動障害に関連する項目，特別な医療に関連する項目)を受けて，障害支援区分が決定される．そして，本人と家族の状況を踏まえたうえで，専門職を交えて「サービス等利用計画案」を作成し，市町村により支給決定がされる．支給決定がされたら，関連するサービス事業所などが「サービス担当者会議」を開催し，実際に利用する「サービス等利用計画」を作成し，サービスが利用開始されるという手順である．

サービス利用が決定したら終わりではなく，そのつどモニタリングが実施され，サービス内容の見直しもされる．これらの手順は，介護保険法の要介護認定からサービス利用までの流れと類似している．

4 障害者支援施設

障害者を支えるためには生活の場と生活支援が必要である

a 施設入所支援の概要

障害者支援施設とは，生活場所の提供と生活支援を行うことを目的としており，大きく分けると「施設入所支援」と「日中活動系サービス」を提供している施設である．同じ事業所内において，昼間は日中活動系サービスを利用し，夜間から早朝は施設入所支援を利用することが多く，実質的には入所型施設のことを指すと考えてよい．

施設入所支援は，日中活動系サービスの生活介護，自立訓練または就労移行支援，就労移行支援事業B型を利用している者に対し，夜間から早朝の支援として，居住の場の提供，入浴・排泄・食事・着替えなどの介助，食事の提供，生活などに関する相談および助言，健康管理を行っている．ただし，日中活動系サービスの利用者の中でも，施設入所支援が利用できる条件は設定されている．

b 日中活動系サービスの概要

日中活動系サービスは昼間に提供されるが，上記の施設入所支援の内容に加えて，日常生活上の支援，調理・洗濯・掃除などの家事，創作的活動や生産活動の機会提供，身体機能や生活能力向上のための支援が行われている．

具体的には，療養介護，生活介護，自立訓練(機能訓練・生活訓練)，宿泊型自立訓練，就労移行支援，就労継続支援(A型・B型)，就労定着支援，自立生活援助に関するサービスが提供されている．

5 在宅ケア，訪問看護

住み慣れた地域で暮らし続けるためには多職種連携が不可欠である

a 在宅ケアの概要

「社会福祉＝施設」というイメージが定着しているが，社会福祉分野の中にも「地域福祉」が存在するし，社会福祉法第4条では「地域福祉の推進」を掲げている．2010（平成22）年以降には，地域包括ケアの推進や地域共生社会*の実現が政策課題となっている．生活に困難を抱えている人の中にも，住み慣れた地域で暮らし続けたいというニーズは多い．在宅ケアは，そのニーズを満たす有効な方法の1つである．

在宅ケアについては，一般社団法人日本在宅ケア学会の定義が参考になるので引用する．日本在宅ケア学会のホームページでは，在宅ケアを「疾病や生活機能障害などをもつ人と家族の『暮らしの場』，すなわち地域において保健・医療・福祉・介護・予防・就労・教育・住まい等に関連する専門職や非専門職の連携による複合的なケア，およびケアサービスを提供することにより，質の高い自立した生活を維持することや改善を図ることを指します」と定義している．

学会のホームページに掲載された上記定義の概念図をみると，自宅で生活をするケアが必要な高齢男性と家族を中心として，医師，歯科医師，薬剤師，保健師，ケアマネジャー，社会福祉士，訪問看護師，作業療法士，理学療法士，言語聴覚士，民生委員，住民ボランティアが連携しながら支えるものとなっている．在宅ケアには非専門職を含めて，いかに多くの人がかかわる必要があるかを示すと同時に，多くの専門職・非専門職が有機的な連携を実現することによって，住み慣れた地域で暮らし続けられる事実を表している．

b 訪問看護の概要

在宅ケアを実現する中で，訪問看護の果たす役割は大きい．訪問看護については，公益財団法人日本訪問看護財団のホームページでわかりやすくまとめられており，以下の記述も同財団の記述を参考にしている．

訪問看護は，看護師が自宅を訪問して，患者に対して看護を行うことである．主治医の指示を受けて，病院と同じような医療処置を行っている．具体的には，健康状態の観察，病状悪化の防止・回復，療養生活の相談とアドバイス，リハビリテーション，点滴や注射などの医療処置，痛みの軽減や服薬管理，緊急時の対応，多職種との連携などである．医療保険制度と介護保険制度の中に訪問看護は位置付けられており，どちらの制度を利用するかによって，利用頻度・時間や費用は異なってくる．

訪問看護のサービスを提供しているのは，訪問看護ステーション，保健医療機関（介護保険法の，みなし指定訪問看護事業所），定期巡回・随時対応型訪問介護看護（みなし指定訪問看護事業所），看護小規模多機能型居宅介護（みなし指定訪問看護事業所）などである．

◉地域包括ケア

＊地域共生社会　制度・分野の「縦割り」を克服し，地域住民や多様な主体が世代や分野を超えてつながることで，住民1人ひとりの暮らしと生きがい，地域をともに作っていく社会のことをいう．

◉在宅ケア

◉訪問看護

練習問題

7-A 社会保障の概念について，正しいものに○，誤っているものに×をつけよ．
(1) 日本国憲法第25条は，社会福祉と社会保障，公衆衛生に対する国と地方自治体の責務を規定したものである．
(2) 日本の社会保障給付費の総額は，2016(平成28)年度は約200兆円で，国民所得の約35％を占めている．
(3) 社会保険には，医療(健康)保険と年金が含まれる．
(4) 公的扶助とは，公の負担において生活困窮者に経済的な保障を行うことであり，生活保護がそれに該当する．
(5) 社会保障とは，社会保険，公的扶助，社会福祉，そして雇用対策の4部門により構成される．

7-B 保健・医療・福祉について，正しいものに○，誤っているものに×をつけよ．
(1) 日本国憲法第25条は，公衆衛生の向上・増進を図る国の役割を定めている．
(2) 厚生労働省は，保健医療行政を担当する．
(3) 国民の健康増進の基本的な方針を定めるのは厚生労働大臣である．
(4) 環境省は，環境保全行政を担当する．
(5) 文部科学省は，学校保健行政を担当する．
(6) 厚生労働省は，保健所を設置する．
(7) 都道府県は，地方衛生研究所を設置する．
(8) 栄養士や調理師の免許許可や取消し業務は，国が行う．
(9) 市町村は，身近な保健サービスを担当する．
(10) 食品の監視は，市町村保健センターの業務である．

7-C 医療制度について，正しいものに○，誤っているものに×をつけよ．
(1) 2017(平成29)年度の国民医療費の国民所得に対する比は，3％台である．
(2) 2017(平成29)年度の傷病分類別医療費は，「循環器系の疾患」の割合が最も大きい．
(3) 二次医療圏とは，高度先進技術を要する医療を提供するための体制の確保を図る区域である．
(4) 病院とは，20人以上の患者を入院させるための施設を有するものをいう．
(5) 病院数は，減少傾向が継続している．
(6) QALYとは，生活の質を考慮した生存年数である．

7-D 社会福祉制度について，正しいものに○，誤っているものに×をつけよ．
(1) 社会福祉関連の国家資格としては，介護福祉士，社会福祉士，精神保健福祉士，保

育士などがある.

(2) 「バイステックの7原則」とは，①個別化，②意図的な感情の表出，③統制された情緒的な関与，④受容，⑤非審判的態度，⑥利用者の自己決定，⑦秘密保持である.

(3) 社会福祉協議会，福祉に関する事務所，社会福祉主事，社会福祉事業法，地域福祉の推進など，社会福祉の基本事項を定めているのは，社会福祉事業法である.

(4) 福祉六法とは，生活保護法，児童福祉法，精神保健福祉法，知的障害者福祉法，介護保険法，母子及び父子並びに寡婦福祉法である.

(5) 「児童福祉法による児童福祉施設」としては，救護施設，乳児院，母子生活支援施設，保育所などがある.

(6) 障害者総合支援法は，自立支援給付と地域生活支援事業から構成されている.

8 地域保健

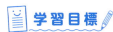

1. 保健活動を実施するにあたり地域特性を考慮する理由を説明できる.
2. 地域保健を実施する行政機関の概要について説明できる.
3. 地域保健活動を展開する理論および考え方を説明できる.
4. 地域保健としての人的および物的資源およびその連携について説明できる.

A 地域保健活動の概要

1 地域保健とは

> 地域保健は,地域特性を考慮し住民の健康増進やまちづくりを考える

　保健活動を実施,検討する分野の1つとして地域保健がある.一般に,「地域」とは,相互に共通の意識や文化を持つ人々の集合する場を意味している.生活習慣病の予防や健康増進活動を実施する際に,当該地域の食習慣や運動習慣などを検討しなければならない.また,最近では,地域に生活する人々の実態をより具体的に把握するため,社会生活環境や社会資源などの地域特性を活かした保健と福祉のまちづくり,快適で安心できる生活環境の確保を実現することが求められている.

　このように,地域保健として地域特性を重視する理由は,地理的に同じ範囲に居住する住民は,社会環境をともにし,同じ歴史や文化の影響を受けていることが考えられる.地域保健における「地域」の意味は多様であるが,地域保健として活動の区分をあげると,身近な近隣や集落などの小地域を対象として,健康教室や運動教室が実施されている.また,行政による保健・医療・福祉サービスは,都道府県や市町村を単位として決定され,保健サービスが実施されている.さらに,医療機関の受診行動や買い物などの生活行動は,地域の交通手段としての鉄道や道路などのインフラの影響が大きいため,生活圏によって保健活動の手段,内容,資源が異なってくる.一例に,都道府県が作成する医療計画*は,これらの受診行動や生活圏を踏まえて,医療圏を設定し,当該都道府県における医療提供体制の確保を図っている.

　また,地域保健は,ある一定の地域における地域住民の健康の維持・向上を目的としているため,保健分野別にみると,児童,生徒,学生を対象とした学校保健,事業所などに雇用されている被用者(労働者)を対象とした産業保健(職域保健)以外のものを対象としている.しかし,学校や職場で健康管理の対象となっている者も地域住民の一員である.

*医療計画　都道府県は,厚生労働大臣が作成した基本方針に即し,地域の実情に応じて,当該都道府県における医療提供体制の確保を図るための計画を定めている(医療法第30条の4).

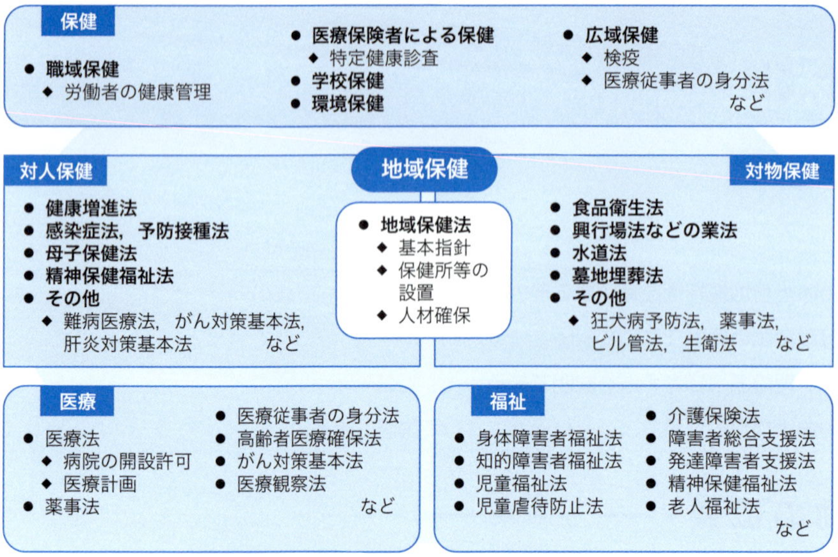

保健
- 職域保健
  - 労働者の健康管理
- 医療保険者による保健
  - 特定健康診査
- 学校保健
- 環境保健
- 広域保健
  - 検疫
  - 医療従事者の身分法
  - など

対人保健
- 健康増進法
- 感染症法, 予防接種法
- 母子保健法
- 精神保健福祉法
- その他
  - 難病医療法, がん対策基本法, 肝炎対策基本法　　など

地域保健
- 地域保健法
  - 基本指針
  - 保健所等の設置
  - 人材確保

対物保健
- 食品衛生法
- 興行場法などの業法
- 水道法
- 墓地埋葬法
- その他
  - 狂犬病予防法, 薬事法, ビル管法, 生衛法　　など

医療
- 医療法
  - 病院の開設許可
  - 医療計画
- 薬事法
- 医療従事者の身分法
- 高齢者医療確保法
- がん対策基本法
- 医療観察法
  - など

福祉
- 身体障害者福祉法
- 知的障害者福祉法
- 児童福祉法
- 児童虐待防止法
- 介護保険法
- 障害者総合支援法
- 発達障害者支援法
- 精神保健福祉法
- 老人福祉法
  - など

図8-1 地域保健に関連するさまざまな施策

［厚生労働省：地域保健より引用］

　近年では，地域保健の考え方として，**食育**の推進などによる学校保健との連携の必要性や，医療保険の観点から，産業保健としての被用者の健康と退職後に加入する国民健康保険の医療費の関連性を考えると，これらを地域保健の対象外と考えるのではなく，むしろ密接に関連してくるものであると考えるのが妥当である．さらに，**図8-1**に示すように，地域保健は固有の対人保健と対物保健を中心に，保健としての学校保健や職域保健のほか，環境保健や広域保険，その他に医療，福祉などのさまざまな分野とも関連し，その範囲は幅広いものとなっている．

2 戦後の地域保健活動の変遷

日本では，社会の変化とともに，地域保健の考え方も変化してきた

　第2次世界大戦後，日本では，1946（昭和21）年に国の最高法規としての**日本国憲法**が制定され，立法，行政，司法の統治機構が確立された．そして，基本的人権として「健康で文化的な最低限度の生活」を保障する生存権と，国の責務としての社会保障，社会福祉，公衆衛生が規定された（日本国憲法第25条）．この日本国憲法第25条を根拠に，1947（昭和22）年に保健所法が改正され，地域保健活動の拠点は**保健所**とされた．国際的には，1948年に世界保健機関（**WHO**）が設立された．保健所は公衆衛生の第一線機関として拡充，強化され，日本の健康課題であった結核や感染症対策において大きな成果をあげた．

　その後，1978年にWHOは**アルマ・アタ宣言**を出し，先進国と開発途上国との格差是正に向け，**プライマリヘルスケア**を提唱した．同年，日本では，

●日本国憲法

●アルマ・アタ宣言

A. 地域保健活動の概要　　245

第1次国民健康づくり運動が始まり，国は市町村レベルにおける対人保健サービスを充実させるため，**市町村保健センター**の整備を進めた．これは，戦後からの感染症対策が着実に進む一方で，生活習慣病にみられる慢性疾患の増加や人口の少子高齢化，地域住民のニーズの多様化などを背景に，地域保健活動の内容が次第に変化してきたためである．また，地域保健活動は住民の健康という生活に最も密着した部分を取り扱うため，主として都道府県が設置する保健所よりも，市町村が主体となってサービスを提供するほうが望ましいという観点から，保健所の業務を市町村保健センターに移譲してきた．さらに，1983(昭和58)年には老人保健法が施行され，市町村が実施主体となり，総合的な生活習慣病の予防対策も始まった．

　1986年には，オタワで第1回ヘルスプロモーション国際会議が開催され，WHOは**オタワ憲章**において**ヘルスプロモーション**の理念を提唱した．日本では，1990(平成2)年に第2次国民健康づくり運動(**アクティブ80ヘルスプラン**)が始まり，生活習慣の改善による疾病予防および健康増進を重視し，運動指針の策定，健康増進施設の普及などが実施されてきた．その後，1994(平成6)年に，保健所法が改正されて**地域保健法**が制定された．この改正により，地域保健活動における市町村と都道府県の役割が大きく見直され，市町村は，住民に身近な一般的な保健サービスを提供し，主に都道府県が設置する保健所は広域的，専門的，技術的な保健サービスを提供することになった．

　2000(平成12)年には，厚生省(当時)は「地域保健対策の推進に関する基本的な指針(**基本指針**)」の改正(厚生省告示第143号)を行った．これは，1995(平成7)年に発生した阪神・淡路大震災などの地域住民の生命，健康の安全に影響を及ぼす事態が頻発したため，地域における健康危機管理体制の確保に努めることと，介護保険法(平成9年法律第123号)の施行を受け，その介護保険制度の円滑な運用のため，さらに，同年に始まった第3次国民健康づくり運動(**健康日本21**)の推進を行うために，地域保健対策として取り組みを強化してきたためである．

　その後，2011(平成23)年に発生した東日本大震災を受け，厚生労働省は2012(平成24)年に，基本指針を改正し，**ソーシャルキャピタル**を活用した自助・共助の支援の推進，医療，介護，福祉などの関連施策との連携強化を

● オタワ憲章

● 地域保健法

● 地域保健対策の推進に関する基本的な指針

● ソーシャルキャピタル

8
地域保健

表8-1　地域保健対策の推進に関する基本的な指針

地域保健対策の推進の基本的な方向
1　自助及び共助の支援の推進
2　住民の多様なニーズに対応したきめ細かなサービスの提供
3　地域の特性をいかした保健と福祉の健康なまちづくり
4　医療，介護，福祉等の関連施策との連携強化
5　地域における健康危機管理体制の確保
6　科学的根拠に基づいた地域保健の推進
7　国民の健康づくりの推進

［平成27年3月27日厚生労働省告示より引用］

規定した．現在の基本指針は，その基本的な方向として，**地域包括ケアシステム** * の構築に向け，ソーシャルキャピタルを活用した自助と共助の推進，地域の特性を活かした保険と福祉のまちづくり推進，医療，介護，福祉などの関連施策との連携強化を規定している（**表8-1**）．

*地域包括ケアシステム　地域包括ケアシステムとは，医療や介護，予防のみならず，福祉サービスを含めたさまざまな生活支援サービスを日常生活圏域で提供できる体制をいう．

3 地域保健活動の組織

地域保健法は，保健所と市町村保健センターの設置と業務を明記している

現在の地域保健は，**地域保健法**（昭和22年法律第101号）を根拠とし，**保健所**および**市町村保健センター**が中心となり，さまざまな関係機関と連携しながら活動を展開している．地域保健法の目的は，「地域保健対策の推進に関する基本指針，保健所の設置その他地域保健対策の推進に関し基本となる事項を定めることにより，**母子保健法**その他の地域保健対策に関する法律による対策が地域において総合的に推進されることを確保し，もつて地域住民の健康の保持及び増進に寄与すること」（地域保健法第1条）である．

●母子保健法

a 保健所

保健所は，**都道府県**，指定都市，中核市，その他の政令で定める市，東京都の特別区に設置されている（**表8-2**）．現在，全国に472ヵ所が設置されている［2019（平成31）年4月現在］．なお，都道府県が設置する保健所は，原則として，広域市町村を単位とする二次医療圏ごとに1ヵ所が設置されている．

●保健所

保健所の事業は**表8-3**に示すとおり，企画，調整，指導および必要事業（地域保健法第6条），任意事業（地域保健法第7条），その他の技術的支援，研修，必要な援助（地域保健法第8条）を実施することになっている．

b 市町村保健センター

市町村保健センターは，市町村により設置されている．市町村保健センターは，保健所業務と異なり（**表8-4**），地域住民に対する健康相談，保健指導，健康診査，その他地域保健に必要な歯科検診，予防接種，健康診査，がん検

●市町村保健センター

表8-2 保健所の設置［2019（平成31）年4月1日現在］

都道府県
　東京都，北海道，京都府，青森県など47都道府県
指定都市（地方自治法の規定により政令で指定する人口50万以上の市）
　大阪，名古屋，京都，横浜，神戸など20市
中核市（地方自治法の規定により人口20万以上その他一定の要件を備えた市）
　宇都宮，金沢，岐阜，姫路，鹿児島など58市
その他政令で定める市（政令市または保健所設置市）
　小樽，町田，藤沢，四日市，大牟田，千ヶ崎の6市
東京都の特別区
　千代田区，中央区，港区，新宿区，文京区など23区

A. 地域保健活動の概要　247

表 8-3 地域保健法に規定されている保健所の業務

第 6 条　保健所は，次に掲げる事項につき，企画，調整，指導及びこれらに必要な事業を行う.
1　地域保健に関する思想の普及及び向上に関する事項
2　人口動態統計その他地域保健に係る統計に関する事項
3　栄養の改善及び食品衛生に関する事項
4　住宅，水道，下水道，廃棄物の処理，清掃その他の環境の衛生に関する事項
5　医事及び薬事に関する事項
6　保健師に関する事項
7　公共医療事業の向上及び増進に関する事項
8　母性及び乳幼児並びに老人の保健に関する事項
9　歯科保健に関する事項
10　保健に関する事項
11　治療方法が確立していない疾病その他の特殊の疾病により長期に療養を必要とする者の保健に関する事項
12　エイズ，結核，性病，伝染病その他の疾病の予防に関する事項
13　衛生上の試験及び検査に関する事項
14　その他地域住民の健康の保持及び増進に関する事項

第 7 条　保健所は，前条に定めるもののほか，地域住民の健康の保持及び増進を図るため必要があるときは，次に掲げる事業を行うことができる.
1　所管区域に係る地域保健に関する情報を収集し，整理し，及び活用すること.
2　所管区域に係る地域保健に関する調査及び研究を行うこと.
3　歯科疾患その他厚生労働大臣の指定する疾病の治療を行うこと.
4　試験及び検査を行い，並びに医師，歯科医師，薬剤師その他の者に試験及び検査に関する施設を利用させること.

第 8 条　都道府県の設置する保健所は，前 2 条に定めるもののほか，所管区域内の市町村の地域保健対策の実施に関し，市町村相互間の連絡調整を行い，及び市町村の求めに応じ，技術的助言，市町村職員の研修その他必要な援助を行うことができる.

表 8-4 保健所と市町村保健センターの主な業務

	保健所	市町村保健センター
設置主体	都道府県など	市町村
サービスの概要	広域的・専門的・技術的なサービスを提供	身近な一般的な対人保健サービスを提供
主な業務	母子保健	
	障害児療育指導，小児慢性特定疾患対策など	母子保健手帳の交付，母親学級，妊産婦および新生児訪問指導，妊産婦健診，乳幼児健診，未熟児訪問指導，養育医療
	精神保健福祉	
	専門相談など	一般相談，社会復帰施設や在宅サービス(ホームヘルパー，ショートステイ)の利用についての相談
	難病・感染症対策	結核予防
	HIV，その他の感染症	乳幼児および住民検診
	その他	成人・高齢者保健
	食品衛生，環境衛生，薬事等監視指導，関係情報の収集や分析，統計調査の実施，市町村への技術的支援，健康危機管理対策など	健康相談，特定健康診査・特定保健指導，老人認知症対策
		その他
		健康づくり推進協議会設置，医師会および歯科医師会などの協力

診，機能訓練などの保健福祉事業を担っている. また，地域における対人保健サービスを総合的に実施するための拠点ともなっている.

C 地方衛生研究所および健康増進施設

地方衛生研究所は，地域保健対策を効果的に推進し，公衆衛生の向上と増進を図るため，都道府県と指定都市などに設置されている．関係行政部局，保健所などと緊密な連携のもとに，調査研究，試験検査，研修指導，公衆衛生情報などの収集，解析，提供などの業務を行っている．2018（平成30）年11月現在で，全国に82ヵ所が設置されている．2012（平成24）年7月の基本指針の一部改正において，地方衛生研究所を設置する自治体は，サーベイランス機能の強化や迅速な検査体制の確立等が求められていることを踏まえ，技術的中核機関としていっそうの機能強化が求められていることが示された．

◉地方衛生研究所

健康増進施設は，1988（昭和63）年3月の公衆衛生審議会の意見を踏まえて，厚生労働省が健康増進施設認定規定に基づき，健康増進のために活動を安全かつ適切に行える**運動型健康増進施設**，健康増進のために温泉利用および運動を安全かつ適切に実施できる温泉利用型健康増進施設として認定された施設である．これらの認定は，民間の運動施設を活用して，国民に健康増進のための運動を適切に行える場所を提供し，健康増進対策の推進に資することを目的として行われている．

◉健康増進施設

4 地域保健従事者

地域保健は，さまざまな人的資源や物的資源が必要である

保健所や市町村センターには，保健師をはじめとする各種専門職が配置されているとともに，行政機関としての事務職が配置されている．

保健所の専門職従事者として，**医師，保健師**＊，歯科医師，薬剤師，獣医師，放射線技師，歯科衛生士，**管理栄養士**，食品衛生監視員，環境衛生監視員などが配置されている．とくに，保健所長は，原則として一定の要件を備えた医師でなければならない（**表8-5**）．一方，市町村保健センターの所長は医師である必要はなく，配置される専門職は，住民に身近なサービスの担い手として**保健師**，看護師，栄養士および管理栄養士，歯科衛生士などが配置されている．

地域保健における管理栄養士は，妊産婦および乳幼児健診における栄養指導，食育の推進，震災などにおける栄養および食生活支援などさまざまな役

＊保健師 保健師は，厚生労働大臣の免許を受けて，保健師の名称を使用して，保健指導に従事している（保健師助産師看護師法第2条）．保健所のほか，市町村保健センターにも行政職として配置されている．

◉保健所長の資格要件

表8-5 保健所長の要件

原則（地域保健法施行令第4条第1項）	例外（地域保健法施行令第4条第2項）
医師であり，以下のいずれかに該当する者 1 3年以上公衆衛生の実務に従事した経験がある者 2 国立保健医療科学院の行う養成訓練課程を経た者 3 厚生労働大臣が認めた者	医師の保健所長の確保が著しく困難であるとき，以下のすべてに該当する者 1 厚生労働大臣が認めた者 2 5年以上公衆衛生の実務に従事した経験がある者 3 養成訓練課程を経た者

割を担っている．また，高齢者の保健事業と介護予防の一体的実施として低栄養防止および重症化予防の推進にもかかわっている．

B 地域における資源と連携

　地域保健活動を実施するにあたり，当該地域の特殊性を考慮しながら展開するが，その際，地域が有する資源を考慮するとともに，関係諸機関，関係者の連携を図り，健康なまちづくりを推進する必要がある．2012(平成24)年に改正された基本指針は，市町村が市町村保健センターを運営するにあたり，保健，医療，福祉の連携を図るための連携および協力体制の確立を図ること，**ソーシャルキャピタル***を活用した事業の展開に努めることなどを規定している．ソーシャルキャピタルには，ボランティア団体，健康増進員などの地区組織，町内会，学校などを中心としたネットワークなどがある．また，地方自治体は，これら人的および物的の地域資源を踏まえたうえで，**データヘルス計画**を策定し，量的および質的データの分析による地域診断を行い，**PDCA サイクル**に沿って，より効果的な地域保健事業の展開を行っている

***ソーシャルキャピタル**　ソーシャルキャピタルとは，「信頼」「規範」「ネットワーク」といった社会組織の特徴をいう．信頼に基づく社会的なつながり，人間関係などの人的資本や物的資本を意味する．

● データヘルス計画

● PDCA サイクル

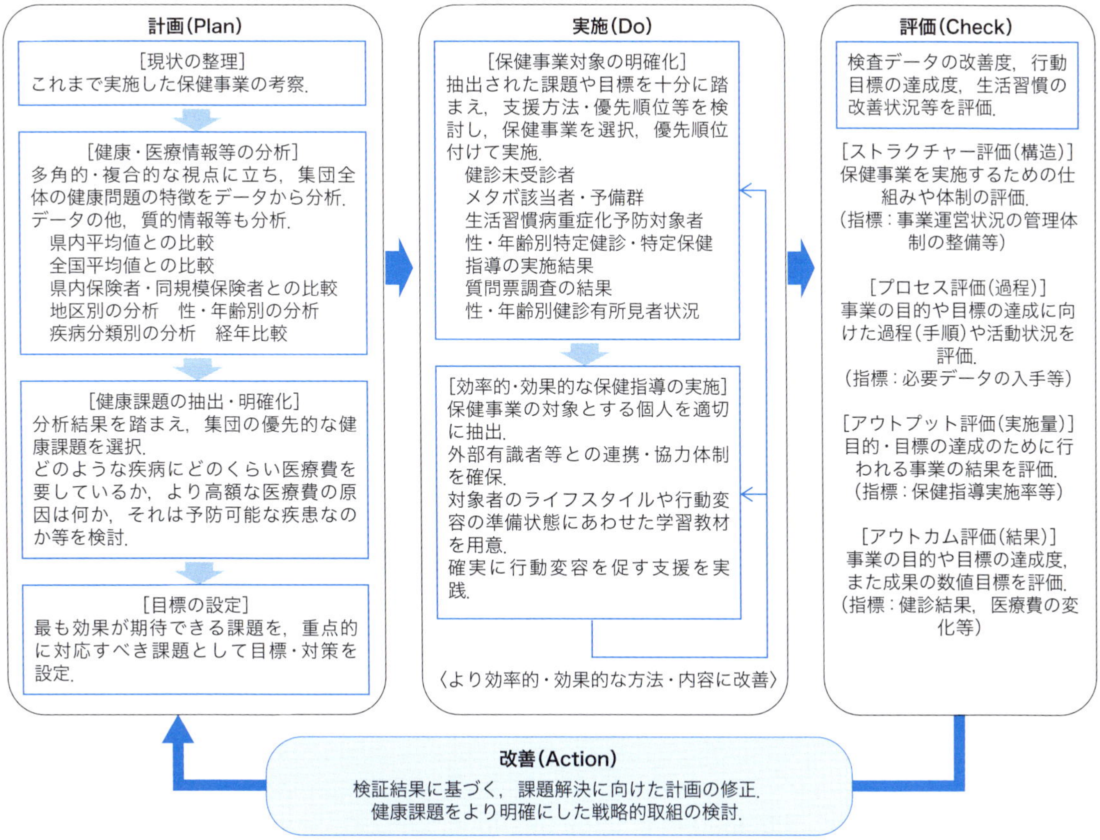

図8-2　地域保健におけるデータヘルス計画

[国民健康保険中央会：国保・後期高齢者ヘルスサポート事業ガイドライン(平成30年3月改定版)，p3より許諾を得て転載]

(図8-2).

介護予防の観点からは，地域における機関連携として，市町村が設置する**地域包括支援センター**があげられる．地域包括支援センターは，保健師，社会福祉士，主任介護支援専門員などが配置され，これらのチームアプローチにより，住民の健康の保持および生活の安定のために必要な援助を行うことにより，その保健医療の向上および福祉の増進を包括的に支援することを目的とする施設である（☞図11-2）．

●地域包括支援センター

C 地域における健康危機管理

地域保健には，平常時の地域保健活動のほか，大規模災害などの緊急時の業務としての有事対応をすべく**健康危機管理**の対応が含まれている．健康危機管理の基本的な枠組みは，1997（平成9）年に策定された厚生省健康危機管理指針［2001（平成13）年以降，厚生労働省健康危機管理指針］に示された．同指針は，医薬品，食中毒，感染症，飲料水の4分野について，健康危険情報の収集，提供体制，行政機関の発動要件などの実施体制について規定している．2001（平成13）年には「地域における健康危機管理について－地域健康危機管理ガイドライン－」が作成された（図8-3）．

●健康危機管理

食中毒については，事故発生時に，保健所は原因食品や病因物質の調査をすみやかに行い，被害の拡大や再発防止に努めている．また，**感染症**については，**感染症法**（☞第6章 E-■）に基づき，都道府県は情報収集，就業制限，入院，移送などの措置をとることができる．これまでにも SARS や新型インフルエンザなどの新興感染症および再興感染症などの健康危機に対応してきた．

●感染症法

さらに，**自然災害**については，2011（平成23）年の東日本大震災を受け，

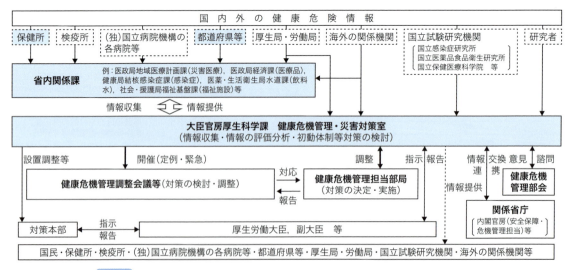

図8-3 厚生労働省健康危機管理体制のイメージ図［2019（令和1）年5月現在］
［厚生労働省：厚生労働省における健康危機管理施策についてより引用］

2012(平成24)年に改正された「地域保健対策の推進に関する基本指針」は，災害に備えた体制強化として，災害時の保健活動が効果的，効率的に行えるよう国と地方自治体の連携および地方自治体間の連携の強化による先遣的な情報収集体制の構築や，具体的な健康支援活動のあり方の共有などを推進すること，都道府県，保健所と市町村との平時からの連携体制の強化を通じて，保健所を中心とした災害時保健調整機能を確保するとともに，危機事案発生時における重層的，分野横断的な対応が可能となる体制を構築することを規定している．

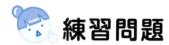

地域保健について，正しいものに○，誤っているものに×をつけよ．
(1) 医療計画は市町村単位で策定される．
(2) 保健所は，第2次世界大戦後に初めて設置された．
(3) 市町村保健センターの設置について規定しているのは地域保健法である．
(4) 保健所は都道府県のみが設置することができる．
(5) 市町村保健センターは，専門的および広域的な業務を取り扱う．
(6) 保健所長は必ず医師でなければならない．
(7) 地域保健法は健康増進計画の策定を明記している．
(8) 健康危機管理体制は保健所もその役割を担うことが示されている．

9 母子保健

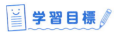 学習目標

1. 日本の主な母子保健制度や法律を理解できる．
2. 日本の主な母子保健指標や健康課題について説明できる．
3. 少子化社会の現状と対策について説明できる．

　乳幼児期の健康は，生涯にわたる健康づくりの基盤となるため，妊産婦，乳幼児の健康の保持および増進にかかわる母子保健は重要な分野として発展してきた．妊産婦，乳幼児は健康であっても急激に状態が悪化することがあるため，とくに保健上の配慮を要する．また，妊産婦や乳幼児は，地域社会

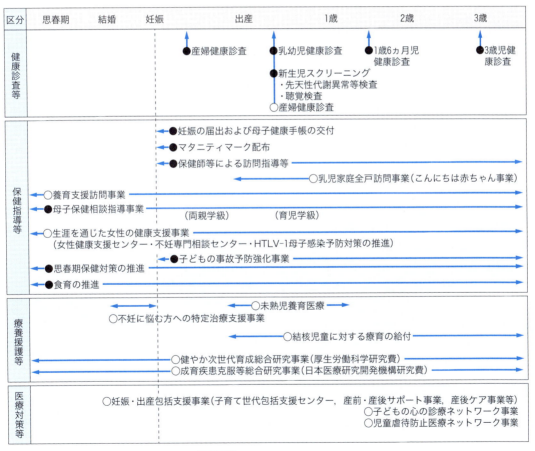

図9-1　母子保健対策の概要

○国庫補助事業　●一般財源による事業
[厚生労働統計協会（編）：国民衛生の動向 2019/2020, 2019 を参考に著者作成]

表 9-1 母子保健における用語の定義

妊産婦	妊娠中または出産後 1 年以内の女子
乳児	1 歳に満たない者
幼児	満 1 歳から小学校就学の始期に達するまでの者
保護者	親権を行う者, 未成年後見人その他の者で, 乳児または幼児を実際に監護する者
新生児	出生後 28 日を経過しない乳児
未熟児	身体の発育が未熟のまま出生した乳児であって, 正常児が出生時に有する諸機能を得るに至るまでのもの

表 9-2 母子保健指標の概要

出生数	918,400 人
合計特殊出生率	1.42
平均出生体重	男 3,050 g, 女 2,960 g
低出生体重児の割合	男 8.3%, 女 10.5%
乳児死亡	乳児死亡率 1.9(出生千対) 新生児死亡率(生後 4 週未満) 0.9(出生千対) 早期新生児死亡率(生後 1 週未満) 0.7(出生千対) 新生児死亡の乳児死亡に占める割合 45.8% 早期新生児死亡の乳児死亡に占める割合 35.1%
死産	死産率 20.9(出産千対) 自然死産率 9.9 人工死産率 11.0 全死産中に人工死産の占める割合 52.8%
周産期死亡	周産期死亡率 3.3(出産千対)
妊産婦死亡	妊産婦死亡数 31 人 妊産婦死亡率 3.3(出産 10 万対)

[厚生労働省:平成 30(2018)年人口動態統計より引用]

の信頼関係の醸成および紐帯形成にとって, 大きな役割を担っている. その家族が住む地域への安心感, 周囲からの思いやりに満ちた言葉や笑顔の 1 つひとつが親子を孤立させず, 地域や社会, 友人たちの中で次世代の健康をはぐくむことにつながり, 未来の社会を作っていく. 本章では, そのような母子を支えるシステムを学ぶことで, 国民の健康レベルの向上に寄与することを目標にしている.

母子保健についての理解を深めるため, 母子保健対策の概要を**図 9-1** に, 母子保健における用語の定義を**表 9-1** に, 母子保健指標の概要を**表 9-2** に示した.

A 母子保健法

日本では出生率の低下に伴う少子高齢化が進み, 児童を健全に生み育てていくことがますます重要な課題となっている. 1965(昭和 40)年に施行された**母子保健法**は, 「母性並びに乳児及び幼児の健康の保持及び増進を図るため, 母子保健に関する原理を明らかにするとともに, 母性並びに乳児及び幼児に対する保健指導, 健康診査, 医療その他の措置を講じ, もって国民保健の向上に寄与すること」を目的としている. 1994(平成 6)年に, 住民にとってより身近な母子保健サービスの提供を目指して母子保健法が改正され, 専門的サービスは都道府県が提供するものの, 基本的な母子保健事業は市区町村が提供することとなった. 母子保健を支える制度には保健指導, 健康診査(健診), 医療援護(公費負担医療や周産期医療対策), 母子保健の基盤整備[家族計画, 思春期保護, 不妊医療に対する経済的支援, 生殖補助医療技術, 乳幼児突然死症候群 sudden infant death syndrome(SIDS, ☞コラム)対策, 食育推進, 子どもの心の診療]などがある. 次世代の健全な育成のためには, 結婚前から妊娠, 出産, 育児期, 新生児期, 乳幼児期までを通じた切れ目の

●母子保健法

●乳幼児突然死症候群(SIDS)

ないサービス提供が不可欠である．

2018（平成30）年12月に成立した「成育医療等基本法案（以下，**成育基本法**）」は，「成育医療等の提供に関する基本理念を定め，国，地方公共団体，保護者及び医療関係者等の責務等を明らかにし，並びに成育医療等基本方針の策定について定めるとともに，成育医療等の提供に関する施策の基本となる事項を定めることにより，成育過程にある者及びその保護者並びに妊産婦に対し必要な成育医療等を切れ目なく提供するための施策を総合的に推進すること」を目的としている．基本的施策としては，「成育過程にある者及び妊産婦に対する医療」「成育過程にある者等に対する保健」「教育及び普及啓発」「記録の収集等に関する体制の整備等」「調査研究」を行い，保護者や妊産婦の孤立を防ぎ，虐待の予防や早期発見を推進することがある．

B 母子保健事業

母子保健事業は，①**健康診査等**，②**保健指導等**，③**訪問指導**，④**療養援護等**の4種類に大別される．母子保健事業には多くの項目があり，市区町村がほとんどすべての基本的サービスの実施主体となる．都道府県は市区町村に対し，技術的援助を行う（図9-2）．

事業にはこのほか，結核児童療育，乳児院への入院，小児慢性特定疾患治療研究事業などがある．

1 母子健康手帳

母子健康手帳により胎内から乳幼児期までの健康情報が把握できる

妊娠の届出および**母子健康手帳**の交付は，妊婦やその家族にとって大切な体験であり，行政機関にとっても母子保健サービスを提供する最初の機会となるため，この貴重な機会をより充実した母子保健サービスの提供につなげるために活用することが望ましい．

●母子健康手帳

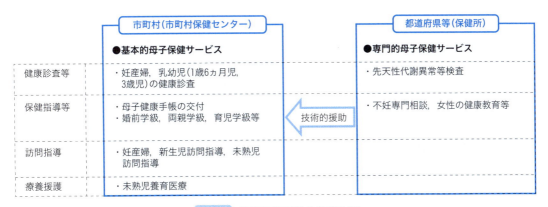

図9-2 母子保健事業の推進体制

［厚生労働省：平成30年版 厚生労働白書 資料編を参考に著者作成］

省令様式	妊産婦向け	子の保護者の生年月日，職業，居住地 出生届出済証明(氏名，性別，出生日時，出生場所) 妊婦の健康状態など(身長，体重，BMI，結婚年齢，既往歴，既往妊娠，生活習慣，夫の健康など) 妊婦の職業と環境(職業，労働環境，産前・産後・育児休業，住環境など) 妊婦自身の記録(体調や気持ち，分娩前の準備，連絡先など) 妊娠中の経過(子宮底長，腹囲，体重，血圧，浮腫，尿糖，尿蛋白，その他検査結果など) 検査記録(血液型，感染症検査結果など) 母親(両親)学級受講記録 妊娠中と産後の歯の状態 出産の状態(娩出日時，分娩経過，分娩方法，分娩所要時間，出血量，輸血の有無など) 出産時の児の状態(体重，身長，頭囲，胸囲など) 出産後の母体の経過(子宮復古，悪露，乳房の状態，血圧，尿蛋白，尿糖，体重など) 早期新生児期【生後1週間以内】，後期新生児期【生後1〜4週】の経過
	乳幼児向け	健康診査結果と保護者の記録 身体発育曲線(乳児・幼児) 予防接種の記録
任意様式	乳幼児・学童向け	予防接種スケジュールの例 今までにかかった主な病気 歯の健康診査，保健指導，予防処置 妊娠・出産・子育て，小児の疾患に関する情報提供 お母さん・お父さんの悩みや子育てに関する相談先 事故予防 乳幼児の栄養 働く女性・男性のための出産，育児に関する制度 主な医療給付などの制度

図 9-3　母子健康手帳の内容

　母子健康手帳の最も大きな意義は，妊娠期から乳幼児期までの健康に関する重要な情報が1つの手帳で管理されるということである．母子健康手帳は，妊娠期から産後まで，新生児期から乳幼児期まで一貫して，健康の記録を必要に応じて医療関係者が記載・参照し，また保護者自らも記載し管理できるよう工夫された，家族・医療機関・行政機関を結ぶ母子保健のツールである．たとえば妊婦健康診査や乳幼児健康診査など各種の健診や訪問指導，保健指導の母子保健サービスを受けた際の記録や，予防接種の接種状況の記録がなされる．これらが1つの手帳に記載されるため，異なる場所で，異なる時期に，異なる専門職が母子保健サービスを行う場合でも，これまでの記録を参照するなどして，継続性・一貫性のあるケアを提供できるメリットがある(母子保健法第16条で規定)．

　さらに，母子健康手帳には，妊娠期から乳幼児期までのケアに必要な情報が記載されており，妊娠・出産や子育てについて信頼のできる情報を提供する媒体として有用である．その他，母子健康手帳には妊婦や保護者が，妊娠中や出生時・誕生日などの折々にそのときの気持ちなどを記録できる欄が設けられており，家族の子育て期の記録，子育て支援ツールとしての活用も期待されている．

　厚生労働省令第7条母子保健法施行規則(昭和40年厚生省令第55号)様式第3号において様式が定められている省令様式のほか，日常生活上の注意や乳幼児の養育に必要な情報などを示した面を別に設けるものとされており，この様式については厚生労働省から通知によって作成例が示されている(図9-3)．主な内容は，日常生活上の注意，子育て上の注意，妊産婦・乳幼児の栄養の摂取方法，予防接種に関する情報などがあり，各市区町村の判断で独

B. 母子保健事業　　257

自の制度など具体的な記載内容を作成することが可能となっている.

2 乳幼児健康診査

成長・発達をさまたげる要因を早期発見するため乳幼児健康診査を行う

　母子保健法(第1条,第12条,第13条)には疾病などに対する予防措置として,乳幼児の健康保持および増進のために身体の異常の有無を早期に発見し,適切な指導をするための健診を行い,乳幼児の健康に役立てることを目的として乳幼児健康診査を実施することが記載されている.乳幼児健診は母子保健法に基づき子どもと親の健康を守る「母子保健事業」の根幹をなす事業であり,市区町村が1歳6ヵ月児および3歳児に対して,健診を実施すること(第12条),および,妊産婦,乳児,幼児に必要に応じて健診を実施する(第13条)よう義務付けられている(図9-1).基本的には法的根拠により日本中どこの地域でも同じシステムで利用できるよう,母子保健法施行規則第2条に1歳6ヵ月児健診における健診項目と3歳児健診における健診項目が定められている[2008(平成20)年3月31日:厚生労働省令第77号].健診項目は時代の流れとともに内容が変化し,健診における疾病やリスクの発見というスクリーニング機能は依然として健診の重要な目的であるが,最近では児童虐待のリスク項目,発達障害のチェック項目などに重点がおかれるようになった.

●乳幼児健康診査

3 先天性代謝異常等検査(新生児マススクリーニング)

●先天性代謝異常等検査

先天性代謝異常疾患を早期発見し治療するためマススクリーニングを行う

　新生児を対象として早期発見・早期治療を行うことにより,重篤な障害を

表9-3　先天性代謝異常等検査の対象疾患

疾　患	症　状	検　査	治療法	発見率*
フェニルケトン尿症	知能の発達障害や赤毛,色白などのメラニン色素欠乏症状	タンデムマス法	低フェニルアラニン食餌療法	約7万人に1人
ホモシスチン尿症	知的障害,精神症状,骨格異常,水晶体亜脱臼,けいれん,血栓症	タンデムマス法	ビタミンB_6,葉酸などのビタミン療法	約23万人に1人
メープルシロップ尿症	意識障害,けいれん,こん睡	タンデムマス法	特殊ミルク	約51万人に1人
ガラクトース血症	白内障,知的障害,嘔吐,下痢,肝障害	酵素化学的測定法,ボイトラー法	乳糖除去ミルク	約3.8万人に1人
先天性甲状腺機能低下症(クレチン症)	低体温,不活発,呼吸障害,黄疸,浮腫	免疫化学的測定法	甲状腺ホルモン(T_4)投与	約2,700人に1人
先天性副腎過形成症	発育不良,女児の外性器の男性化,脱水,全身色素沈着	免疫化学的測定法またはタンデムマス法	副腎皮質ホルモン補充療法	約1.6万人に1人
脂肪酸代謝異常症,有機酸代謝異常症,アミノ酸代謝異常症	嘔吐,哺乳不良,嗜眠,筋緊張低下,呼吸障害,ケトアシドーシス発作,発達障害	タンデムマス法	特殊ミルク等の食事療法,薬物療法	約9,000人に1人

*厚生労働省:先天性代謝異常等検査実施状況(平成29年度)「患者発見率」を参考に著者作成

防ぐ目的で行われている．たとえばクレチン症は約 4,000 人に 1 人と高い頻度であり，マススクリーニングで異常が発見され早い段階で確定診断がついた場合には早期の治療で障害を防ぐことができる．また，小児慢性特定疾患の対象となり，公費負担による医療給付を受けられる（**表 9-3**）．

C 母子保健施策

1 健やか親子 21

「健やか親子 21」は母子保健制度の指標と目標を示したものである

　日本の母子保健は世界最高水準にあるが，一方で思春期における健康問題や親子の心の問題，周産期・小児救急医療の確保などの新たな課題も生じている．「健やか親子 21」は，このような課題について，21 世紀の母子保健の取り組みの方向性と指標や目標を示したものであり，2001（平成 13）年から 10 年計画で，その達成に取り組む国民運動計画である．現在は，2013（平成 25）年にとりまとめられた最終評価報告書で示された今後の課題や提言をもとに，2015（平成 27）年度から始まった「健やか親子 21（第 2 次）」の課題が，**表 9-4** のようにまとめられている．

● 健やか親子 21

　健やか親子 21（第 2 次）の主要課題には「すべての子どもが健やかに育つ社会」が掲げられている．その基盤課題Aとして「切れ目ない妊産婦・乳幼児への保健対策」が挙げられ，評価指標として「乳幼児健康診査に満足している者の割合」や「育児支援に重点をおいた乳幼児健康診査を行っている自治体の割合」があげられている（**表 9-5**）．健診の場において子どもの健全な

表 9-4 「健やか親子 21（第 2 次）」における課題の概要

	課題名	課題の説明
基盤課題 A	切れ目ない妊産婦・乳幼児への保健対策	妊娠・出産・育児期における母子保健対策の充実に取り組むとともに，各事業間や関連機関間の有機的な連携体制の強化や，情報の利活用，母子保健事業の評価・分析体制の構築を図ることにより，切れ目ない支援体制の構築を目指す．
基盤課題 B	学童期・思春期から成人期に向けた保健対策	児童生徒自らが，心身の健康に関心を持ち，よりよい将来を生きるため，健康の維持・向上に取り組めるよう，多分野の協働による健康教育の推進と次世代の健康を支える社会の実現を目指す．
基盤課題 C	子どもの健やかな成長を見守り育む地域づくり	社会全体で子どもの健やかな成長を見守り，子育て世代の親を孤立させないよう支えていく地域づくりを目指す．具体的には，国や地方公共団体による子育て支援施策の拡充に限らず，地域にあるさまざまな資源（NPO や民間団体，母子愛育会や母子保健推進員など）との連携や役割分担の明確化があげられる．
重点課題①	育てにくさを感じる親に寄り添う支援	親子が発信するさまざまな育てにくさ^(※)のサインを受け止め，丁寧に向き合い，子育てに寄り添う支援の充実を図ることを重点課題の 1 つとする． （※）育てにくさとは：子育てにかかわる者が感じる育児上の困難感で，その背景として，子どもの要因，親の要因，親子関係に関する要因，支援状況を含めた環境に関する要因など多面的な要素を含む．育てにくさの概念は広く，一部には発達障害などが原因となっている場合がある．
重点課題②	妊娠期からの児童虐待防止対策	児童虐待を防止するための対策として，①発生予防には，妊娠届出時など妊娠期からかかわることが重要であること，②早期発見・早期対応には，新生児訪問などの母子保健事業と関係機関の連携強化が必要であることから重点課題の 1 つとする．

C. 母子保健施策　259

表 9-5 「健やか親子 21（第 2 次）」における指標の構成について

	指標の概要	具体例
健康水準の指標	・目標に向けた全体的な評価指標（アウトカム指標）となるもので，「健康行動の指標」の改善の結果を示すものである（例：保健統計やQOL） ・国全体で改善を目指す指標	・児童・生徒における痩身傾向児の割合 ・むし歯のない 3 歳児の割合など
健康行動の指標	・健康を促進，または阻害する個人の行動や環境要因（自然環境，社会環境など）に関する指標	・妊娠中の妊婦の喫煙率，飲酒率 ・マタニティマークを知っている国民の割合など
環境整備の指標	・地方公共団体や，専門団体，学校，民間団体，企業などの取り組み，各種関係団体との連携に関する指標 ・健康行動の指標の改善に向けた支援体制の整備に関する指標	・特定妊婦，要支援家庭，要保護家庭など支援の必要な親に対して，グループ活動などによる支援（市町村への支援も含む）をしている県型保健所の割合など
参考とする指標	・目標を設定しないが，今後も継続して経過をみていく必要があるもの ・現段階では目標を含めた指標化は困難であるが，「参考とする指標」として取り組みをうながし，中間評価以降において，目標を掲げた指標として設定を目指すものも含む	・周産期死亡率 ・災害などの突発事項が発生したときに，妊産婦の受入体制について検討している都道府県の割合など

成長・発達を支援することは，近年の虐待の増加，子育ての孤立化，発達障害児の増加など，子育てにおけるさまざまな問題や困難が表在化している中で，地域や周囲が子育てに対する不安や悩みを解消し，親が子どもに適切にかかわっていけるような子育て支援を充実させることにつながる．日本の乳幼児健診の制度を利活用し，妊娠中，出生後，そして就学時健診に至るすべての検診を網羅し，医療・保健・教育など領域を越えて継続的な子どもの健康支援に応用することが求められる．

　母子保健計画は母子保健課長通知に基づき市町村で作成されており，1997（平成 9）年から母子保健計画（市町村）の策定と見直しが行われたものの，その後，2003（平成 15）年に策定された次世代育成支援対策推進法に基づく次世代育成支援行動計画（都道府県・市町村）の一部として位置付けてよいことになり，どの計画に位置付けられるか，取り組みや実施体制などが自治体ごとに異なる状況となっていることが「健やか親子 21」の最終評価で示された．健やか親子 21（第 2 次）では評価指標のうち「健康水準の指標」や「健康行動の指標」を把握する設問を全国共通の指標として調査しており，事業計画に基づいた評価を定期的に行う体制を整え，効果的な事業の運営を図ることを推進している．

コラム　乳幼児突然死症候群（SIDS）

乳幼児突然死症候群 sudden infant death syndrome（**SIDS**）とは，それまでの健康状態および既往歴からその死亡が予測できず，しかも死亡状況調査および解剖検査によってもその原因が同定されない，原則として1歳未満の児に突然の死をもたらす症候群である．日本での発症頻度はおおよそ出生6,000～7,000人に1人と推定され，生後2～6ヵ月に多く，まれに1歳以上で発症することがある．SIDSの発生率を高める3つのリスク要因：「うつぶせ寝」，「喫煙」，「人工乳での哺育」を減らすため，予防策として，①あおむけ寝の推進，②両親の禁煙，③母乳栄養推進について啓発・普及活動をしている．
［厚生労働省SIDS研究班：乳幼児突然死症候群（SIDS）診断ガイドライン（第2版），2012］

コラム　日本にみられる出生体重の減少

日本では，1975（昭和50）年を境に，平均出生体重が増加から減少に転じ，2005（平成17）年頃以降は横ばいとなっている（図9-4）．出生体重の減少に関しては，健やか親子21の第2回中間評価の際に第3課題の重点事項として取り上げられた．

2018（平成30）年の全出生数における極低出生体重児（出生時1,500 g未満）の割合は0.7％，低出生体重児の割合は9.4％と横ばいである．健康日本21（第二次）推進においても引き続き妊婦や子どもの健やかな健康増進に向けた取り組みへの具体的な目標として，「適正体重の子どもの増加」があげられている．

乳幼児身体発育評価マニュアルでは，低出生体重児増加の要因として，多胎妊娠，妊娠前の母親のやせ，低栄養，妊娠中の体重増加抑制，喫煙などの因子が報告されており，全出生数中の低出生体重児の割合を減少傾向に導くため，これらの因子の軽減に向けて取り組む必要があることが明らかになった．

昭和50年代には，第1次国民健康づくり運動が始まり，適切な栄養，運動，休養によって成人病（今日の生活習慣病）を予防することの重要性が唱えられた．この頃より妊娠中の体重の過剰な増加が戒められるようになり，妊娠中の体重増加が過ぎるとその後の肥満につながる懸念から，妊娠中の栄養指導に関しても摂りすぎを防ぐことに力点がおかれるようになった．これに加えて女性の間で細い体型が好まれる風潮が強くなり，妊娠中の栄養摂取が控えられるようになったこと，妊娠中の体重増加が減少していることに対し，2006（平成18）年には妊産婦のための食生活指針が出され，それまで妊娠中の体重増加を10 kg以下に抑えることが慣習化されていたのを見直し，非妊時にやせ（BMI 18.5未満）の女性の場合，妊娠中の体重増加は9～12 kg，普通の体格（BMI 18.5～25.0）の場合は7～12 kg，肥満（BMI 25.0以上）の場合個別指導のように推奨体重増加に下限が設けられるようになった．

近年の欧米における疫学研究から，胎児期に低栄養にさらされ，発育不良であった児はその栄養状態に適応してエネルギー倹約体質となる「胎児プログラ

ミング仮説」や成人期の疾患が胎児期・乳幼児期の低栄養環境に起因するという"成人疾患胎児起源説（バーカー仮説）"が注目されるようになり，現在ではこれらの仮説が進化生物学や周産期生理学の裏付けをもとに「Development Origins of Health and Disease（DOHaD，ドーハッド）学説」となって研究が続けられている．

欧米では母子コホート研究が盛んで，古くから大小さまざまな母子コホート研究が行われてきた．たとえば19世紀の豊作と飢餓が子どもや孫にいかなる長期にわたる影響を与えるかについて調べた結果，妊娠・出産時の子宮内環境は胎児期ばかりでなく成人期になって以降も健康状態に影響を与えることを明らかにし，低出生体重と循環器疾患や肥満など生活習慣病との関連を研究する基礎が築かれた．日本でも出生体重減少により将来のメタボリックシンドロームや循環器疾患が増加するのではないかと懸念されているため，さらなる疫学調査と妊婦への情報提供が必要とされている．

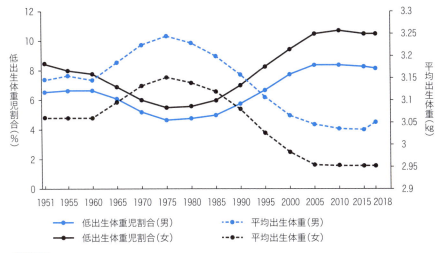

図9-4 低出生体重児割合と平均出生体重の推移［1951〜2018（昭和26〜平成30）年］
［厚生労働省：平成30年人口動態統計（確定値）の概況を参考に著者作成］

2 少子化対策，子ども・子育て支援新制度

▲ 進行する少子化社会の解決に向けてさまざまな対策が打ち出されている

少子化の影響は，人口減少や，単独老人世帯の増加，国家の財政基盤を支える税収入減少など，さまざまな形で現れる．若い世代が子どもを持たなくなった背景には，晩婚化，仕事と家庭の両立のむずかしさ，子育て環境の悪化などの説がある．このような状況に鑑み，子ども・子育て支援新制度では，子どもと子育てを応援し社会全体で子育てを支えることを目的とし，①子どもが主人公（チルドレン・ファースト），②「少子化対策」から「子ども・子育て支援」へ，③生活と仕事と子育ての調和を目標としている．

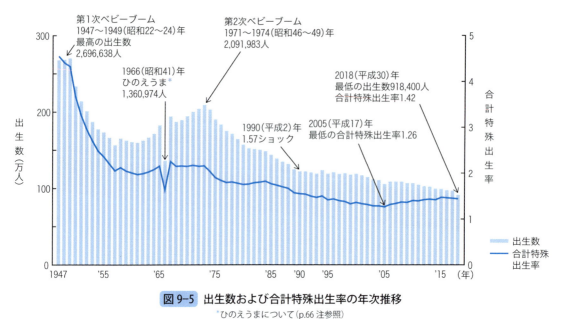

図 9-5 出生数および合計特殊出生率の年次推移
＊ひのえうまについて（p.66 注参照）
［厚生労働省：人口動態調査 平成30年我が国の人口動態（平成28年までの動向），平成30年 人口動態統計（確定値）の概況を参考に著者作成］

a 背景

合計特殊出生率は，「その年次の15～49歳の女性の年齢別出生率の合計」として算出されるもので，1人の女性が仮にその年次の年齢別出生率で一生の間に生むとしたときの子どもの数に相当する．これをみると，1970（昭和45）年の2.13から2005（平成17）年の1.26まで低下傾向で推移していたが，その後上昇傾向に転じ，2018（平成30）年には1.42となっている（図9-5）．

b 少子化対策の経緯

1990（平成2）年の「1.57ショック＊」を契機に，政府は，仕事と子育ての両立支援など子どもを生み育てやすい環境づくりに向けての対策の検討を始め，その後エンゼルプラン，新エンゼルプラン，子ども・子育て応援プランなどさまざまな少子化対策が打ち出されてきた（表9-6）．

＊**1.57ショック** 1989（平成1）年の合計特殊出生率が1.57であり，「ひのえうま」という特殊要因により過去最低であった1966（昭和41）年の合計特殊出生率1.58を下回ったことが判明したときの衝撃を指している．

c 子ども・子育て支援新制度の要点

「子ども・子育て支援新制度」（図9-6）とは，2012（平成24）年8月に成立した「子ども・子育て支援法」，「認定こども園法の一部改正」，「子ども・子育て支援法及び認定こども園法の一部改正法の施行に伴う関係法律の整備等に関する法律」の子ども・子育て関連3法に基づく制度のことをいう．制度ごとに異なる政府の推進体制を整備（内閣府に子ども・子育て本部を設置）し，「認定こども園，幼稚園，保育所を通じた共通の給付（『施設型給付』）及び小規模保育等への給付（『地域型保育給付』）の創設」「認定こども園制度の改善（幼保連携型認定こども園の改善等）」「地域の実情に応じた子ども・子育て支援」「子ども・子育て会議の設置」を実施内容とする．2015（平成27）年4

C. 母子保健施策　263

表 9-6　少子化対策の経緯

①エンゼルプランと新エンゼルプラン	1994(平成 6)年「今後の子育て支援のための施策の基本的方向について」(エンゼルプラン) 1999(平成 11)年「重点的に推進すべき少子化対策の具体的実施計画について」(新エンゼルプラン)
②次世代育成支援対策推進法	2003(平成 15)年，地方公共団体および企業における 10 年間の集中的・計画的な取り組みを促進するため，「次世代育成支援対策推進法」制定
③少子化社会対策基本法，少子化社会対策大綱および子ども・子育て応援プラン	2003(平成 15)年，議員立法により「少子化社会対策基本法」制定(同年 9 月から施行) 2004(平成 16)年，同法に基づく総合的かつ長期的な少子化に対処するための施策の指針である「少子化社会対策大綱」(以下，「大綱」という)閣議決定，および「少子化社会対策大綱に基づく具体的実施計画について」(子ども・子育て応援プラン)策定 2012(平成 24)年(第 2 回目)の閣議決定を経て，2015(平成 27)年(第 3 回目)の大綱では今後 5 年間を「集中取組期間」と位置付け，重点課題(子育て支援施策充実，若い年齢での結婚・出産希望の実現，多子世帯へいっそうの配慮，男女の働き方改革，地域の実情に即した取組強化)を設定し，政策を効果的かつ集中的に投入することとなった．
④「子どもと家族を応援する日本」重点戦略	2007(平成 19)年「子どもと家族を応援する日本」重点戦略が取りまとめられ，同年「仕事と生活の調和(ワーク・ライフ・バランス)憲章」および「仕事と生活の調和推進のための行動指針」で働き方の見直しによる仕事と生活の調和が提唱された．
⑤子ども・子育てビジョン	2010(平成 22)年，少子化社会対策会議を経て，「子ども・子育てビジョン」(以下，「ビジョン」という)閣議決定．ビジョンでは，次代を担う子どもたちが健やかにたくましく育ち，子どもの笑顔があふれる社会のために，子どもと子育てを全力で応援することを目的として，「子どもが主人公(チルドレン・ファースト)」という考え方のもと，これまでの「少子化対策」から「子ども・子育て支援」へと視点を移し，社会全体で子育てを支えるとともに，「生活と仕事と子育ての調和」を目指すこととされた．
⑥子ども・子育て支援新制度	2012(平成 24)年より子ども・子育て支援関連の制度・財源・給付を一元化するとともに，制度の実施主体を市区町村(基礎自治体)とし，国・都道府県などが制度の実施を重層的に支える一元的な制度として，「子ども・子育て新システム」を構築した(図 9-6)．

月から本格施行され，基礎自治体(市町村)が実施主体である．

③ 児童虐待防止法

▲ 児童虐待事例が増加しており，予防のためのさまざまな取り組みがなされている

　子育てにおけるさまざまな問題や困難を補うためには，妊娠期から継続したきめ細かい地域や専門家のサポートで，親の子育てに対する不安や障害を取り除き，子どもと親の愛着形成をはぐくむことが必要である．

　厚生労働省は「少子化危機突破のための緊急対策[2013(平成 25)年 6 月 7 日少子化社会対策会議決定]」などに基づき，2014(平成 26)年度から産科医療機関からの退院直後の母子に心身のケアや育児のサポートなどを行う産後ケア事業を含め，各地域の特性に応じた妊娠から出産，子育て期までの切れ目ない支援を行うためのモデル事業を実施している．

a 産後ケア事業

　出産後は母体の出血，感染，うつなどの発症率が高く，産後の身体の回復には平均して 6 週間かかることがわかっている．この期間は妊娠中に胎盤から分泌されていたホルモンが急激に減少することにより心理状態の変化が最も大きく，育児に不安を持つのもこの時期が一番多い．このように，心身ともに負担の大きい産褥婦が家事や育児の援助，休養・栄養管理など産後の回

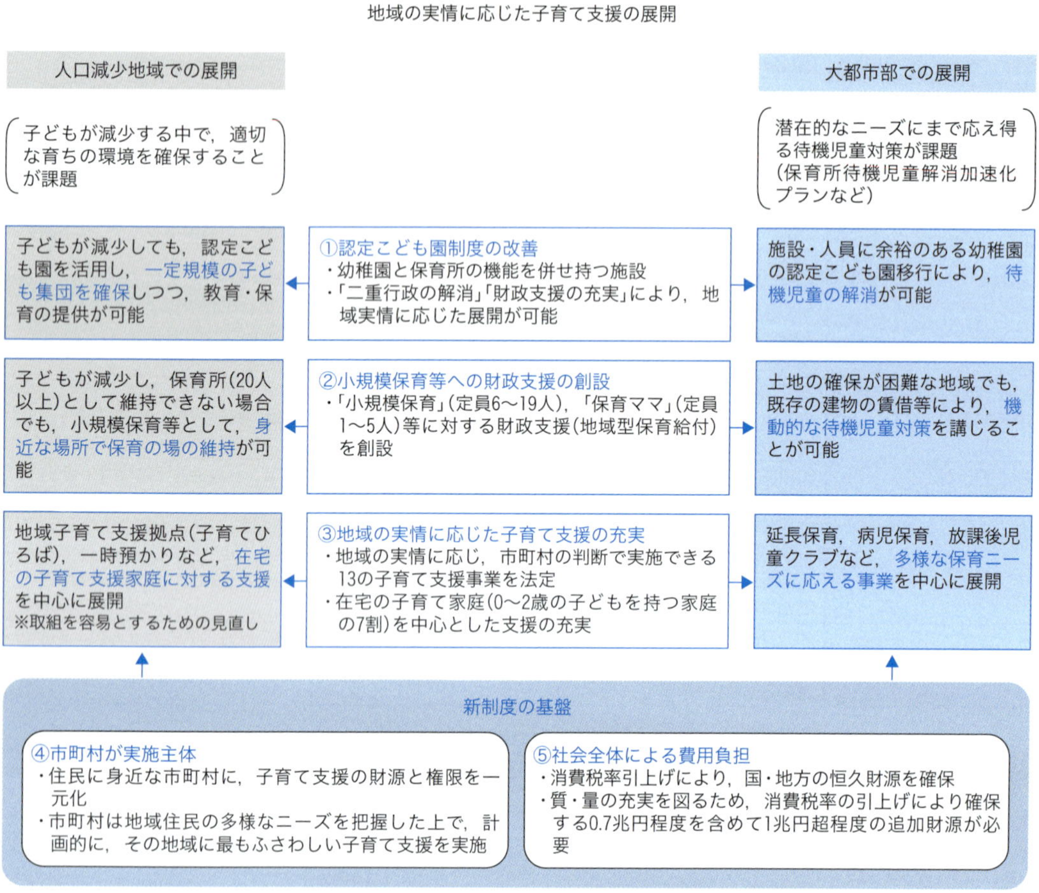

地域の実情に応じた子育て支援の展開

人口減少地域での展開		大都市部での展開
子どもが減少する中で，適切な育ちの環境を確保することが課題		潜在的なニーズにまで応え得る待機児童対策が課題（保育所待機児童解消加速化プランなど）

子どもが減少しても，認定こども園を活用し，一定規模の子ども集団を確保しつつ，教育・保育の提供が可能	①認定こども園制度の改善 ・幼稚園と保育所の機能を併せ持つ施設 ・「二重行政の解消」「財政支援の充実」により，地域実情に応じた展開が可能	施設・人員に余裕のある幼稚園の認定こども園移行により，待機児童の解消が可能
子どもが減少し，保育所（20人以上）として維持できない場合でも，小規模保育等として，身近な場所で保育の場の維持が可能	②小規模保育等への財政支援の創設 ・「小規模保育」（定員6〜19人），「保育ママ」（定員1〜5人）等に対する財政支援（地域型保育給付）を創設	土地の確保が困難な地域でも，既存の建物の賃借等により，機動的な待機児童対策を講じることが可能
地域子育て支援拠点（子育てひろば），一時預かりなど，在宅の子育て支援家庭に対する支援を中心に展開 ※取組を容易とするための見直し	③地域の実情に応じた子育て支援の充実 ・地域の実情に応じ，市町村の判断で実施できる13の子育て支援事業を法定 ・在宅の子育て家庭（0〜2歳の子どもを持つ家庭の7割）を中心とした支援の充実	延長保育，病児保育，放課後児童クラブなど，多様な保育ニーズに応える事業を中心に展開

新制度の基盤

④市町村が実施主体
・住民に身近な市町村に，子育て支援の財源と権限を一元化
・市町村は地域住民の多様なニーズを把握した上で，計画的に，その地域に最もふさわしい子育て支援を実施

⑤社会全体による費用負担
・消費税率引上げにより，国・地方の恒久財源を確保
・質・量の充実を図るため，消費税率の引上げにより確保する0.7兆円程度を含めて1兆円超程度の追加財源が必要

図 9-6 子ども・子育て支援新制度の概要
［内閣府：子ども・子育て支援新制度について（令和元年6月）より引用］

復に必要な日常生活のケアを受けるため，市町村が助産所に委託し，原則として7日まで入所利用できるようにする事業を産後ケア事業といい，1992（平成4）年から厚生労働省が全国の自治体に呼びかけて始まった．母児の愛着形成を助けるため，母親が十分休養し自信を持って育児をスタートできるようサポートすることが目的である．

b 出生前小児保健指導（プレネイタル・ビジット）

出産を控えた妊婦とその家族に対し，地方自治体の担当者あるいは産婦人科医が小児科医を紹介し，小児科医が妊婦に対して育児相談に乗ることにより母親の育児不安を解消し，良好な親子関係のスタートを切ることができるようにサポートすることが狙いである．出産後に無理なく育児を始められるよう妊娠中から準備をし，かかりつけ医を確保することで出産後の医療機関受診のイメージづくりをし，養育者の安心感をもたらす効果があるといわれている．

練習問題

母子保健について，正しいものに○，誤っているものに×をつけよ．

(1) 健やか親子21における乳幼児突然死症候群の予防対策には，母乳栄養の推進，母親の禁煙，あおむけ寝の推進，父親の禁煙がある．
(2) 合計特殊出生率は，1人の女性が生涯に生む女児数である．
(3) 新生児死亡は，生後4週未満の死亡である．
(4) 周産期死亡数は，妊娠満22週以後の死産数と生後1週間未満の早期新生児死亡数の和である．
(5) 未熟児養育医療は，小児慢性特定疾患治療研究事業の一環として行われる．
(6) 特定不妊治療費助成事業，先天性代謝異常検査は，都道府県が実施主体である．
(7) 「健やか親子21(第2次)」では，思春期の自殺の防止を含む子どもの心の問題への取り組みを強化することを重点課題としている．
(8) 低出生体重児割合の低下に向けた取り組みの強化が望まれている．
(9) 妊娠期からの子どもの虐待防止対策には，さらなる強化が必要である．
(10) 「健やか親子21(第2次)」の主要課題には，先天性代謝異常等検査の拡充が含まれている．
(11) 母子保健事業の4本柱とは，①健康診査等，②保健指導等，③訪問指導，④療養援護等である．

10 成人保健

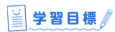 学習目標

1. 成人期における予防対策の特徴を説明できる.
2. 特定健康診査・特定保健指導が導入された背景と概要を説明できる.
3. 特定健康診査・特定保健指導の評価について説明できる.

A 生活習慣病の発症予防と重症化予防

　成人期から加齢とともにその発症や死亡のリスクが高まる疾患群のことを，かつては「成人病」と呼んでいた．これは，当時の厚生省が行政的に使用しはじめた言葉で，がん・脳卒中・心臓病を「三大成人病」と称し，主に40歳以降を対象とした集団検診での早期発見・早期治療による対策が開始された．したがって，この概念は二次予防を主眼においたものといえる．しかし，糖尿病，高血圧，動脈硬化などは，成人以前の小児期からもリスクの進展がみられ，またそれらの要因は若年期からの生活習慣の積み重ねであることが強調されるようになってきた．そこで，より一次予防に重点をおいた概念として，1996（平成8）年の厚生省公衆衛生審議会において，「生活習慣病」という名称が提唱された．

　第5章で解説したように，疾病の予防・管理のためには，各疾病の自然史を理解したうえで，一次予防・二次予防・三次予防を適切に選択あるいは組み合わせて，効果的な対策を行うことが必要である．とくに，2000（平成12）年から開始された「健康日本21」においては，疾病の一次予防がより重視されるようになった．一方，急速に進む高齢化で医療費が増大する中で，その増大を抑えるためには，一次予防に加えて，高血圧，糖尿病などのリスクや疾病を有する者に対して，保健指導や医療的介入により積極的な管理を行い，重症化（例：糖尿病や高血圧が進展することにより起こる腎障害，さらには人工透析導入）を予防することも重要となる．したがって，そのようなリスクを有する者を見出すための検診（健診）と，リスク状態に応じて，医療機関への受診勧奨や生活習慣改善のための指導を強力に行うことが必要となる．また，仮に医療機関において当該疾患に対する治療（例：糖尿病に対する経口薬の投与）が行われていても，生活習慣指導（例：食事指導）が十分行われていない場合や，コントロールが悪いために合併症（例：血糖コントロールが悪く慢性腎症に進展）が生じることもある．そのため，医療機関での適切な疾病管理を含めて，重症化予防を推し進めることが重要となる．第8章で解説した医療保険者によるデータヘルス計画とそれに基づく各種保健事業では，医療機関との連携による生活習慣病の重症化予防対策も重要な要

素となっている．また，「日本人の食事摂取基準」においても，2015(平成27)年版から生活習慣病の発症予防に加えて，重症化予防もその目的として追加され，関連する栄養素の目標量設定の項で解説がなされるようになった．

　成人期は，生活習慣病のリスクや症状が顕在化し，その進展によりさらに重度な健康障害が生じる時期である．また，働き盛り世代でもあり，世帯を支え，また社会の経済的基盤を支えている世代である．そのようなことから，産業保健(☞第12章)，地域保健(☞第8章)，医療制度(☞第7章)の中で，総合的に成人期の人々の生活と健康を支援する体制を作っていくことが重要である．本章では，保健と医療をつなげる制度として，2008(平成20)年に導入された特定健康診査・特定保健指導を中心に解説をする．

●特定健康診査・特定保健指導

B 特定健康診査・特定保健指導

1 特定健康診査・特定保健指導制度が導入された背景

> 高齢化で増大する医療費の適正化を目的に，高齢者医療確保法に基づき，メタボリックシンドロームに着目した予防対策が医療保険者に義務化された

　前項で述べたように，急速に進む高齢化の中で，予防可能な疾病である生活習慣病を管理(発症予防，重症化予防)し，医療費や介護負担の増大を抑える必要性が増してきた．2006(平成18)年には，医療制度改革として，医療提供体制の見直しと生活習慣病対策の推進が打ち出され，2008(平成20)年から特定健康診査・特定保健指導制度が導入された．これは，2008(平成20)年に老人保健法の全面改正により「高齢者の医療の確保に関する法律」(以下，高齢者医療確保法)と名称変更された法律に基づいて行われる．高齢者医療確保法の第1条では，「国民の高齢期における適切な医療の確保を図るため，医療費の適正化を推進するための計画の作成及び保険者による健康診査等の実施に関する措置を講ずるとともに，高齢者の医療について，国民の共同連帯の理念等に基づき，前期高齢者に係る保険者間の費用負担の調整，後期高齢者に対する適切な医療の給付等を行うために必要な制度を設け，もつて国民保健の向上及び高齢者の福祉の増進を図ることを目的とする」としている．そして，「保険者は，特定健康診査等基本指針に即して，6年ごとに，6年を1期として，特定健康診査等の実施に関する計画を定めること」(第19条)，「保険者は，特定健康診査等実施計画に基づき，40歳以上の加入者に対し，特定健康診査を行うものとすること」(第20条)，「特定保健指導を行うこと」(第24条)が定められている．

●高齢者の医療の確保に関する法律

　このように，高齢者医療確保法の中心的な目的には「医療費の適正化」がある．従来の地域や職域などでの循環器疾患を中心とする健診やその後の保健指導は，健康増進・疾病予防という目的で，たとえば市町村保健センターなどの自治体の保健部門が担当してきた．一方，2008(平成20)年からの制度では，それらの実施は医療保険者の責務となり，被保険者に対する医療費

●医療費の適正化

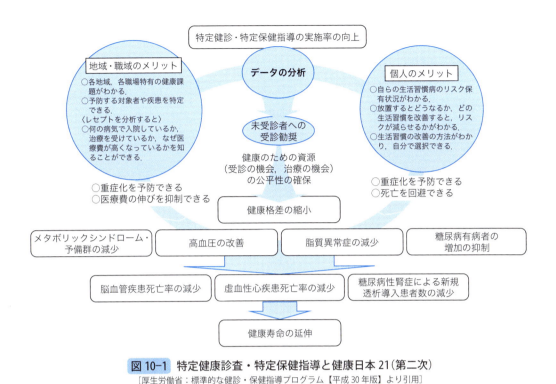

図 10-1 特定健康診査・特定保健指導と健康日本 21（第二次）
[厚生労働省：標準的な健診・保健指導プログラム【平成 30 年版】より引用]

の給付とともに，その費用を適正なものとするための保健事業（発症予防や重症化予防など）を行うことで，より効率的に医療費の適正化を図ろうとしている．そして，メタボリックシンドロームが特定健康診査・特定保健指導の主なターゲットとなった．その理由は，内臓脂肪型肥満ではアディポカインの分泌異常などを介して，高血糖，高血圧，脂質異常などのリスクが重複的に高まり，それらを放置し続けると脳卒中，心疾患，糖尿病合併症（人工透析や失明）へと進展するおそれがあるためである．そして，早い段階でそれらのリスク状態を検出し，適切な生活習慣指導を行うことを目的としている．特定健康診査・特定保健指導と健康日本 21（第二次）との関連性を図 10-1 に示す．

2 特定健康診査・特定保健指導制度の概要

▲ 40〜74 歳の被保険者を対象に，標準的な健診と，それに基づく内臓脂肪蓄積と追加リスクの数に基づく階層化，ならびにリスクの程度に応じた標準的な保健指導が開始された

　本事業は，40〜74 歳のすべての被保険者（「国民皆保険」という前提に立つとすべての国民）を対象としている．2008（平成 20）年の制度開始から数度の改定が行われた「**標準的な健診・保健指導プログラム【平成 30 年度版】**」に基づき，全国の医療保険者によって実施されている．まず，特定健康診査

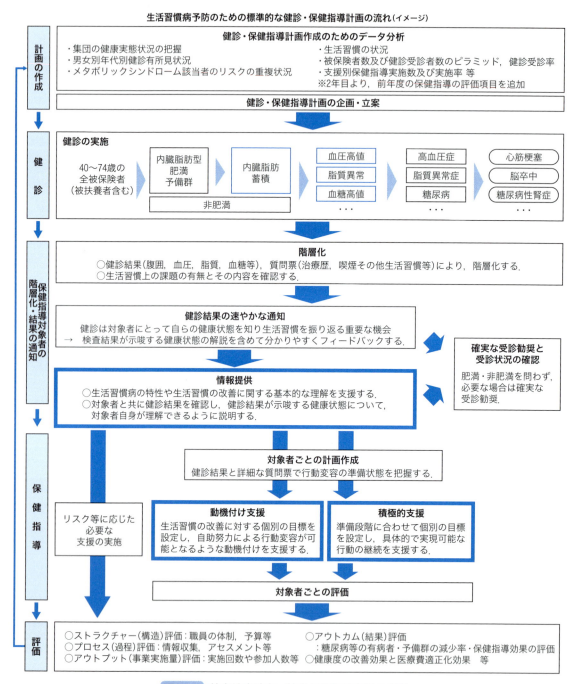

図 10-2 特定健康診査・特定保健指導事業の概要
[厚生労働省:標準的な健診・保健指導プログラム【平成30年版】より引用]

により，保健指導や医療機関の受診が必要な者が抽出され，リスクの程度により保健指導の内容が決定される（図10-2）．PDCAサイクルにより，対象者個人や事業全体に関して評価・改善がなされるのが特徴である（後述，図10-5）．

B. 特定健康診査・特定保健指導　271

表 10-1 特定健康診査の項目

基本的な項目	○質問票(服薬歴, 喫煙歴など) ○身体計測(身長, 体重, BMI, 腹囲) ○血圧測定 ○理学的検査(身体診察) ○検尿(尿糖, 尿蛋白) ○血液検査 　・脂質検査(中性脂肪, HDL コレステロール, LDL コレステロール) 　・血糖検査(空腹時血糖または HbA1c) 　・肝機能検査(GOT, GPT, γ-GTP)
詳細な健診の項目	※一定の基準のもと, 医師が必要と認めた場合に実施 ○心電図 ○眼底検査 ○貧血検査(赤血球, 血色素量, ヘマトクリット量)

a 特定健康診査における保健指導対象者の選定と階層化の方法

　特定健康診査は, メタボリックシンドローム(内臓脂肪症候群)に着目した ●特定健康診査
健診で, 検査項目は**表 10-1** の通りである.

　また, 病歴や治療状況, 生活習慣を把握するために, 22 項目から構成される「**標準的な質問票**」が用いられる(**表 10-2**).

　検査(スクリーニング)の主な目的は, メタボリックシンドロームの該当者や予備群を減少させるために, 保健指導を必要とするリスク者を的確に抽出することである. そのために, **図 10-3** に示す 4 つのステップで「**階層化**」が行われる.

　このように, 保健指導の対象者は, 内臓脂肪蓄積の存在を基本として, 追加リスク要因の数に応じて保健指導レベルを設定している. また, 比較的若い時期(65 歳未満)に生活習慣の改善を行ったほうが, 予防効果が期待できると考えられ, 年齢に応じた保健指導レベルの設定を行う. さらに, 効果的・効率的に保健指導を実施していくためには, 予防効果が大きく期待できる者を明確にし, 保健指導対象者を選定することも重要であるとされている. なお留意事項として, 前期高齢者(65 歳以上 75 歳未満)については,「積極的支援」の対象となった場合でも,「動機付け支援」とする. また, 服薬中の者に関しては, 保健指導は医療機関において継続的な医学管理の一環として行われることが適当であるため, 医療保険者による特定保健指導の義務的な対象としない. さらに, 市町村の一般衛生部門においては, 主治医の依頼または了解のもとに医療保険者と連携し, 健診データやレセプトデータなどに基づき, 必要に応じて服薬中の者に対する保健指導などを行うことが望ましい.

　また,内臓脂肪蓄積(腹囲や BMI 高値)が存在せず,血圧のみが高い場合は, 特定保健指導の対象とはならないが, 医療機関の受診(「受診勧奨」)を含めて健診結果の返却においてフィードバックを行う(**図 10-4**).

b 特定保健指導における保健指導の内容

●特定保健指導

　特定健康診査における内臓脂肪蓄積と追加リスクに応じて「階層化」が行

表 10-2 標準的な質問票

質問項目		回　答
1-3	現在，aからcの薬の使用の有無	
1	a. 血圧を下げる薬	①はい　②いいえ
2	b. 血糖を下げる薬またはインスリン注射	①はい　②いいえ
3	c. コレステロールや中性脂肪を下げる薬	①はい　②いいえ
4	医師から，脳卒中（脳出血，脳梗塞等）にかかっているといわれたり，治療を受けたことがありますか．	①はい　②いいえ
5	医師から，心臓病（狭心症，心筋梗塞等）にかかっているといわれたり，治療を受けたことがありますか．	①はい　②いいえ
6	医師から，慢性腎臓病や腎不全にかかっているといわれたり，治療（人工透析など）を受けていますか．	①はい　②いいえ
7	医師から，貧血といわれたことがある．	①はい　②いいえ
8	現在，たばこを習慣的に吸っている． （※「現在，習慣的に喫煙している者」とは，「合計100本以上，又は6ヵ月以上吸っている者」であり，最近1ヵ月間も吸っている者）	①はい　②いいえ
9	20歳の時の体重から10kg以上増加している．	①はい　②いいえ
10	1回30分以上の軽く汗をかく運動を週2日以上，1年以上実施	①はい　②いいえ
11	日常生活において歩行または同等の身体活動を1日1時間以上実施	①はい　②いいえ
12	ほぼ同じ年齢の同性と比較して歩く速度が速い．	①はい　②いいえ
13	食事をかんで食べる時の状態はどれに当てはまりますか．	①何でもかんで食べることができる ②歯や歯ぐき，かみあわせなど気になる部分があり，かみにくいことがある ③ほとんどかめない
14	人と比較して食べる速度が速い．	①速い　②ふつう　③遅い
15	就寝前の2時間以内に夕食をとることが週に3回以上ある．	①はい　②いいえ
16	朝昼夕の3食以外に間食や甘い飲み物を摂取していますか．	①毎日　②時々 ③ほとんど摂取しない
17	朝食を抜くことが週に3回以上ある．	①はい　②いいえ
18	お酒（日本酒，焼酎，ビール，洋酒など）を飲む頻度	①毎日　②時々 ③ほとんど飲まない（飲めない）
19	飲酒日の1日当たりの飲酒量 日本酒1合（180mℓ）の目安：ビール500mℓ，焼酎[25度（110mℓ）]，ウイスキーダブル1杯（60mℓ），ワイン2杯（240mℓ）	①1合未満　②1～2合未満 ③2～3合未満　④3合以上
20	睡眠で休養が十分とれている．	①はい　②いいえ
21	運動や食生活等の生活習慣を改善してみようと思いますか．	①改善するつもりはない ②改善するつもりである 　（おおむね6ヵ月以内） ③近いうちに（おおむね1ヵ月以内）改善するつもりであり，少しずつ始めている ④すでに改善に取り組んでいる 　（6ヵ月未満） ⑤すでに改善に取り組んでいる 　（6ヵ月以上）
22	生活習慣の改善について保健指導を受ける機会があれば，利用しますか．	①はい　②いいえ

われ，それぞれの状況に応じた保健指導が行われる（**表10-3**）．

「**情報提供**」は，健診受診者全員を対象とする．対象者が健診結果から，自らの身体状況を認識するとともに，生活習慣を見直すきっかけとする．また，健診結果と相まって，医療機関への受診や継続治療が必要な対象者に受診や服薬の重要性を認識してもらうとともに，健診受診者全員に対し継続的に健診を受診する必要性を認識してもらう．その際，全員に画一的な情報を提供するのではなく，健診結果や健診時の質問票から対象者個人に合わせた

●情報提供

Step1 内臓脂肪蓄積に着目してリスクを判定

- 腹　囲　男≧85cm，女≧90cm ➡ (1)
- 腹　囲　男＜85cm，女＜90cm　かつBMI≧25 ➡ (2)

⇩

Step2

- 血　糖　空腹時血糖100 mg/dl以上 or HbA1c 5.6%以上 or 薬剤治療中
- 脂　質　中性脂肪150 mg/dl以上 or HDLコレステロール40 mg/dl未満 or 薬剤治療中
- 血　圧　収縮期血圧130 mmHg以上 or 拡張期血圧85 mmHg以上 or 薬剤治療中
- 質問票　喫煙歴あり（上記3つのリスクが1つ以上の場合にカウント）

⇩

Step3

(1)の場合　Step2のリスクのうち追加リスクが
- 2以上の対象者 ➡ 積極的支援レベル
- 1の対象者 ➡ 動機付け支援レベル
- 0の対象者 ➡ 情報提供レベル

(2)の場合　Step2のリスクのうち追加リスクが
- 3以上の対象者 ➡ 積極的支援レベル
- 1～2の対象者 ➡ 動機付け支援レベル
- 0の対象者 ➡ 情報提供レベル

⇩

Step4

- 服薬中の者は，医療保険者による特定保健指導の義務的な対象としない.
- 前期高齢者（65歳以上～75歳未満）については，積極的支援の対象となった場合でも動機付け支援とする.

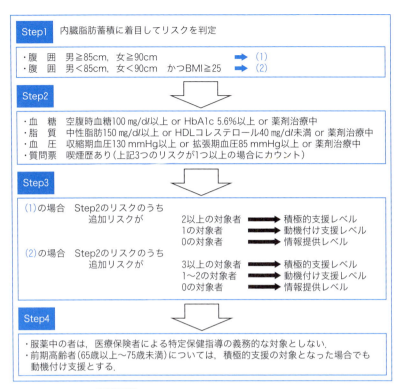

図 10-3　保健指導の対象者の選定と階層化

健診判定			対応	
			肥満者の場合	非肥満者の場合
異常 ↑	受診勧奨判定値を超えるレベル	収縮期血圧 ≧ 160 mmHg 又は　拡張期血圧 ≧ 100 mmHg	①すぐに医療機関の受診を	
↕	受診勧奨判定値を超えるレベル	140 mmHg ≦ 収縮期血圧 ＜ 160 mmHg 又は　90 mmHg ≦ 拡張期血圧 ＜ 100 mmHg	②生活習慣を改善する努力をした上で，数値が改善しないなら医療機関の受診を	
↕	保健指導判定値を超えるレベル	130 mmHg ≦ 収縮期血圧 ＜ 140 mmHg 又は　85 mmHg ≦ 拡張期血圧 ＜ 90 mmHg	③特定保健指導の積極的な活用と生活習慣の改善を	④生活習慣の改善を
↓ 正常	正常域	収縮期血圧 ＜ 130 mmHg かつ　拡張期血圧 ＜ 85 mmHg	⑤今後も継続して健診受診を	

図 10-4　血圧高値に関するフィードバック例

［厚生労働省：標準的な健診・保健指導プログラム【平成 30 年版】より引用］

情報を提供する.

◉動機付け支援

「**動機付け支援**」は，健診結果・標準的な質問票から生活習慣の改善が必要と判断された者で，生活習慣の変容をうながすにあたって，行動目標の設定やその評価に支援が必要な者を対象とする．原則 1 回の支援を行い，3 ヵ月以上経過後に評価を行う．個別支援またはグループ支援により，対象者が自らの健康状態を自覚し，生活習慣を振り返り，自分のこととして重要であることを認識し，生活習慣変容のための行動目標を設定でき，保健指導後，対象者がすぐに実践（行動）に移り，その生活が継続できることを目指している．なお，面接による支援では，1 人 20 分以上の個別支援［情報通信技術（ICT）

表 10-3 標準的な保健指導の概要

	情報提供	動機付け支援	積極的支援
支援の特徴（目指すところ）	対象者が生活習慣病についての理解を深め，生活習慣を見直すきっかけとなる支援	保健指導終了後，対象者がすぐに実践（行動）に移り，継続できるような支援	プログラムの中で対象者が実践に取り組みながら継続できるような支援
対象者	健診受診者全員	健診結果，問診から生活習慣の改善が必要な者で意思決定の支援が必要な者	健診結果，問診から生活習慣の改善が必要な者で専門家による継続的なきめ細やかな支援が必要な者
支援頻度	1回	原則1回	定期的かつ頻回（3ヵ月以上の継続的支援）
プログラムのプロセス	健診結果に基づいた健康に関する情報を作成 →対象者に配布	アセスメント →対象者が取り組むべき目標，実践可能な行動目標，評価時期の設定 →評価（3ヵ月以上経過後）	アセスメント →対象者が取り組むべき目標，実践可能な行動目標，評価時期の設定 →設定した目標達成に向けた実践 →目標の達成度と実践の継続の確認 →評価
内容	・健診の意義と結果の見方 ・メタボリックシンドローム，生活習慣について ・対象者個人に合わせた情報（身近な健康増進施設，スポーツクラブや健康に配慮した飲食店など）の提供	・生活習慣病の知識と生活習慣の関連性に関する説明 ・ライフスタイルに合致した行動目標の設定 ・評価時期の設定	・生活習慣の改善に対する動機付け ・対象者が自分に合った方法をみつける選択肢の提示 ・個別具体的な相談 ・評価と実践内容の継続支援
支援形態	紙媒体 ICT 説明会など	個別面接 集団指導 ICT（双方向）	個別面接 グループワーク 通信，ICTなど

を活用した遠隔面接は30分以上]，または1グループおおむね80分以上のグループ支援（1グループはおおむね8名以下とする）を行う．

「積極的支援」は，健診結果・質問票から，生活習慣の改善が必要と判断された者で，そのために保健指導実施者によるきめ細やかな継続的支援が必要な者を対象とする．3ヵ月以上の継続的な支援を行い，支援後に評価を行う．「動機付け支援」に加えて，定期的・継続的な支援により，対象者が自らの健康状況を自覚し，生活習慣を振り返り，行動目標を設定し，目標達成に向けた実践（行動）に取り組みながら，指導終了後にもその習慣が継続できることを目指す．その際，行動変容の必要性を実感できるような働きかけを行い，実践可能な具体的な行動目標について，優先順位をつけながら一緒に考え，対象者が選択できるように支援する．また，行動が継続できるように定期的・継続的に支援し，取り組みの工夫の確認や強化，また，継続ができていない場合はその理由の確認や目標の見直しなどを行う．なお，対象者の行動変容ステージなどに応じて，3ヵ月以上の継続的な支援については，①支援A（積極的関与タイプ），②支援B（励ましタイプ）を選択する．「支援ポイント」を設定することにより支援内容や回数の条件を標準化しており，支援Aのみで180ポイント以上，または支援A（最低160ポイント以上）と支援Bの合計で180ポイント以上が条件となっている（**表10-4**）．

①支援A（積極的関与タイプ）
　・行動計画の実施状況の確認を行い，食生活・身体活動等の生活習慣の改善に必要な実践的な指導を行う．

表 10-4 積極的支援における支援方法と支援ポイント

	基本的なポイント	最低限の介入量	ポイントの上限
個別支援 A	5 分 20 ポイント	10 分	1 回 30 分以上実施した場合でも 120 ポイントまで
個別支援 B	5 分 10 ポイント	5 分	1 回 10 分以上実施した場合でも 20 ポイントまで
グループ支援 A	10 分 10 ポイント	40 分	1 回 120 分以上実施した場合でも 120 ポイントまで
電話支援 A	5 分 15 ポイント	5 分	1 回 20 分以上実施した場合でも 60 ポイントまで
電話支援 B	5 分 10 ポイント	5 分	1 回 10 分以上実施した場合でも 20 ポイントまで
電子メール支援 A（電子メール, FAX, 手紙など）	1 往復 40 ポイント	1 往復	
電子メール支援 B（電子メール, FAX, 手紙など）	1 往復 5 ポイント	1 往復	

- ・中間評価として，取り組んでいる実践と結果についての評価と再アセスメント，生活習慣の振り返りを行い，必要があると認めるときは，行動目標や計画の再設定を行う.
②支援 B（励ましタイプ）
- ・行動計画の実施状況の確認と行動計画に掲げた行動や取り組みを維持するために賞賛や励ましを行う.

表 10-5 に積極的な支援の一例を示す.

特定保健指導の実施者については，以下のように規定されており，管理栄養士は重要な役割を担っている.

①特定保健指導実施者のうち保健指導事業の統括者の範囲
- ・医師，保健師，管理栄養士
  注）一定の研修の修了者であることが望ましい
②特定保健指導実施者のうち初回面接，対象者の行動目標・支援計画の作成，保健指導の評価に関する業務を行う者の範囲
- ・医師，保健師，管理栄養士
  注）一定の研修の修了者であることが望ましい
③特定保健指導の実施者の範囲
- ・医師，保健師，管理栄養士その他栄養指導又は運動指導に関する専門的知識及び技術を有する者
  ※たとえば，
  - ・健康運動指導士
  - ・THP 指針に基づく運動指導，産業栄養指導，産業保健指導担当者　など

276　10. 成人保健

表 10-5 積極的支援の例（継続的な支援において支援Aの個別支援と電話支援を組み合わせた例）

支援の種類	回数	時期	支援形態	実施時間	獲得ポイント	合計ポイント 支援Aポイント	合計ポイント 支援Bポイント	支援内容
初回面接	1	0	個別支援	20分				①生活習慣と健診結果の関係の理解，メタボリックシンドロームや生活習慣病に関する知識の習得，生活習慣の振り返りなどから，対象者本人が生活習慣改善の必要性に気付き，自分自身のこととしてその重要性を理解できるよう支援する． ②対象者本人が，生活習慣を改善するメリットと現在の生活を続けるデメリットについて理解できるよう支援する． ③食生活・身体活動などの生活習慣の改善に必要な実践的な支援をする． ④対象者の行動目標や評価時期の設定を支援する．必要な社会資源を紹介し，対象者が有効に活用できるように支援する． ⑤体重・腹囲の計測方法について説明する． ⑥生活習慣の振り返り，行動目標や評価時期について対象者と話し合う． ⑦対象者とともに行動目標・支援計画を作成する．
継続的な支援	2	2週間後	電話支援A	10分	30	30		①生活習慣の振り返りを行い，必要があると認める場合は，行動目標・行動計画の再設定を行う（中間評価）． ②食生活・身体活動などの生活習慣の改善に必要な実践的な支援をする．
継続的な支援	3	1ヵ月後	電子メール支援A	1往復	40	70		
継続的な支援	4	2ヵ月後	個別支援A（中間評価）	10分	40	110		
継続的な支援	5	2ヵ月後	電子メール支援A	1往復	40	150		
継続的な支援	6	3ヵ月後	電話支援A	10分	30	180		
評価	7	6ヵ月後						①行動計画の実施状況および行動目標の達成状況を確認する． ②体重や腹囲の変動状況を確認し，身体状況や生活習慣に変化がみられたかについても確認する．

※評価時期は継続的な支援終了以降，任意の時期に実施することが可能である．評価の時期を6ヵ月後よりも前にする場合は，評価実施後，生活習慣の改善が維持されているかなどについて，定期的に確認することが望ましい．

3 特定健康診査・特定保健指導事業の評価

生活習慣病の有病者・予備群の減少，生活習慣病関連の医療費の適正化を成果とする健診および保健指導に関して，PDCA サイクルによる評価がなされている

特定健康診査・特定保健指導事業においては，取り組みの成果（生活習慣病の有病者・予備群の減少，生活習慣病関連の医療費の適正化）およびそこに至るまでの過程について，十分な評価と定期的な見直しを行うことが重要である（図 10-5）．

具体的には，毎年度の健診・保健指導のデータおよび医療保険者が有する

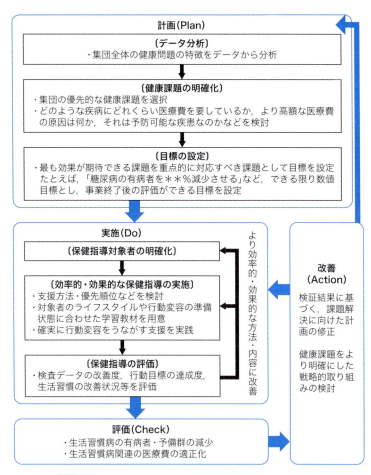

図 10-5 保健事業(健診・保健指導)の PDCA サイクル

医療費(レセプト)データ,さらには介護保険データなど[国民健康保険では,国保データベース(KDB)システム]を総合的に分析し,個人および集団において,保健指導や事業実施の効果や問題点を検討する.その際,以下の4つの視点から評価を行う.

- ストラクチャー(構造)評価:実施体制,施設・設備の状況
- プロセス(過程)評価:健診・保健指導実施者の研修など
- アウトプット(事業実施量)評価:実施回数,参加人数など
- アウトカム(結果)評価:糖尿病などの生活習慣病有病者・予備群の減少数,健診データの改善,健康度の改善効果,医療費の適正化効果など

また,生活習慣病の発症・進展は長い時間がかかるものであり,疾病の自然史と一次・二次・三次予防の観点から,必要な情報を把握・分析し,施策の評価を行っていく(図 10-6).

特定健康診査・特定保健指導の効果を上げていくためには,まずは特定健診の受診率を高め,リスクの高い対象者に対して個別ニーズに合致した保健

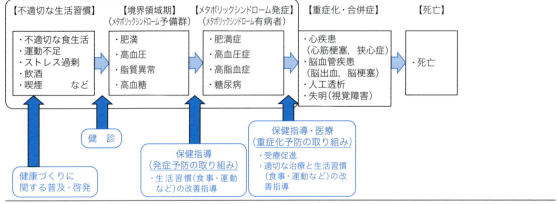

図 10-6 メタボリックシンドロームの予防を介した生活習慣病予防対策の流れと評価指標
注　図中の○は国民健康・栄養調査などから得られる指標であり，●は人口動態統計，介護保険，患者調査などから得られる指標である．

表 10-6 特定健康診査・特定保健指導の実施状況

○特定健診・保健指導の実施率は，施行(2008 年度)から 10 年経過し，着実に向上しているが，目標(特定健診 70％以上保健指導 45％以上)とは依然かい離があり，更なる実施率の向上に向けた取組が必要である．
〔特定健診〕　受診者数　2,019 万人(2008 年度)　→ 2,858 万人(2017 年度)
　　　　　　実施率　　38.9％　　　　　　　　　→ 53.1％
〔特定保健指導〕終了者数　30.8 万人(2008 年度)　→ 95.9 万人(2017 年度)
　　　　　　　実施率　　7.7％　　　　　　　　 → 19.5％
○保険者機能の責任を明確にする観点から，厚生労働省において，全保険者の特定健診・保健指導の実施率を 2017 年度実施分から公表．

	特定健診			特定保健指導の対象者		特定保健指導の終了者	
	対象者数	受診者数	実施率	対象者数	対象者割合	終了者数	実施率
2017 年度	53,876,463	28,582,798	53.1％	4,918,207	17.2％	959,076	19.5％
2016 年度	53,597,034	27,559,428	51.4％	4,690,793	17.0％	881,183	18.8％
2015 年度	53,960,721	27,058,105	50.1％	4,530,158	16.7％	792,655	17.5％(注)
2014 年度	53,847,427	26,163,456	48.6％	4,403,850	16.8％	783,118	17.8％
2013 年度	53,267,875	25,374,874	47.6％	4,295,816	16.9％	759,982	17.7％
2012 年度	52,806,123	24,396,035	46.2％	4,317,834	17.7％	707,558	16.4％
2011 年度	52,534,157	23,465,995	44.7％	4,271,235	18.2％	642,819	15.0％
2010 年度	52,192,070	22,546,778	43.2％	4,125,690	18.3％	540,942	13.1％
2009 年度	52,211,735	21,588,883	41.3％	4,086,952	18.9％	503,712	12.3％
2008 年度	51,919,920	20,192,502	38.9％	4,010,717	19.9％	308,222	7.7％

(注)2015 年度の特定保健指導の実施率の低下は，全国健康保険協会において，不審通信への対処のため，約 1 年間，協会けんぽのシステムについて，ネットワーク接続を遮断したこと等により，健診結果のデータをシステムに効率的に登録することができず，初回面接の件数が大きく落ち込んだことが影響している．
〔厚生労働省：2017 年度 特定健康診査・特定保健指導の実施状況について【概要】，2019 年 3 月より引用〕

指導を行うことが重要となる．そのようなことから，健診および保健指導の実施率について，国および各都道府県は目標値を定め，その向上に努めている．その結果，徐々に改善がみられている（表10-6）．

練習問題

1. 成人期における保健対策について，正しいものに○，誤っているものに×をつけよ．
   (1) 生活習慣病対策が重視される．
   (2) 生活習慣病対策は成人期から開始される．
   (3) 産業保健の役割が大きい．

2. 特定健康診査・特定保健指導制度について，正しいものに○，誤っているものに×をつけよ．
   (1) 健康増進法に基づいて実施される．
   (2) 市町村においては，国民健康保険担当が実施主体である．
   (3) 内臓脂肪蓄積に着目した生活習慣病対策である．
   (4) 特定健康診査の項目には，尿蛋白は含まれない．
   (5) 階層化のための項目に，喫煙習慣が含まれる．
   (6) 特定保健指導の「動機付け支援」では，3ヵ月以上の継続的支援が必要である．
   (7) 特定健康診査・特定保健指導の評価のためには，レセプトデータを用いる．
   (8) 特定健診の受診率（実施率）は，年々低下している．

11 高齢者保健・介護

学習目標

1. 高齢者の介護予防の意義と内容が説明できる.
2. 介護保険制度の特徴と仕組みが説明できる.
3. 地域包括支援センターの目的と役割が説明できる.
4. 地域包括ケアシステムの定義と機能が説明できる.

A 高齢者保健・介護の概要

　高齢者保健は, 壮年期から高齢期に至る予防対策であり, 壮年期死亡の減少, 健康寿命の延伸などを目標として健康の維持増進, 生活習慣病などの壮年期から高齢期に至る疾病予防, 介護予防などを図ることを目的としている.

　戦後, 高齢者保健対策としてさまざまなことが実施されてきたが, 1963(昭和38)年に制定された老人福祉法によって, 老人健康診査が開始されたことは重要である. これ以後, 老人福祉対策, 一般保健医療対策に合わせて, 1973(昭和48)年に老人医療費支給制度, 1975(昭和50)年に老人保健学級, 1978(昭和53)年に老人健康相談などが実施されてきた.

　さらに, 保健・医療を包括的・体系的に整備した老人保健法が1982(昭和57)年8月に制定されて, 1983(昭和58)年2月から施行された.

●老人保健法

　この老人保健法は, 「国民の老後における健康の保持と適切な医療の確保を図るため, 疾病の予防, 治療, 機能訓練等の保健事業を総合的に実施し, もつて国民保健の向上及び老人福祉の増進を図ること」を目的として, 健康教育, 健康相談および健康診査などの保健事業や医療などの事業(医療給付)を実施してきた.

　老人保健法は, 制度導入以後さまざまな改正が行われてきたが, 2006(平成18)年の医療制度改革に伴って, 65歳以上の高齢者に対する健康教育, 健康相談などの保健事業は, 介護予防を重視した「地域支援事業」(☞本章C-2)に移行した.

　また, 2008(平成20)年に, 市町村が実施していた老人保健法の健康診査(基本健診)は, 医療保険者が実施する「特定健康診査・特定保健指導」(注:高齢者の医療の確保に関する法律に基づく)と介護保険者が実施する「生活機能評価(介護予防健診)」などに引き継がれた.

　一方, 老人保健法の医療などの事業は, 後期高齢者医療制度(注:高齢者の医療の確保に関する法律に基づく)に引き継がれた(☞第10章).

●後期高齢者医療制度

　また, 2000(平成12)年に介護保険法が導入されるとともに, 同じく2000(平成12)年に「21世紀における国民健康づくり運動(健康日本21)」, 「今後5

か年間の高齢者保健福祉施策の方向(ゴールドプラン 21)」および「介護予防・生活支援事業」などが創設された.

これらによって,高齢者の介護予防・生活支援・生きがい対策などの保健・福祉サービスが総合的・継続的かつ横断的に実施されることとなった.

B 介護保険法

2000(平成 12)年 4 月から,家族が中心で行われてきた高齢者の介護を,社会全体で支え合う目的で,介護保険法が施行された.

●介護保険法

介護保険法は「加齢に伴って生ずる心身の変化に起因する疾病等により要介護状態となり,入浴,排せつ,食事等の介護,機能訓練並びに看護及び療養上の管理その他の医療を要する者等について,これらの者が尊厳を保持し,その有する能力に応じ自立した日常生活を営むことができるよう,必要な保健医療サービス及び福祉サービスに係る給付を行い,もって国民の保健医療の向上及び福祉の増進を図ること」(介護保険法第 1 条:中略)を目的としている.

保険者は市町村であり,被保険者は 65 歳以上の第 1 号被保険者と,40 歳以上 64 歳以下の医療保険加入者である第 2 号被保険者とに区分される.第 2 号被保険者に対する給付は,老化に起因する特定疾病に罹患し,要介護認定(☞本章 D)された者に対してだけに給付される.被保険者は保険料を負担しなければならない.

また,介護保険の財源は,国 25 %,県 12.5 %,市町村 12.5 %,保険料 50 %で賄われており,要介護認定者が利用した介護サービスの 9 割を給付し,利用者が原則 1 割を負担することとなっている.2014(平成 26)年の改正により,一定以上の所得のある者は 2 割負担あるいは 3 割負担となった.

介護保険の特徴は以下の①から④である.

①高齢者の自立を支援することを理念としている(要介護者の自立支援)

②高齢者介護を,社会全体で支え合うことを目的としている(介護の社会化)

③利用者の選択により,多様な保健・医療・福祉サービスを総合的に受けられる制度である(利用者本位とサービスの総合化)

④給付と負担の関係が明確な社会保険方式を採用した(社会保険方式の導入)

この介護保険法は,新たな社会保険として措置制度から利用契約制度に変更されたこと,ケアマネジメントが導入されたこと,民間事業者の参入拡大が図られたことなど,従来の社会福祉制度に大幅な変化をもたらした.

C 介護予防

1 介護予防サービス

介護予防サービスは，生活機能の低下予防が目的である

　2000（平成12）年の介護保険制度の導入は介護の社会化などが図られたことで大きな意味があった．しかしながら，介護保険制度の施行直後と比べて後期高齢者の増加，認知症高齢者の増加に伴い軽度の要介護認定者（要支援1，要支援2）の増加が著しいことから，2005（平成17）年の介護保険制度の見直しによって，介護予防重視型システムに転換された．

　介護予防サービスは，「生活機能の低下した高齢者が要支援状態や要介護状態になることを予防して，できるだけ住み慣れた自宅や地域で自立した日常生活が送れるように支援すること」である．この生活機能とは，国際生活機能分類（ICF）では人が生きていくための機能全体を意味しており，以下の3つの構成要素からなる（高齢者リハビリテーション研究会，2004年）．

　　①体の働きや精神の働きである「心身機能」
　　②ADL・家事・職業能力や屋外歩行といった生活行為全般である「活動」
　　③家庭や社会生活で役割を果たすことである「参加」

　従来，介護予防サービスはPT，OTなどの機能回復訓練による運動機能改善や管理栄養士によるフレイル予防（☞コラム）のための栄養改善など「心身機能」の改善に偏りがちであった．そのため介護予防・日常生活支援総合事業に地域リハビリテーション活動支援事業（次項参照）が加えられた．これは住民自身が主体的に運営する活動的な「通いの場」（例：体操教室）を創出するとともに，高齢者自身が積極的に地域参加を果たしていくことをねらいとしたものである．

　一方，高齢者の保健事業は74歳までは市町村主体の国民健康保険制度で実施され，75歳以上になると後期高齢者医療広域連合[1]が主体となって実施してきたため，実施主体が異なることから高齢者の健康状態が継続して把握できていなかった．また，介護予防は介護保険制度に基づいて実施されているため，制度が異なることから高齢者の健康状態と生活機能状態を関連付けた情報把握が十分にできていない現状にあった．

　そこで，高齢者の保健事業は市町村が後期高齢者医療広域連合と連携して健康情報を把握するとともに，市町村が介護保険の地域支援事業（次項参照）と一体的に実施できるように法整備を行った（厚生労働省保険局高齢者医療課：高齢者の特性を踏まえた保健事業ガイドライン第2版，2019年，10月）．

---

[1] 後期高齢者医療広域連合とは，後期高齢者医療制度の運営を担うために，都道府県ごとの区域内すべての市町村が加入して設立された特別地方公共団体．75歳以上のすべての高齢者が加入している．

2 地域支援事業

地域支援事業の主体は市町村である

2005（平成17）年の介護保険制度の見直しによって，要支援・要介護状態になる前からの介護予防の推進，地域における包括的・継続的なマネジメント機能を強化する目的で，地域支援事業（**表11-1**）が創設された．

この地域支援事業には，全市町村が実施する**必須事業**（介護予防・日常生活支援総合事業，包括的支援事業）と各市町村の判断で行う**任意事業**（成年後見制度利用支援事業など）がある（**表11-1**）．

なお，2011（平成23）年から任意事業であった介護予防・日常生活支援総合事業が2017（平成29）年4月から必須事業となった．この事業は，介護予防ケアマネジメントや配食・見守りなどの生活支援サービスなどを総合的に提供するものである．

また，地域における通所，訪問，地域ケア会議（☞本章 G-**2**），サービス担当者会議，住民運営の通いの場などにリハビリテーション専門職などのかかわりを促進するための**地域リハビリテーション活動支援事業**（**表11-1**）も追加されている．

表11-1 地域支援事業で市町村が実施するもの

○介護予防・日常生活支援総合事業	
(1)介護予防・生活支援サービス事業 ・訪問型サービス ・通所型サービス ・その他生活支援サービス ・介護予防ケアマネジメント	(2)一般介護予防事業 ・介護予防把握事業 ・介護予防普及啓発事業 ・地域介護予防活動支援事業 ・一般介護予防事業評価事業 ・地域リハビリテーション活動支援事業
○包括的支援事業	
(1)包括的支援事業（地域包括支援センターの運営） ・総合相談支援業務 ・権利擁護業務 ・包括的・継続的ケアマネジメント支援業務 (2)在宅医療・介護連携の推進	(2)包括的支援事業（社会保障充実分） ・在宅医療・介護連携推進事業 ・生活支援体制整備事業 ・認知症総合支援事業 ・地域ケア会議推進事業
○任意事業　例：成年後見制度利用支援事業	

注　2014（平成26）年の介護保険法の一部改正により，2017（平成29）年度から新しい介護予防・日常生活支援総合事業をすべての市町村が実施することとなった．
［厚生労働統計協会（編）：国民衛生の動向 2019/2020，2019 を参考に著者作成］

コラム　介護予防における栄養の役割

　従来から，生活習慣病予防として肥満予防が重要な課題となっているが，高齢者については低栄養予防が大きな課題となっている．高齢期になると徐々に身体機能や筋力が低下し，食事量の減少や咀嚼する力・飲み込む力の減衰，消化・吸収力の低下などから低栄養状態になりがちである．また，活動度低下や食欲低下などの要因が加わると，さらに低栄養状態を促進させ，虚弱（フレイル frailty）サイクルの状態になる．フレイルチェックのねらいとして，2020（令和2）年から後期高齢者の健診については従来の「標準的な質問票」に代えて，「後期高齢者の質問票」が用いられることとなった（表11-2）．

　フレイルとは，老化に伴う種々の機能低下を基盤として，健康障害に対する脆弱性が増加している状態を意味する．フリード Fried らの定義では，①体重減少，②主観的疲労感，③日常生活活動量の低下，④身体能力（歩行速度），⑤筋力の低下のうち3項目に該当した場合に，フレイルとされる．

　高齢者の介護予防のためには，普段から身体機能や筋力の低下を防ぐために，意識的な運動の実践と主食・主菜・副菜を基本とした栄養バランスのよい食事をとること，必要な食事量を確保することが重要である．

　高齢夫婦世帯や高齢独居世帯が増加している現状にあって，介護予防における低栄養予防は管理栄養士として重要な役割となっている．

表11-2　後期高齢者の質問票

	質問文	回答
1	あなたの現在の健康状態はいかがですか	①よい ②まあよい ③ふつう ④あまりよくない ⑤よくない
2	毎日の生活に満足していますか	①満足 ②やや満足 ③やや不満 ④不満
3	1日3食きちんと食べていますか	①はい ②いいえ
4	半年前に比べて固いもの*が食べにくくなりましたか *さきいか，たくあんなど	①はい ②いいえ
5	お茶や汁物などでむせることがありますか	①はい ②いいえ
6	6ヵ月間で2〜3kg以上の体重減少がありましたか	①はい ②いいえ
7	以前に比べて歩く速度が遅くなってきたと思いますか	①はい ②いいえ
8	この1年間に転んだことがありますか	①はい ②いいえ
9	ウォーキングなどの運動を週に1回以上していますか	①はい ②いいえ
10	周りの人から「いつも同じことを聞く」などの物忘れがあると言われていますか	①はい ②いいえ
11	今日が何月何日かわからない時がありますか	①はい ②いいえ
12	あなたはたばこを吸いますか	①吸っている ②吸っていない ③やめた
13	週に1回以上は外出していますか	①はい ②いいえ
14	ふだんから家族や友人と付き合いがありますか	①はい ②いいえ
15	体調が悪いときに，身近に相談できる人がいますか	①はい ②いいえ

D 要介護認定とケアマネジメント

1 要介護認定

訪問調査データと学識経験者の審査に基づいて要介護認定される

要介護認定は，介護保険による介護サービスを希望する本人あるいは家族が市町村に申請し，市町村が実施する「高齢者の心身の状態調査(**訪問による基本調査**)」に基づいてコンピュータによって一次判定される．

さらに，市町村に設置された**介護認定審査会**において，一次判定結果と主治医の意見書と基本調査の特記事項に基づいて二次判定されて，要介護状態区分を決定する．介護認定審査会は，保健・医療・福祉の学識経験者で構成される．要介護認定の手順を図11-1に示す．

- **要介護状態区分**は要介護状態に応じて，要支援1，要支援2，要介護1，要介護2，要介護3，要介護4，要介護5の7段階に区分されている．
- 要介護認定の有効期間は原則6ヵ月であり，新規の訪問調査は原則市町村(職員)が行うこととされているが，更新・変更の調査は**介護支援専門員**(**ケアマネジャー**)などに委託できる．

●要介護認定

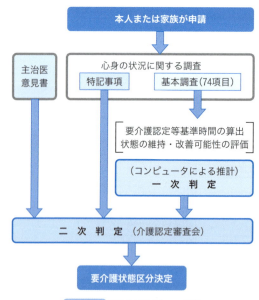

図11-1 要介護認定の手順
[厚生労働省：公的介護保険制度の現状と今後の役割(平成30年度)を参考に著者作成]

D. 要介護認定とケアマネジメント　287

2 ケアマネジメント

▲ **ケアマネジメントは保健・医療・福祉サービスを総合的に調整することである**

　ケアマネジメントは，「身体的，精神的あるいは社会的な生活上の課題を抱えていることで，日常生活を営むのに支障がある者に対して，自立した生活が送れるように援助するために，社会資源の利活用や関係機関・施設との連携など，利用者が多様な保健・医療・福祉サービスを総合的に受けられるように調整（**マネジメント**）を図ること」である．介護保険制度では，この支援者を介護支援専門員（ケアマネジャー）と呼ぶ．

・介護保険の利用者は，サービスの種類や内容を定めた**介護サービス計画**
　　（**ケアプラン**）に基づいて，指定居宅サービス事業者，居宅介護支援事業者，介護保険施設と契約して，給付サービスを受けることとなっている．

●介護サービス計画（ケアプラン）

表11-3　予防給付・介護給付によるサービス

	予防給付におけるサービス	介護給付におけるサービス
都道府県が指定・監督を行うサービス	①介護予防サービス 【訪問サービス】 ○介護予防訪問入浴介護 ○介護予防訪問看護 ○介護予防訪問リハビリテーション ○介護予防居宅療養管理指導 【通所サービス】 ○介護予防通所リハビリテーション 【短期入所サービス】 ○介護予防短期入所生活保護 ○介護予防短期入所療養介護 ○介護予防特定施設入居者生活介護 ○介護予防福祉用具貸与 ○特定介護予防福祉用具販売	①居宅サービス 【訪問サービス】 ○訪問介護 ○訪問入浴介護 ○訪問看護 ○訪問リハビリテーション ○居宅療養管理指導 【通所サービス】 ○通所介護 ○通所リハビリテーション 【短期入所サービス】 ○短期入所生活保護 ○短期入所療養介護 ○特定施設入居者生活介護 ○福祉用具貸与 ○特定福祉用具販売 ②居宅介護支援（ケアプランの作成） ③施設サービス 　○指定介護老人福祉施設 　○介護老人保健施設 　○指定介護療養型医療施設 　○介護医療院
市町村が指定・監督を行うサービス	②介護予防支援（介護予防ケアプランの作成） ③地域密着型介護予防サービス 　○介護予防小規模多機能型居宅介護 　○介護予防認知症対応型通所介護 　○介護予防認知症対応型共同生活介護（グループホーム）	④地域密着型サービス 　○定期巡回・随時対応型訪問介護看護 　○小規模多機能型居宅介護 　○夜間対応型訪問介護 　○認知症対応型通所介護 　○認知症対応型共同生活介護（グループホーム） 　○地域密着型特定施設入居者生活介護 　○地域密着型介護老人福祉施設入所者生活介護 　○看護小規模多機能型居宅介護 　○地域密着型通所介護
その他	○住宅改修	○住宅改修

［厚生労働統計協会（編）：国民衛生の動向 2019/2020，2019 を参考に著者作成］

- 在宅介護サービスを選択した場合は，利用者自身がサービスの利用計画を作成することもできるが，居宅介護支援事業者の介護支援専門員に**居宅サービス計画**（ケアプラン）の作成を委託できる．
- 施設介護サービスを選択した場合は，施設の介護支援専門員により**施設サービス計画**（ケアプラン）が作成される．
- 介護予防サービスの場合は，地域包括支援センターの介護支援専門員によって**介護予防サービス計画**（介護予防ケアプラン）が作成される．

3 給付サービスの種類

ケアプランによって給付サービスの種類と量が決まる

介護保険によって給付されるサービス等の種類は，**予防給付**によるサービスと**介護給付**によるサービスに大別される（**表11-3**）．
- 予防給付によるサービスには，介護予防サービス，介護予防支援（ケアマネジャーによるケアプランの作成など），地域密着型介護予防サービス，住宅改修などがある．
- 介護給付によるサービスは居宅サービス，居宅介護支援（ケアマネジャーによるケアプランの作成など），施設サービス，地域密着型サービス［2006（平成18）年4月に創設）］，住宅改修などがある．

E 地域包括支援センター

2005（平成17）年の介護保険制度の見直しによって，地域における介護予防マネジメントや総合相談，権利擁護などを担う機関として地域包括支援センターが創設された．2017（平成29）年4月現在で5,041カ所ある．

地域包括支援センターは，市町村または市町村から委託を受けた法人が運営主体であり，保健師，社会福祉士，主任ケアマネジャーの3職種が配置されている．基本機能は，①総合相談支援，②虐待の早期発見・防止などの権利擁護，③包括的・継続的ケアマネジメント支援，④介護予防ケアマネジメント，⑤介護予防支援である（**図11-2**）．

また，2011（平成23）年の介護保険法の改正により，多職種連携の観点から地域ケア会議（☞本章G-**2**）を主催することとなった．

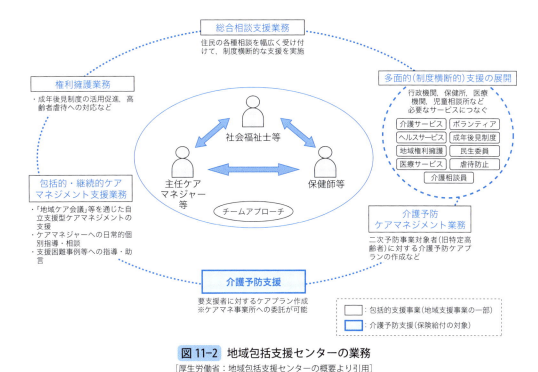

図 11-2 地域包括支援センターの業務
[厚生労働省：地域包括支援センターの概要より引用]

F 介護施設，老人保健施設

1 介護施設

> サービス内容，利用条件や費用負担は施設の種類と要介護状態区分によって異なる

　高齢者の公的な介護施設は，老人福祉法による老人福祉施設と介護保険法に基づく介護保険施設に分類される．従来は**介護保険3施設**として，①**指定介護老人福祉施設**，②**介護老人保健施設**，③**指定介護療養型医療施設**があったが，2018（平成30）年の介護保険法の改正によって，新たに④**介護医療院**が加わった[2]（表11-4）．

a 指定介護老人福祉施設

　老人福祉法に規定する特別養護老人ホームが，介護保険施設として都道府県知事の指定を受けることで指定介護老人福祉施設と呼ばれる．

　施設サービス計画に基づいて，要介護者に対して，入浴，排せつ，食事等の介護などの日常生活上の世話，機能訓練，健康管理および療養上の世話を行うことを目的とする施設である．

　開設の許認可などは介護保険法で定められているが，人員，施設・設備，

---

[2] 介護保険法による介護保険施設の利用が困難な場合に，老人福祉施設が利用できる場合がある（p.237 表7-8参照）．

290　11. 高齢者保健・介護

表 11-4　介護サービス

老人福祉施設(老人福祉法)	介護保険施設(介護保険法)
①老人デイサービスセンター ②老人短期入所施設 ③養護老人ホーム ④特別養護老人ホーム ⑤軽費老人ホーム ⑥老人福祉センター ⑦老人介護支援センター	①指定介護老人福祉施設 　(特別養護老人ホーム) ②介護老人保健施設 　(老人保健施設) ③指定介護療養型医療施設 　(療養病床などや老人性認知症疾患療養病棟を持つ病院・診療所) ④介護医療院

[厚生労働統計協会(編):国民衛生の動向 2019/2020, 2019 を参考に著者作成]

運営などの基準については厚生労働省令で定められている.

b　介護老人保健施設

　1986(昭和 61)年の老人保健法の一部改正(老人保健法第 6 条)によって「老人保健施設」として創設されたが, 2000(平成 12)年 4 月の介護保険法施行によって,「**介護老人保健施設**」と改称された.

●介護老人保健施設

　施設サービス計画に基づいて, 病状が安定期にある要介護者が自立した日常生活を営むことができるように, 看護, 医学的管理下での介護, 機能訓練など必要な医療や日常生活上の世話を行うことを目的とした施設である.

　家庭復帰を目指した施設であるため, 生涯利用施設ではなく, 医療機関と家庭の中間的な施設となっている.

　開設の許認可などは介護保険法で定められているが, 人員, 施設・設備, 運営などの基準は厚生労働省令で定められている.

c　指定介護療養型医療施設

　医療法で規定する療養病床や老人性認知症疾患療養病棟を持つ病院・診療所が, 介護保険施設として都道府県知事の指定を受けることで, 指定介護療養型医療施設と呼ばれる.

　施設サービス計画に基づいて, 入院する要介護者に対し療養上の管理, 看護, 医学的管理下の介護や機能訓練などの必要な医療を行うことを目的とした施設である.

　療養病床などについての人員, 施設・設備などの基準は医療法で定められているが, 介護療養型医療施設として介護にかかわる内容は, 厚生労働省令で定められている.

d　介護医療院

　介護保険法改正によって, 2018(平成 30)年 4 月より介護保険施設として創設されたもので, 指定介護療養型医療施設の療養病床は 2023 年度末に廃止されるため, その転換先としての役割を担う.

　長期にわたり療養が必要である要介護者に対して, 療養上の管理, 看護, 医学的管理下の介護や機能訓練などの必要な医療および日常生活上の世話を行うことを目的とした施設である.

G 地域包括ケアシステム

2011（平成23）年の介護保険法改正（施行は翌年4月1日）によって，高齢者が住み慣れた地域で自立した生活が営めるように，「**医療**」「**介護**」「**予防**」「**住まい**」「**生活支援**」の5つの構成要素が包括的に提供される地域包括ケアシステムの実現に向けた取り組みを目指すこととなった（図11-3）．

1 地域包括ケアシステムの定義

日常生活圏域での保健・医療・福祉（介護）の連携体制である

地域包括ケアシステムとは，「高齢者のニーズに応じた住宅が提供されることを基本とした上で，生活上の安全・安心・健康を確保するために，医療や介護，予防のみならず，福祉サービスを含めた様々な生活支援サービスが**日常生活圏域***で適切に提供できるような地域での体制」と定義されている．

*日常生活圏域　自宅から約30分内の範囲．中学校区を想定している．

2 地域ケア会議

地域ケア会議は，地域包括支援センターが主催する

地域包括ケアシステムは，保険者である市町村や都道府県が地域の自主性や主体性に基づき，地域特性に応じて構築していくことが重要である．そのため地域包括ケアシステムの構築実現に向けて，高齢者個人に対する支援の充実と，それを支える社会基盤の整備とを同時に進めていく手法として**地域ケア会議**が位置付けられている．

○地域包括ケアシステムの構築にあたっては，「介護」「医療」「予防」といった専門的サービスの前提として，「住まい」と「生活支援・福祉」といった分野が重要である．
○自助・共助・互助・公助をつなぎあわせる（体系化・組織化する）役割が必要．
○とりわけ都市部では，意識的に「互助」の強化を行わなければ，強い「互助」を期待できない．

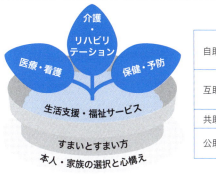

自助	・介護保険・医療保険の自己負担部分 ・市場サービスの購入 ・自身や家族による対応
互助	・費用負担が制度的に保障されていないボランティアなどの支援，地域住民の取組み
共助	・介護保険・医療保険制度による給付
公助	・介護保険・医療保険の公費（税金）部分 ・自治体等が提供するサービス

図11-3　支え合いによる地域包括ケアシステムの構築について
［厚生労働省：介護予防・日常生活支援総合事業の基本的な考え方より引用］

地域ケア会議は地域支援事業の包括的支援業務に位置付けられており，以下の主な5つの機能がある．なお，地域包括支援センターなどが地域ケア会議を主催するが，参加者や規模は検討内容によって異なる．

①多職種の協働による高齢者の個別事例の把握とその支援

②地域包括支援ネットワークの構築

③個別事例の集積による地域課題の把握

④地域づくり・資源開発

⑤自助・互助・共助・公助を体系的・組織的に組み合わせた政策形成

練習問題

1. 高齢者保健・介護予防について，正しいものに○，誤っているものに×をつけよ．
(1) 老人保健法によって，初めて老人健康診査が開始された．
(2) 65歳以上の健康教育，健康相談などの保健事業は地域支援事業に移行した．
(3) 老人保健法の医療などの事業は，後期高齢者医療制度に移行した．
(4) 介護予防サービスは，高齢者の生活機能低下予防が目的である．
(5) 生活機能とは，「心身機能」「活動」「参加」の3つの構成要素からなる．
(6) 介護保険者が実施する生活機能評価は，介護予防健診と呼ばれている．
(7) 地域支援事業の主体は，市町村である．
(8) 地域包括支援センターは，原則は都道府県が運営主体である．
(9) 地域包括支援センターには，ケアマネジャーが配置されている．
(10) 介護保険法の「新たな予防給付」のケアマネジメントは，地域包括支援センターで行われる．

2. 介護保険法関連について，正しいものに○，誤っているものに×をつけよ．
(1) 介護保険法の保険者は，都道府県である．
(2) 介護保険の財源は，国25％，県12.5％，市町村12.5％，保険料50％で賄われている．
(3) 介護保険法の要介護認定は，介護認定審査会で最終判定される．
(4) 介護保険法によって給付されるサービスの種類は，予防給付サービスと介護給付サービスに大別されている．
(5) 介護保険制度では，介護支援専門員をケアマネジャーと呼ぶ．
(6) 介護保険の利用者は，介護サービス計画に基づいて給付サービスを受ける．
(7) 高齢者の公的な介護施設は，老人福祉施設と介護保険施設がある．
(8) 指定介護老人福祉施設は，介護保険施設として市町村の指定を受けなければならない．
(9) 介護保険法の改正によって公的な介護施設として介護医療院が創設された．
(10) 地域包括ケアシステムは，「医療」「介護」「予防」「住まい」「生活支援」が包括的に提供される体制である．

12 産業保健

学習目標

1. 産業保健の目的と法的枠組みについて説明できる.
2. 労働災害の発生状況と対策の進め方を説明できる.
3. 主な職業性疾患と作業関連疾患の原因と対策を説明できる.

A 産業保健の目的と制度

1 目的

産業保健の使命は働く人たちの安全と健康の確保にある

産業保健の目的は, 働く人たちの安全と健康を確保することにある.

直近の統計[2018(平成30)年速報]では, 自営業者や短期雇用労働者なども含めて, 全国でおよそ6,664万人が就労している. 全人口の半数を占め, 年齢層も義務教育終了後の15歳から60〜70歳前後までと幅広い. この層は健康水準も高く死亡率も低い. しかし, 労働条件や作業条件, 作業環境に問題があれば健康は障害される. 国内外の多くの経験事例は, そうした事実を示すとともに関連法を整備させてきた.

労働に起因して疾病や障害に陥り, 働けなくなった場合の損失は, 個人的にも家庭的にもそして社会的にもきわめて深刻である. それゆえ, 産業保健活動の役割は大きい.

2 労働(作業条件・作業環境)と健康

労働はさまざまな形で健康に深くかかわっている

労働とは, 道具を使って対象に働きかけ, 有用で価値あるものを, 雇用者から賃金を得て創造する行為である. 何人でどのように分担して, どれくらいの時間, どんな方法と手順で働くのかなどを決めて, 用意した道具を労働者に使用させる条件が作業条件であり, 労働のために用意した場の環境が作業環境である. 事業者にはこうした労働の要件である作業条件と作業環境を適正なものに保ち, 労働者の安全と健康を確保することが求められている.

労働と健康の関係は多様である. 重金属や有機溶剤の急性中毒のように, 労働そのものが健康を直接障害する場合もあれば, 腰痛などのように労働要因が個人要因と関与し合って発症に至る場合もある. 生活習慣病は個人の生

活習慣が原因であるが，深夜労働で食習慣が変わってしまうように，労働は生活習慣に影響する．すなわち，労働は一見無関係にみえる疾患にも間接的に関連していることがしばしばである．また，職場は相対的に密閉空間であり，労働者間の接触頻度も高い．そのため感染症は職場内で広まりやすく，感染した労働者は家族・友人を介して地域に感染を拡大させる．インフルエンザや結核が好例で，労働は時に地域の健康も脅かす．

このように労働はさまざまな形で健康に密接にかかわっている．

3 法的枠組み

関連法規には労働安全衛生法や労働者災害補償保険法などがある

戦後の労働衛生は，憲法第27条第2項「賃金，就業時間，休息その他の勤労条件に関する基準は，法律でこれを定める」に基づき制定された労働基準法[1947(昭和22)年]に始まる．しかし，その後の高度経済成長に伴う急激な産業構造の変化は，大規模な労働災害や新しい職業病を相次いで発生させ，未然防止には，最低基準を定めただけの労働基準法では不十分と認識されるようになった．その結果，同法の第5章「安全及び衛生」を強化充実させる形で，1972(昭和47)年に労働安全衛生法が制定・施行された．

労働安全衛生法は時代の要請に応えた改正を重ねながら，現在，「労働基準法と相まって，労働災害防止のための危害防止基準の確立，責任体制の明確化と自主的活動の促進措置等その他の防止に関する総合的計画的な対策の推進」を図ることによって，「職場における労働者の安全と健康を確保するとともに，快適な職場環境を形成すること」が目的(第1条)としてうたわれている．全123条あり，労働安全衛生法施行令，労働安全衛生規則でより具体化されている．有機溶剤や石綿などのように有害性の高い物質の取り扱いなどについては，障害予防ための作業基準や健診項目などを定めた個別規則が別に制定されている．

労働衛生に関するその他の法規に，業務の負傷と疾病の補償を定めた労働者災害補償保険法[1947(昭和22)年]，当時大きな社会問題となっていたじん肺に関するじん肺法[1960(昭和35)年]，作業環境測定の具体的手順や作業環境測定士の資格などを定めた作業環境測定法[1975(昭和50)年]などがある．

●労働基準法

●労働安全衛生法

4 行政組織と関連組織

産業保健の行政組織は厚生労働省労働基準局を頂点としている

日本の労働衛生行政の中枢は，厚生労働省11局のうちの労働基準局にある．労働条件の確保・改善，労働者の安全と健康の確保，労災補償の実施などの諸対策を総合的に推進している．厚生労働省の地方支分部局として都道

●労働基準局

府県労働局が各都道府県に1ヵ所設置されている. 3部1室制を標準とし, そのうち労働基準部が安全衛生・労災補償・労働条件・最低賃金などに関する事項を担当している. そして, 都道府県労働局には労働基準監督署と公共職業安定所(ハローワーク)が出先機関として置かれている. 前者は全国で321署あり, 安全衛生の調査監督業務, 労災補償認定業務などを担当している. これらの組織には労働基準監督官, 地方労働衛生専門官などの専門職が配置されている.

関連組織として, 産業医(☞本章B-3)や衛生管理者, 産業看護職などの支援と, 職場の健康管理に関する事業者への啓発のために, 全国47都道府県に産業保健総合支援センターが労働者安全福祉機構によって設置されている. また, 同センターの地域窓口として, 産業医の選任義務のない労働者50人未満の小規模事業場を対象に, 健康相談や長時間労働者に対する医師による面接指導を支援する目的で, おおむね労働基準監督署管轄区域ごとに地域産業保健センターが運営されている.

B 産業保健の現状と対策

1 労働災害の発生件数

労働災害の発生件数は横ばいないし微増傾向にある

労働災害は業務上の負傷と業務上の疾病とに分けられる. 業務上には通勤途上も含む. 労働災害による死亡者数は, 労働安全衛生法の制定前は6,000人前後で推移していたが, 制定[1972(昭和47)年]後の数年間で3,500人を切り, 直近[2018(平成30)年まで]の4年間は年1,000人を下回る状況にある. これら死亡者を含む業務上の死傷者数(休業4日以上)は, 1978(昭和53)年の約35万人以降一貫して減少を続けていたが, ここ3年は微増傾向にあり, 直近[2018(平成30)年]では約12万7千人である.

●労働災害

労働災害の発生状況は, 度数率(100万労働時間当たりの死傷者数)あるいは強度率(1,000労働時間当たりの労働損失日数)で評価することもできる.

2 業務上疾病の認定件数

業務上疾病認定件数のうち災害性腰痛が過半数を占めている

業務上の負傷すなわち事故による外傷ではない業務上の疾病については, その範囲を明確にして, 事業者の災害補償義務の履行を確保することを目的に, 厚生労働省は労働基準法施行規則第35条別表第1の2で業務上疾病を11群に分類したうえで, 具体的疾病名を例示列挙している. 本人から申請された要治療日数が4日以上の疾病について, 国が定める認定基準に従って労働基準監督署長が業務上疾病か否かを判断する. ここ10年の認定件数は

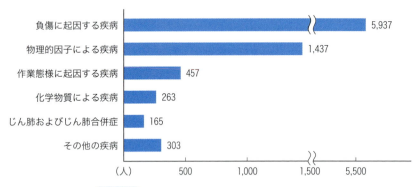

図 12-1 疾病分類別業務上疾病者数（2018 年）

2018（平成 30）年には，業務上の負傷に起因する疾病が 5,937 人で，業務上疾病全体（8,684 件）の約 7 割となっており，この中でも腰痛（災害性腰痛）が 5,016 人で，業務上の負傷に起因する疾病のうち約 85％を占めている．「物理的因子」の中では，熱中症などの異常温度条件による疾病が 1,178 件と大部分を占める．
［厚生労働省：業務上疾病調査（平成 30 年）を参考に著者作成］

7,000 件台後半から 8,000 件台の範囲で推移している．直近では，個別疾患としては「災害性腰痛」がもっとも多く占め，熱中症がこれに続いている（図 12-1）．

3 産業保健従事者の職種

産業医の選任義務は事業場の規模と業種によって異なる

　産業医の選任が，常時 50 人以上の労働者を使用する事業者に，労働安全衛生法で義務付けられている．嘱託でもよい．ただし，1,000 人以上（指定有害業務にあっては常時 500 人以上）の事業場の場合には専属でなければならず，さらに，3,000 人以上の場合には 2 人以上の専属を選任しなければならない．産業医を標榜するためには，日本医師会の産業医学講習会修了などの資格が必要である．労働者の健康診断や健康相談の実施，健康障害の原因調査，再発防止措置，事業者への勧告などが職務として定められている．保健師を専門的な保健指導や健康教育のために，看護師を健康管理や健康相談などのために雇用している企業は少なくない．これらの保健師・看護師を一括してしばしば産業看護職と呼んでいるが，現時点では特別な資格要件はなく，事業者に法的な雇用義務もない．

　有害物質の作業環境測定のために作業環境測定士が，そして「事業場における労働者の健康保持増進のための指針」に沿ったトータルヘルスプロモーション（☞ 4 d）を進めるために運動指導士・心理相談士・栄養士が，産業保健従事者として関与する．しかし，これら専門職を専属として雇用している企業は少なく，多くは必要に応じて外部専門機関に委託している．

●産業医

4 労働安全衛生対策

3管理とTHPとOSHMSが職場対策の要である

労働安全衛生法は，その目的（第1条）を達成するために，安全衛生管理体制を組織し，健康管理，作業環境管理，作業管理からなる**3管理**を進めることなどを事業者に求めている．

a 安全衛生管理体制

事業場の業種と規模に応じて体制は異なるが，総括安全衛生管理者，衛生管理者（資格が必要），さらに産業医を選任し，**衛生委員会**を設置することが事業者に義務付けられている．法が定める事業場では，安全管理者（資格が必要）の選任と**安全委員会**の設置も求められている．衛生委員会と安全委員会は安全衛生委員会として統合してよい．図12-2に有害業務もある大規模事業場の例を示す．

これらの委員会は安全衛生管理体制の要に位置付けられていて，労働安全衛生規則で，毎月1回以上開催することや，審議すべき付議事項が定められている．委員会は多数決制ではなく合議制で行うこと，決定事項が確実に実行されるよう議長役の総括安全衛生管理者には工場長などの責任者を充てることも求められている．

● 安全衛生管理体制

b 3管理
1) 健康管理

健康教育や健康診断とそれに基づく保健指導が行われる．健康状態の把握と管理，健康増進が目的である．労働安全衛生法上，健康診断は大きく一般

● 3管理
● 健康管理

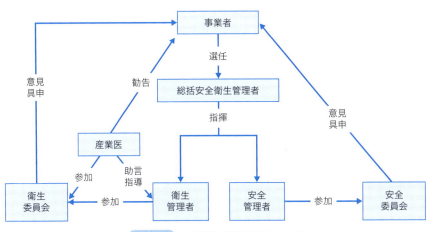

図12-2 安全衛生管理体制の一例

常時50人以上の労働者を使用する事業者は，従業員規模によって1人以上の産業医と衛生管理者を選任しなければならない．林業，鉱業，建設業，有機化学工業製品製造業，石油製品製造業などでは安全管理者も選任し，安全委員会も設置しなければならない．50人未満10人以上の事業者は衛生推進者または安全衛生推進者を選任することとされている．図は安全委員会の設置も求められる事業場の例．

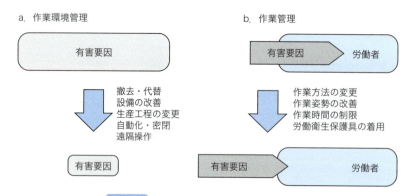

図 12-3 作業環境管理と作業管理の違い
作業環境管理は有害要因そのものを減少させる安全衛生対策であり，作業管理は有害要因を体内に取り込むことを抑制する対策である．

健康診断と特殊健康診断に分けられている．

　一般健康診断は，労働者の一般的な健康状態の把握を目的としたもので，定期健康診断，雇入れ時健康診断，深夜業など特定業務従事者の健康診断，6ヵ月以上の海外勤務の予定者と終了者を対象とした海外派遣労働者の健康診断などがある．**定期健康診断**は1年以内ごとに1回定期に，労働安全衛生規則が定める健診項目（問診，身長・体重・腹囲，聴力・視力，胸部X線検査，血圧，貧血・肝酵素・血中脂質・血糖，尿検査，心電図検査）について実施することが事業者に義務付けられている．メタボリックシンドロームが念頭にある．年齢により省略可能な項目もある．なお，これらの項目は**雇入れ時健康診断**でも実施するが，その場合には省略できる項目はない．その者の基本情報として，その後の健康管理に生かすことを目的としている．採用の可否に用いるのは違法である．

　特殊健康診断は，じん肺法や労働安全衛生法あるいは通達などが定めた特定有害業務などの従事者を対象として，職業病の発見と予防のために，当該有害業務に特異的な健診項目について，6ヵ月以内ごとに1回定期に行われることになっている．有機溶剤中毒予防規則などの個別規則でより具体的に定められている．

2) 作業環境管理（図 12-3a）

●作業環境管理

　作業環境中の有害要因の存在自体を物理的に限りなく小さくすることを目的とする．発生源対策といってよい．その方法としては，たとえば当該工程の廃止や代替物質の導入がある．生産工程や使用方法を変更して，使用量を減少させる方法もある．自動化や密閉化は有害要因の作業空間への拡散を防ぎ，全体換気装置や局所換気装置は有害要因を強制的に職場外に排出する．

　粉じんや有機溶剤，重金属などの約100種類の物質については，厚生労働省は作業環境管理を評価するための指標として**管理濃度**を定めている．作業環境中の平均的な状態を調べる測定（A測定）と作業者の曝露が最大と考えられる発生源近接作業場所などでの測定（B測定）で得られる値を管理濃度と比較して作業環境の状態を判定し，必要な措置をとることを事業者に求めて

いる.

3) 作業管理（図 12-3b）

　作業環境中の有害要因が，労働者の体内に侵入するのを阻止あるいは抑制することが目的である．作業場所や作業空間を工夫して発生源を遠ざける，当該作業の作業日数や作業時間を短縮して曝露量を減少させる，防塵マスクや防毒マスクなどの呼吸用保護具，ゴーグル，防護手袋，防音保護具といった労働衛生保護具を着用するなどの方法がある.

●作業管理

c 労働者教育

　上記 3 管理を効果的に進めていくためには，あるいは労働者が意識を高めてより安全で快適な職場づくりを自らが行っていくためには，労働者教育が不可欠である．講義形式の教育よりも小グループ形式の参加型教育あるいは OJT（on the job training：実地訓練）が効果的である.

d トータルヘルスプロモーションプラン（THP）

　労働者の高齢化と生活習慣病やメンタルヘルス不調（☞本章 C-3 c ）の増加を背景に，すべての労働者の健康増進を図るための措置が，1988（昭和 63）年に改定された労働安全衛生法の第 7 章の条文に書き込まれた．「事業場における労働者の健康保持増進のための指針」で具体化されている．THP 指針である持久力や敏捷性などの運動機能検査などの健康測定と，結果に応じた運動指導と保健指導，必要な者へのメンタルヘルスケアと栄養指導を，努力義務として事業者に課している．定期健康診断が健康状態の把握を目的としているのに対し，THP は健康増進を目的としている．2008（平成 20）年に高齢者医療確保法が制定され，事業場の 40 ～ 74 歳のメタボリックシンドロームのハイリスク者に対して特定保健指導を医療保険者の義務で実施されることになった．内容的に重なる項目もあるが，THP は 40 歳未満と所見のない者も保健指導などの対象にしている.

●トータルヘルスプロモーションプラン（THP）

12
産業保健

e 労働安全衛生マネジメントシテスム

　2006（平成 18）年の労働安全衛生法の改定で，リスクアセスメントの実施が努力義務化された［一定の危険・有害な化学物質約 650 種については 2014（平成 26）年に義務化］．事業場にあるさまざまな原材料や作業行動などに内在する有害性や危険性を特定し，それらのリスクの大きさを予見して，リスク低減措置を行うものであり，災害発生に対して有効な手段とされている．事業者が労働者の協力を得て，リスクアセスメントを実施しながら，継続的な自主的改善活動を重ね，事業場の安全衛生水準の向上を図る一連の過程（PDCA サイクル：Plan-Do-Check-Act，計画-実施-評価-改善）を労働安全衛生マネジメントシステム Occupational Safety and Health Management System（OSHMS）と呼んでいる．厚生労働省は指針を出して事業場に実施をうながしている.

●リスクアセスメント

f 総括管理

　労働者の安全と健康を守るためには，上記事項（b～e）を別々に行うのではなく，有機的に連携させる必要がある．職場の問題点や解決すべき優先課題，目標を明らかにし，全体の合意のもと労働安全衛生活動を進めることが期待される．こうした系統的・総合的・組織的な活動を総括管理と呼んでいる．

　なお，3管理（健康管理，作業環境管理，作業管理）と健康教育，そしてこの総括管理を合わせて**5管理**ともいう．

C 職業と健康障害

1 産業疲労

産業疲労の背景には仕事のし方・させられ方がある

　産業疲労とは，**疲労** fatigue の原因が労働にあることを示す用語であり，現象的には単に疲労と呼んでいるものと違いはない．**負荷**が加えられた生体には**負担**が生じる（図12-4）．その状態が続けば疲労を感じる．労働の種類によって，負荷のかかる部位は，筋肉であったり，視覚や聴覚などの感覚器であったり，大脳であったり精神であったりする．過大な負荷が間断なく続けば，時間が経っても疲労は回復せずに蓄積し**過労**に至る．すなわち疲労は，そのまま続けば必ず疲れ果てるが，回避信号としての休息要求を内包し，休息によって回復する性質を持つ生体現象である．

●産業疲労

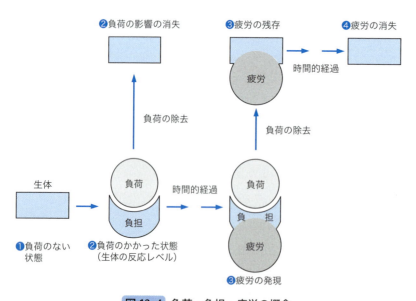

図12-4 負荷・負担・疲労の概念

［小野雄一郎：産業疲労ハンドブック，日本産業衛生学会・産業疲労研究会編集委員会（編），新装版，労働基準調査会，p112-113, 1995（http://square.umin.ac.jp/of/handbook.pdf）より許諾を得て転載］

疲労の評価法には，疲労の多面的な自覚症状を自記式質問票（日本産業衛生学会産業疲労研究会・自覚症しらべ）で調べる方法や，フリッカー検査［光の明滅（ちらつき）間隔を短くしていくと，断続光が連続光にみえるようになるが，連続光にみえ始める単位時間あたりの明滅回数を測定する検査］，唾液中の副腎皮質ホルモン分泌量を測定する方法など多くある．精神的ストレスの高い作業の疲労評価に握力検査をしても意味が乏しいように，疲労を適切に評価するためには，測定対象の労働による負荷の特徴をよく理解し，それに合った評価法を選択する必要がある．

疲労の中核症状は覚醒水準と注意力の低下である．疲労が発生しやすい未明にかけての夜間帯の労働に重大事故が起こりやすい．こうした重大事故の原因として，時として労働者の注意力の低下が大きく取り上げられる．**ヒューマンエラー**の指摘である．一面の真理であるが，不注意に陥る疲労の原因としての働き方や働かせ方に問題がなかったのか，注意力が低下しても重大事故にならないような**フェイルセーフ**が備わった装置であったのか，**システムエラー**の有無を明らかにすることのほうが，再発予防のためにはより重要である．

2 作業関連疾患と職業病

作業関連疾患は労働要因と個人要因とが関与し合って発症する

労働者にみられる疾患には，じん肺や重金属中毒のように有害な粉じんや重金属を仕事で扱っていなければ発症しない疾患，すなわち，労働要因が原因となっている**職業病**が存在する．一方で，遺伝性疾患やアルコール性肝炎などのように個人要因が原因となっている私傷病も当然多くある．労働衛生対策の進展に伴い作業環境が著しく改善し，日本では典型的な職業病は減少した．代わって，労働要因と個人要因が関与し合って発症する疾患，**作業関連疾患 work-related disease** が産業保健上の重要課題となっている．

●職業病

●作業関連疾患

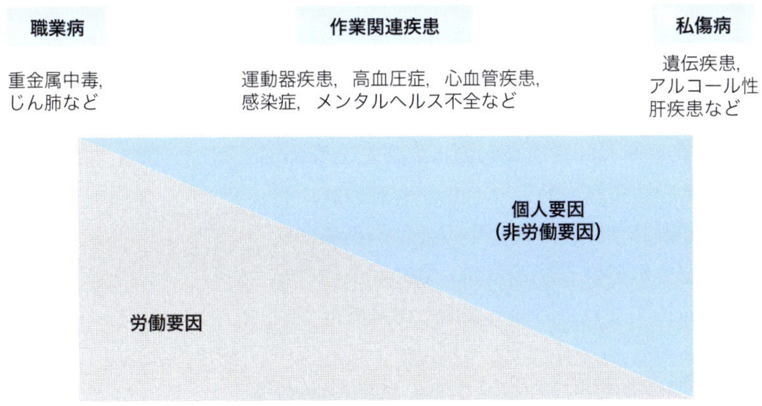

職業病	作業関連疾患	私傷病
重金属中毒，じん肺など	運動器疾患，高血圧症，心血管疾患，感染症，メンタルヘルス不全など	遺伝疾患，アルコール性肝疾患など

個人要因
（非労働要因）

労働要因

図 12-5 作業関連疾患の概念

こうした職業病，作業関連疾患，私傷病の関係は**図 12-5** のごとく整理できるが，作業関連疾患に分類されている運動器疾患の 1 つの腰痛を例に "関与し合う" の意味を考えてみよう．腰部を支える筋組織や椎間板の強さ柔軟さは，性や年齢によって違う．これは純粋に生物学的な現象である．運動などの生活習慣によっても違う．つまり同じ負荷の労働が加えられても，個人要因の状態によって腰痛を発症する人もしない人もいることになる．

このような作業関連疾患の概念は，WHO が 1976 年に提唱したものである．労働者が従事している労働とは一見無関係と思われている疾患に，実は労働が関与している可能性があること，したがって労働衛生対策がそのような疾患の予防に役立つことを指摘している点で，産業保健上，大きな意味を持つ．

③ 代表的な作業関連疾患

長時間労働と職業性ストレスが最近の産業保健の重要課題である

a VDT 障害

VDT は visual display terminal（視覚表示端末）の略で，私たちの身の回りのパソコン（ノート型やタブレット型も含む）がその代表例である．適切な作業環境下の適正な作業量でなければコンピュータ労働は健康障害を発生させる．その障害は大きく 3 種類からなる．1 つは**腰痛**や**頸肩腕障害**，**手根管症候群**といった運動器障害である．同一姿勢の長時間保持やキーボード面の不適切な高さといった人間工学上の問題が原因となる．もう 1 つは視覚負担である．ディスプレイを長時間見続けることによる眼精疲労，角膜乾燥感が主体で，視力低下は起こらないとされている．そして，精神的な負担である．単調で作業量の多いことやコンピュータの相手ばかりで仕事仲間との交流が少ないことなどが原因と考えられている．「情報機器作業における労働衛生管理のためのガイドライン」が 2019（令和 1）年に公表されている．

b 循環器疾患

代表的な生活習慣病である心筋梗塞や脳血管障害（脳出血・脳梗塞・くも膜下出血）などの循環器疾患による死亡が，本来は罹患率が低いはずの壮年期の労働者にみられることが，**過労死**として社会的に注目されてきた．働き過ぎが死亡の背景にあることを暗示するマスコミ用語である．循環器疾患の本態は血管病変であるから，生活習慣や個人的素因なしには発症しえない．しかし，1 日の労働時間が長い者では心筋梗塞の発症リスクが有意に高い報告や，労働時間と表裏の関係にある睡眠時間が極端に短い者では，循環器疾患の発症リスクが上昇することが確認されている．さらに，労働が生活習慣を不健康なものに変える可能性もある．すなわち，個人要因と労働要因が関与し合って発症する作業関連疾患である．

こうした脳・心臓疾患について，「脳血管疾患及び虚血性心疾患等（負傷に起因するものを除く．）の認定基準」が定める「異常な出来事」「短期間の過

●過労死

重業務」「長期間の過重業務」のいずれかによる明らかな過重負荷が認められる場合には労災認定がされる。2014（平成26）年に施行された過労死等防止対策推進法で、過労死は「業務における過重な負荷による脳血管疾患若しくは心臓疾患を原因とする死亡」と法的な定義がされたが、それ以前からも「長期間の過重業務」に主眼を置いた過労死対策が進められてきている。法定の週40時間を超える労働時間を「時間外・休日労働時間」と定義し、それが月45時間を超えると過労死のリスクが徐々に高まるとしている。2018（平成30）年公布の「働き方改革を推進するための関係法律の整備に関する法律（**働き方改革関連法**）」に伴う改正労働安全衛生法では、月80時間を超える労働者からの申し出がある場合には、①産業医による面接指導の実施と、②事業者に医師からの意見聴取と③必要な就業上の措置を義務付けている。月労働日数は平均22日であるため、80時間超は1日平均4時間弱の時間外・休日労働を意味する。働き方改革関連法ではその他にも重要な法律改正があり、過労死対策の枠組みが強化された。たとえば「時間外・休日労働時間」は単月では100時間まで、2〜6ヵ月の複数月では平均80時間まで、1年720時間までと上限が定められ、違反した場合には罰則が課せられることになった。また、有給休暇が年10日以上ある労働者については5日以上の取得が義務化されたり、睡眠などの休息のための時間を確保するための勤務間インターバル（直前の終業時刻から次の始業開始時刻までの間隔）制度の推進が図られたりしている。労働時間の状況についてはタイムカードやパソコンの終了時刻などで客観的に把握することを事業者に求めている。

●働き方改革関連法

c メンタルヘルス不調

企業のグローバル化や経済の悪化が招いたリストラや能率給の導入、さらには非正規雇用などの不安定雇用は、労働者にとって大きなストレッサーとなっている。厚生労働省の調査（労働安全衛生調査）によれば、「現在の仕事や職業生活に関することで、強いストレスとなっていると感じる事柄がある」と回答する労働者の割合は50％台後半で推移している。ストレスにうまく対処できないと、軽微なストレス症状からうつ状態に陥り、深刻な場合には自殺に至る。強い心理的負荷による精神障害などによる労災認定数は最近年間500件前後の状況にあるが、氷山の一角に過ぎないといわれている。

図12-6は、職業性ストレスの発生を「努力」と「報酬」で説明するモデルで、均衡がとれていない場合、労働者はストレスを感じるというものである。労働要因の関与がよく理解できる。

各事業場では、労働安全衛生法第70条の2の第1項の規定に基づく「労働者の心の健康の保持増進のための指針」に沿って、職場のメンタルヘルス対策を取り組むことが求められている。衛生委員会などでの審議を踏まえて「心の健康づくり計画」を策定し、4つのケア、すなわち①セルフケア（本人の気付き）、②ラインによるケア（上司の支援）、③事業場内産業保健スタッフによるケア（産業医や産業看護職の対応）、④事業場外資源によるケア（精神科領域の専門家による支援）を効果的に推進して、一次予防、二次予防、

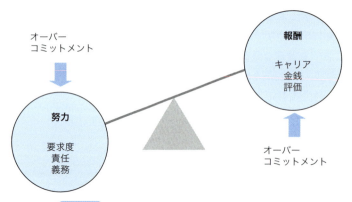

図 12-6 努力報酬不均衡職業性ストレスモデル
社会的支援(上司, 同僚, 友人, 家族などによる支援)は, 努力と報酬の均衡を保たせる. オーバーコミットメントは個人の性格傾向を示すもので, のめり込みと訳されている.

三次予防を進めることになる.

労働安全衛生法の 2015(平成 27)年の改正で導入されたストレスチェック制度は, 一次予防(メンタルヘルス不調の未然防止)を目的としたものであるが, 労働者 50 人以上の事業場は, 常時使用する労働者に対して 1 年以内ごとに 1 回, 心理的な負担程度を把握するための検査(**ストレスチェック**)を実施することとされている. その結果, 高ストレス者に相当し本人から申し出があった場合には, 医師による面接指導を行い, 事業者は医師の助言に基づいて就業上の措置を講じなければならない. また, ストレスチェックの結果を部や課や工場ごとなどの集団単位で集計分析し, 職場改善に努めることが求められている. メンタル不調で休業中の者が業務復帰に問題がない程度に回復した場合の三次予防(労働者に対する職場復帰のための支援)として,「心の健康問題により休業した労働者の職場復帰の手引き」(厚生労働省)などで提唱されている職場復帰支援プログラムや同プランの作成が役立つ.

4 代表的な職業病

重大な職業病が発生する可能性はどの職場にもある

a じん肺

有害**粉じん**による肺間質組織における線維性変化を主体とした疾患を, じん肺と総称している. 長さが 5 μm 程度以下の粉じんは肺胞内に到達しやすい. 細胞外に取り込まれた粉じんが化学的活性に富んでいれば, 炎症と修復を繰り返して肺の間質に病理学的変化をもたらし, 持続する咳と膿性痰, 呼吸困難を出現させる. 進行すれば呼吸不全で死に至る. 遊離珪酸と**石綿(アスベスト)**が代表的な有害粉じんである. これらによるじん肺をそれぞれ珪肺, 石綿肺と呼ぶ. 前者は採石業, 採鉱業などが発生職場である. 結核を合併しやすく, 肺がんの発症リスクも上昇する. 後者は石綿鉱山, 石綿加工業などが発生職場である. 肺がんに加えて胸膜や腹膜の悪性腫瘍である**中皮腫**

●じん肺

●石綿

●中皮腫

の発症リスクの上昇をもたらす．なお，石綿は現在全面使用禁止になっている．

自動化，密閉化，作業中の撒水と防塵マスクの着用などにより，新規じん肺発生は急速に減少したが，建築物の解体は依然として発症リスクの高い作業である．法規制としてじん肺法，粉じん障害防止規則，石綿障害予防規則がある．

b 有機溶剤中毒

有機溶剤とは脂溶性と揮発性に富む液状有機化合物のことである．有機溶剤中毒予防規則は44種類の有機溶剤について，毒性などを考慮して第1種（1,2-ジクロロエチレンと二硫化炭素），第2種（アセトンなど40種類），第3種（ガソリンなどの7種類）に分類している．有機溶剤は脂溶性のため，神経系と一般的に親和性が強く，高濃度の急性曝露で呼吸中枢を抑制し死亡させる．皮膚・結膜などにも親和性があり，皮膚障害や結膜炎なども起こす．それぞれの有機溶剤に固有の毒性もあり，二硫化炭素による精神症状，**ベンゼン**による再生不良性貧血，*n*-ヘキサンによる末梢神経障害，**2-ブロモプロパン**による生殖毒性，四塩化炭素などによる肝障害などがよく知られている．最近，胆管がんで注目を集めた1,2-ジクロロプロパンやクロロホルム，エチルベンゼンなどの発がん性のおそれがある10種類の有機溶剤は，**特別有機溶剤**として特定化学物質障害予防規則の規制下にある．**有機溶剤中毒予防規則**は，発生源対策に加え局所排気装置の設置や防毒マスクの着用，健康診断項目，生物モニタリングの種類などを定めている．

●ベンゼン

c 金属中毒

日本では14種類の金属が法規制の対象となっている．代表的な金属中毒である**鉛中毒**は，ヘモグロビンを構成するヘム蛋白の合成を阻害し，低色素性貧血を起こす．血中鉛濃度の上昇に伴い末梢神経障害（主に橈骨神経麻痺）や中枢神経症状も出現する．鉛中毒予防規則で工場設備の規格や換気装置の機能，気中鉛の測定などを定めている．クロム，ヒ素，マンガン，カドミウム，水銀などによる中毒も知られているが（**表12-1**），これらの重金属は特定化学物質障害予防規則で取り扱いが規制されている．

d 職業がん

職業性曝露が原因のがんを職業がんと総称している．すでに述べた石綿曝露による肺がんと中皮腫は最近注目を集めたが，ベンゼンによる白血病，ヒ素による皮膚がんや肺がん，*β*-ナフチルアミンによる膀胱がん，塩化ビニルモノマーによる肝血管肉腫などはよく知られている．初回曝露から20〜30年，時には50年前後の潜伏期間があることから，退職者に発症することも多い．そのため一定要件を満たす労働者に対して，退職時に健康管理手帳を交付し，公費負担による年2回の健診受診をうながしている．

表 12-1 その他の代表的な職業病

	発症要因・原因	症状・障害・業務など
化学的要因	金属中毒	クロム(肺がん, 鼻中隔穿孔, 接触性皮膚炎), ヒ素[肺がん, 皮膚がん(ボーエン病), 末梢神経障害], マンガン(パーキンソン症候群), カドミウム(腎障害), 無機水銀(口内炎, 歯肉炎, 腎障害, 振戦)など
	酸素欠乏	酸素欠乏症等防止規則で空気中酸素濃度 18% 未満を酸素欠乏と定義. 無酸素空気一呼吸で昏倒. 同規則で示された酸素欠乏危険場所では, 事前の酸素濃度測定・送気・転落防止の命綱着用などが義務付けられている. 死亡率が高く二次災害が多いことに注意
	ガス状物質	一酸化炭素は閉所空間での不完全燃焼で発生. ヘモグロビンとの親和性が酸素の約 250 倍のため, 酸素欠乏に脆弱な脳が障害されやすい. 高濃度曝露ですみやかに死亡. 低濃度長時間曝露でコルサコフ症候群が生ずる. 清掃業や化学工業で多い硫化水素中毒は細胞呼吸の障害を起こし死亡に至る
物理的要因	温熱条件	炎天下や熱源のある屋内での作業などで熱中症が発生. 熱虚脱(発汗にもかかわらず水分補給をしないことが原因), 熱けいれん(電解質の補給をしないことが原因), 熱射病(体温中枢の障害)の 3 病型に分類できる. 熱源の排除・遮断, 水分と電解質の補給, 作業時間の規制, 局所冷房などが必要. 冷蔵・冷凍倉庫内作業では凍傷に注意
	気圧条件	トンネル・橋脚建設工事のための圧気シールド工法作業などが代表的な高気圧下作業. 高気圧下で中耳・副鼻腔などに締め付け障害(スクイーズ). 大気圧復帰への減圧が速すぎれば血管内空気塞栓・呼吸困難(チョークス)・ベンズ(膝関節障害)が発生. 高気圧作業安全衛生規則がある
	電離放射線	原子力発電所・医療放射線関係で職業性被曝が発生. 急性大量被曝で造血器を中心とした急性放射線障害. 晩発性障害の白血病・白内障などは, しきい値のない確率的影響. 電離放射線障害防止規則がある
	非電離放射線	紫外線(電気溶接・アセチレン溶接)で結角膜炎. 赤外線(ガス溶接)で白内障. 単一波長からなるレーザー光線では網膜障害が発生. それぞれ特殊なゴーグルを使用する
	振動	体全体が揺れる全身振動(フォークリフトなど)は腰痛の危険因子. 工具を把持する手腕に限局する局所振動(チェンソーなど)はレイノー現象(手指細小動脈の寒冷刺激に対する過剰収縮による手指の一過性白変現象)・末梢神経障害・肘関節障害を発生
人間工学的要因	重量物取扱い作業姿勢	急激な過大負荷による腰部支持組織の筋肉・靱帯・椎間板・腰椎の傷害で急性腰痛が発生. 災害性腰痛と呼んでいて職業性疾病の「業務上の負傷に起因する疾病」の多くを占める. 非災害性腰痛(疲労性腰痛)は不自然な作業姿勢や反復動作が原因
	上肢作業	上肢を反復して, あるいは拘束姿勢で使用する作業のこと. 作業態様で症状の出現部位に違いはあるが, 頸部から肩・上腕・肘・前腕・手指に広がる持続性こり・だるさ・痛みが出現. 病名としては頸肩腕障害・上腕骨外側上顆炎など

e 騒音性難聴

有害騒音の慢性曝露で, 非可逆性の変化が内耳のコルチ器に生じる. 4 kHz 前後の周波数に対するコルチ器がまず傷害され(聴力図から C^5dip と呼ぶ), 騒音曝露の継続とともに傷害範囲は広がる. 200 Hz ～ 2 kHz の周波数に対する聴力が保たれていれば日常会話にほぼ支障ないため, 初期では難聴を自覚しにくい. それゆえ, 騒音性難聴の早期発見のために, 騒音職場(等価騒音レベルで 85 dBA 以上)では, 6 ヵ月ごと以内に 1 回の聴力検査が義務付けられている. 発生源対策が基本であり, それが困難なときには耳栓, イアーマフ(耳覆い)などの聴力保護具の着用を勧めることになる.

f その他

その他の代表的な職業病を**表 12-1** に示す.

練習問題

産業保健について，正しいものに○，誤っているものに×をつけよ．
(1) 産業保健の目的の1つに，労働者の安全と健康を確保することがある．
(2) 日本の労働衛生に関する法規は，労働安全衛生法が基本になっている．
(3) 常時50人以上の労働者を使用する事業者は，安全委員会の設置義務がある．
(4) 労働災害の強度率は，100万労働時間当たりの死傷者数で求める．
(5) 医師の資格があれば，事業者は産業医として選任することができる．
(6) 雇入れ時健診の結果に基づき，採用の可否を判断してよい．
(7) 管理濃度は，作業環境管理状況を評価する指標である．
(8) 有害物対策は，発生源対策を労働衛生保護具の着用より優先すべきである．
(9) 疲労は，休息すると回復する性質がある．
(10) 作業関連疾患に占める個人要因の割合と労働要因の割合は，疾患の種類でほぼ一定している．
(11) VDT作業で，出産異常（流早産・胎児の異常）が生じる．
(12) 職業がんの臨床所見と，そうでないがんの臨床所見との間に違いはない．
(13) シンナー遊びでの死亡は呼吸抑制が原因である．
(14) 職業性ストレスモデルの「努力報酬不均衡モデル」の報酬とは，金銭の意味である．

13 学校保健

学習目標

1. 日本では，学校保健・学校安全に関する仕組みが法律上の制度として構築されていることが説明できる．
2. 学校保健統計や健康診断の結果から，児童生徒の発育と健康状態を把握し，今日の健康課題について考えることができる．
3. 学校の環境衛生や学校感染症について説明できる．

A 学校保健の概要

1 目　的

▲ 生涯にわたり健康・安全で活力ある生活ができる児童生徒を育成

　学校保健は，学校という教育の場におけるすべての**保健活動**のことであるが，ここでの学校とは**幼稚園**から**大学**までを含み，園児（幼稚園）・児童（小学校）・生徒（中・高等学校）・学生（大学）の児童生徒等と教職員が対象となる．

● 学校保健

　対象の大半を占める児童生徒等の総数は，全国民の約5分の1であり，学校保健は日本の保健衛生政策の中で大きな1つの柱となっている．この時期は，一生の間で最も健康に恵まれ，死亡率も最も低い時期に当たるが，子どもから大人へ，独立した個人として社会の構成員へと向かい，精神的にも肉体的にも大きく成長していく時期であるので，身体の健康の保持増進と同時に精神的発達もうながすことが大切である．

　学校保健の目的は，以下の3点に要約される．
　①児童生徒等および教職員の健康の保持・増進を図ること
　②学校における教育活動に必要な保健安全的配慮を行い，児童生徒等の安全の確保を図ること
　③児童生徒1人ひとりが生涯にわたって健康・安全で活力のある生活ができるような能力を育成すること

　さらに，**教育基本法**第1条における「教育の目的及び理念」の中に「教育は，人格の完成を目指し，平和で民主的な国家及び社会の形成者として必要な資質を備えた心身ともに健康な国民の育成を期して行われなければならない」とあることから，学校保健の目的は教育の基本目的そのものであるといえる．

2 制　　度

学校保健安全法に基づく学校保健活動で児童生徒の健康と安全を守る

　日本の戦後の学校保健は，戦前の管理中心の学校衛生から，保健教育を強化充実した新しい学校保健へと大きな変革をとげ，1958（昭和33）年に制定された学校保健法により法的基盤が確立した．そして，この学校保健法が50年を経過して改正され，2009（平成21）年4月1日「学校保健安全法」として施行された．

　学校保健安全法は，従来の学校保健法で定めた学校における児童生徒等および職員の健康の保持増進を図るための保健管理に関した事項に加え，学校における教育活動が安全な環境において実施され，児童生徒等の安全の確保が図られるよう，学校における安全管理に関する条項が定められている．学校保健に関連する主な法令を表13-1に示したが，これらはそれぞれ改正されて今日に至っている．

　また，日本の学校保健活動は学校教育の一環として展開されるので，学校保健に関する制度上の問題は，学校教育行政との関連が深い．学校保健に関する行政の機構は，【国：文部科学省】↔【都道府県：教育委員会】↔【市（特別区）町村：教育委員会】↔【学校】という体系が形成されている．

　大学以外の公立学校の保健管理に関する行政責任は，各都道府県教育委員会にあり，文部科学省はこれに対して指導・助言する立場にある．文部科学省では体育局学校健康教育課が中心であり，その他広く省内の各局と関連を持つ．大学以外の私立学校に関する行政事務は，都道府県知事の所轄となっている．

◉学校保健安全法

表13-1　学校保健に関連する主な法令

教育全般に関するもの		保健・体育・安全・給食に関するもの	
1. 日本国憲法	1947（昭和22）	1. 学校保健法	1958（昭和33）
2. 教育基本法	1947（昭和22）	→学校保健安全法	2009（平成21）
3. 学校教育法	1947（昭和22）	2. 学校保健安全法施行令	2009（平成21）
4. 学校教育法施行規則	1947（昭和22）	3. 学校保健安全法施行規則	2009（平成21）
		4. 独立行政法人日本スポーツ振興センター法	2002（平成14）
		5. 交通安全対策基本法	1970（昭和45）
		6. スポーツ基本法	2011（平成23）
		7. 学校給食法	1954（昭和29）
		8. 食育基本法	2005（平成17）

B 学校保健の現状と対策

1 概　要

▲ 学校保健の領域は，保健管理と保健教育，これらを支える組織活動

　学校保健の領域は，保健管理と保健教育の2つに分けて考えられる．さらに，これらを円滑に運営するために保健組織活動を加え，3領域に分類する考え方も定着している．

●保健管理
●保健教育

　図13-1に学校保健の領域構成を示した．保健管理は，学校環境の管理を行う対物管理と心身の健康管理や生活の管理を行う対人管理に大別される．保健教育は教科教育として行われる保健学習と，教科以外の時間に展開される保健指導がある．

　保健管理をどのように行うかの基準は学校保健安全法に示され，保健教育についての基準は学習指導要領に示されている．

　しかし，このような分類はあるものの，これらは相互に関連を持つものであり，保健管理や保健教育の効果をあげるためには，総合的に考え指導していくことが肝要である．たとえば，身体計測や健康診断，環境衛生検査なども，単に行事として行うのではなく，個人の健康情報として活用したり，保健教育に役立つような計画を立てれば，保健管理の効果もより向上させることになる．

　各領域の内容に関する詳細については，後の「5 学校保健安全対策」で述べる．

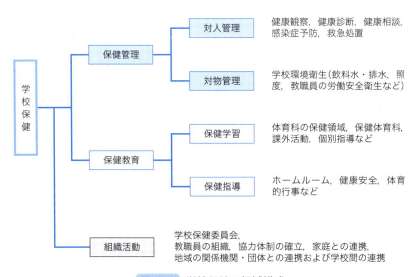

図13-1　学校保健の領域構成

2 学校保健従事者

多くの職種が連携して学校保健活動を展開

　学校保健活動は，関係する担当者の職種が多いことが特徴である．校長・保健主事・養護教諭・一般教員ほか，学校医・学校歯科医・学校薬剤師，さらに学校栄養職員または栄養教諭が加わる．これらの担当者は相互に連携を保ちながら学校保健活動を展開している．

　校長は，学校保健に関する総括責任者である．校長の取り組み次第，すなわち熱意次第で学校保健活動の活動性が決まるといってもよい．また，校長は出席停止の指示，定期健康診断の実施などの責務を負う．

　保健主事は，学校保健活動の計画・調整・推進に携わる．教諭および養護教諭の中から教育委員会が任命する．

　養護教諭は，保健管理・保健指導の専門職として，学校保健活動の運営・実施に当たる．2009（平成21）年から施行された学校保健安全法においては，養護教諭はすべての子どもを視野に入れて，学校全体を見渡しながら，さまざまな健康問題や健康課題を把握し，実践する立場にあることが明確にされている．これはまた，養護教諭が学校保健活動の中核として，その能力を発揮できる校内体制の確立が求められるということである． ●養護教諭

　また，学校保健はすべての教職員の協力により行われるべきであるが，とりわけ学級担任・保健科担当教師は，学級の児童生徒の健康状態を総合的に把握して指導するとともに，学級内および学校全体の環境衛生・安全について，日常的に点検を実施して保健管理に努めなければならない．

　学校医・学校歯科医・学校薬剤師は，総称して学校三師と呼ぶことがある．三師の設置は学校保健安全法に明記されている．

　学校栄養職員は，栄養士の免許のほか，学校給食の実施に必要な知識または経験が必要であり，単に栄養面のみでなく，教育の一環として実施されている学校給食における食生活指導についての見識が求められ，さらに，給食実施上の管理的側面についても知識と経験が要求される．このような学校栄養職員の任務に加え，教員免許を持ち，栄養の専門家として，学校の年間計画に則って食に関する指導（食育）を実施するのが栄養教諭である．栄養教諭は，児童生徒が，学校ではもちろんのこと家庭においても望ましい食習慣を身につけられるように指導に当たるが，それに加え，食物アレルギーのある児童生徒への個別指導という役割も担っている．こうした栄養教諭制度は，2005（平成17）年4月1日から施行された．栄養教諭の資格取得のためには，栄養に関する科目と教職に関する科目の必要単位を修得しなければならない．現在，①専修免許状（大学院修士＋管理栄養士資格），②1種免許状（学士＋管理栄養士資格），③2種免許状（学士または准学士＋栄養士資格）がある．ただし，栄養教諭の配置は，義務教育諸学校においては現在のところ任意となっている． ●学校栄養職員

●栄養教諭

B. 学校保健の現状と対策　315

3 学校保健統計

世界に類をみない学校保健統計から日本の子どもの発育と健康状態を把握

　学校保健統計とは，学校における幼児，児童および生徒の**発育**と**健康状態**
を明らかにすることを目的として，文部科学省が地方公共団体を通じて調査
を実施することで得られる統計資料である．具体的には，学校における**健康
診断**の結果をあらかじめ抽出した学校から集めて統計処理を行う．この結果
は「**学校保健統計調査報告書**」としてまとめられ，文部科学省から毎年発表
される．学校保健統計として報告される結果は**表 13-2** のとおりである．身
体計測の記録は 1900（明治 33）年から存在するが，第 2 次世界大戦をはさん
だ 1940 〜 1947（昭和 15 〜 22）年までは記載がなく，戦後は 1948（昭和 23）年
度からとなっている．しかし，このような長期にわたる子どもの発育および
健康状態の記録は世界に類のないもので，日本の子どもの体型・体格の変化
や健康状態の変遷を把握できる貴重な統計資料である．平均値の経年変化を
みると，戦後めざましく増大した子どもの身長は近年伸び止まり，体重も減
少傾向となっている（**図 13-2**）．「座高」は，2016（平成 28）年度に測定項目
から削除された．しかし，身長から座高を引いた下肢長（足の長さ）は年々減
少しており，2015（平成 27）年度では 1998（平成 10）年度に比べて 17 歳男子
で平均 1 cm，17 歳女子で 0.9 cm 短くなっている．このため近年の「身長に
対する下肢長の割合」は思春期後半で親の世代（昭和 50 年代）よりも減少し，
プロポーションが変化している．思春期後半で足が伸びないことは，栄養・
運動・睡眠などにかかわる重大な健康問題が起きていることを示唆している
が，座高が測定されなければ客観的に検討がむずかしくなる．

　学校保健統計調査報告書は，すべて男女別・年齢別・都道府県別に掲載さ

●学校保健統計

13

学校保健

表 13-2　学校保健統計

1. 発育状態	身長
2. 健康状態	(1)栄養状態
	(2)脊柱・胸郭・四肢の状態
	(3)裸眼視力（左右のうち低いほうの視力が 1.0 未満の者）
	(4)眼の疾病・異常
	(5)難聴
	(6)耳鼻咽頭疾患
	(7)皮膚疾患
	(8)結核に関する検診
	(9)結核
	(10)心電図異常
	(11)心臓
	(12)蛋白検出
	(13)尿糖検出
	(14)その他の疾病・異常
	(15)歯・口腔（永久歯のう歯数など）
3. 肥満傾向児および痩身傾向児の出現率	身長・体重から算出

＊座高は 2016（平成 28）年度から削除された

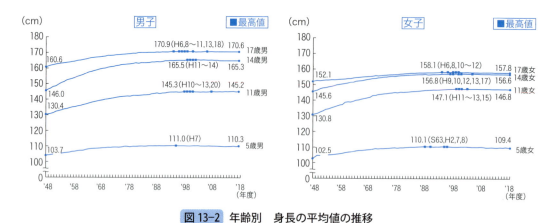

図 13-2 年齢別　身長の平均値の推移

(注) 5歳については，1952(昭和27)年度および1953(昭和28)年度は調査していない．
文部科学省：学校保健統計調査，平成30年度より引用]

れている．性別や年齢によって結果が異なることは当然であるが，南北に長い日本においては気候風土の違いから大きな地域差を読み取ることができる．たとえば身長や体重の平均値は寒い地域が高く，南の暖かい地域では低い傾向がみられる．健康状態については「4 C 健康状態」に記載したが，経年変化をみると，喘息の割合が平成に入って急上昇していることなどが大きな特徴である．また，身長と体重から肥満度が算出され，標準体重と比べて＋20％以上を肥満，－20％以下をやせとして，肥満傾向児出現率，痩身傾向児出現率が掲載されている．肥満は1970年代から増加して大きな健康課題となったが，現在の出現率は横ばい，あるいは低下もみられる．やせは1990年代から問題視され，今日でも出現率が増加しているが，これは若年女子のやせ願望が反映されていると考えられる．また，これらの結果にも性や年齢に加えて地域による特徴が現れていることから，調査結果は全国平均値のみをみるのではなく，地域の特徴にも注目して活用すべきである．

4 児童・生徒の健康

健康診断結果は児童生徒1人ひとりの健康に役立てる

　学校保健統計は平均値を扱ったものであるが，児童・生徒の健康を見守るためには，健康診断の結果を1人ひとり吟味し，健康の確認や異常の早期発見を行うことに役立てなければならない．そのためには児童・生徒の心身の発育発達に関する理解が必要である．

> **コラム　身体発育の4つの型**
>
> ヒトの臓器の発育はスキャモンの発育曲線に示されるように，一般型，神経系型，生殖器型，リンパ系型の4つのパターンがある．身体各部分の発育は必ずこの4パターンのいずれかに含まれるが，子どもへの働きかけもこうした特徴ある発育パターンを踏まえて行うことが必要である．たとえば，神経系の発育は非常に早いので，動作の習得は幼児期に，持久力は体力のつく学童期に養うことが大切といえる．

a　身体発育

学齢期は発育・発達の著しい年頃である．図 13-3 に身長発育の概要を示したが，この図からもわかるように，小学校時代の前半は身長・体重などは比較的緩やかな増加を示すが，後半になると急速に身長が伸びてくる思春期スパートがみられる．身長の増加は身体のどの部分も同時に起こるわけではなく，おおかたの場合，まず下肢が伸びることによって始まり，次に座高も伸びてくる．第二次性徴も顕著になる．女子では身長増加がピークを過ぎたころ初経がみられ，体重も増加し，女性ホルモンの影響で身体組成も変化して，男子より体脂肪の多いからだつきとなってくる．脂肪は生命の維持や女性の生理機能維持に必要であり，ダイエットなどで極端に脂肪を減らすと身体に異常をきたすことになる．一方，男子の身長のスパートは女子より平均で約2年遅れるが，スパート後には男性ホルモンの影響で筋肉や骨などの除脂肪量も増し，男らしいからだつきになってくる．

また，体格が大きくなるに伴って，適切な働きかけにより基礎体力や運動

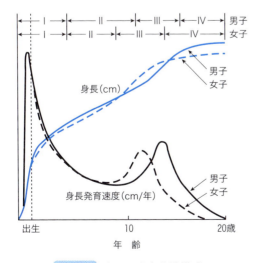

図 13-3　身長の発育曲線模式図
図中の I～IV は発育段階を示し，III が思春期前半に当たる．

能力も著しく向上する．この時期の栄養・運動・睡眠は，とくに大切であるので，バランスを崩さぬよう心がけなければならない．

さらに，思春期には暦年齢と生理的年齢の差が大きくなり，個人差が拡大するため，自分のからだのことで悩みを持つ児童生徒も多い．この時期の発育発達について，指導者は深い理解を持ち，児童生徒の不安を取り除き，からだに関する知識や健康づくりへの関心を培うよう指導することが大切である．

b 体 力

日本の子どもの体格は戦後50年あまり年々向上してきた．現在，思春期男子では，親の世代より6cmも身長が高く，7kgも重くなっている．ところが，「体格はよくなったが体力がない」と指摘されて久しく，現在，この状況はますます深刻になっている．

しかし，近年の運動能力調査の結果からは，運動能力が劣り，運動が苦手あるいは嫌いとする児童生徒が増加している一方で，専門的に運動を行い，運動能力が非常に高いグループも存在し，二極化の傾向がみられる．前者は運動不足，後者は運動過多に陥りがちである．今の子どもたちの生活は，以前に比べて遊びの中で体力や運動能力を養うことがむずかしくなってきている．体力は適切に鍛えなければ向上しないため，身体活動量の足りない生活を続けていると，ますます体力水準が低くなっていく．また，専門的に運動をしている子どもでも，指導の仕方によっては障害を起こしたり，精神的に落ち込んで運動嫌いになったり，身体を動かすことから遠ざかったりするという状況もみられている．

体力は個人の生涯の健康に深くかかわるものであり，生活の質の向上を図るために必要なものであるから，体力の重要性を科学的に理解できるような教育を組み込むことも学校保健の役割である．さらに，学校保健と密接なかかわりを持つ学校体育の中で体力向上を実現していくことが求められている．

c 健康状態

2018（平成30）年度の学校保健統計から子どもたちの疾病・異常を被患率等別にみると，幼稚園および小学校においては「むし歯（う歯）」の者の割合が最も高く，次いで「裸眼視力1.0未満の者」の順となり，中学校，高等学校においては，「裸眼視力1.0未満の者」の割合が最も高く，次いで「むし歯（う歯）」の順となっている．全体的には，むし歯に関してはピーク時（昭和40〜50年代）より減少傾向が続いているが，裸眼視力が1.0未満の者は過去最高となっている．なお，寄生虫卵を保有する者（幼稚園児，小学生）は年々減少しており，2016（平成28）年度からの健康診断検査項目から削除された．

また，肥満ややせの問題，骨折の増加，脊柱側彎症，慢性的疲労などが児童生徒の健康問題としてあげられ，頭痛や腹痛，不快，不定愁訴なども増加している．肥満は計算方法が変更された2006（平成18）年度からはやや減少

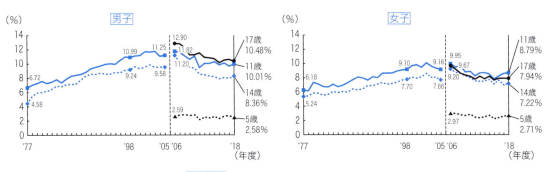

図 13-4 肥満傾向児の出現率の推移

(注)1. 2006（平成18）年度から肥満・痩身傾向児の算出方法を変更しているため，2005（平成17）年度までの数値と単純な比較はできない．
2. 5歳および17歳は，2006（平成18）年度から調査を実施している．図13-5においても同じ．
[文部科学省：学校保健統計調査，平成30年度より引用]

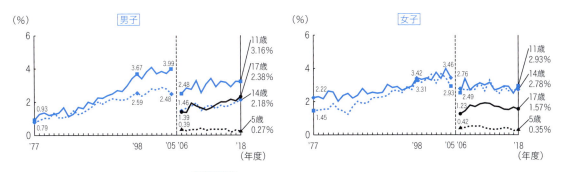

図 13-5 痩身傾向児の出現率の推移

[文部科学省：学校保健統計調査，平成30年度より引用]

傾向がみられるが，それでも高い水準であり，やせは女子において増加傾向となっている．とくに都市部では12歳以上の女子に顕著なやせ傾向が現れている（図13-4，5）．

さらに，**いじめ**や**非行**（暴力，性の逸脱，薬物乱用，喫煙，飲酒）などの問題行動，**不登校**，**自殺**も増加し，深刻な問題となっている．携帯電話やインターネットの普及から，大人の目の届かないところで未知の人間と簡単に交流を持つことが可能であるため，年少者が犯罪に巻き込まれることも増えている．こうしたことを防ぐには，学校だけではもはや不可能となっており，学校・家庭・地域が連携し，社会全体の問題として取り組んでいくことがますます必要になっている．

5 学校保健安全対策

健康診断や健康相談，環境衛生からの対策を学校保健委員会が支援

a 学校保健委員会

学校保健は，図13-1に示したように保健管理と保健教育の2本の柱から

なるが，学校保健活動を効果的に行うためには，学校保健の担当者ばかりでなく，保護者や地域社会の協力による組織的活動が必要である．そこで，小中高等学校では，学校保健の担当者，PTA代表および保健委員，地域からは教育委員会・保健所・民生福祉関係者・その他の地域組織の代表，児童生徒代表や保健委員会代表などからなる「学校保健委員会」が設置され，具体的な学校保健安全計画をたて，円滑に実施できるよう協議し支援している．学校保健委員会は，総合的な学校保健活動の運営を図るために設けられている最も重要な組織である．

●学校保健委員会

b 健康管理と保健指導

児童生徒や教職員の健康の保持増進を図り，学校教育が円滑に成果が上がるよう行われるために，学校保健安全法第1条において学校保健管理が定められている．学校保健管理は，主として健康診断，健康相談，感染症（伝染病）予防，学校環境衛生などをいう（図13-1）．大学生の健康管理については，ほとんどすべての国立大学に保健管理センターが設置されている．

学校における健康診断は，スクリーニング検査であって，確定診断を行うものではないが，疾病や異常の早期発見と児童生徒などの個人および集団の健康状態を把握するという意義を持つ．日常的には，健康観察と健康調査が行われている．

1) 健康診断の時期

①就学時健康診断：就学4ヵ月前（11月30日）までに実施する．
②定期健康診断：毎学年6月30日までに実施する．
③臨時健康診断：とくに必要のあるときに実施する．

2) 検査項目・対象者

定期健康診断の検査項目と対象者は表13-3のとおりであるが，2003（平成15）年度から従来の検査項目が一部変更された．それまで，小学校第4学年において実施されていた色覚検査は定期健康診断項目としては廃止され，また，結核については同じく2003（平成15）年度より大幅な変更があり，小・中学校の第1学年で行われていたツベルクリン反応とBCGは廃止され，代わりに問診（保健調査）と学校医による診察が毎学年実施されることとなった．高等学校，高等専門学校，大学については2005（平成17）年度から結核の健康診断が第1学年のみとなった．

しかしながら，2016（平成28）年度には色覚検査が復活し，希望者のみではあるが実施されることになった．また，同年には座高と寄生虫検査が健康診断項目から削除されたが，その一方で，児童生徒の身長・体重成長曲線を描いて1人ひとりの健康に役立てることが文部科学省により推奨されることとなった．

3) 事後措置

児童・生徒・幼児の健康診断結果は，実施後21日以内に本人またはその保護者に連絡され，学生については本人に連絡されることが義務付けられている．そして，必要に応じて，疾病の予防措置，治療の指示，運動および作

B. 学校保健の現状と対策　321

表 13-3 定期健康診断の検査項目および実施学年

平成 28 年 4 月 1 日現在

項　目	検診・検査方法			幼稚園	小1年	小2年	小3年	小4年	小5年	小6年	中1年	中2年	中3年	高1年	高2年	高3年	大学
保 健 調 査	アンケート			○	◎	◎	◎	◎	◎	◎	◎	◎	◎	◎	◎	◎	○
身　　　長				◎	◎	◎	◎	◎	◎	◎	◎	◎	◎	◎	◎	◎	◎
体　　　重				◎	◎	◎	◎	◎	◎	◎	◎	◎	◎	◎	◎	◎	◎
栄 養 状 態				◎	◎	◎	◎	◎	◎	◎	◎	◎	◎	◎	◎	◎	◎
脊柱・胸郭 四肢 骨・関節				◎	◎	◎	◎	◎	◎	◎	◎	◎	◎	◎	◎	◎	△
視　　　力	視力表	裸眼の者	裸眼視力	◎	◎	◎	◎	◎	◎	◎	◎	◎	◎	◎	◎	◎	△
		眼鏡等をしている者	矯正視力	◎	◎	◎	◎	◎	◎	◎	◎	◎	◎	◎	◎	◎	△
			裸眼視力	△	△	△	△	△	△	△	△	△	△	△	△	△	△
聴　　　力	オージオメータ			◎	◎	◎	◎	△	◎	△	◎	△	◎	◎	△	◎	△
眼の疾病及び異常				◎	◎	◎	◎	◎	◎	◎	◎	◎	◎	◎	◎	◎	◎
耳鼻咽喉頭疾患				◎	◎	◎	◎	◎	◎	◎	◎	◎	◎	◎	◎	◎	◎
皮 膚 疾 患				◎	◎	◎	◎	◎	◎	◎	◎	◎	◎	◎	◎	◎	◎
歯及び口腔の疾患及び異常				◎	◎	◎	◎	◎	◎	◎	◎	◎	◎	◎	◎	◎	△
結　　　核	問診・学校医による診察				◎	◎	◎	◎	◎	◎	◎	◎	◎				
	エックス線撮影													◎			◎ 1学年 (入学時)
	エックス線撮影 ツベルクリン反応検査 喀痰検査等				○	○	○	○	○	○	○	○	○				
	エックス線撮影 喀痰検査・聴診・打診													○			○
心臓の疾患及び異常	臨床医学的検査 その他の検査			◎	◎	◎	◎	◎	◎	◎	◎	◎	◎	◎	◎	◎	◎
	心電図検査			△	◎	△	△	△	△	△	◎	△	△	◎	△	△	△
尿	試験紙法	蛋白等		◎	◎	◎	◎	◎	◎	◎	◎	◎	◎	◎	◎	◎	△
		糖		△	◎	◎	◎	◎	◎	◎	◎	◎	◎	◎	◎	◎	△
その他の疾病及び異常	臨床医学的検査 その他の検査			◎	◎	◎	◎	◎	◎	◎	◎	◎	◎	◎	◎	◎	◎

(注) ◎　ほぼ全員に実施されるもの
　　 ○　必要時または必要者に実施されるもの
　　 △　検査項目から除くことができるもの
[日本学校保健会：児童生徒等の健康診断マニュアル　平成 27 年度改訂, p19, 2015 より許諾を得て転載]

業の軽減などが行われる．さらに，発育や健康状態に応じた学習・生活面での適切な保健指導も必要で，これらの**事後措置**を行って初めて健康診断を実施した意義が出てくる．

C 学校環境衛生

　学校は教育の場であるとともに，発育・発達している児童生徒の生活の場でもあるから，安全で衛生的な環境を整えなければならない．

そこで，学校は学校薬剤師の協力による定期的な環境衛生検査として，上水道・プール・給食施設設備などの衛生状態や浄水消毒設備の機能，飲料水やプール水の水質および排水状況，教室ほかの環境の明るさ・空気性状・騒音などの実態を明らかにし，照明・暖房・換気などの衛生対策の良否について調べる．さらに，日常的な管理活動として，「日常における環境衛生に係る学校環境衛生基準」に定める11項目について毎授業日に点検を行い，適切に管理し，かつ学校給食の食品衛生に努める必要がある．さらには，必要があるときは臨時検査として，必要な検査項目を行う．

これら学校環境衛生検査の項目・時期・検査法などは，保健体育審議会の「学校環境衛生基準」によって示されている．この基準は，腸管出血性大腸菌感染症の多発傾向に対応して，1996(平成8)年，学校給食の食品衛生に関連する項目の改定が行われている．さらに，2004(平成16)年にも，シックハウス症候群への対応のため，一部改定されている．

表13-4 学校において予防すべき感染症

2015(平成27)年1月改正

	感染症の種類	出席停止の期間の基準	考え方
第一種 [1]	エボラ出血熱，クリミア・コンゴ出血熱，痘そう，南米出血熱，ペスト，マールブルグ病，ラッサ熱，急性灰白髄炎，ジフテリア，重症急性呼吸器症候群(病原体がベータコロナウイルス属SARSコロナウイルスであるものに限る)，中東呼吸器症候群(病原体がベータコロナウイルス属MERSコロナウイルスであるものに限る)，および特定鳥インフルエンザ(感染症の予防及び感染症の患者に対する医療に関する法律6条3項6号に規定する特定鳥インフルエンザをいう．なお，現時点で病原体の血清亜型はH5N1およびH7N9)	治癒するまで	感染症法の一類感染症および二類感染症(結核を除く)
第二種	インフルエンザ(特定鳥インフルエンザおよび新型インフルエンザ等感染症を除く)	発症した後5日を経過し，かつ解熱した後2日(幼児にあっては，3日)を経過するまで	空気感染または飛沫感染する感染症で児童生徒のり患が多く，学校において流行を広げる可能性が高いもの
	百日咳	特有の咳が消失するまでまたは5日間の適正な抗菌性物質製剤による治療が終了するまで	
	麻疹	解熱した後3日を経過するまで	
	流行性耳下腺炎	耳下腺，顎下腺または舌下腺の腫脹が発現した後5日を経過し，かつ全身状態が良好になるまで	
	風疹	発疹が消失するまで	
	水痘	すべての発疹が痂皮化するまで	
	咽頭結膜熱	主要症状が消退した後2日を経過するまで	
	結核 髄膜炎菌性髄膜炎	病状により学校医その他の医師において感染のおそれがないと認めるまで	
第三種	コレラ，細菌性赤痢，腸管出血性大腸菌感染症，腸チフス，パラチフス，流行性角結膜炎，急性出血性結膜炎，その他の感染症	病状により学校医その他の医師において感染のおそれがないと認めるまで	学校教育活動を通じ，学校において流行を広げる可能性があるもの

注　1)感染症の予防及び感染症の患者に対する医療に関する法律6条7項から9項までに規定する新型インフルエンザ等感染症，指定感染症および新感染症は，第一種の感染症とみなす．
[学校保健安全法施行規則および厚生労働統計協会(編)：国民衛生の動向2019/2020，2019を参考に著者作成]

6 学校感染症

●学校感染症

第一種から第三種に分類され出席停止期間も定められている

　学校保健安全法施行規則第18条では，学校でとくに予防すべき感染症を指定しており，3種類に分類している．また，出席停止期間を定めている（**表13-4**）．

　学校は免疫力の低い子どもが集団で生活しているため，感染症に対する予防が重要となる．手洗い・うがいの励行とともに，予防接種が重要な役割を担っている（☞**表6-10**）．1994（平成6）年に予防接種法が改正され，予防接種は義務接種から勧奨接種に変わったが，もし予防接種を受けずに感染症にかかった場合，学校では感染を拡大させるおそれがあることから，体調が悪くなければ接種する方向で対処すべきである．現在は定期接種も増えているが，任意接種についてもできるだけ受けるようにすることが大切である．

練習問題

学校保健について，正しいものに○，誤っているものに×をつけよ．

(1) 学校保健でいう学校とは，小学校から大学までを含む．
(2) 学校保健の目的は，児童生徒等の健康と安全を図ることと同時に，自らの健康を保持増進する能力を育成することであるが，これは教育の基本目的にも合致する．
(3) 学校保健法は，教育基本法や学校教育法とともに戦後すぐに制定された．
(4) 「学校保健委員会」は，教職員と学校医，PTAによって成り立っている．
(5) 近年の児童生徒においては，結核やトラコーマは少なく，う歯と近視が多い．
(6) 児童生徒の健康課題としては，アレルギーの増加，思春期のやせ傾向があげられる．肥満は依然として高率であるが，一時よりは減少傾向もみられる．
(7) 「学校保健法」は，「学校保健安全法」と名称が変わり，2009(平成21)年4月より施行された．
(8) 就学前健康診断は，小学校就学4ヵ月前(11月30日)までに実施する．
(9) 学校などにおける定期健康診断は，毎学年5月までに実施しなければならない．
(10) 児童・生徒・幼児の健康診断結果は，実施後21日以内に本人またはその保護者に連絡され，学生については本人に連絡されることが義務付けられている．
(11) 学校は学校医の協力を得て，定期的な環境衛生検査を行わなければならない．
(12) 2016(平成28)年度，座高が健康診断項目から削除された．

14 国際保健

> **学習目標**
> 1. 開発途上国の健康問題について説明できる.
> 2. 持続可能な開発目標とユニバーサル・ヘルス・カバレッジについて説明できる.
> 3. 国際協力の仕組みを理解できる.
> 4. 保健・栄養分野の主要な国際機関およびJICAの役割を理解できる.

A 地球規模の健康問題と国際協力

1 開発途上国の概況

世界の貧困と人口増加はサブサハラアフリカと南アジアに集中

　開発途上国は過酷な自然環境，政治の不安定さに加え，経済的な**貧困**を抱える国が少なくない．しかし，その貧困状況は近年急速に改善されつつある．1980年には途上国人口の約半数が最貧困状態にあったが，2015年までに途上国では人口が7割近く増加したにもかかわらず，最貧困率は3割も減少した．1日の収入が1.90米ドル未満（世界銀行の定める国際貧困ライン）の人々の総数は1990年に18億9,500万人（貧困率36％）であったが，2015年には7億3,600万人（貧困率10％）と大幅な減少をみせている．この割合は1980年頃に比べると3分の2まで減少したことになる．とはいえ，世界人口の半数が依然1日5.5米ドル未満の収入という貧困状態にあり，とりわけサハラ砂漠以南（サブサハラ）のアフリカ諸国には今も世界全体の貧困層の半分以上の人々が暮らしている．ここは貧困率は低下はしたが，近年貧困人口が世界で唯一増加している地域でもある．

　多くの開発途上国では**人口の急増**という問題にも直面している．人口の増加は経済発展をうながす一方で，貧富の格差拡大や農地，食糧・水資源の不足，急激な都市化に伴う生活環境の過密化とインフラ劣化など，人々の暮らしに直結する多くの問題を引き起こしている．とくに今後は，インド，パキスタンといった南アジアと，ナイジェリア，コンゴ民主共和国などのアフリカの人口増加がますます顕著になると予想されている（図14-1）．

●開発途上国

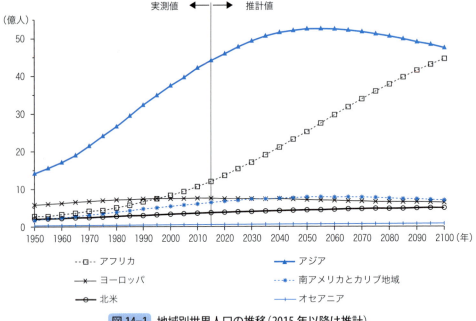

図 14-1 地域別世界人口の推移（2015 年以降は推計）
［国際連合：World Population Prospect 2017 年版より引用］

2 開発途上国の健康問題

多くの開発途上国は疾病の二重負担に直面している

　貧困や人口増加の存在は，開発途上国に住む人々の健康にさまざまな影響を及ぼしている．過酷な生活状況によって，平均寿命が 50 歳以下にとどまっている国も少なくない．2018 年末現在，世界で感染者が約 3,790 万人にのぼる **HIV（後天性免疫不全ウイルス）感染症**およびエイズも，貧困と無縁ではない．現に世界人口の 8 分の 1 を占めるに過ぎないサブサハラ・アフリカ諸国には世界全体の HIV 感染者の 68％が住んでいる．　　●HIV

　子どもや妊産婦への影響は，とくに深刻である．たとえば，**図 14-2** は世界の地域別出生千人当たりの **5 歳未満児死亡率**の 1990 年から 2017 年までの比較を示している．いずれの地域でも 5 歳未満児死亡率は改善しているが，2017 年現在でも地域格差は依然として存在している．欧米諸国は 6（日本は最高水準の 3）であるのに対し，サブサハラ・アフリカ諸国や南アジア諸国を含む後発開発途上国に至っては依然 76 や 43 と高率である．5 歳未満児の死亡の約 36％は生後 1 ヵ月以内の新生児期で発生している．主要な死因である肺炎，下痢，マラリア，麻疹は，予防接種や抗生物質などにより予防可能な疾患であり，その 50％は栄養不良を伴っている．また，妊娠・出産が原因で年間 29 万人以上の**妊産婦死亡**があり，その 99％が開発途上国で起きている．　　●5 歳未満児死亡率

　健康問題は栄養や水と深い関係がある．国際連合食糧農業機関（FAO）は，

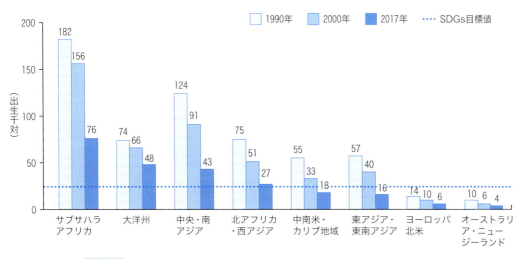

図 14-2 地域別出生千対5歳未満児死亡率の比較（1990, 2000, 2017年）
［小児死亡推計国際連合グループ：Level & Trends in Child Mortality Report 2018年版より引用］

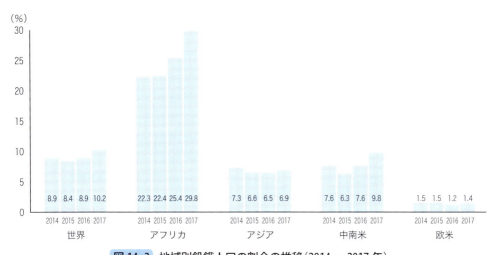

図 14-3 地域別飢餓人口の割合の推移（2014〜2017年）
［国際連合食糧農業機関：The State of Food Security and Nutrition In the World 2018年版より引用］

　世界の飢餓人口は2017年現在で8億210万人と，世界人口の9人に1人が栄養不足に苦しんでいると報告している．飢餓人口は2014年以降増加傾向にあり，とくにアフリカや中南米で増加が著しい（図14-3）．

　一般に栄養不良はエネルギーやたんぱく質の不足に，鉄やビタミンA，あるいはヨウ素などのミネラルの不足（微量栄養素欠乏症）が随伴しやすい．世界保健機関（WHO）は，ビタミンA欠乏による夜盲症が学童前の乳幼児や妊婦に多いと推計しており，カプセルによるビタミンA補給を奨励している．また，開発途上国の妊婦の半数以上が鉄欠乏性貧血で，出産時のさまざまなリスクにさらされていることが指摘され，硫酸第一鉄の錠剤が供与されている．土壌中のヨードが流失しやすい山岳地帯や洪水多発地帯ではヨード欠乏症が起こりやすく，重度の欠乏の場合には子どもの知能障害を引き起こすが，

表 14-1 所得国別全年齢層における死因順位（2016 年）

順位	高所得国*		高位中所得国*		低位中所得国*		低所得国*	
	死因	死亡数	死因	死亡数	死因	死亡数	死因	死亡数
1	虚血性心疾患	147	虚血性心疾患	144	虚血性心疾患	119	下気道感染症	76
2	脳卒中	63	脳卒中	111	脳卒中	62	下痢性疾患	58
3	アルツハイマー病,その他認知症	61	慢性閉塞性肺疾患	46	下気道感染症	48	虚血性心疾患	53
4	気管・気管支・肺がん	49	気管, 気管支,肺がん	33	慢性閉塞性肺疾患	39	HIV/AIDS	44
5	慢性閉塞性肺疾患	47	アルツハイマー病,その他認知症	32	結核	31	脳卒中	42
6	下気道感染症	37	下気道感染症	22	下痢性疾患	30	マラリア	38
7	大腸・直腸がん	28	糖尿病	21	糖尿病	23	結核	34
8	糖尿病	23	交通障害	20	早産合併症	23	早産合併症	32
9	腎疾患	19	肝臓がん	19	肝硬変	22	新生児仮死・出生時損傷	31
10	乳がん	16	胃がん	18	交通障害	20	交通障害	29

死亡数（人口 10 万人当たりの死亡推定数）
*世界銀行による分類. 年により変動するが, 2016 年における高所得国とは国民総所得（GNI）が 12,056 米ドル以上, 高位中所得国とは GNI が 3,896 ～ 12,055 米ドル, 低位中所得国とは GNI が 996 ～ 3,895 米ドル, 低所得国とは GNI が 995 米ドル以下の国を指す.
［世界保健機関：Disease burden and mortality estimates 2018 年版より引用］

ヨードを添加した食塩の普及により予防が可能である.

　開発途上国では人口急増と同時に高齢化も進行しており, さらに食事内容やライフスタイルの変化も加わって, 心・脳血管疾患や糖尿病などの生活習慣病も一般的な健康問題となりつつある. 所得国別にみた先進国と開発途上国における死亡順位を示した**表 14-1** からもわかるとおり, 中・低所得の開発途上国では感染症が克服されないまま, 生活習慣病も増加していることから "疾病の二重負担 double burden of diseases" を負っているといわれている. 膨大な人口を抱え, なおかつ財政難の中で, 開発途上国の健康問題は多様化し, 厳しい対応が求められている.

●疾病の二重負担

3 国際保健の目的と開発目標

世界はプライマリヘルスケアを基盤に UHC 実現を目指している

　1946 年に発表された WHO 憲章前文には「健康とは身体的, 精神的, 社会的に完全に良好な状態であり, 可能な限り高い水準の健康を享受することは万人に付与された基本的人権である」と, 崇高な理念がうたわれた. しかし, 半世紀以上を経た現在でも, 最低限の健康さえも享受できない人々が世界中にはまだ大勢いる. 公正と社会正義の観点から, 彼らが健康に生きる権利を保障することは, 世界の重大な関心事でなければならない. このことを確認するために WHO は, 1977 年の世界保健総会において「2000 年までに世界中のすべての人々が, 社会的にも経済的にも生産的な生活が過ごせるような健康水準へ到達しなければならない」ことを決議し, 「すべての人々へ健康を Health for All（HFA）」という目標を掲げた.

A. 地球規模の健康問題と国際協力　329

表 14-2 持続可能な開発目標（SDGs）

目標 1. あらゆる場所のあらゆる形態の貧困を終わらせる
目標 2. 飢餓を終わらせ，食料安全保障及び栄養改善を実現し，持続可能な農業を促進する
目標 3. あらゆる年齢のすべての人々の健康的な生活を確保し，福祉を促進する
目標 4. すべての人々への包摂的かつ公正な質の高い教育を提供し，生涯学習の機会を促進する
目標 5. ジェンダー平等を達成し，すべての女性及び女児の能力強化を行う
目標 6. すべての人々の水と衛生の利用可能性と持続可能な管理を確保する
目標 7. すべての人々の，安価かつ信頼できる持続可能な近代的エネルギーへのアクセスを確保する
目標 8. 包摂的かつ持続可能な経済成長及びすべての人々の完全かつ生産的な雇用と働きがいのある人間らしい雇用
　　　　（ディーセント・ワーク）を促進する
目標 9. 強靭（レジリエント）なインフラ構築，包摂的かつ持続可能な産業化の促進及びイノベーションの推進を図る
目標 10. 各国内及び各国間の不平等を是正する
目標 11. 包摂的で安全かつ強靭（レジリエント）で持続可能な都市及び人間居住を実現する
目標 12. 持続可能な生産消費形態を確保する
目標 13. 気候変動及びその影響を軽減するための緊急対策を講じる
目標 14. 持続可能な開発のために海洋・海洋資源を保全し，持続可能な形で利用する
目標 15. 陸域生態系の保護，回復，持続可能な利用の推進，持続可能な森林の経営，砂漠化への対処，ならびに土
　　　　地の劣化の阻止・回復及び生物多様性の損失を阻止する
目標 16. 持続可能な開発のための平和で包摂的な社会を促進し，すべての人々に司法へのアクセスを提供し，あら
　　　　ゆるレベルにおいて効果的で説明責任のある包摂的な制度を構築する
目標 17. 持続可能な開発のための実施手段を強化し，グローバル・パートナーシップを活性化する

［外務省翻訳：我々の世界を変革する：持続可能な開発のための 2030 アジェンダより引用］

　翌年，WHO と国連児童基金（UNICEF）は旧ソ連（現在のカザフスタン共和国）のアルマ・アタ（現在のアルマトイ）で国際会議を開催し，HFA を実現するための戦略として“**プライマリヘルスケア primary health care（PHC）**”を宣言した．開発途上国の健康問題に対処するためには，先進国型の病院を中心とした保健医療のシステムでは財政面・人材面などから困難である．そこで，開発途上国の使用環境に適するように，独自に開発した**適正技術 appropriate technology** を開発して導入する方針を PHC の中に採用した．たとえば，下痢症の子どもの脱水治療のために輸液療法を普及させるよりも，少量の塩とブドウ糖を水に溶かした溶液を飲ませる**経口補水塩療法** oral rehydration therapy（**ORT**）や，塩を添加した粥を与える方法を母親へ教授する方法を優先させた．このように，誰もが関与できる技術を普及し，住民参加による地域ぐるみの予防を重視した活動が PHC として広く普及され，大きな成果を収めた．

　国連は 2015 年の国連総会で，今後 15 年間に世界が優先して取り組むべき「**持続可能な開発目標 Sustainable Development Goals（SDGs）**」（表14-2）を示した「**持続可能な開発のための 2030 アジェンダ**」を採択した．17項目の目標からなり，うち「目標3」で「あらゆる年齢のすべての人々の健康的な生活を確保し，福祉を促進する」ことを掲げ，13 の具体的ターゲットをあげた．

　なかでも，**ユニバーサル・ヘルス・カバレッジ Universal Health Coverage（UHC）**を重点目標に掲げている．これはすべての人が，適切な健康増進，予防，治療，リハビリテーションに関するサービスを支払い可能な費用で受けることができるようになることを意味している．その背景には，世界人口の半分に当たる 35 億人が基礎的サービスを受けることができずに

◉プライマリヘルスケア（PHC）

◉持続可能な開発目標（SDGs）

◉ユニバーサル・ヘルス・カバレッジ（UHC）

14

国際保健

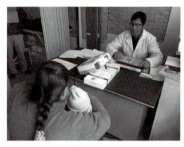 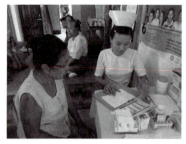 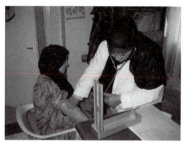

ボリビア　　　　　　　　ミャンマー　　　　　　　シリア(内戦前)

図14-4　世界各国の保健センター
(撮影：湯浅資之)

いる現実がある．また，8億人は世帯支出の10％を超える医療費を負担しており，毎年1億人以上が医療費の自己負担により経済的破綻に陥っている．

　貧困にある人々を含め世界中のすべての人が健康を享受できる公正な社会を実現するために，世界ではPHCを基盤とした保健システムの強化が行われており，UHC実現のための取り組みが展開されている(図14-4)．

4 国際協力

国際協力では国境を越えた健康課題の解決と健康格差是正を行っている

　国際協力とは，①重症急性呼吸器症候群 severe acute respiratory syndrome(SARS)や鳥/豚(新型)インフルエンザのような感染症対策をはじめとする，国際的に共通する課題に，各国が国境を越えて情報を共有し，原因の特定や治療法の開発，世界的流行の予防体制づくりなどに協力して取り組むことや，②開発途上国と先進国との経済発展や貧富の格差に基づくさまざまな問題に対応すべく，保健医療の分野では basic human needs(人間の基本的なニーズ)を，とくに開発途上国の貧困層の人たちが確保できるように，先進国が中心となって支援することである．

　第2次世界大戦後の国際協力は，戦災からの復興に焦点が当てられてきたが，1960年代に入ると，"南北問題"(開発途上国と先進国との経済発展や貧富の格差に基づく問題)が課題となり，1970年代の2度の石油危機により，その深刻さはいっそう増した．そのため，経済開発と社会開発のバランスを配慮した援助政策の重要性が訴えられてきた．経済発展を遂げ，国際的な地位も向上した日本には，国際社会において世界の発展に貢献することが求められており，保健医療分野の国際協力においても，重要な役割を担うことが期待されている．

B 国際機関・組織の役割

1 国際協力の仕組み

▶ 国際協力は政府をはじめ，さまざまな組織や団体により実施されている

世界には196の国があり，そのうち150ヵ国以上が開発途上国と呼ばれる国々である．これら開発途上国の多くが貧困や紛争といった問題を抱えており，各国の社会・経済の開発を支援するため，政府をはじめ，国際機関，NGO，民間企業などさまざまな組織や団体が国際協力を行っている．国際協力を経済協力の側面から示したものが図14-5である．

●国際協力

これらの経済協力のうち，政府または政府の実施機関によって開発途上国または国際機関に供与されるもので，開発途上国の経済・社会の発展や福祉の向上に役立つために行う資金・技術提供による協力を**政府開発援助 Official Development Assistance（ODA）**と定義付けている．

●政府開発援助（ODA）

日本は第2次世界大戦後の戦後復興期は米国などからの支援を受けていたが，1954（昭和29）年のコロンボプラン加盟の形で国際協力を開始した．その後，高度経済成長の中で日本のODA実績は1989（平成1）年に米国を抜き，その後の10年間トップドナー国としての地位を確立してきた．しかし，2001（平成13）年を境に（欧米諸国のODAが増加する中）停滞しており，現在，OECD DAC（経済協力開発機構・開発援助委員会）加盟国では，米国，ドイツ，英国に続く第4位となっている（図14-6）．

ODAは，その形態から，**二国間援助**と**多国間援助**（国際機関への出資・拠出）に分けられ，二国間援助は「技術協力」「無償資金協力」「有償資金協力」

●二国間援助
●多国間援助

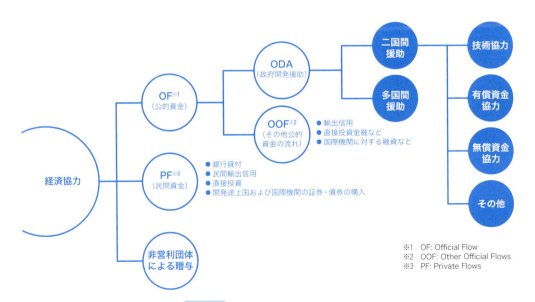

図14-5 経済協力と政府開発援助

［独立行政法人国際協力機構：国際協力機構年次報告書2017より引用］

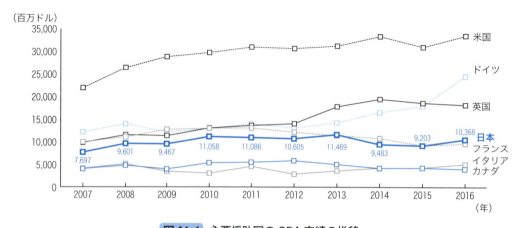

図 14-6 主要援助国の ODA 実績の推移
出典：OECD DAC
(注)各国の実績値は卒業国向け援助を除いたもので，2016 年は暫定値．
[独立行政法人国際協力機構：国際協力機構年次報告書 2017 より引用]

の 3 つの手法と，ボランティア派遣など「その他」の方法で実施されている．

　二国間援助のうち，「技術協力」は開発途上国の社会・経済の開発の担い手となる人材を育成するため，日本の技術や技能，知識を開発途上国に移転し，あるいは，その国の実情にあった適切な技術などの開発や改良を支援するとともに，技術水準の向上，制度や組織の確立や整備などに寄与することを目的として実施され，「無償資金協力」は開発途上国などに返済義務を課さないで資金を供与(贈与)する形態の援助である．それに対して，「有償資金協力」は通常「円借款」と呼ばれる政府貸付であり，低金利で返済期間の長い緩やかな条件で開発途上国に対して開発資金を貸付ける形態の援助であり，(贈与に加え)借款を供与し，返済義務を課すことによって，その国の自助努力をいっそううながすことができると考えられている．

　一方，多国間援助は，外務省を中心にさまざまな省庁がそれぞれ関係する国際機関への出資などを通して実施する形態の援助であり，たとえば保健医療分野では厚生労働省国際課が窓口となり世界保健機関(WHO)への資金拠出や専門家派遣などを行っている．

　日本の ODA は 1992(平成 4)年に策定された ODA 大綱，2003(平成 15)年改定の新 ODA 大綱に続いて，2015(平成 27)年に閣議決定された開発協力大綱に沿って実施されている．

　また，開発問題，人権問題，環境問題，平和問題など，地球的規模の問題の解決に，政府や国際機関とは違う民間(非政府)の立場から，国境や民族，宗教の壁を越えて，利益を目的とせず(非営利)にこれらの問題に取り組む市民主体の非政府組織(NGO)や非営利団体(NPO)によるさまざまな活動も実施されている．

B. 国際機関・組織の役割　333

2 世界保健機関（WHO）

WHO の目的は「すべての人々が可能な最高の健康水準に到達すること」である

　世界保健機関 World Health Organization（WHO）は，国際連合の専門機関の 1 つである．「すべての人々が可能な最高の健康水準に到達すること」（WHO 憲章第 1 条）を目的として掲げており，1948 年の設立以来，WHO が策定した方針は世界各国の保健医療政策に大きな影響を与えてきた．本部はスイスのジュネーブに設置されている．2019 年 4 月現在，加盟国は 194 ヵ国であり，日本は 1951（昭和 26）年に 75 番目の加盟国に認定された．年 1 回（近年は毎年 5 月下旬）に開催される世界保健総会（WHO 総会）は，WHO の最高意思決定の場であり，全加盟国の政府代表が参加して年次計画と予算を審議する．

● WHO

　1977 年の第 30 回 WHO 総会にて，「2000 年までにすべての人を社会的・経済的に生産的な生活を送ることができる健康水準に」すなわち，"Health for All by the Year 2000" という目標が設定され，翌年の WHO/UNICEF 主催の国際会議では，「アルマ・アタ宣言」が採択され，「プライマリヘルスケア primary health care（PHC）」を中心的戦略として推進することが提唱された．さらに，世界的に肥満と非感染性疾患 non-communicable disease（NCD）が増加してきた状況を受けて，1986 年にはオタワ憲章でヘルスプロモーション health promotion が提唱され，健康づくり政策の基盤となっている．

●ヘルスプロモーション

　途上国では，健康を害することの社会経済的なインパクトがきわめて大きく，アルマ・アタ宣言後も保健医療サービスへのアクセスの不平等が大きな問題となっていた．根源には，貧困層や医療ニーズの高い人々の医療費を誰が負担するかという問題があり，公的資金による補填がなければ医療格差の解消はむずかしいことが指摘されてきた．近年，これら問題への対応として「ユニバーサル・ヘルス・カバレッジ Universal Health Coverage（UHC）」が注目されている．UHC は「すべての人が，適切な健康増進，予防，治療，機能回復に関するサービスを，支払い可能な費用で受けられる」ことを指しており，WHO は UHC を運用するため，①利用者による医療費の直接負担を減らすこと，②義務的前払いを最大化すること，③リスクに備え大きな資金プールを設けること，④資金拠出が困難な人々の負担を補うために国家財源を使用すること，という 4 つの重要な原則を掲げている．

●ユニバーサル・ヘルス・カバレッジ（UHC）

14

国際保健

　従来，WHO は拡大予防接種計画 Expanded Programme on Immunization（EPI）を中核とした感染症対策に重点をおいて活動を行ってきた．これら取り組みに加えて，最近問題となっている新興・再興感染症への対応としてエボラ出血熱などの対応を精力的に行っている．

　栄養に関連する取り組みとしては，とくに栄養不良，微量栄養素欠乏症，肥満，NCD の予防コントロールを目的として，各国の栄養政策の指針とな

るガイドライン策定およびプログラム実施を進めている．現在，2012年に開催されたWHO総会で設定された2025年までに達成すべき栄養に関する6つの目標Global Nutrition Targets 2025を中心として各国の栄養施策の強化に取り組んでいる．

3 国際連合食糧農業機関（FAO）

⚐ FAOの目的は世界の人々のフードセキュリティを保障することである

国際連合食糧農業機関 Food and Agriculture Organization of the United Nations（FAO）は，WHOと同様に国際連合の専門機関の1つである．1945年に設立され，本部はローマに設置されている．FAOの目的は，「世界の人々が健全で活発な生活を営むために，質量ともに十分な食料への日常的なアクセス確保を含めたフードセキュリティ food security を保障すること」であり，「世界の人々の栄養水準および農業生産性を向上させ，とくに地方農村部に生活する人々の生活条件を改善することにより世界の経済成長に寄与すること」を使命としている．フードセキュリティは，「食料安全保障」と直訳されることが多いが，FAOが定めた定義「すべての人が，いつでも物理的，社会的，経済的に十分な栄養価の高い食料にアクセスできること，そしてこれらの食料が各自のニーズと嗜好を満たし，ひいては活動的で健康的な生活を送れること」をきちんと理解しておきたい．

近年，FAOの活動は開発途上国のフードセキュリティ改善のための政策策定にかかわる情報発信およびプログラム実施に焦点がおかれている．情報発信の一環として，同機関のホームページには各国の食生活指針および食品成分表のデータベースが掲載されている．なお，各国の食生活指針策定のガイドラインとして，WHO/FAO合同専門家会議（1995年）により，「食物ベース食生活指針」の開発と活用のためのガイドライン（1998年）が作成され，先進国のみならず開発途上国においても地域の実情を踏まえた食生活指針の策定が進められている．

また，食品の安全性と品質に関して国際的な基準を定めているコーデックス委員会 Codex Alimentarius Commission は，1963年にFAOとWHOによって設置された機関であり，事務局はFAO本部内に設置されている．

● 国際連合食糧農業機関（FAO）

● フードセキュリティ

● コーデックス委員会

4 国際連合児童基金（UNICEF）

● 国際連合児童基金（UNICEF）

⚐ 日本も第2次世界大戦後はUNICEFの支援を受けていた

1946年に設立された，国際連合国際児童緊急基金 United Nations International Children's Emergency Fund（UNICEF）が前身である．本部はニューヨークに設置されている．設立当初の目的は，第2次世界大戦で被害

を受けた児童のための食料や医薬品供給であり，日本も粉ミルクと衣料の供給を受けた．その後，1953 年には国際連合児童基金 United Nations Children's Fund に改称され，「開発途上国自身が国内の児童の保健福祉政策を推進するために，物質的ならびに人的支援を行うこと」を目的としている．

現在 UNICEF は，①子どもの生存と発達，②基礎教育とジェンダーの平等，③エイズと子ども，④子どもの保護，⑤政策アドボカシーとパートナーシップを重点分野として活動を展開しており，栄養は「①子どもの生存と発達」の中に位置付けられている．栄養に関連する取り組みとして，WHO と同様に微少栄養素欠乏症対策および母乳哺育と適切な離乳食の推進のほか，成長モニタリング growth monitoring，栄養の知識普及のための人材育成，緊急時栄養があげられる．

なお，「日本ユニセフ協会」は現在先進国を中心に 36 の国と地域に設置されているユニセフ協会（国内委員会）の 1 つであり，ユニセフ本部との協力協定に基づき，募金活動，広報活動，アドボカシー活動（政策提言）に取り組んでいる．

5 国際協力機構（JICA）

> **JICA は ODA のうち技術協力，無償資金協力，有償資金協力を一元的に担う**

国際協力機構 Japan International Cooperation Agency（JICA）は，開発途上地域などの経済および社会の発展に寄与し，国際協力の促進に資することを目的として，前述した日本の ODA のうち二国間援助「技術協力」「無償資金協力」「有償資金協力」を一元的に担っている．JICA が「技術協力」として実施している事業として，専門家派遣，研修生の受入れ，機材・施設の供与，技術協力プロジェクト，青年海外協力隊派遣，国際緊急援助隊の派遣などがあげられる．

1962（昭和 37）年に創設された海外技術協力事団（JICA の前身）と海外移住事業団が統合し，1974（昭和 49）年に国際協力事業（JICA）が設立され，2003（平成 15）年 10 月より独立行政法人化し，国際協力機構（英語名称と略称はそのまま使用）に改組した．

その後，日本は厳しい財政事情のもとで ODA のさらなる質の向上および実施体制の強化を図るため，ODA の実施機関を一元化することとし，国際協力銀行（JBIC）の海外経済協力業務と，外務省の無償資金協力業務（外交政策上，外務省が直接実施するものを除く）を JICA に承継し，2008（平成 20）年 10 月 1 日に新 JICA が誕生した．この統合によって，援助の手法を有機的に連携できるようになり，より効果的・効率的な援助が行えるようになったことが報告されている．

JICA が取り組む課題のうち，「保健医療」では"感染症""母子保健（栄養含む）""保健システム"を 3 本柱としてきた．近年の国際社会の潮流のも

と，"UHC" "非感染性疾患" なども加わり，さらに「栄養改善」が保健医療から独立した課題として設置されるようになった．これら課題に対応するために，各国で技術協力プロジェクトをはじめとする多くの事業を展開しており，開発途上国の保健医療の向上に貢献している．

練習問題

国際保健について，正しいものに○，誤っているものに×をつけよ．

(1) 開発途上国の健康問題は，経済，政治や社会状況と密接に関係している．
(2) 世界のHIV感染者数は，2018年現在3,790万人であり，いまだ著しく増加している．
(3) 世界の約1億の人々が飢餓に苦しんでいる．
(4) 開発途上国にまん延するヨード欠乏症を予防するために，水道水にヨードを添加する対策を採用する国が多い．
(5) ビタミンA欠乏症は，失明や夜盲症などの眼障害のほかに身体の抵抗力を低下させるため，麻疹などに罹患すると容易に死亡しやすくなる．
(6) 国連は，持続可能な開発目標の中で，とくにユニバーサル・ヘルス・カバレッジを重点目標としている．
(7) WHOは，「すべての人々へ健康を」という目標を達成するための戦略として，アルマ・アタ宣言の中で「プライマリ・ケア」を提唱した．
(8) 日本は，政府開発援助（ODA）を通じて，国際社会における日本の責務を果たすと同時に，エネルギーなど海外依存の高い日本の国益も確保している．
(9) 国際協力機構（JICA）は，技術協力，有償資金協力，無償資金協力の3つの援助手法の一元化に取り組んでいる．
(10) 世界保健機関（WHO）は，保健医療に関する国連の専門機関である．

付録1　保健・医療・福祉の制度（関連法規）

A　栄養関連法規

1 憲　法

法律などの最も基本である．憲法に基づき，国会は法律を作成する．行政（政府，自治体）も，司法（裁判所）も憲法に反することはできない．「健康で文化的な最低限度の生活を営む」ことは，国民の権利である．「社会福祉，社会保障，公衆衛生の向上及び増進」に努めることは，政府の義務である．

2 栄養士法

都道府県免許の栄養士と厚生労働大臣免許の管理栄養士の身分を定める法律（身分法）である．栄養指導，給食管理などの管理栄養士の業務，免許，国家試験などについて規定がある．また，資格のない者が管理栄養士の名称を使うことを禁止（名称独占）．病院や診療所では，医師の指導のもと，栄養指導を行う．

3 健康増進法

この法律は，戦後食べるものが十分に行き渡らなかった時代の国民の栄養改善を目的とした旧栄養改善法を改正したものである．健康日本21の根拠法で，食生活，運動，休養などの生活習慣の改善に関する基本方針や，健康増進計画，国民健康・栄養調査，食事摂取基準，栄養指導，特定給食施設における栄養管理，旧老人保健法による健康診査の一部，特定施設における喫煙の禁止，特別用途食品，誇大表示の禁止などを定めている（表1）．

4 地域保健法

旧保健所法が改正され地域保健法となった．多様なニーズに対応したきめ細かなサービスや生活者主体のサービスにより疾病予防・健康増進施策を推進するように，保健所の機能が変更された．都道府県から国民により身近な市町村に保健行政の主体が移行されたのに伴い，保健部門と福祉部門の連携を進め，少子高齢化，疾病構造の変化，住民ニーズの多様化に対応している．法律では，基本指針，保健所の事業，市町村保健センターなどを定めている（表2）．

5 食品衛生法

飲食に起因する衛生上の危害の発生を防止するための法律である．保健所への食中毒の届出を定めている．これを集計したものが食中毒統計である．

ほかに，食品，添加物，香料，器具，容器包装を対象として，販売，製造，輸入の禁止，監視指導，製品検査，食品衛生管理者について定めている．

6 食品安全基本法

雪印集団食中毒事件，牛海綿状脳症（BSE）のヒトへの感染などの事件を契機として，食品の安全確保のために作られた法律である．食品健康影響評価，リスク管理，リスクコミュニケーションによるリスク分析の考え方に基づき，食品の安全性が確保される．基本理念，食品供給行程における措置，健康への悪影響への未然防止，行政・食品事業者の責務，食品安全委員会，食品健康影響評価に基づく施策策定などを定めている．ほかに，食品の表示基準を制定した食品表示法がある．いずれの法律も，内閣府の消費者庁が担当している．

表1 健康増進法

(目的)第一条

この法律は，我が国における急速な高齢化の進展及び疾病構造の変化に伴い，国民の健康の増進の重要性が著しく増大していることにかんがみ，国民の健康の増進の総合的な推進に関し基本的な事項を定めるとともに，国民の栄養の改善その他の国民の健康の増進を図るための措置を講じ，もって国民保健の向上を図ることを目的とする．

(基本方針)第七条

厚生労働大臣は，国民の健康の増進の総合的な推進を図るための「基本方針」を定めるものとする．

2　基本方針は，次に掲げる事項について定めるものとする．

一　国民の健康の増進の推進に関する基本的な方向

二　国民の健康の増進の目標に関する事項

三　都道府県健康増進計画及び市町村健康増進計画の策定に関する基本的な事項

四　第十条第一項の国民健康・栄養調査その他の健康の増進に関する調査及び研究に関する基本的な事項

五　健康増進事業実施者間における連携及び協力に関する基本的な事項

六　食生活，運動，休養，飲酒，喫煙，歯の健康の保持その他の生活習慣に関する正しい知識の普及に関する事項

七　その他国民の健康の増進の推進に関する重要事項

(健康増進計画)第八条

都道府県は，基本方針を勘案して，「都道府県健康増進計画」を定めるものとする．

市町村は，基本方針及び都道府県健康増進計画を勘案して，「市町村健康増進計画」を定めるよう努めるものとする．

(健康診査の実施等に関する指針)第九条

厚生労働大臣は，生涯にわたる国民の健康の増進に向けた自主的な努力を促進するため，健康診査の実施及びその結果の通知，健康手帳(自らの健康管理のために必要な事項を記載する手帳をいう．)の交付その他の措置に関し，健康増進事業実施者に対する健康診査の実施等に関する指針(健康診査等指針)を定めるものとする．

(国民健康・栄養調査の実施)第十条

厚生労働大臣は，国民の健康の増進の総合的な推進を図るための基礎資料として，国民の身体の状況，栄養摂取量及び生活習慣の状況を明らかにするため，国民健康・栄養調査を行うものとする．

都道府県知事(保健所を設置する市長又は特別区長)は，その管轄区域内の国民健康・栄養調査の執行に関する事務を行う．

(生活習慣病の発生の状況の把握)第十六条

国及び地方公共団体は，国民の健康の増進の総合的な推進を図るための基礎資料として，国民の生活習慣とがん，循環器病その他の政令で定める「生活習慣病」との相関関係を明らかにするため，生活習慣病の発生の状況の把握に努めなければならない．

(食事摂取基準)第十六条の二

厚生労働大臣は，生涯にわたる国民の栄養摂取の改善に向けた自主的な努力を促進するため，国民健康・栄養調査その他の調査及び研究の分析の結果を踏まえ，食事による栄養摂取量の基準(食事摂取基準)を定める．

(市町村による生活習慣相談等の実施)第十七条

市町村は，住民の健康の増進を図るため，医師，歯科医師，薬剤師，保健師，助産師，看護師，准看護師，管理栄養士，栄養士，歯科衛生士その他の職員に，栄養の改善その他の生活習慣の改善に関する事項につき住民からの相談に応じさせ，及び必要な栄養指導その他の保健指導を行わせ，並びにこれらに付随する業務を行わせるものとする．

(都道府県による専門的な栄養指導その他の保健指導の実施)第十八条

都道府県，保健所を設置する市及び特別区は，次に掲げる業務を行うものとする．

一　住民の健康の増進を図るために必要な栄養指導その他の保健指導のうち，特に専門的な知識及び技術を必要とするものを行うこと．

二　特定かつ多数の者に対して継続的に食事を供給する施設に対し，栄養管理の実施について必要な指導及び助言を行うこと．

三　前二号の業務に付随する業務を行うこと．

(栄養指導員)第十九条

都道府県知事は，第十八条に規定する業務(第一号及び第三号に掲げる業務については，栄養指導に係るものに限る．)を行う者として，医師又は管理栄養士の資格を有する都道府県，保健所を設置する市又は特別区の職員のうちから，栄養指導員を命ずるものとする．

(特定給食施設における栄養管理)第二十一条

特定給食施設であって特別の栄養管理が必要なものとして厚生労働省令で定めるところにより都道府県知事が指定するものの設置者は，当該特定給食施設に管理栄養士を置かなければならない．

注)厚生労働省令に照らして，都道府県知事が指定した特定給食施設については，管理栄養士を置かなければならないという規定である．

(特定施設における喫煙の禁止)第二十五条の五

特定施設(学校，病院，児童福祉施設，行政機関の庁舎など)においては，喫煙禁止場所で喫煙してはならない．

(特別用途表示の許可)第二十六条

販売に供する食品につき，乳児用，幼児用，妊産婦用，病者用その他内閣府令で定める特別の用途に適する旨の表示(以下「特別用途表示」という．)をしようとする者は，内閣総理大臣の許可を受けなければならない．

注)法律文は，原文を尊重しつつ，法律・条項の番号や引用，省略字句の表記を省略した．青字は，重要で，法律に定められた事項として記憶することが必要である．

7　食育基本法

健全な心身の健康増進や豊かな人間形成をはぐくむ食育を推進するため，食育基本計画，家庭や学校，保育所などに対する国や自治体の基本的な施策の方針を定めた法律である．食に関する感謝の念と理解，食育推進運動，子どもの食育における

A. 栄養関連法規　341

表2　地域保健法

(目的)第一条

　この法律は，地域保健対策の推進に関する基本指針，保健所の設置その他地域保健対策の推進に関し基本となる事項を定めることにより，母子保健法その他の地域保健対策に関する法律による対策が地域において総合的に推進されることを確保し，もつて地域住民の健康の保持及び増進に寄与することを目的とする．

(基本指針)第四条

　厚生労働大臣は，地域保健対策の円滑な実施及び総合的な推進を図るため，地域保健対策の推進に関する「基本指針」を定めなければならない．

○2　基本指針は，次に掲げる事項について定めるものとする．

一　地域保健対策の推進の基本的な方向

二　保健所及び市町村保健センターの整備及び運営に関する基本的事項

三　地域保健対策に係る人材の確保及び資質の向上並びに人材確保支援計画の策定に関する基本的事項

四　地域保健に関する調査及び研究に関する基本的事項

五　社会福祉等の関連施策との連携に関する基本的事項

六　その他地域保健対策の推進に関する重要事項

注)人材確保支援計画は，地域保健に従事する人材確保など，町村の申出により，都道府県が定めるものです．

(保健所)第五条

　保健所は，都道府県，指定都市，中核市，政令市又は特別区が，これを設置する．

(保健所の事業)第六条

　保健所は，次に掲げる事項につき，企画，調整，指導及びこれらに必要な事業を行う．

一　地域保健に関する思想の普及及び向上に関する事項

二　人口動態統計その他地域保健に係る統計に関する事項

三　栄養の改善及び食品衛生に関する事項

四　住宅，水道，下水道，廃棄物の処理，清掃その他の環境の衛生に関する事項

五　医事及び薬事に関する事項

六　保健師に関する事項

七　公共医療事業の向上及び増進に関する事項

八　母性及び乳幼児並びに老人の保健に関する事項

九　歯科保健に関する事項

十　精神保健に関する事項

十一　治療方法が確立していない疾病その他の特殊の疾病により長期に療養を必要とする者(著者注：難病などのこと)の保健に関する事項

十二　エイズ，結核，性病，伝染病その他の疾病の予防に関する事項

十三　衛生上の試験及び検査に関する事項

十四　その他地域住民の健康の保持及び増進に関する事項

(市町村保健センター)第十八条

　市町村は，市町村保健センターを設置することができる．

②　市町村保健センターは，住民に対し，健康相談，保健指導及び健康診査その他地域保健に関し必要な事業を行うことを目的とする施設とする．

注)法律文は，原文を尊重しつつ，法律・条項の番号や引用，省略字句の表記を省略した．青字は，重要で，法律に定められた事項として記憶することが必要である．

保護者，教育関係者らの役割，伝統的な食文化などについて定めている．

8 調理師法

　都道府県免許の調理師の身分を定める法律(身分法)である．業務，**調理師免許**，調理師試験，欠格事由，名称独占，調理師の設置要件，調理師会などを定めている．

9 学校給食法

　学校給食の普及・充実および学校における食育の推進を図ることを目的として，児童および生徒の心身の健全な発達に重要な役割を果たす学校給食における食の指導について定めた法律である．学校給食の定義および目標，学校給食栄養管理者，実施基準，**栄養教諭**による食の指導などを定めている．

10 母子保健法

　母子の健康の保持，増進を目的とした法律で，乳児や幼児などの用語の定義，保健指導，新生児や未熟児の訪問指導，健康診査，低体重児の届出，専門的な医療(養育医療)，母子健康センター(母子保健施設)などを定めている．妊娠した者が市町村に届け出て，母子健康手帳を受けとる．その時点から施策の提供が始まる．

B 一般衛生法規

1 公衆衛生法規

a 保健衛生法規

1) 高齢者の医療の確保に関する法律(高齢者医療確保法)

後期高齢者医療制度の根拠となる法律で,旧老人保健法を廃止して新たに制定された.都道府県単位に設立された後期高齢者医療広域連合による75歳以上(一部障害の認定を受けた者は65歳以上)の高齢者に対する医療提供や,医療費適正化計画,40歳以上の加入者に対する保険者による特定健康診査・特定保健指導について定めている.

2) 精神保健及び精神障害者福祉に関する法律(精神保健福祉法)

精神障害者に対する医療と保護,社会復帰の促進と自立のための援助について定めた法律である.精神障害者とは,統合失調症,精神作用物質による急性中毒またはその依存症,知的障害,精神病質その他の精神疾患を有する者と定められている.

3) 労働安全衛生法

労働災害の防止のための危害防止基準の確立,責任体制の明確化,自主的活動の促進など職場における労働者の安全と健康を確保し,快適な職場環境の形成を促進することが目的である.衛生管理者,健康診断(いわゆる一般健診と特殊健康診断),診断結果による就業・作業の変更,作業環境測定,健康保持増進のための体育活動,職場での受動喫煙の防止について定めている.

4) 学校保健安全法

幼稚園児,児童,生徒,学生や職員を対象とし,健康診断,出席停止(例:麻疹は解熱後3日経過するまで)・臨時休業,環境衛生検査,学校安全などの根拠を定めている.ほかに,学校教育法には,児童の栄養の指導および管理を司る栄養教諭の規定がある.

b 予防衛生法規

1) 感染症の予防及び感染症の患者に対する医療に関する法律(感染症法)

感染症の予防および感染症の患者に対する医療措置(医療費の支給)を定めた法律である.医師による保健所への感染症の届出を定めている.これを集計したのが感染症発生動向調査である.エボラ出血熱,ペストなどを「1類感染症」,急性灰白髄炎(ポリオ),結核などを「2類感染症」,コレラ,細菌性赤痢,腸管出血性大腸菌感染症,腸チフス,パラチフスを「3類感染症」などと分類する.1～3類については,飲食物に直接接触する業務への就業を禁止している.

2) 予防接種法

定期の予防接種,予防接種による健康被害の救済(健康被害救済制度)などについて定めた法律である.急性灰白髄炎(ポリオ),麻疹,風疹,破傷風,結核(BCG)など(A類疾病),インフルエンザなど(B類疾病:接種は各自の判断)が定期の予防接種とされる.

3) 検疫法

海港や空港に設置された検疫所において,国内に常在しない感染症の国内への侵入防止を目的とする法律である.人の検疫以外に,検疫所では,食品衛生法に基づく輸入食品の監視指導を行っている.

c 環境衛生法規

1) 生活環境施設関係

水道水質管理の基本である水道水質基準や施設基準を定めた水道法や,下水道事

業の根拠法としての下水道法がある.

2) 食品安全関係

食品衛生法，食品安全基本法のほか，食肉製品の安全確保のためのと畜場法，食鳥処理の事業の規制及び食鳥検査に関する法律がある.

3) 化学物質の安全対策

有害物質を含有する家庭用品の規制に関する法律により，家庭用品衛生監視員が置かれ，家庭用品の監視が行われる．化学物質の審査及び製造等の規制に関する法律により，継続して摂取すると人への毒性がある化学物質について，その有害性の程度に応じて製造・輸入などが規制されている.

4) 生活衛生関係営業の運営の適正化及び振興に関する法律

理容師法，美容師法，興行場法(対象は，映画館，音楽ホール，屋内スポーツ施設など)，旅館業法，公衆浴場法，クリーニング業法などで，食品衛生法の一部(飲食店，喫茶店，食肉販売，氷雪販売)を含む.

5) 環境省所管の環境保健

水俣病やイタイイタイ病が指定されている公害健康被害の補償等に関する法律，環境基本計画や環境基準を定めた環境基本法，大気汚染防止法，水質汚濁防止法，騒音規制法，振動規制法，悪臭防止法，ダイオキシン類対策特別措置法，石綿健康被害救済法がある.

❷ 医務衛生法規

病院，診療所，助産所などの医療施設の基準や都道府県の医療計画を定めた医療法と，医師法，歯科医師法，保健師助産師看護師法など医療に関する人の業務や免許を定めたいわゆる身分法とを両輪として，医療の質の確保や医療体制の確立を目的とする法規である.

医療法では，医療提供施設の機能分担，紹介患者に医療を提供する地域医療支援病院，高度の医療を提供する特定機能病院，医療を受ける者の保健医療サービスの選択のための情報提供(インフォームド・コンセント)，広告規制，医療安全，監視指導などの規定がある.

その他の身分法としては，診療放射線技師法，臨床検査技師法，理学療法士法，作業療法士法，義肢装具士法，視能訓練士法，言語聴覚士法などがある．それぞれの医療関係職種が「医師の指示の下に」業務を行うことを定めている.

がん対策については，居住する地域にかかわらず，科学的知見に基づき適切な医療を受けることや，患者本人の意向を十分に尊重して治療方法を選択できるよう，がんの医療体制の整備を定めたがん対策基本法がある．また，より高い精度でがんの状況を把握するため，がん登録推進法が制定された．これにより，がん患者の罹患情報の届け出がすべての病院と指定された診療所に義務付けられた.

臓器移植については，旧角膜及び腎臓の移植に関する法律を廃止し，新たに臓器移植の必要事項を定めた臓器の移植に関する法律(臓器移植法)がある．ほかに，アルコール健康障害対策基本法やアレルギー疾患対策基本法が制定された.

❸ 薬務衛生法規

医薬品や医療機器などの製造や販売などを規制する医薬品，医療機器等の品質，有効性及び安全性の確保等に関する法律(医薬品医療機器等法)，毒物及び劇物取締法，麻薬及び向精神薬取締法，大麻取締法，安全な血液製剤の安定供給の確保等に関する法律，薬害被害者の救済機関を定めた独立行政法人医薬品医療機器総合機構法，薬剤師の身分を定めた薬剤師法がある.

4 介護，福祉関連法規

　介護保険法は，市町村が保険者で，原則65歳以上の高齢者（第1号被保険者）を給付対象とした介護保険制度の根拠法である．介護保険制度は，国民の共同連帯の理念に基づき，国民の保健医療の向上及び福祉の増進が目的である．**老人福祉法**は，社会福祉6法の1つで，老人福祉施設の根拠法である．保健所も老人福祉施設に対し栄養改善に関する必要な協力を行う．

　福祉六法には，老人福祉法以外に，生活保護法，**児童福祉法**，**身体障害者福祉法**，**知的障害者福祉法**，母子及び父子並びに寡婦福祉法がある．生活保護法の給付には，生活，教育，医療，介護，出産などがある．また，福祉事業全般については社会福祉法がある．

　身体，知的，精神の障害者別の制度を一元化する法律として，**障害者総合支援法**がある．障害の有無にかかわらず，国民が相互に人格と個性を尊重し安心して暮らすことのできる地域社会（ノーマライゼーション）の実現が目的である．

　その他，児童虐待の防止等に関する法律，配偶者からの暴力の防止及び被害者の保護に関する法律がある．

付録2　情報化社会におけるコミュニケーション

A　情報収集の方法

「情報」とは，「(1)事物・出来事などの内容・様子．また，その知らせ．(2)ある特定の目的について，適切な判断を下したり，行動の意志決定をするために役立つ資料や知識．(3)機械系や生体系に与えられる指令や信号．たとえば，遺伝情報など．(4)物質・エネルギーとともに，現代社会を構成する要素の一つ．」[松村明(編)：大辞林，第2版，三省堂，1995]という意味がある．

たとえば，夏休みに車で田舎へ帰省する前に，電話やインターネットのホームページ(HP)などで道路の混雑状況をチェックし，渋滞の道路を避けて目的地へ行くことは，渋滞してイライラしながら車を運転するより精神的にも物理的にもはるかに有効な手段である．また，家を出る前に傘を持って行くか，あるいは持って行かないか，という問題ではテレビやラジオで流れる天気予報の降水確率を参考にすることが有効である．

このように情報とは，自分の意志決定の際に役に立つものを示すことが多い．

しかし，1週間前の渋滞予想や天気予報では，適切な情報判断ができないどころか，かえって誤った行動をうながしかねない．したがって，情報により適切な行動を導き出すには，その収集をいかに適切に行うかにかかっている．

人に情報を伝える手段としては，ラジオ，テレビ，電話，人との会話などでは，音，音声，言葉，音楽などの聴覚による伝達，視覚として新聞，雑誌，テレビやインターネットなどによる文字，記号，図形，画像，動画，温かいや冷たいなどの皮膚感覚，すっぱいや甘いなどの味覚，今まで食べたことのない食べ物を前にすると，ついつい匂いを嗅ぎたくなるのは，無意識に自分にとって食べるに値するのかを匂いで嗅ぎ分けているのである．

天気予報で「今日の夕方は降水確率が30％です」と聞いた際，「傘を持って行くか，行かないか」は過去の経験，すなわち昨日も同じような天気(30％の予報)だったので，今日も大丈夫，という蓄積されたデータからの判断が有効となる．

情報を有効に活用するためには収集(蓄積＝データベース)し，適切な処理を行うことが必要である．

■ データベース database

データベース(DB)とは，「コンピュータで，相互に関連するデータを整理・統合し，検索しやすくしたファイル．また，このようなファイルの共用を可能にするシステム．通信ネットワークなどを介した商業用データベース・サービスが行われている」(大辞林)とある．

すなわち，許可された人が簡単にアクセスできるよう，コンピュータ上で整理・保管されているデータの集まりを指す．また，データの分析やデータベース自体を管理するためのプログラムをデータベース管理システム database management system という．

ここでいうデータにはテキストや数字，コード化されたグラフィックなども含まれる．

病院などで行われているカルテについても，今までは複数の科を受診する場合には，患者が自分のカルテ(カード)を持ち歩き，内科の医師に診てもらった後に眼科の医師に提出しなければならなかった．そのカードには，氏名，性別，生年月日，住所や検査値，受診歴などの情報が記載されている．また，別の病院ではそれぞれ個別のカルテを持つ必要があった．これら1つひとつの項目をフィールド(属性)と

いい，1人ひとりの情報（カード全体）をレコードという．

2 データベース・ソフト

　データベースのフィールド（属性）は，あらかじめ与えられている表現形式に従って表現される．すなわち，氏名はテキスト形式（文字形式），性別は，男性または女性といったテキスト形式で表される場合もあるが，男性＝1，女性＝2といった数値形式で表現される場合もある．生年月日や受診日は，日付形式（yy-mm-dd あるいは yyyy-mm-dd）で表現される．

　データベース・ソフトはデータベースを管理，検索，構築するためのソフトウェアをいう．

　データベース・ソフトには，データの内容を定義する，基本的なデータベースの内容を探索する，データとデータの連関を更新するなどの機能のほかに，実際にデータベースを作成したり管理したりするためのさまざまな機能を備えている．また，データの表示のためのリポート，更新のための定型フォーム，データ操作のための簡易言語，既存の高級言語とのインターフェース，性能評価のための管理者ツールなどを備えていることが多い．データベース・ソフトはパソコン，ワークステーションおよび大型コンピュータ上で稼働し，市場に多く提供されている．

3 データベースの種類

　データベースの種類は，そのデータ構造の違いにより分けられている．主に階層型データベース，ネットワーク型データベース，リレーショナル型データベースの3つに分類されている（**図1**）．

a 階層型データベース

　階層型データベースは，名前が示すとおりデータを階層型に格納／整理する仕組みを持ったデータベースを指す．1つの親データに対して複数の子データが系統的・ツリー構造的に統合されたデータベースである．

■階層型データベースのイメージ　　　■ネットワーク型データベースのイメージ

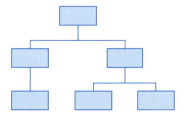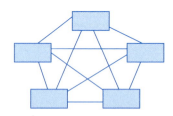

■リレーショナル・データベースのイメージ

カルテ番号	性別	生年月日

カルテ番号	身長	体重	血圧

カルテ番号	性別	年齢	血圧	BMI

異なる2つの表（データベース）からカルテ番号を関連付けして，別の表（データベース）を作成することが可能

図1 データベースの種類

会社の組織図をイメージすると理解しやすい．親(病院長)から子(栄養課)までのルートは一通りしか存在しない．

b ネットワーク型データベース

ネットワーク型データベースは，それぞれのデータが網の目(ネットワーク)のようにつながっている形で表現される．

ネットワーク型データベースでは，複数の親データへのアクセスが可能である．

階層型データベースでは，ある1人の栄養士が栄養課内の食材管理室と栄養指導室の複数の部門を兼務していた場合，組織図上は複数の部門(室)に所属しているが，実際には1人だけといった矛盾が生じてしまう．

この点では，ネットワーク型データベースでは，親対子の関係が複数存在できる(多対多)ので，複数の親データへのアクセスが可能になった．

しかしながら，ネットワーク型データベースにおいても，1つの親を変更するごとにすべての子(あるいは他の親)の変更・確認を行わなければ，一元化したデータ管理を行うことができないという弱点がある．

c リレーショナル・データベース

関係データベースともいい，複数のデータベースの情報を関連付けて，同時に処理できるシステムをいう．

表計算ソフトでは，表の横の行は1つのレコード(1人ひとりの情報)を，縦の列はフィールド(属性)として表現することが可能である．

これらの情報を検索するときには，ある表のフィールドの情報を別の表の対応するフィールドの情報と参照させる．両方の表からそれぞれ必要なデータだけを抜き出して新しい表を作成することもできる．

たとえば，ある表に，カルテ番号，性別，生年月日のフィールドがあり500人分のデータが入力されていて，別の表に300人分のカルテ番号，身長，体重，血圧のフィールドがあれば，2つの表に共通するカルテ番号から，性別，血圧の判定や年齢別のBMIによる肥満の判定を行うことができたり，それら両方の情報を持っている患者の一覧を作成することができる．

また，最近の電子カルテでは，患者自身がカードを持ち歩かなくても各科で共通の情報を閲覧することができるので，二重の検査をそれぞれの科で行う必要もなくなり，また，投薬状況なども患者1人に対して複数の医師が容易に確認できる情報となっている．

つまり，リレーショナル・データベースは，複数の表における共通する項目を利用して，複数の個別の情報を関連付けられる．また，関連付けられたデータから別のデータベースを作成することもできる．パソコン用のデータベース・ソフトは典型的なリレーショナル・データベースである．

コラム　ビッグデータ

近年,さまざまなものがインターネットにつながるIoT(Internet of Things)やセンサー技術,情報処理技術の発達などにより,大量に生み出されているデータ(ビッグデータ)を収集・分析することができるようになってきた.単独では一見価値を生み出さないようなデータであっても,大量に集めて分析することによって新たな知見を得られることがあり,ビッグデータ活用の取り組みが盛んになってきている.

総務省による平成24年版情報通信白書によると,ビッグデータを「事業に役立つ知見を導出するためのデータ」と定義し,ビッグデータビジネスについて,「ビッグデータを用いて社会・経済の問題解決や,業務の付加価値向上を行う,あるいは支援する事業」と目的的に定義している例がある.ビッグデータは,どの程度のデータ規模かという量的側面だけでなく,どのようなデータから構成されるか,あるいはそのデータがどのように利用されるかという質的側面において,従来のシステムとは違いがあると考えられる.

また,その量的側面については(何を「ビッグ」とするか),「ビッグデータは,典型的なデータベースソフトウェアが把握し,蓄積し,運用し,分析できる能力を超えたサイズのデータを指す.この定義は,ビッグデータとされるためにどの程度大きいデータベースである必要があるかについて流動的になるよう,意図的に主観的な表現が用いられている.ビッグデータは,多くの部門において,数十テラバイトから数ペタバイト(a few dozen terabytes to multiple petabytes)の範囲に及ぶだろう」との見方がある.

保健医療の現場におけるビッグデータの活用を考えると,今までにない大勢の人の遺伝子の検査や診断を積み重ねて病気になるリスクを検討することによって,1人ひとりに適切な個人指導や個別な指導が可能となってくる.

2016(平成28)年から開始されたマイナンバー制度は,現在社会保障・税を対象に使用されているが,今後は保健医療分野においても,電子カルテの共有化などによるビッグデータ化を行うことにより,医療サービスの向上,医療の効率化・医療費の抑制,疫学的研究への活用などが大いに期待されている.

また,「Society 5.0」における次世代ヘルスケア・システムの構築プロジェクトの中で,データや技術革新を積極導入・フル活用し,個人・患者本位の新しい「健康・医療・介護システム」を2020(令和2)年度からの本格稼働を目指して構築し,医療機関や介護事業所による個人に最適なサービス提供や,保険者や個人による予防・健康づくりを進め,次世代ヘルスケア・システムの構築と健康寿命の延伸を目指すとされた[未来投資戦略2018―「Society 5.0」「データ駆動型社会」への変革,2018(平成30)年6月公表].

これらの住居環境や家族の病歴,本人の既往歴や生活習慣などの個人情報を,プライバシーの保護の問題などを整理しながら活用することにより,地域間での治療内容の格差をなくし,または各種医薬品や栄養指導についてもテーラーメイド化が可能となる.

4 データベースの利用

現在,多くの栄養情報に関するデータベースが公開されており,オンラインにおいて利用が可能である.表1に主な栄養関係のデータベースを示した.

表1 主な栄養関係のデータベース	
厚生労働省 / 厚生関係	● 厚生労働省統計調査結果 ● 厚生労働省科学研究成果データベース ● (財)厚生統計協会 ● 「健康食品」の安全性・有効性情報(国立健康・栄養研究所) ● 医薬品情報データベース「iyakuSearch」
総務省統計局	● 総務省統計局・政策統括官・統計研修所
内閣府	● 世論調査
文部科学省	● 学校保健統計調査 ● 体力・運動能力調査(承認統計) ● 食品成分データベース

[社団法人日本栄養士会ホームページより抜粋]

かつては，各種の統計資料や関連情報など自分の業務に必要な情報を収集することは，いわゆる専門家の能力(スキル)であったが，現在ではインターネットを利用することにより，誰でも容易にこのような専門的情報を入手することが可能になっている．ゆえに管理栄養士は常に新しい情報収集に気を配るようアンテナを広げておく必要がある．

5 情報の批判的吟味

インターネットやデータベースを利用し，「情報検索」を行った結果をそのまま用いるのは避けるべきである．

検索された情報にかかわる信頼度あるいは信憑性について批判的な吟味を行うべきである．管理栄養士が専門家として，その会社の販売促進のための情報かどうか，研究デザインや解析方法などが適切であるかどうかを評価できる能力を養う必要がある．

健康食品に関する情報に関しては，国立健康・栄養研究所による「健康食品」の安全性・有効性情報(https://hfnet.nibiohn.go.jp/)のホームページを参照されたい．

「○○を食べたら病気が治った」，「ダイエットに効く」，「△人のモニターによる驚くべき効果」などの一方的なうたい文句に踊らされることのないよう双方向のコミュニケーションが大切である．

インターネット上のブログ(Blog)では，ある種の話題について互いの意見交換を行ったり，自分の作品や日記を公開し互いのコミュニケーション・ツールとしての活用も可能である．しかしながら，個人情報の取り扱いや著作権の問題，個人の意見としての掲載が過度に反響を呼んで1人歩きしてしまいアクセス不能となるケースもみられる．

B 情報マネジメント

1 健康情報管理

健康情報管理とは，健康に関する情報を管理することである．

ここでいう健康に関する情報とは，いわゆる個人データを含むものであり，氏名や生年月日，年齢，住所，電話番号にはじまり，会社での健康診査結果，学校での成績などすべての情報を指し示す．

とくに，医療機関においては，個人のプライバシーに関する膨大な情報がある．氏名，性別，年齢，住所などはもちろん，病名や検査結果など，患者の情報すべてが「他人には知られたくないもの」と考えなければならない．したがって，管理栄養士・栄養士も患者の情報が遺漏しないように最大限の努力をし，患者の情報を保

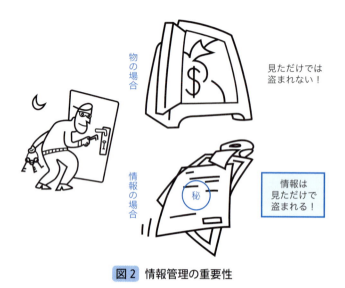

図2 情報管理の重要性

護しなければならない．また，人に記憶された情報の安全性はその人の意志に委ねられることになるので，この点にも十分注意しなければならない（図2）．

2 個人情報保護

　個人情報に関する法的規制に関するこれまでの経緯は，1980（昭和55）年にプライバシー保護と個人データの国際流通についてのガイドラインに関するOECD理事会勧告を受けて，1988（昭和63）年に「行政機関の保有する電子計算機処理に係る個人情報の保護に関する法律」が公布された．その後，2003（平成15）年の第156回国会にて「個人情報の保護に関する法律案」が成立した．

個人情報保護法第一章　総則（目的）
　第一条　この法律は，高度情報通信社会の進展に伴い個人情報の利用が著しく拡大していることに鑑み，個人情報の適正な取扱いに関し，基本理念及び政府による基本方針の作成その他の個人情報の保護に関する施策の基本となる事項を定め，国及び地方公共団体の責務等を明らかにするとともに，個人情報を取り扱う事業者の遵守すべき義務等を定めることにより，…（中略）…個人情報の有用性に配慮しつつ，個人の権利利益を保護することを目的とする．

　またそれぞれの定義は以下のとおりである．
　「**個人情報**」：生存する個人に関する情報（識別可能情報）
　「**個人情報データベース等**」：個人情報を含む情報の集合物（検索が可能なもの，一定のマニュアル処理情報を含む）
　「**個人情報取扱事業者**」：個人情報データベース等を事業の用に供している者（国，地方公共団体等のほか，取り扱う個人情報が少ないなどの一定の者を除く）
　「**個人データ**」：個人情報データベース等を構成する個人情報
　「**保有個人データ**」：個人情報取扱事業者が開示，訂正などの権限を有する個人データ
　個人情報の保護に関する現状として，法の定め以上に個人情報の提供を控えたりするなど，いわゆる「過剰反応」といわれる状況が一部にみられるようになった．
　消費者庁では個人情報に関して，教育・研修などを通して理解の徹底を行い，適

切な管理と取り扱いのルールを作成し，取り扱う人やその範囲の制限を行うことで「信頼」の輪を作り，町内会や自治会での情報共有や災害時の要援護者の名簿や学校の救急連絡網，同窓会名簿など上手に活用して「助け合い」の輪を作り上げることも大切である．個人情報は，保護と活用のバランスが大切としている．

個人情報保護法は改正され2017(平成29)年5月30日に全面施行された．今回の改正ポイントは以下の6つである．

1. 個人情報の定義の明確化
2. 適切な法律の下で個人情報の有用性を確保
3. 個人情報の保護を強化
4. 個人情報保護委員会の新設及びその権限
5. 個人情報の取り扱いのグローバル化
6. その他の事項

改正前の個人情報保護法では，個人情報の取り扱い件数が5,000以下の事業者は法的規制の対象から除外されていたが，今回の改正ではこの条件が撤廃されて「個人情報を取り扱うすべての事業者」が対象となった．また今回「個人識別符号」として個人を特定できるデータを新たに定義している．

①特定の個人の身体の一部の特徴に関するデータ(指紋，声紋，DNA情報や顔認証データなどのコンピュータで扱える身体の特徴)
②個人ごとに特定できる個別の識別データ(パスポート番号，運転免許証番号，マイナンバー個人番号などの公的番号)

さらに「要配慮個人情報」を新たに定義し，事業者が要配慮個人情報を取得する場合は，原則として本人の同意がない場合には取得できない(通常の個人情報を得る場合はこの限りでない)．「要配慮個人情報」とは，人種や信条，社会的身分，犯罪歴の経歴や病歴も含む．すなわち第三者に知られることによって，本人が差別などの不利益を被る可能性がある個人情報とされた．この要配慮個人情報にあたる個人データに関しては本人同意を得ない第三者への情報提供が禁止された．

管理栄養士としては，患者の状況はもちろんのこと職場内での健康診査の結果や調理従事者の細菌検査の結果も含めて「要配慮個人情報」の取扱いに留意しなければならない．これらの検査結果は職員や調理従事者に返却されるが，要配慮個人情報に該当するので，事業所で記録として保管する場合には事前に本人の同意が必要となる．

また改正個人情報保護法では，「匿名加工情報」が新設された．個人情報取扱事業者は，匿名加工情報(匿名加工情報データベース等を構成するものに限る．以下同じ．)を作成するときは，特定の個人を識別すること及びその作成に用いる個人情報を復元することができないようにするために必要なものとして個人情報保護委員会規則で定める基準に従い，当該個人情報を加工しなければならない(第三十六条)．すなわち個人情報を加工して，通常人の判断をもって，個人を特定することができず，かつ，加工する前の個人情報へと戻すことができない状態にした情報を匿名加工情報という．匿名加工情報には，個人情報に関するルールは適用されず，一定の条件のもと，本人の同意をとらなくても自由に利活用することができる．今回の改正には変更がみられないが，「大学その他の学術研究を目的とする機関若しくは団体又はそれらに属する者」は「学術研究の用に供する目的」においては適用除外となっている(第七十六条)．

参考図書

第1章

1) 鈴木庄亮(監修)：シンプル衛生公衆衛生学 2019, 南江堂, 2019
2) 高野健人, 河原和夫, 城戸照彦ほか(編)：社会医学辞典, 朝倉書店, 2002
3) 日本国際保健医療学会(編)：国際保健医療学, 第3版, 杏林書院, 2013
4) Green LW, Kreuter MW(原著), 神馬征峰(訳)：実践ヘルスプロモーション─PRECEDE-PROCEED モデルによる企画と評価, 医学書院, 2005
5) 島内憲夫, 鈴木美奈子：ヘルスプロモーション─WHO：バンコク憲章, 垣内出版, 2012
6) 吉池信男(編)：公衆栄養学─栄養政策, 地域栄養活動の理論と展開, 第一出版, 2019
7) Porta M(編), 日本疫学会(訳)：疫学辞典, 第5版, 日本公衆衛生協会, 2010
8) 柳川洋, 中村好一(編)：公衆衛生マニュアル 2019, 南山堂, 2019
9) 岸 玲子(監修)：NEW 予防医学・公衆衛生学, 第4版, 南江堂, 2018
10) 辻 一郎：健康長寿社会を実現する, 大修館書店, 2015
11) 水嶋春朔：地域診断のすすめ方─根拠に基づく生活習慣病対策と評価, 第2版, 医学書院, 2006
12) Rose G(原書), 曽田研二, 田中平三(監訳), 水嶋春朔, 中山健夫, 土田賢一ほか(訳)：予防医学のストラテジー─生活習慣病対策と健康増進, 医学書院, 1998

第2章

1) 政野淳子：四大公害病─水俣病, 新潟水俣病, イタイイタイ病, 四日市公害, 中央公論新社, 2013
2) 安達宏之：図解でわかる！環境法・条例─基本のキ, 第一法規, 2018
3) 鈴木孝弘：新しい環境科学─環境問題の基礎知識をマスターする, 第2版, 駿河台出版社, 2014
4) 浦野紘平, 浦野真弥：地球環境問題がよくわかる本, オーム社, 2017
5) 国連環境計画：GEO-5 地球環境概観第5次報告書─私達が望む未来の環境〈上〉, 環境報告研, 2015
6) 環境省：環境白書・循環型社会白書・生物多様性白書〈令和元年版〉, 2019
7) 大沢基保, 内海英雄(編)：環境衛生科学, 南江堂, 2006
8) 川添禎浩(編)：健康と環境の科学, 講談社サイエンティフィク, 2014
9) 山本郁男(編著)：健康と環境の衛生薬学, 京都廣川書店, 2010
10) 厚生労働統計協会(編)：国民衛生の動向 2019/2020, 2019

第3章

1) 厚生労働統計協会(編)：国民衛生の動向 2019/2020, 2019
2) 農林統計協会：食料・農業・農村白書(平成30年度), 農林統計協会, 2019
3) 総務省統計局：家計調査
4) 厚生労働省：国民健康・栄養調査
5) 国立健康・栄養研究所：国民栄養の現状
6) 厚生労働省：患者調査
7) 厚生労働省：国民生活基礎調査
8) 厚生労働省：食中毒統計調査

第4章

1) 木原正博, 木原雅子, 加治正行(訳)：疫学─医学的研究と実践のサイエンス, メディカル・サイエンス・インターナショナル, 2010
2) U.S. Preventive Services Task Force：https://www.uspreventiveservicestaskforce.org

参考図書　353

3）内閣府食品安全委員会：食品の安全性に関する用語集，第5版，2016
4）厚生労働省：研究に関する指針について
5）NCI Dictionaries：https://www.cancer.gov/publications/dictionaries
6）国立がん研究センター．科学的根拠に基づくがん検診推進のページ：http://canscreen.ncc.go.jp/
7）国立研究開発法人 医薬基盤・健康・栄養研究所：「健康食品」の安全性・有効性情報：https://hfnet.nibiohn.go.jp/
8）消費者庁：機能性表示食品制度届出データベース：https://www.caa.go.jp/policies/policy/food_labeling/foods_with_function_claims/
9）厚生労働省『「統合医療」に係る情報発信等推進事業』：「統合医療」情報発信サイト：https://www.ejim.ncgg.go.jp/public/index.html
10）一般社団法人日本健康食品・サプリメント情報センター：健康食品・サプリメントの素材・成分に関する科学的根拠：http://jahfic.or.jp/nmdb
11）厚生労働省：食品製造におけるHACCP入門のための手引書—大量調理施設における食品の調理編：https://www.mhlw.go.jp/file/06-Seisakujouhou-11130500-Shokuhinanzenbu/0000098995.pdf

第5章
1）厚生労働省：国民健康・栄養調査
2）農林水産省：食糧需給表
3）日本病態栄養学会（編）：認定病態栄養専門士のための病態栄養ガイドブック，第4版，メディカルレビュー社，2013
4）厚生労働統計協会（編）：国民衛生の動向 2019/2020，2019
5）e-ヘルスネット：歯・口腔の健康
6）国立保健医療科学院：歯科口腔保健の情報提供サイト（通称：歯っとサイト）
7）厚生労働省：歯科疾患実態調査

第6章
1）厚生労働統計協会（編）：国民衛生の動向 2019/2020，2019
2）公益財団法人がん研究振興財団：がんの統計 '15，2016
3）独立行政法人国立がん研究センターがん対策情報センター：がん検診について，2016
4）厚生労働省：健康日本21（第二次），2012
5）日本動脈硬化学会（編）：動脈硬化性疾患予防ガイドライン2017年版，日本動脈硬化学会，2017
6）日本肥満学会（編）：肥満症診療ガイドライン2016，ライフサイエンス出版，2016
7）日本糖尿病学会（編）：糖尿病治療ガイド 2018-2019，文光堂，2018
8）骨粗鬆症の予防と治療ガイドライン作成委員会（編）：骨粗鬆症の予防と治療ガイドライン2015年版，ライフサイエンス出版，2015
9）公益社団法人日本整形外科学会：ロコモパンフレット2015年版
10）一般社団法人日本口腔衛生学会（編）：平成23年歯科疾患実態調査報告，口腔保健協会，2011
11）岡部信彦，岩本愛吉，大西　真ほか（著）：感染症予防必携，第3版，日本公衆衛生協会，2015
12）日本アレルギー学会：アレルギー総合ガイドライン2019，協和企画，2019
13）日本アレルギー学会喘息ガイドライン専門部会：喘息予防・管理ガイドライン2018，協和企画，2018
14）岩坪　威（編）：認知症，別冊医学のあゆみ，医歯薬出版，2011

第7章
1）ミネルヴァ書房編集部（編）：社会福祉小六法2019，ミネルヴァ書房，2019

2) 日本地域福祉学会（編）：地域福祉事典，新版，中央法規出版，2006
3) 厚生労働統計協会（編）：国民の福祉と介護の動向 2019/2020，2019
4) 中央法規出版編集部：社会福祉用語辞典，第6訂，中央法規出版，2012
5) 社会福祉の動向編集委員会（編）：社会福祉の動向 2019，中央法規出版，2019
6) 社会保障入門編集委員会（編）：社会保障入門 2019，中央法規出版，2019

第8章
1) 厚生労働統計協会（編）：国民衛生の動向 2019/2020，2019
2) 地域保健対策検討会：地域保健対策検討会報告書～今後の地域保健対策のあり方について～（平成24年3月27日）

第9章
1) 厚生労働省：人口動態統計
2) 厚生労働省：乳幼児突然死症候群（SIDS）診断ガイドライン（第2版），2012
3) 厚生労働省：「健やか親子21」最終評価報告書，2017
4) 厚生労働省：「健やか親子21（第2次）」について 検討会報告書，2018
5) 厚生労働省：国民健康・栄養調査
6) 内閣府：子ども・子育て支援新制度の概要，2015
7) 内閣府子ども・子育て本部：内閣府子ども・子育て支援新制度について，2015

第10章
1) 厚生労働統計協会（編）：国民衛生の動向 2019/2020，2019
2) 母子衛生研究会：わが国の母子保健（平成30年度版），母子保健事業団，2018

第11章
1) 厚生労働統計協会（編）：国民衛生の動向 2019/2020，2019
2) 厚生労働統計協会（編）：国民の福祉と介護の動向 2019/2020，2019

第12章
1) 小木和孝（総編集）：産業安全保健ハンドブック，労働科学研究所出版部，2013
2) 厚生労働統計協会（編）：国民衛生の動向 2019/2020，2019
3) 中央労働災害防止協会（編）：労働衛生のしおり令和元年度，中央労働災害防止協会，2019

第13章
1) 日本学校保健会（編）：学校保健の動向（平成30年度版），日本学校保健会，2018
2) 日本学校保健会（編）：児童生徒等の健康診断マニュアル 平成27年度改訂（一般販売用），日本学校保健会，2015
3) 徳山美智子，中桐佐智子，岡田加奈子（編著）：改訂 学校保健―ヘルスプロモーションの視点と教職員の役割の明確化，東山書房，2015

第14章
1) 日本国際保健医療学会（編）：国際保健医療学，第3版，杏林書院，2013
2) 丸井英二，森口育子，李 節子（編著）：国際看護・国際保健，弘文堂，2012
3) 木村正博，木原雅子（監訳）：グローバルヘルス―世界の健康と対処戦略の最新動向，メディカル・サイエンス・インターナショナル，2017

付録
1) 河原和夫：健康増進法と地域保健法，サンライフ企画，2003
2) 厚生労働統計協会（編）：国民衛生の動向 2019/2020，2019
3) 厚生労働省：厚生労働白書（平成30年度版），2019

練習問題解答

第1章　社会と健康(p.1〜)

1-A

(1)×(生活習慣は環境要因に含まれる).(2)○.(3)×(妊娠期から児が6歳になるまで).(4)×(がん検診は健康増進法により市町村が実施する).(5)○.

1-B, C

1.(1)○.(2)○.(3)○.(4)×(「評価(C)に基づく改善」である).(5)×(「QOL」である).

2.(1)○.(2)×(その地域で実施・継続可能な「予防活動や一般的医療サービス」である).(3)×(「ヘルスプロモーション」のプロセスを図式化したものである).(4)×(「個人スキルの開発」は5つの基本戦略の1つである).(5)○.

3.(1)○[1人当たりのリスクは確かに大きいが,その実数は多くないため罹患数や死亡数はさほど多くなく,1人当たりのリスクがやや低くなる境界域や正常高値のものの実数がはるかに大きいため,罹患数や死亡数はハイリスクからのものより多くなる.つまり,リスクが高いものよりも,ややリスクが低いものからの罹患数や死亡数が多いことが,常識的な感覚と違うパラドックス(逆説)であると説明している].(2)×(二次予防を中心として,相対リスクを重視し,健診結果で対象者を振り分け,リスクの高い個人を対象に保健指導や医療を行っていることが多い.しかし,ハイリスク者全員の把握は困難で,実際に働きかけが可能なハイリスク者は,実はごくわずかである.また1人のハイリスク者のリスクが軽減できても,生活習慣は個人の力では改善がむずかしく,喫煙率の高い職場で1人だけ禁煙することは困難であるように,効果は一時的である.発症前に生活習慣を是正し,集団全体の健康増進を図るポピュレーション戦略のアプローチが重要である).

1-D

(1)×(世帯所得が低いほど喫煙率は高くなっている).(2)○.(3)×(公共の場や公共交通機関での禁煙・分煙の拡大,たばこ価格の値上げが最大の原因と考えられている).(4)○.

1-E

(1)○.(2)×(心筋梗塞などの非感染症に関するものである).(3)×(第2次世界大戦後である).(4)○.(5)×[1938(昭和13)年に設置された].(6)×[1961(昭和36)年に始まった].

第2章　環境と健康(p.29〜)

2-A

(1)×(環境が主体に影響を及ぼす環境作用と環境形成作用の両者を指す).(2)○.(3)×(生態系の中で人間は消費者である).(4)×(環境基本法の4本柱の1つが国際協調で,地球環境問題への取り組みも含まれる).

2-B

(1)○.(2)○.(3)×(汚染された河川水や米を通じてカドミウムが摂取され腎および骨障害が引き起こされた).(4)○.

2-C

1.(1)×(二酸化炭素の割合は近年化石燃料の燃焼や人為的生産活動により増加し,地球温暖化や気候変動の要因とされている).(2)×[化石燃料の燃焼により発生する窒素および硫黄酸化物は酸性雨(pH 5.6以下)の原因となっている].(3)×(気温や湿度,気圧などの変化が大きいと悪化しやすいとされる気象病症状は,不定愁訴,気管支炎,喘息発作,偏頭痛,リウマチ様関節炎,心筋梗塞などである).(4)○〈人体の温熱感覚は,環境側の4要素(気温,気湿,気流,輻射熱)に人体側の2要素[着衣量,活動(代謝)量]が加わった6要素の総合効果で決定される〉.(5)×(ヒートショックは,気温の変化によって血圧が変化し,心臓や血管の疾患が起こる症状.冬場に暖房の効いたリビングから脱衣所に移動し,浴槽に入るときなどに起きる).

2.(1)○(水道法に基づいて定められている水道水質基準で,「検出されないこと」と定められているものは大腸菌のみである).(2)×(水道法の水質基準で「検出されないこと」とされているものは大腸菌であり,一般細菌については「1 mlの検水で形成される集落数が100コロニー数以下であること」となっている).(3)×(発がん性が問題視されているトリハロメタンは塩素消毒により生じる揮発性有機化合物の総称で,その生成には水中に存在するフミン質が深く関与している).(4)×(クリプトスポリジウムは塩素に対する抵抗性が高いため,通常,煮沸による除去を行っている.また主症状として水様性下痢,腹痛などを引き起こす原虫である).(5)×(クリプトスポリジウムは煮沸により死滅する).

3.(1)×[かつては4つの農薬の項目があったが,2004(平成16)年4月の改正で削除された].(2)×(地下水は地表水に比べて,一般に無機物を多く含んでいる).(3)×(浄化槽は浄化槽法で規定されている).(4)○.(5)×(汚染度の高い水では,BOD,CODの値は,ともに上昇する).

4.(1)×(一般廃棄物の収集,運搬,処理は市町村が行う).(2)×(産業廃棄物の処理は排出者の責任で行う).(3)×(一般廃棄物の処理では,4分の3が焼却処分である).(4)×(産業廃棄物の種類別では,汚泥,動物のふん尿,がれき類の順である).(5)○(産業廃棄物の処理を他人に委託する事業者はすべての産業廃棄物について,マニフェストを交付しなければならない).

5.(1)○.(2)×(しきい線量を有しない).(3)×(内部被曝汚染物質は排出されるまでの時間が長く,健康影響は大きい).(4)×[シーベルト(Sv)である].(5)×(被曝を上回る便益のため,容認している).

6.(1)×(レジオネラ症の主症状は,肺炎などの呼吸器疾患である).(2)○.(3)×(体感温度は,気温のみでなく気湿や気動によっても大きく変化する).(4)×(気湿の測定には,アスマン通風乾湿計などを用いる.カタ温度計で気湿を測定することはできない).(5)×(騒音にも環境基準が設定されている).

第3章　健康,疾病,行動にかかわる統計資料(p.57〜)

3-A, B

(1)○.(2)×[偏り(バイアス)がかからないのは全数調査].(3)×(静態統計と動態統計が逆).(4)○.(5)×(28.1%,2倍→3倍).(6)×(老年化指数).(7)×(つぼ型または逆ひょうたん型).(8)○.(9)×(男性は半数近く,女性は3人に1人).(10)×(減少と増加が逆).(11)○.

3-C

(1)×（市区町村長が届け出に基づき作成する）．(2)○．
(3)×（年齢調整を行うと日本人の年齢調整死亡率は低下を
続けている）．(4)×[2005（平成17）年の1.26が底であり，
近年は1.4前後で横ばいである]．

3-D

(1)×（平均寿命は0歳児の平均余命のことをいう）．(2)
×（平均余命は，ある年齢の人が平均であと何年生きられ
るかの期待値であり，100歳の平均余命は算出できる）．(3)
×（乳児死亡率が低下すると平均寿命は長くなる）．(4)○．
(5)×（健康な状態で生きられる期間のことを健康寿命とい
う）．

3-E

(1)×（患者調査は医療施設の管理者に対して行われる）．
(2)○（国民生活基礎調査は層化無作為抽出された国民に直
接行われる）．(3)×（受療率は患者調査で計算される）．(4)
×[1995〜2018（平成7〜30）年の食中毒による死亡者数
は最高で年間18人である]．

3-F

1. (1)×（健康増進法）．(2)×（毎年）．(3)×．(4)○．(5)×．
2. (1)×（家計調査は総務省によって毎月実施されてい
る）．(2)×（エンゲル係数とは，消費支出に占める食料費の
割合のことである．戦後，日本のエンゲル係数は低下傾向
にあった）．(3)×（所得が高い世帯ほどエンゲル係数が低い
という"エンゲルの法則"が知られている）．(4)○．(5)×
（2017年の食料費に占める外食の支出割合は，16％であ
る）．

第4章　健康状態・疾病の測定と評価（p.91〜）

4-A, B

(1)×（有病率，罹患率はある一定期間にどのくらいの人
がその疾病に罹患するかを示す指標である）．(2)×（寄与危
険は曝露群の罹患率と非曝露群の罹患率の差，比は相対危
険）．(3)○（いくつか条件は必要になるが，相対危険の代用
として用いられることがある）．(4)×（その危険を持たない
女性は含まない）．

4-C, D

(1)○．(2)×（寄与危険はコホート研究でないとできな
い）．(3)○．(4)×（症例群，対照群ともに選択バイアスは働
く可能性がある）．(5)○．

4-E

(1)○（がん検診の有効性を評価する指標は，対象となる
がんの死亡率であり，がん発見率や生存率ではない）．(2)
×（最も信頼性の高いのは，ランダム化比較試験である）．
(3)×（疾患があることを正しく判断する指標は感度であ
り，この値が高いほど疾患を確実にみつけることができる．
特異度は，疾患のないことを正しく診断する指標である）．

4-F

(1)○[根拠（エビデンス）の質のレベルは，誰が研究して
発表しているのかではなく，得られた知見が，方法論的に，
バイアスや誤った解釈の余地の少ないようによくデザイン
された研究によって得られたかどうかで評価される．よく
デザインされた研究とは，研究方法の内的妥当性が高く，
対象者の選択にも問題（選択バイアス）が少なくて，一般集
団に普遍化（外的妥当性）できるものである]．(2)×[効能に
関するデータをそのまま患者教育や保健対策に利用するこ
とはできない．なぜなら，効能は理想的な環境（生理学や

薬理学の実験など）における効果の発現であり，その作用
の発現が個々の人や地域集団や職域集団，学校集団でみら
れるかどうか，適用できるかどうか，一般化できるかどう
か人間集団を対象とした疫学研究によって検証されていな
いからである]．(3)×（臨床家や患者が適切な判断を行える
ように支援する目的で作成されたものである）．(4)×（疾患
管理ガイドラインが適応できる患者は全体の60〜95％と
推測されている）．

4-G

(1)×（リスクアセスメントではなく，リスクアナリシス
が，リスクアセスメントを含め，リスクマネジメント，リ
スクコミュニケーションの3要素で構成される）．(2)○．
(3)○．

4-H

(1)○（個人名や住所，生年月日など，個人を直接識別で
きる情報は必要性がない場合は削除して，研究固有の認識
番号や符号に置き換える必要がある）．(2)○．

第5章　生活習慣（ライフスタイル）の現状と対策
（p.131〜）

5-A

1. (1)×（成人病は「加齢に伴って罹患率が高くなる疾患
群」と定義され，概念的に生活習慣病とは異なっている）．
(2)○（そのとおりであり，ほかに家族性ではない脂質異常
症も含まれる）．(3)×（生活習慣病は生活習慣だけで生じる
ものではなく，その発生において遺伝的要因が関与してい
るものもある）．(4)○（歯周病には，食習慣と喫煙習慣が関
与している）．(5)×（生活習慣以外の要因で発生することが
あるので，このような偏見・差別が生じないように注意す
べきである）．
2. (1)○．(2)○．(3)○．(4)×（健康増進法）．(5)○．(6)×
（企業・団体・自治体など多様な主体の自発的な参加により，
運動が進められている）．

5-B

(1)×（「身体活動基準2013」では身体活動・運動量が
「メッツ・時／週」といった数値で説明されている）．(2)○
（「アクティブガイド―健康づくりのための身体活動指針
―」は，「＋10で健康寿命をのばしましょう！」など，「＋
10（プラステン）」を合い言葉に，わかりやすいガイドとなっ
ている）．(3)○（「健康日本21（第二次）」では，住民が運動
しやすいまちづくり・環境整備に取り組む自治体数の増加
が加わった）．

5-C

(1)×[慢性閉塞性肺疾患（COPD）は呼吸機能の1秒率が
下降する]．(2)○．(3)×[受動喫煙は，労働安全衛生法（改
正）にあり，健康増進法も適用される]．(4)○．(5)○．(6)×
（e-smokingについてニコチン濃度や有害物質を検討した
報告書が出ている）．

5-D

(1)×（生活習慣病のリスクを高める量には男女差があ
り，女のほうが低い）．(2)○．(3)○．(4)○．

5-E

(1)×（睡眠時間と健康との関係には個人差が大きく，必
ずしも1日8時間以上の睡眠が必要とはされていない）．(2)
○．(3)×（飲酒は深い睡眠を邪魔する習慣である）．(4)○
（睡眠時に呼吸が停止するために睡眠が障害され，日中の
眠気や健康問題が起きる）．(5)×（レム睡眠は，脳が覚醒に

近い状態で活動する浅い睡眠のこと).

5-F

1. (1)×(歯周病の対策はセルフケアによる口腔清掃が主であり, 公衆衛生的な予防手段は乏しい. しかし, う蝕についてはフッ化物洗口など, 有効な公衆衛生的な予防手段を有している). (2)○(小児期に萌出した永久歯は歯質が未成熟でう蝕に罹患しやすい. また, う蝕は蓄積性の疾患で, 単に歯科医院でう蝕の修復治療を行っただけで再発を防止することはできない. そのため, 小児期にう蝕の発生を予防することは, 歯の一生を考えた場合, 最も重要である. さらに, 予防対策として公衆衛生的なフッ化物応用という効果の高い方法があるので, 小児期にこれを的確に実施することにより高い効果をあげることができる).

2. (1)×(歯周病は成人期に多発するが, 成人期にはう蝕の発生も多く, また高齢になると歯の喪失が多発する. したがって, 成人の歯科疾患について「歯周病が大半」とはいえない). (2)×[2018(平成30)年に行われた8020推進財団による永久歯の抜歯原因に関する全国調査における抜歯原因は, 1位歯周病(37%), 2位う蝕(29%), 3位破折(18%)であったが, 破折の多くはう蝕由来であり, これを含めるとう蝕由来は47%と最多となる]. (3)○.

第6章 主要疾患の疫学と予防対策(p.173～)

6-A

(1)×(日本の最近の4大死因はがん, 心臓病, 肺炎, 脳血管疾患である). (2)○. (3)○. (4)○. (5)○.

6-B

(1)○(脳卒中死亡率の低下と平均血圧の低下はよく一致しており, 血圧の低下の影響が大きい. 血圧のほか, 喫煙者の減少も寄与している). (2)×(喫煙は脳卒中, とくに脳梗塞のリスクを上昇させる重要な危険因子である). (3)○(糖尿病は, 動脈硬化を進行させることから脳梗塞の危険因子である). (4)×(血清コレステロールが上昇することにより, むしろ脳内出血は減少する). (5)○.

6-C

(1)○. (2)×(動脈硬化リスクの高いのは内臓脂肪型肥満である). (3)○. (4)○. (5)○.

6-D

(1)×(約1,300万人). (2)×(骨吸収はエストロゲン欠乏により促進する). (3)○. (4)○. (5)○.

6-E

1. (1)×(感染力, 重篤度, 危険性などに基づいて1～5類に類型化されている). (2)×(1～3類感染症に含まれないが, それらに準じて対応する必要がある疾患). (3)×(1～4類感染症, 5類感染症の3疾患などの場合は, ただちに最寄りの保健所長を経由して都道府県知事に届け出なければならない. ただし, 3疾患を除く5類感染症は7日以内でよい). (4)×[2003(平成15)年4月から「新感染症」, 7月から「指定感染症」, 11月から「1類感染症」, 2006(平成18)年12月から「2類感染症」として取り扱われている]. (5)○.

2. (1)×(約50分の1に減少している). (2)○. (3)○. (4)×[小・中学校におけるツベルクリン反応検査とBCG接種は, 2003(平成15)年4月より廃止]. (5)×(IGRA検査の目的は, 感染の確認である. 集団感染の場合などとくに重要).

6-F

(1)×(入通院している人だけで日本人の約3%を占め, さらに受診していない人を含めると非常に患者が多い, ありふれた病気である). (2)×(患者本人も頑張りたいと思っているが頑張れないという病気であるため, 励ますことはかえって悪化させることにつながりかねない). (3)×(過去には入院治療を原則としていた時代もあったが, 最近は通院での治療が主流である). (4)×(一般の労働者や管理監督者もメンタルヘルスに対する理解を深めて, メンタル不調が起きにくい職場改善や, メンタル不調者への支援などを行うべきである).

6-G

(1)○. (2)×(胸部CT検査の結果を参考にすることもあるが, 呼吸機能検査が最も重要である). (3)×(C型肝炎ウイルスが最も多い. A型は慢性化しにくい). (4)×(その人にとっての原因物質を食べないようにする). (5)×(約90万人で人口の約1%弱となる. 1つひとつの難病患者数は少ないが, 難病の種類が多いため, 合計すると結構な頻度になる).

6-H

(1)×(厚生労働省「人口動態統計」および, 警察庁「自殺統計」で年間3万人より少なくなっている). (2)×(高齢ドライバーによる事故の報道を目にすることが多いが, 死亡率の統計は減少傾向である). (3)○. (4)×(近年1,000人を切るようになった). (5)○.

第7章 保健・医療・福祉の制度(p.221～)

7-A

(1)×(日本国憲法第25条第2項は, 国の責務を規定したものである). (2)×〈正しくは116.9兆円で, 国民所得の約30.54%[2016(平成28)年度]である〉. (3)○(社会保険とは, 保険により確保された財源をもとに所得や医療などに対する保障を行うことである). (4)○. (5)×(雇用対策ではなく, 公衆衛生が該当する).

7-B

(1)○. (2)○. (3)○. (4)○. (5)○. (6)×(都道府県および政令指定都市が, 保健所を設置する). (7)○. (8)×(管理栄養士は国, 栄養士や調理師は都道府県). (9)○. (10)×(食品の監視は保健所の業務).

7-C

(1)×[2017(平成29)年度の国民医療費は43兆710億円(対国民所得費比10.66%)である]. (2)○. (3)×(二次医療圏は主として病院の病床の整備を図るべき地域的単位で, 特殊な医療を除く一般の医療を提供する体制の確保を図る区域である. 高度先進技術を要する医療などの特殊な医療を提供するための体制の確保を図る地域的単位は, 三次医療圏と定義されている). (4)○. (5)○. (6)○.

7-D

(1)○. (2)○. (3)×[社会福祉の基本事項を定めているのは, 社会福祉法である. 1951(昭和26)年に制定された社会福祉事業法が2000(平成12)年に改称されている]. (4)×(福祉六法とは, 生活保護法, 児童福祉法, 身体障害者福祉法, 知的障害者福祉法, 老人福祉法, 母子及び父子並びに寡婦福祉法である). (5)×(救護施設は, 「生活保護法による保護施設」である). (6)○.

第8章　地域保健(p.243～)

(1)×[医療計画は都道府県単位で策定される(医療法第30条の4)]．(2)×[保健所は，1937(昭和12)年に(旧)保健所法の制定によって設置された]．(3)○(地域保健法第18条において明記している)．(4)×[保健所は，都道府県のほか，指定都市，中核市，その他政令で定める市，特別区が設置している(地域保健法第5条)]．(5)×(市町村保健センターは，一般的で住民に身近な業務を行っている)．(6)×(保健所長は，原則として医師であるが，例外として医師以外の者も認められることもある)．(7)×(健康増進計画は，地域保健法ではなく，健康増進法第8条に規定されている)．(8)○．

第9章　母子保健(p.253～)

(1)○[SIDSは2018(平成30)年度における乳児死亡の死因第4位で，死亡率は出生10万対6.2であり，予防策の啓発・普及活動が行われている]．(2)×(合計特殊出生率は，その年次の15～49歳の女性の年齢別出生率の合計を意味する)．(3)○．(4)○．(5)×[小児慢性特定疾患治療研究事業とは無関係である．主に出生時体重が2,000g以下の乳児を対象としたもので，2013(平成25)年4月1日より未熟児養育医療は各市町村の所管となった]．(6)○．(7)○．(8)○．(9)○[ほかにも「健やか親子21(第2次)」では，重点課題として，育てにくさを感じる親に寄り添う支援の強化があげられている(思春期の自殺の防止を含む子どもの心の問題への取り組みの強化，産婦人科医師，助産師，新生児科医師などの産科医療・周産期医療を担う人材の確保，全出生数に占める低出生体重児の割合の低下に向けた取り組みの強化)]．(10)×(切れ目ない妊産婦・乳幼児への保健対策，学童期・思春期から成人期に向けた保健対策，子どもの健やかな成長を見守りはぐくむ地域づくりが含まれている)．(11)○．

第10章　成人保健(p.267～)

1. (1)○．(2)×(小児期からの一次予防が重要である)．(3)○．

2. (1)×(高齢者医療確保法である)．(2)○．(3)○．(4)×．(5)○．(6)×(「積極的支援」)．(7)○．(8)×．

第11章　高齢者保健・介護(p.281～)

1. (1)×(老人保健法→老人福祉法)．(2)○．(3)○．(4)○．(5)○．(6)○．(7)○．(8)×(都道府県→市町村)．(9)○．(10)○．

2. (1)×(都道府県→市町村)．(2)○．(3)○．(4)○．(5)○．(6)○．(7)○．(8)×(市町村→都道府県)．(9)○．(10)○．

第12章　産業保健(p.295～)

(1)○[換言すると，労災事故・職業病・作業関連疾患・一般疾病(一般健康診断で把握可能な範囲)から，労働者を守ることを目的としている．なお，労働安全衛生法など法でいう労働者は，労働基準法第9条で定義されている]．(2)○(労働安全衛生法の制定は，日本の作業環境，作業条件を大きく改善した．労働災害の発生件数の推移によく表されている)．(3)○(衛生委員会は必置であるが，安全委員会は法で定める危険有害業務のある業種に該当する場合に義務が発生する)．(4)×(これは度数率の定義である．強度率は個々の平均的な重症を示すためのものであるから，労働

損失日数を分子にとる．分母を100万時間当たりにするか，1,000時間当たりにするかは，単に値の表現のしやすさの問題である)．(5)×[かつてそうであったが，産業医学は固有の知識と技術を要するため，1996(平成8)年の労働安全衛生法の改定で資格要件が定められた．この資格を有した医師でなければ，法律上，事業者は産業医を選任したことにならない]．(6)×(就職試験の際に提出された健康診断結果を雇入れ時健診に変えることは可能であるが，採用可否の判断に用いるのは違法である)．(7)○(そのとおりである．これとは別に許容濃度というものがある．1日8時間，週5日曝露が続いたとしても，ほとんど大多数の労働者が有害な健康影響が出ないと想定される濃度のことである．日本産業衛生学会が定めている基準で法的拘束力はない)．(8)○(実際の労働現場では，保護具は仕事の邪魔になるなどのさまざまな理由から着用されない場合もしばしばである．また，着用方法や保守管理が不十分な例も少なくない．それゆえ，まずは発生源対策を優先させるべきである)．(9)○(きわめて重要な性質である．適正な作業量，一連続作業時間の長さ，休憩のタイミングとその長さ，週休のとり方などは，疲労回復の観点から考えると理解しやすい)．(10)×(同じ程度の労働要因の負荷があっても，個人要因の程度によって発症したりしなかったりする．ただ，現実的な問題として，ある労働者のたとえば腰痛の個人要因と労働要因の構成割合は測定できない．この意味で作業関連疾患は多分に概念的である)．(11)×(当初懸念されたが否定された．ディスプレイからの電磁波なども測定されたが，人体影響があるような有害レベルの物理的因子は何も放出されていないことが確認されている．また，疫学的にもVDT作業従事者に出産異常が多いことは証明されていない)．(12)○(違いはない．潜伏期間が長く退職後に発症する例が多々あることから，本人が仕事で発がん物質を取り扱った認識がなければ，臨床所見に違いがないため，職業がんであることが見過ごされてしまう．がん原性物質の業務に従事したことを証明する健康管理手帳の交付はこの点からも大切である)．(13)○(シンナーは薄め液という意味で，主成分は代表的な有機溶剤の1つであるトルエンである．有機溶剤の共通症状として中枢神経の抑制作用すなわち麻酔作用がある．トルエンは依存性があるため徐々に高濃度のシンナー吸引を求めるようになり，麻酔が「効きすぎて」中枢性の呼吸抑制のために死亡する)．(14)×(金銭的な報酬だけではなく，上司や同僚からの肯定的評価，地位の昇進などを指している．傾注した努力が報われたことを実感できる事柄すべてといってよい)．

第13章　学校保健(p.311～)

(1)×(幼稚園から大学までを含む)．(2)○(教育基本法第1条，教育の目的に「教育は…健康な国民の育成を期して行われなければならない」と書かれている)．(3)×[学校保健法は戦後13年を経て1958(昭和33)年に制定された]．(4)×(教職員，学校医，PTA代表ほか教育委員会をはじめとする地域組織の代表や児童生徒代表から成り立っている)．(5)○．(6)○(う歯，近視に加えて近年はアレルギーが増加している．肥満は減少傾向もみられるが依然として高率である．やせ傾向も改善されておらず，とくに身体発育に重要な思春期に多い)．(7)○．(8)○．(9)×(毎学年6月30日までに実施しなければならない)．(10)○．(11)×(学校は学校薬剤師の協力を得て，定期的な環境衛生検査を行わなけ

ればならない）．(12)○．

第 14 章　国際保健（p.325 ～）

(1)○．(2)×（横ばいもしくはやや減少傾向にある）．(3)×（約 8 億人が飢餓状態）．(4)×（食塩にヨードを添加する）．(5)○．(6)○．(7)×（プライマリヘルスケアを提唱．プライマリケアとは保健システム構造における一次医療のことで，WHO が進める開発途上国の健康戦略プライマリヘルスケアとは異なる）．(8)○．(9)○［2008（平成 20）年に有償資金協力を担っていた国際協力銀行が，無償資金協力と技術協力を担ってきた JICA に統合化された］．(10)○．

索　引

和文索引

あ

アウトカム評価　277
アウトプット評価　277
悪性新生物　4, 69, 75
アクティブガイド　144, 146
アクティブ80ヘルスプラン　135, 142
アスクレピオス　22
アスベスト　306
アディポカイン　185, 269
アディポネクチン　186
アドボカシー　12
アルコール依存症　206
アルコール健康障害対策推進基本計画　157
アルコール性肝炎　212
アルツハイマー病　206
アルデヒド脱水素酵素　154
アルマ・アタ宣言　10, 244, 333
アレルギー疾患　213
安静時代謝量　145
安全委員会　299

い

胃炎　212
硫黄酸化物　33
胃潰瘍　212
医科診療医療費　230
育児支援　258
いじめ　319
胃十二指腸潰瘍　155
異常気象　39
石綿　38, 306
石綿健康被害救済法　343
医制　24
イタイイタイ病　37
1型糖尿病　187
一次予防　9, 132
1.57ショック　262
1秒率　210
1類感染症　198
一般健康診断　300
遺伝的要因　2
医薬基盤・健康・栄養研究所　83
医療計画　243
医療経済学　230
医療圏　243
医療ソーシャルワーカー　226
医療提供施設　228
医療費データ　277

医療費の適正化　268
医療法　227
医療保険　226
医療保険者　268
インスリン抵抗性　185
インフォームド・アセント　127
インフォームド・コンセント　107, 127, 343
インフルエンザ・パンデミック　199

う

ウイルス性肝炎　44, 211
ウイルス性出血熱　198
ウィンスロー　7
う蝕　164, 166
後向き研究　102
うつ病　205
運動　139, 144, 318
運動型健康増進施設　248
運動習慣　139
運動能力　318
運動能力調査　318

え

影響評価　15
衛生委員会　299
衛生行政　224
衛生警察　25
衛生法規　223
栄養　318
栄養教諭　314, 341, 342
　──制度　314
栄養士法　224, 339
栄養摂取状況調査　82
疫学　91
エクササイズガイド　144
エネルギー消費量　145
エビデンス診療ギャップ　121
エンゲル係数　85
エンゲルの法則　86

お

横断的研究　100
オゾン層　32
オタワ憲章　11, 21, 24, 245, 333
オッズ比　95, 101, 105
オプトアウト　126
温室効果ガス　32
温熱感覚　41

か

外因　214
介護医療院　228
介護給付　288

介護サービス計画　287
介護支援専門員　286
介護認定審査会　286
介護票　79
介護保険　5
　──3施設　289
介護保険法　6, 26, 282, 344
介護予防　283
　──サービス　283
　──重視型システム　283
介護老人保健施設　228, 290
外食　87
階層化　271
階層型データベース　346
外的妥当性　107
介入研究　96, 106
開発途上国　331
外部被曝　50
皆保険制度　26, 227
化学的酸素要求量　35
学習指導要領　313
確定的影響　51
隔離　204
確率的影響　51
家計調査　85
可視光線　49
家族歴　184
カタ冷却力　42, 52
学校　311
　──医　314
　──栄養職員　314
　──歯科医　314
　──薬剤師　314, 322
学校衛生　312
学校環境衛生　320
　──基準　322
学校給食　322
学校給食法　6, 341
学校教育行政　312
学校教育法　6
学校三師　314
学校保健　6
　──活動　312, 314, 320
　──管理　320
　──の領域構成　313
学校保健安全法　6, 312, 313, 314, 342
　──第1条　320
学校保健委員会　320
学校保健統計　318, 319
学校保健統計調査報告書　315
学校保健法　312
活性汚泥法　46
過程評価　277

索引

カドミウム　37
過敏性腸症候群　213
過眠　159
加齢　184
ガレノス　22
過労　302
過労死　304
簡易生命表　74
簡易調査　58
感覚温度　41
環境　29
環境衛生検査　313, 322
環境基本計画　30
環境基本法　30, 37
環境形成作用　30
環境作用　30
環境的支援　11
環境要因　2
観察研究　96
がん死亡数　173
患者調査　77
感情障害　205
がん診療連携拠点病院　175
間接費用　231
間接法　70, 71
関節裂隙　194
感染症　4, 250, 296
　　――予防　320
感染症発生動向調査　342
感染症法　196, 342
完全生命表　74
肝臓病　210, 211
がん対策基本法　175, 343
がん対策推進基本計画　175
感度　112
がん登録推進法　176, 343
がん予防重点健康教育及びがん検診実施のための指針　177
管理栄養士　248
がん罹患数　173
管理濃度　300

飢餓　327
議会　224
危害分析重要管理点　124
危害要因　122
気候　38
気候変動　39
疑似症　196
記述疫学　96
技術協力　335
気象　38
寄生虫検査　320
季節　39
季節性インフルエンザ　199
北里柴三郎　23

喫煙　169, 181, 183, 339
　　――率　21, 146
気動　52
機能回復訓練　10
機能性表示食品　125
気分障害　205
基本的人権　2
虐待　217, 259
教育基本法第1条　311
京都議定書　32
強度率　297
業務上疾病　297
業務独占　229
寄与危険　95
寄与危険割合　95
居宅サービス計画　288
気流　52
禁煙サポート　150
禁煙支援マニュアル　150
禁煙週間　153
金属中毒　308
勤務間インターバル　305

空気　40
クリプトスポリジウム　45
クレアチニン　208

ケアマネジメント　282
ケアマネジャー　286
経過評価　15
頸肩腕障害　304
経口補水塩療法　329
経済協力　331
系統的レビュー　97, 118, 120
結核　4, 200
結果評価　15, 277
下痢　212
検疫　203
検疫感染症　204
検疫法　203, 342
研究デザイン　116
健康運動指導士　146
健康格差　21
　　――の縮小　135
　　――の是正　8
健康観察　320
健康管理　299
健康危機管理　224, 250
健康寿命　76, 134
　　――の延伸　133, 135
健康状態　315
健康情報　313
　　――管理　349
健康診査　255
健康診断　313, 316, 320

　　――検査項目　318
健康増進　9
健康増進計画　8
健康増進施設　248
健康増進法　6, 134, 339
　　――第7条　134
　　――第8条　84, 134
　　――第10条　82
健康相談　320
健康測定　301
健康調査　320
健康づくり　142
健康づくりのための運動基準　143
健康づくりのための運動指針　142, 144
健康づくりのための運動所要量　142
健康づくりのための休養指針　160
健康づくりのための身体活動基準2013　144
健康日本21　6, 17, 24, 76, 133, 134, 142, 245, 267, 339
　　――（第二次）　6, 22, 134, 135, 142
健康の各側面　1
健康の決定要因　12
健康票　79
建築物環境衛生管理基準　53
建築物環境衛生制度　53
現物給付　227
「健兵健民」政策　25

高LDLコレステロール血症　182
効果　119, 231
公害　25
公害対策基本法　26
光化学オキシダント　33
後期高齢者医療広域連合　283
後期高齢者医療制度　7, 26, 226, 281, 342
公共下水道　45
公共職業安定所　297
口腔清掃行動　165
合計特殊出生率　66, 254, 262
高血圧　178, 183
公衆衛生　221, 223, 339, 342
　　――活動　12
　　――の定義　7
公正　328
構造評価　277
高値血圧　178
交通事故　216
公的統計　57
後天性免疫不全ウイルス　326
高度肥満　184
高トリグリセリド血症　182
公認心理師　226

索　引　363

効能　119
高比重リポ蛋白　189
効用　231
交絡　109
交絡因子　109
効率　119
合理的配慮　237
高齢化社会　26
高齢者医療確保法　6，26，268，342
高齢社会　26
高齢者虐待　217
高齢者虐待防止法　217
5管理　302
呼吸器疾患　210
国際協力　331
国際協力機構　335
国際統計分類第10回改訂　67
国際連合（国連）　18，23
　　──環境計画　31
　　──児童基金　334
　　──食糧農業機関　122，334
国際労働機関　25，222
国勢調査　57，58
国保データベースシステム　277
国民医療費　229
国民健康・栄養調査　82，164，179，339
国民健康づくり運動　134
国民健康保険　226
国民生活基礎調査　79，82
国民体力法　25
5歳未満児死亡率　326
5事業　229
5疾病　229
個人識別符号　126
個人情報　350
個人情報データベース等　350
個人情報取扱事業者　350
個人情報保護　350
個人情報保護法　125，350
個人データ　350
戸籍法　65
子育て　259
子育てひろば　264
5W1H　98
骨棘　194
骨粗鬆症　190
コッホ　23
コーデックス委員会　122，334
子ども・子育て支援　261
子ども・子育て支援新制度　262，263，264
5年相対生存率　175
コホート研究　101，115
コミュニティケア　168
コレラ　43
婚姻　65

──率　73
婚姻票　66
根拠に基づいた医療　118
根拠の質　116
根面う蝕　167

再興感染症　198
在宅ケア　240
作業環境　295
　　──管理　300
作業環境測定士　298
作業環境測定法　296
作業管理　301
作業関連疾患　303
作業条件　295
サケット　118
座高　315，317，320
砂糖　164，169
サービス担当者会議　239
サルコペニア　6
3R　47
3管理　299
産業医　298
産業看護職　298
産業廃棄物　47
産業廃棄物管理票　48
産業保健　295
産業保健総合支援センター　297
産後ケア事業　263，264
三次医療圏　229
産褥婦　263
三次予防　9
散水ろ床法　46
酸性雨　33
酸素欠乏　308
三大環境要因　3

死因順位　69
支援対象　232
ジェンナー　22
紫外線　49
歯科口腔保健法　167
歯科疾患　165
歯科疾患実態調査　166
歯科保健行動　165
歯科保健推進条例　167
歯間ブラシ　165，169
色覚検査　320
事業実施量評価　277
自己決定　232
自殺　215，319
自殺対策基本法　215
死産　65
死産票　66
脂質異常症　182，189

歯周病　164，167，169
歯周ポケット　167
思春期スパート　317
思春期やせ症　207
システムエラー　303
次世代育成支援行動計画　259
施設入所支援　239
自然災害　216，250
自然史　9
持続可能な開発のための2030アジェンダ　329
持続可能な開発目標　8，24，31，329
持続陽圧呼吸療法　160
死体検案書　69
市町村保健センター　226，246，339
疾患管理ガイドライン　120
湿球黒球温度　41
シックハウス症候群　53，322
疾病（健康）転換　23
疾病の二重負担　328
指定感染症　196
指定難病　214
児童虐待　217
児童虐待防止法　217，263
児童福祉法　344
死亡　65
　　──率　173
脂肪肝　154
死亡診断書　69
死亡票　66
社会環境の整備　21，134，135，145
社会資源　232
社会正義　328
社会的決定要因　3，19
社会的公正　18
社会的支援　163
社会的側面　2
社会福祉　221，231
社会福祉士　288
社会福祉士及び介護福祉士法　233
社会福祉施設　235
社会福祉施設等調査　235
社会福祉法　234
社会保障　221，223，339
　　──関連制度　222
社会保障制度審議会　221
就学時健康診断　320
周期的な四肢運動障害　160
周産期死亡　254
重症化予防　267
重症急性呼吸器症候群　199
重症熱性血小板減少症候群　200
集団寄与危険割合　95
集団検診　10
住民対照　105
手根管症候群　304
主傷病名　79

受診・受療行動　165
主体　29
主体−環境系　30
主体要因　2
出生　65
　　──数　66
　　──体重　260
　　──率　66
出生票　66
出生前小児保健指導　264
出席停止　314
　　──期間　323
受動喫煙　147
　　──防止　6
　　──防止対策　152
主任ケアマネジャー　288
受療率　78
循環型社会　47
循環器疾患　304
循環器疾患基礎調査　180
純再生産率　66
障害者　236
障害者支援施設　239
障害者総合支援法　237, 238, 239, 344
障害者福祉　236
生涯罹患率　93
消化器系感染症　43
消化器疾患　210
小規模保育　264
少子化社会　261
照度　51
小児慢性特定疾患　258
情報　345
情報化社会　345
情報機器作業　304
情報提供　272
情報バイアス　109, 116
情報マネジメント　349
条例　225
症例対照研究　104, 109, 115
食育基本法　340
職業がん　307
職業病　303
食中毒　250
食中毒事件票　81
食中毒調査票　81
食中毒統計　80, 81, 339
食品安全基本法　122, 339
食品衛生　322
食品衛生法　81, 124, 339, 342
食品表示法　339
食物アレルギー　213, 314
食物摂取頻度調査票　102
食物連鎖　29
食料消費構造　86
食料消費支出　85

初経　317
助産所　228
除脂肪量　317
女性ホルモン　317
所得票　79
シーラント　169
自立支援給付　238
新型インフルエンザ　199
新型インフルエンザ等感染症　196
新感染症　196
神経障害　187
神経症性障害　206
新興感染症　198
人口静態統計　57
人口動態調査　65
人口動態統計　173
人口の急増　325
人口の将来推計　61
人口ピラミッド　60
心疾患　4, 69, 76
腎症　187
腎臓疾患　208
身体活動　139, 144
　　──不足　142
　　──量　318
身体活動基準　145
身体活動指針　144, 146
身体計測　313
身体障害者福祉法　344
身体組成　317
身体的側面　2
身体的要因　2
身長　315, 317
　　──に対する下肢長の割合　315
身長・体重成長曲線　320
心電図 High-R　181
人年法　104
じん肺　306
じん肺法　296
診療ガイドライン　120

推計患者数　78
水系感染症　43
推算糸球体濾過量　208
水質基準項目　44
推奨　120
水道水　44
水道水フッ化物濃度調整　169
水道水フロリデーション　169
膵β細胞　187
睡眠　318
睡眠時無呼吸症候群　160
数値目標　147
スクリーニング　10, 112, 320
健やか親子21　258
　　──(第2次)　258, 259

ストラクチャー評価　277
ストレス　162
ストレスチェック　306
ストレスホルモン　162
スノウ　23
すべての人々へ健康を　24, 328

成果評価　15
生活課題　232, 233
生活活動　144
生活機能　283
　　──低下　144
生活習慣　3, 20, 134
生活習慣調査　82
生活習慣病　132, 133, 267, 295
　　──の発症予防と重症化予防　135
生活の質の向上　318
生活の質を考慮した生存年数　231
正義論　19
正常血圧　178
正常高値血圧　178
精神疾患　205
成人疾患胎児起源説　261
精神的側面　2
精神的要因　2
成人病　132, 267
精神保健及び精神障害者福祉に関する法律　207
精神保健対策　207
精神保健福祉法　207, 342
生存権　25
生存率　173
生態学的研究　101
生態学的誤謬　101
生態系　29
政府開発援助　331
生物化学的酸素要求量　35
生物学的要因　3
生物心理社会モデル　131
生命表　73
生理的年齢　318
世界禁煙デー　153
世界保健機関　1, 23, 122, 244, 333
赤外線　50
脊柱側彎症　318
脊椎椎体圧迫骨折　192
赤痢　43
世帯構造　62
世帯票　79
積極的支援　151, 274
摂食行動　165
摂食障害　207
セルフケア　169
全国がん登録　176
全国消費実態調査　85
潜在性結核感染症　201

全数把握疾患　196
喘息　37
選択の仕組み　13
選択バイアス　108, 116
先天性代謝異常等検査　255, 257

騒音　51
騒音性難聴　308
層化無作為抽出　77
総患者数　78
想起バイアス　109
総再生産率　66
瘦身傾向児出現率　316
相対危険　94, 103
早朝覚醒　159
組織的活動　320
粗死亡率　94
咀嚼　164
ソーシャルキャピタル　249

体育局学校健康教育課　312
第1次国民健康づくり対策　135
第1次ベビーブーム　60
第一種感染症指定医療機関　204
ダイエット　317
ダイオキシン　33
体格　318
待機児童対策　264
大規模調査　58, 79
対策型検診　115
第3次国民健康づくり対策　135
体重　315, 317
対象集団　107
対人管理　313
大腿骨頸部骨折　191
第2次国民健康づくり対策　135
第二次性徴　317
第2次ベビーブーム　60
対物管理　313
体力　139, 144, 318
多機関連携　234
多国間援助　331
多職種連携　233, 236
脱水　43
妥当性調査　103
たばこ煙　147
たばこ規制枠組条約　152
多量飲酒　182
多量飲酒者　153
団塊の世代　60
男性ホルモン　317
単独世帯　62

地域医療計画　228

地域がん登録　173
地域共生社会　240
地域子育て支援拠点　264
地域差　316
地域支援事業　281, 284
地域歯周疾患指数　167
地域生活支援事業　238
地域包括ケア　240
地域包括ケアシステム　7, 246, 291
地域包括支援センター　250
地域保健　243
地域保健事業報告　177
地域保健法　245, 339
地域リハビリテーション活動支援事業　283, 284
チーム医療　226
地球温暖化　24
窒素酸化物　33
知的障害者福祉法　344
地方自治　224
致命率　93
中途覚醒　159
腸管出血性大腸菌　81
腸管出血性大腸菌感染症　198, 322
調理師法　340
調理師免許　340
調理食品　87
直接費用　231
直接法　70
貯蓄票　79
地理疫学　98
治療意図分析　107

ツベルクリン反応　200, 320

低栄養予防　285
定期健康診断　300, 314, 320
定期接種　203, 323
低コレステロール　182
低出生体重児　149, 254, 260
定点把握疾患　196
低比重リポ蛋白　189
停留　204
適正技術　329
データベース　345
データベース管理システム　345
データヘルス　227
データヘルス計画　249, 267
鉄欠乏性貧血　327
電子たばこ　153
デンタルフロス　165, 169
天然痘撲滅宣言　23
電離放射線　49, 308

動機付け支援　151, 273

統計　57
統計法　57, 65
統合失調症　206
糖尿病　179, 181, 183, 187
糖尿病昏睡　187
糖尿病実態調査　181
動脈硬化症　187
特異的予防　9
特異度　112
特殊健康診断　300
特定感染症指定医療機関　204
特定健康診査　6, 10, 268, 271, 281
特定建築物　53
特定死因　75
特定保健指導　6, 10, 268, 271, 281, 301
　――対象者　151
特別有機溶剤　307
匿名加工情報　126, 351
度数率　297
トータルヘルスプロモーション　298
トータルヘルスプロモーションプラン　301
都道府県（市町村）健康増進計画　138
都道府県がん対策推進計画　176
都道府県健康増進計画　84
都道府県民健康・栄養調査　84
ドーハッド学説　261
ドメスティックバイオレンス防止法　217
トリグリセリド　189
トリハロメタン　45
努力肺活量　210
努力報酬不均衡職業性ストレスモデル　305

内臓脂肪型肥満　184, 269
内臓脂肪症候群　271
内的妥当性　107
内部被曝　50
内分泌攪乱化学物質　36
ナッジ　13
鉛中毒　307
ナルコレプシー　160
難病　214

2型糖尿病　187
二国間援助　331, 335
ニコチン依存症　149
ニコチン依存症スクリーニングテスト　149
二次医療圏　228
2次う蝕　167
二次性糖尿病　187
二次予防　9, 132

日常生活支援　283
日内リズム　158
日中活動系サービス　239
2-ブロモプロパン　307
日本医療機能評価機構 Minds　120, 121
日本国憲法　2, 25, 244
　——第25条　7, 223
乳児死亡　254
　——率　5
乳幼児　253
　——健康診査　256, 257
乳幼児身体発育評価マニュアル　260
乳幼児突然死症候群　149, 254, 260
任意事業　284
任意接種　323
人間の基本的なニーズ　330
妊産婦　253
　——死亡　326
妊娠糖尿病　187
認知　162
認知・行動モデル　163
認知行動療法　163
認知症　206
　——予防　5
認定こども園　264
妊婦健康診査　256

熱中症　42, 308
ネットワーク型データベース　347
年齢調整　70
　——死亡率　174
　——罹患率　174

脳血管疾患　179
脳梗塞　179
能動喫煙　147
脳内出血　179
ノーマライゼーション　237, 344
ノンレム睡眠　159

バイアス　116
肺炎　4
配偶の関係　62
バイステックの7原則　233
ハイリスクアプローチ　17
バーカー仮説　261
曝露群　94
ハザード　122
ハザード比　95
パスツール　23
働き方改革関連法　305
8020運動　164, 166
発育　315

発達障害　257
発達障害児　259
パリ協定　32
針刺し事故　211
ハローワーク　297
半定量的食物摂取頻度調査票　103
パンデミック　196

非アルコール性脂肪肝炎　212
東日本大震災　217
皮下脂肪型肥満　184
非感染性疾患　4, 133, 147
非行　319
非識別加工情報　127
微小粒子状物質　34
非正規職員　64
ビタミンA欠乏　327
ビッグデータ　348
必須事業　284
非電離放射線　49
ヒートショック　43
人を対象とする医学系研究に関する倫理指針　125
非曝露群　94
ヒポクラテス　22
被保険者　226, 282
肥満　184, 318, 319
肥満傾向児出現率　316
肥満症　184
肥満度　316
ヒューマンエラー　303
病院　227
病院対照　105
評価　162
被用者保険　226
標準化　109
標準化死亡比　71, 104
標準新有効温度　42
標準体重　316
標準的な健診・保健指導プログラム　269
標準的な質問票　271
標本調査　82, 85
比例案分　82
疲労　302
敏感度　112
貧困　325, 331

夫婦のみの世帯　62
フェイルセーフ　303
負荷　302
不快指数　41
不活動　141
福祉サービスの基本理念　234
福祉六法　234

負担　302
フッ化物歯面塗布　165, 168
フッ化物洗口　168
フッ化物配合歯磨剤　165, 169
物理・化学的要因　3
不定愁訴　318
不登校　319
フードセキュリティ　334
普遍性　108
プライバシー　349
プライマリヘルスケア　10, 244, 329, 333
フラカストロ　22
プラス・テン　146
ブラッドフォード・ヒル　111
不利益　177
プリシード・プロシードモデル　14
ブリーフインターベンション　207
不慮の事故　216
プール分析　97, 111
フレイル　6, 142, 285
　——チェック　285
　——予防　283
フレミング　23
プロセス評価　15, 277
プロフェッショナルケア　169
プロポーション　315
フロン　32
粉じん　51, 306
分析疫学　96
紛争　331

平均出生体重　254, 260
平均寿命　73
　——の推移　74
平均余命　73
米国予防医療特別委員会　117
ベースライン調査　102, 103
ヘリコバクター・ピロリ　211, 212
ヘルスプロモーション　11, 21, 24, 134, 333
ヘルスリテラシー　21
便益　231
変形性関節症　193
ベンゼン　307
便秘　212
扁平上皮化生　148
扁平上皮がん　148

放射性物質　37
放射能　50
訪問看護　240
暴力　217
保健衛生政策　311
保健学習　313

保健活動　311
保健管理　312, 313, 319
保健管理センター　320
保健機能食品　125
保健教育　312, 313, 319
保健師　248, 288
保健事業　269
保健指導　145, 313, 314, 321
保険者　226, 282
保健主事　314
保健所　25, 225, 244, 246, 339
保健所法　25
保健組織活動　313
保健体育審議会　322
保健統計　57
歩行数　139
母子健康手帳　5, 255
母子コホート研究　261
母子保健　253
母子保健計画　259
母子保健事業　255
母子保健法　5, 254, 257, 341
歩数　142
ポピュレーションアプローチ　17
保有個人データ　350

前向き研究　101
マススクリーニング　258
マニフェスト　48
マネジメントサイクル　13
マロリー・ワイス症候群　156
慢性腎臓病　208
慢性的疲労　318
慢性閉塞性肺疾患　147, 210

未熟児養育医療　255
水俣病　37
ミルズ・ラインケの現象　43
民間事業者　282

無煙たばこ　153
むし歯　164, 318
無償資金協力　335
無症状病原体保有者　198
無床診療所　228
むずむず足症候群　160

名称独占　226, 229, 339
メタアナリシス　97, 111, 118
メタボリックシンドローム　6, 185, 261, 271
メチル水銀　37
メッツ　145

メラトニン　158
メンタルヘルス　207
　　　──不調　305

網膜症　187
目標集団　108
モントリオール議定書　32

薬物依存症　207
やせ　318, 319
やせ願望　316
雇入れ時健康診断　300

有機溶剤中毒　307
有効求人倍率　62
有効性　119
有償資金協力　335
有床診療所　228
有病率　92
ユニバーサル・ヘルス・カバレッジ　329, 333

要介護　5
要介護状態区分　286
要介護認定　286
溶血性尿毒症症候群　198
養護教諭　314
腰痛　304
要配慮個人情報　126, 351
抑うつ　205
ヨード欠乏症　328
予防医学　8, 16
予防医学のパラドックス　16
予防給付　288
予防サービス　117
予防接種　10, 201, 256, 323, 342
予防接種法　25, 203, 323, 342

裸眼視力　318
ラマツィーニ　22
ラロンド報告　24
ランダム化比較試験　107, 115
ランダム化割り付け　107

利益　177
利益相反　121, 125, 128
罹患率　92, 94, 173
離婚　65
　　　──率　73
離婚票　66
リスク　122

リスクアセスメント　122, 301
リスクアナリシス　122
リスクコミュニケーション　123
リスクマネジメント　123
流域下水道　45
利用契約制度　282
リラクセーション法　163
リレーショナル・データベース　347
臨時健康診断　320
臨床医学　8
臨床疫学　118
倫理審査委員会　127

累積罹患率　93

暦年齢　318
レジオネラ症　52
レセプトデータ　277
連合国最高司令官総司令部　25

老人福祉法　344
老人保健法　26, 281
老衰　69
労働安全衛生法　6, 26, 151, 296, 342
労働安全衛生マネジメントシステム　301
労働衛生保護具　301
労働基準監督署　297
労働基準局　296
労働基準法　296
労働局　297
労働災害　217, 297, 342
労働者災害補償保険法　296
ロコモティブシンドローム　142, 145, 195
ロジスティック回帰分析　110
ローズ　16
ロールズ　18

ワクチン　201
割り付け　107

欧文索引

AGREE Ⅱ　121
attributable risk　95
attributable risk percent　95

basic human needs　330
BCG　320
　──接種　200
benefit　231
BMI（body mass index）　184
BOD（biochemical oxygen demand）　35
B型肝炎　211

C⁵dip　308
CAC　122
COD（chemical oxygen demand）　35
COI（conflict of interest）　128
communicable disease　4
COPD（chronic obstructive pulmonary disease）　210
CPI（Community Periodontal Index）　167
C型肝炎　211

direct cost　231
DOHaD（Development Origins of Health and Disease）　261
DOTS（Directly Observed Treatment, Short-course）　201
double burden of diseases　328
DV防止法　217

EBM（evidence-based medicine）　118
ecosystem　29
effectiveness　119，231
efficacy　119
efficiency　119
eGFR　208

FAO（Food and Agriculture Organization of the United Nations）　122，334
food security　334

γ-GTP　154

GFR（glomerular filtration rate）　208
GHQ　25

HACCP　124
hazard ratio　95
HDL　189
health promotion　333
HFA（Health for All）　24，328
HIV　326
host-environmental system　30
HUS　198

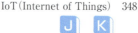

IBS（irritable bowel syndrome）　213
ICD　69
ICD-10　68，179
IGRA検査　201
ILO（International Labour Organization）　25，222
incidence rate　92
indirect cost　231
IoT（Internet of Things）　348

JICA（Japan International Cooperation Agency）　335

KDBシステム　277

LDL　189
lifestyle related diseases　132

MET（metabolic equivalent）　145
meta-analysis　118

NASH（nonalcoholic steato-hepatitis）　212
NCD（non-communicable disease）　4，23，133，134，147
　──の予防　134
NIPPON DATA　181
non-HDL-C　189

OA（osteoarthritis）　193
ODA（Official Development Assistance）　331
odds ratio　95
ORT（oral rehydration therapy）　329
OSHMS（Occupational Safety and Health Management System）　301
osteoporosis　190

PDCAサイクル　14，249
PHC（primary health care）　10，329，333
PM2.5　34
population attributable risk percent　95
prevalence　92

QALY（quality adjusted life years）　231

relative risk　94
ROC曲線　114

SARS（severe acute respiratory syndrome）　199
SAS（sleep apnea syndrome）　160
SDGs（Sustainable Development Goals）　8，24，31，329
SET　42
SFTS（severe fever with thrombocytopenia syndrome）　200
SIDS（sudden infant death syndrome）　254，260
SMR（Standardized Mortality Ratio）　71
Society 5.0　348
systematic review　118

TG　189
The Solid Facts　19
THP　301

UHC（Universal Health Coverage）　329，333
UNEP（United Nations Environment Program）　31
UNICEF　334
USPSTF（US Preventive Services Task Force）　117
utility　231

VDT障害　304

WBGT（wet bulb globe temperature）　41
well-being　1
WHO（World Health Organization）　1，23，122，244，333
WHO憲章　2

健康・栄養科学シリーズ

社会・環境と健康（改訂第 6 版）

2004年 4 月15日　第 1 版第 1 刷発行	監修者 国立研究開発法人
2014年 3 月30日　第 4 版第 1 刷発行	医薬基盤・健康・栄養研究所
2017年 3 月30日　第 5 版第 1 刷発行	編集者 辻　一郎, 吉池信男
2019年 3 月10日　第 5 版第 3 刷発行	発行者 小立鉦彦
2020年 3 月30日　改訂第 6 版発行	発行所 株式会社 南 江 堂

〒113-8410 東京都文京区本郷三丁目42番6号
☎(出版)03-3811-7236　(営業)03-3811-7239
ホームページ https://www.nankodo.co.jp/
印刷・製本 図書印刷

Society, Environment and Health
© Nankodo Co., Ltd., 2020

定価は表紙に表示してあります.
落丁・乱丁の場合はお取り替えいたします.
ご意見・お問い合わせはホームページまでお寄せ下さい.

Printed and Bound in Japan
ISBN978-4-524-24896-4

本書の無断複写を禁じます.

JCOPY 〈出版者著作権管理機構　委託出版物〉

本書の無断複写は,著作権法上での例外を除き,禁じられています.複写される場合は,そのつど事前に,
出版者著作権管理機構 (TEL 03-5244-5088,FAX 03-5244-5089,e-mail: info@jcopy.or.jp) の許諾を
得てください.

本書をスキャン,デジタルデータ化するなどの複製を無許諾で行う行為は,著作権法上での限られた例外
(「私的使用のための複製」など) を除き禁じられています.大学,病院,企業などにおいて,内部的に業
務上使用する目的で上記の行為を行うことは私的使用には該当せず違法です.また私的使用のためであっ
ても,代行業者等の第三者に依頼して上記の行為を行うことは違法です.

管理栄養士国家試験出題基準に準拠

健康・栄養科学シリーズ

[監修] 国立研究開発法人 医薬基盤・健康・栄養研究所

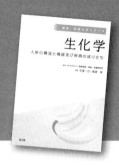

- ● **国立研究開発法人 医薬基盤・健康・栄養研究所による監修！**
  各分野の第一線に立つ執筆者による"最新の情報"や"裏付けのあるデータ"を収載しています．

- ● **管理栄養士国家試験出題基準に準拠した目次構成！**
  先駆者ならではの豊富な実績があります．

- ● **基礎をしっかり身につけ，"考える力"を養う紙面構成！**
  練習問題やディスカッションテーマなど，理解度の確認につかえる工夫が満載です．

- ● **卒前，卒後ともに役立つ標準テキスト！**
  実務対応レベルでの深い掘り下げを徹底しています．

2020年改訂　社会・環境と健康

人体の構造と機能及び疾病の成り立ち　総論・各論が3分冊にリニューアル
- 2019年出版　**生化学**　人体の構造と機能及び疾病の成り立ち
- 2020年出版　**解剖生理学**　人体の構造と機能及び疾病の成り立ち
- 2019年出版　**臨床医学**　人体の構造と機能及び疾病の成り立ち

食べ物と健康　**食品の科学**

食べ物と健康　**食品の安全**

食べ物と健康　**食品の加工**

食べ物と健康　**食事設計と栄養・調理**

2020年改訂　**基礎栄養学**

2020年改訂　**応用栄養学**

栄養教育論

2019年改訂　**臨床栄養学**

2020年改訂　**公衆栄養学**

2019年改訂　**給食経営管理論**

※掲載している情報は2020年1月時点での情報です．最新の情報は南江堂Webサイトをご確認ください．

南江堂　〒113-8410 東京都文京区本郷三丁目42-6　（営業）TEL 03-3811-7239　FAX 03-3811-7230　www.nankodo.co.jp